Cardiologia Clínica

Cardiologia Clínica

A prática da medicina ambulatorial

Editores

Augusto Dê Marco Martins

Nasser Sarkis Simão

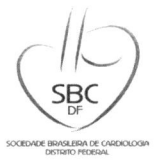

SBC DF
SOCIEDADE BRASILEIRA DE CARDIOLOGIA
DISTRITO FEDERAL

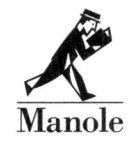

Manole

Editor-gestor: Walter Luiz Coutinho
Editoras: Eliane Usui e Juliana Waku
Produção editorial: Júlia Nejelschi
Projeto gráfico: Departamento de arte da Editora Manole
Editoração eletrônica: Luargraf Serviços Gráficos
Ilustrações: HiDesign Estúdio, Mary Yamazaki Yorado, Sirio Cançado
Capa: Departamento de arte da Editora Manole

Dados Internacionais de Catalogação na Publicação (CIP)
(Câmara Brasileira do Livro, SP, Brasil)

Cardiologia clínica : a prática da medicina ambulatorial /
editores Augusto Dê Marco Martins, Nasser Sarkis Simão. –
Barueri, SP : Manole, 2017.

Vários colaboradores.
ISBN 978-85-204-5245-5

1. Cardiologia 2. Cardiologia – Diagnóstico e tratamento
3. Coração – Doenças – Diagnóstico 4. Coronárias – Doenças
I. Martins, Augusto Dê Marco. II. Simão, Nasser Sarkis.

	CDD-616.12
16-07106	NLM-WG 100

Índices para catálogo sistemático:
1. Cardiologia : Medicina 616.12
2. Medicina cardiovascular 616.12

Direitos adquiridos pela:
Editora Manole Ltda.
Av. Ceci, 672 – Tamboré
06460-120 – Barueri – SP – Brasil
Tel.: (11) 4196-6000 – Fax: (11) 4196-6021
www.manole.com.br | info@manole.com.br

Impresso no Brasil | *Printed in Brazil*

Nota:
A Medicina é uma área do conhecimento em constante evolução. Os protocolos de segurança devem ser seguidos, porém novas pesquisas e testes clínicos podem merecer análises e revisões. Alterações em tratamentos medicamentosos ou decorrentes de procedimentos tornam-se necessárias e adequadas. Os leitores são aconselhados a conferir as informações sobre produtos fornecidas pelo fabricante de cada medicamento a ser administrado, verificando a dose recomendada, o modo e a duração da administração, bem como as contraindicações e os efeitos adversos. É responsabilidade do médico, com base na sua experiência e no conhecimento do paciente, determinar as dosagens e o melhor tratamento aplicável a cada situação. Os autores e os editores eximem-se da responsabilidade por quaisquer erros ou omissões ou por quaisquer consequências decorrentes da aplicação das informações presentes nesta obra.

Editores

Augusto Dê Marco Martins
Membro da Câmara Técnica de Cardiologia do Conselho Regional de Medicina do Distrito Federal (DF). Médico Colaborador do Instituto do Coração – Fundação Zerbini (DF). Ex-chefe da Unidade de Cardiologia do Hospital de Base do DF. Ex--preceptor de Residência Médica da Unidade de Cardiologia do Hospital de Base. Ex-Coordenador de Cardiologia da Secretaria de Estado da Saúde. Ex-Presidente da Sociedade Brasileira de Cardiologia-DF. Ex-Presidente da Sociedade Brasileira de Cardiologia-Centro-Oeste. Ex-diretor de Relações Governamentais da Sociedade Brasileira de Cardiologia. Presidente do 69º Congresso Brasileiro de Cardiologia.

Nasser Sarkis Simão
Especialista em Cardiologia pela Sociedade Brasileira de Cardiologia (SBC). Especialista em Cardiologia pela Associação Médica Brasileira (AMB). *Fellow* da European Society of Cardiology (ESC). *Fellow* do American College of Cardiology (ACC).

Colaboradores

Alinne Katienny Lima Silva Macambira

Andrei Carvalho Sposito
Professor Livre-docente da Disciplina de Cardiologia da Faculdade de Ciências Médicas da Universidade Estadual de Campinas (Unicamp).

Anne Carolina Eleutério Leite
Doutora em Ciências da Saúde pela Universidade de Brasília (UnB). Especialista em Periodontia pela Associação Brasileira de Odontologia (ABO) – Regional Taguatinga, Distrito Federal. Especialista em implantologia pela Faculdade Patos de Minas (FPM). Professora de Periodontia, Implantologia e Clínicas Odontológicas Integradas da Universidade Católica de Brasília (UCB).

Augusto Dê Marco Martins
Membro da Câmara Técnica de Cardiologia do Conselho Regional de Medicina do Distrito Federal (DF). Médico Colaborador do Instituto do Coração – Fundação Zerbini (DF). Ex-chefe da Unidade de Cardiologia do Hospital de Base do DF. Ex--preceptor de Residência Médica da Unidade de Cardiologia do Hospital de Base. Ex-Coordenador de Cardiologia da Secretaria de Estado da Saúde. Ex-Presidente da Sociedade Brasileira de Cardiologia-DF. Ex-Presidente da Sociedade Brasileira de Cardiologia-Centro-Oeste. Ex-diretor de Relações Governamentais da Sociedade Brasileira de Cardiologia. Presidente do 69º Congresso Brasileiro de Cardiologia.

Camila Mundy da Costa Gangoni

Cantidio Lima Vieira

Graduação em Medicina pela Faculdade de Medicina da Universidade Federal de Sergipe. Médico do Trabalho pela Fundação Jorge Duprat e Figueiredo (Fundacentro). Pós-graduação em Auditoria em Sistemas de Saúde pelo Centro Universitário São Camilo. Ex-vice-presidente da Sociedade Brasileira de Perícias Médicas. Ex-presidente da Regional do Distrito Federal da Sociedade Brasileira de Perícias Médicas. Ex-presidente da Junta Médica do Senado Federal. Ex-presidente da Junta Médica do Ministério da Justiça.

Carlos Alberto de Assis Viegas

Mestre e Doutor em Pneumologia. Mestre e Especialista em Medicina do Sono. Professor Associado da Faculdade de Medicina da Universidade de Brasília (UnB).

Cátia Sousa Govêia

Professora de Anestesiologia da Universidade de Brasília (UnB).

Daniel França Vasconcelos

Chefe do Serviço de Cardiologia do Hospital Universitário de Brasília (HUB) da Universidade de Brasília (UnB).

Edno Magalhães

Professor de Anestesiologia da Universidade de Brasília (UnB).

Eliziane Brandão Leite

Endocrinologista. Mestre em Ciências da Saúde pela Fundação de Ensino e Pesquisa em Ciências da Saúde (FEPECS/DF). Coordenadora da Coordenação de Diabetes e Doenças Crônicas da Secretaria de Estado da Saúde do Distrito Federal.

Flaviene Alves do Prado

Francisco Aires Corrêa Lima

Gustavo Paludetto

Doutorando em Ciências Médicas pela Universidade de Brasília (UnB). Mestrado em Ciências Médicas pela UnB. Graduação em Medicina pela Universidade Federal do Triângulo Mineiro.

Hermelinda Cordeiro Pedrosa

Janaina D'Avila Moura
Médica-assistente do Hospital Universitário de Brasília (HUB) da Universidade de Brasília (UnB).

José Carlos de Almeida
Fellow do Lahey Clinic Medical Center e da Harvard Medical School. Chefe da Clínica Urológica do Hospital das Forças Armadas. Doutor pela Universidade de Brasília. Membro Titular da Sociedade Brasileira de Urologia. Graduação em Medicina pela Universidade de Brasília (UnB).

José Carlos Quinaglia e Silva
Cardiologista do Hospital de Base do Distrito Federal (HBDF) e Professor da Escola Superior de Ciências da Saúde Fundação de Ensino e Pesquisa em Ciências da Saúde (ESCS-FEPECS).

José Sobral Neto

Lázaro Fernandes de Miranda
Especialista em Cardiologia pela Sociedade Brasileira de Cardiologia (SBC), pela Associação Médica Brasileira (AMB) e pelo Conselho Federal de Medicina (CFM). Doutor em Cardiologia pela FCSFA. *Fellow* do American College of Cardiology (ACC). Coordenador de Cardiologia do Hospital Santa Lúcia. Diretor-presidente da Clínica SOS Cardiológicc.

Leopoldo Luiz dos Santos Neto
Professor-associado de Clínica Médica da Universidade de Brasília (UnB). *Fellow* do American College of Physicians.

Liliane Mendes
Doutora em gastroenterologia pela Faculdade de Medicina da Universidade de São Paulo (FMUSP). Especialista em Gastroenterologia pela Federação Brasileira de Gastroenterologia (FBG). Especialista em Hepatologia pela Sociedade Brasileira de Hepatologia (SBH). Especialista em Endoscopia pela Sociedade Brasileira de Endoscopia Digestiva (SOBED). Supervisora do Programa de Residência Médica em Gastroenterologia do Hospital de Base do Distrito Federal

Lucas Sampaio Valente Fernandes de Miranda
Especialista em Cardiologia pela Sociedade Brasileira de Cardiologia (SBC), pela Associação Médica Brasileira (AMB) e pelo Conselho Federal de Medicina (CFM). Cardiologista da Clínica SOS Cardiológico. Cardiologista da Clínica SAMCORDIS.

Lúcia Cristina Dumaresq Sobral

Luciano Vacanti
Mestre em Cardiologia pela Universidade Federal de São Paulo (Unifesp). Doutor em Medicina pela Universidade de São Paulo (USP).

Lucilia Domingues Casulari da Motta
Professora-associada de Ginecologia e Obstetrícia da Universidade de Brasília (UnB). Doutorado pela Università degli Studi di Milano, Itália. Ex-editora geral da *Revista Brasília Médica*.

Luís Cláudio de Araújo Ladeira
Responsável Técnico do Centro de Anestesiologia do Hospital Universitário de Brasília (HUB) da Universidade de Brasília (UnB).

Luis Introcaso
Membro fundador do Departamento de Aterosclerose da Sociedade Brasileira de Cardiologia (SBC) e da Sociedade Brasileira de Hipertensão (SBH). Especialista em Cardiologia e Hipertensão Arterial pela SBC. Membro dos Comitês dos Consensos/Diretrizes sobre Dislipidemia e Prevenção da Aterosclerose, Hipertensão Arterial e MAPA da SBC.

Luiz Augusto Casulari
Médico do Serviço de Endocrinologia do Hospital Universitário de Brasília (HUB) da Universidade de Brasília (UnB). Mestrado pela UnB. Doutorado pela Università degli Studi di Milano, Itália. Orientador dos programas de Pós-graduação em Ciências da Saúde e do Mestrado Profissional da Fundação de Ensino e Pesquisa em Ciências da Saúde (FEPECS). Ex-editor geral da *Revista Brasília Médica*.

Marcelo Magalhães Xavier
Cirurgião-Geral do Hospital de Base do Distrito Federal. Urologista do Hospital das Forças Armadas. Membro Titular da Sociedade Brasileira de Urologia. Graduação em Medicina pela Universidade de Brasília (UnB).

Márcia C. Introcaso
Especialista em Cardiologia e Ecocardiografia pela Sociedade Brasileira de Cardiologia (SBC).

Maria do Carmo Machado Guimarães
Doutora em Periodontia pela Faculdade de Odontologia de Bauru da Universidade de São Paulo (USP)

Mariana Castilho Rassi

Mariana Silva Melendez Araújo

Mauricio Milani
Cardiologista e Médico do Esporte. Doutorado pela Universidade de São Paulo (USP) de Ribeirão Preto.

Meyrianne Almeida Barbosa
Graduação em Medicina pela Universidade de Brasília (UnB).

Moema Teixeira Padilha da Silva
Graduação em Medicina pela Universidade de Brasília (UnB).

Murilo Felipe Vilela
Médico-assistente do Instituto de Cardiologia do Distrito Federal.

Nasser Sarkis Simão
Especialista em Cardiologia pela Sociedade Brasileira de Cardiologia (SBC). Especialista em Cardiologia pela Associação Médica Brasileira (AMB). *Fellow* da European Society of Cardiology (ESC). *Fellow* do American College of Cardiology (ACC).

Rodrigo Aires Corrêa Lima

Sérgio Lincoln de Matos Arruda

Salvador Rassi
Professor-associado da Faculdade de Medicina da Universidade Federal de Goiás (UFG). Coordenador do Serviço de Cardiologia do Hospital das Clínicas da UFG. Doutor em Cardiologia pela Universidade de São Paulo (USP).

Thiago Quinaglia A. C. Silva
Pós-doutorado em Clínica Médica e Cardiologia pela Universidade Estadual de Campinas (Unicamp).

Valéria Martins de Araújo Carneiro
Doutora em Ciências da Saúde pela Universidade de Brasília (UnB).

Sumário

Prefácio do Professor Protásio L. da Luz

O livro *Cardiologia clínica: a prática da medicina ambulatorial*, dos Doutores Augusto Dê Marco Martins e Nasser Sarkis Simão, focaliza a relação médico-paciente na medicina moderna e mostra como as especialidades fragmentaram a medicina ao mesmo tempo que trouxeram progresso. Por exemplo, quando um paciente apresenta uma doença distinta daquela que o especialista trata especificamente, isso pode representar o desencadeamento de complicados processos de consultas paralelas nem sempre justificadas.

Os autores discutem múltiplos problemas, como hipertensão arterial, doença coronária, revascularização miocárdica, insuficiência cardíaca, osteoporose e até reposição hormonal. Nesses tópicos, problemas práticos são discutidos, incluindo formas de diagnósticos e várias opções terapêuticas. Do texto emerge a preocupação dos autores quanto ao objetivo final da medicina clínica, que é aplicar o conhecimento científico moderno sem esquecer o aspecto humano, nem descuidar dos custos médicos. Nesse aspecto, os autores salientam com muita propriedade o uso excessivo de exames complementares, que é um problema universal. Recentemente o *The New England Journal of Medicine* (18 de agosto 2016; p. 614), chamou a atenção para o diagnóstico exagerado de câncer de tireoide em vários países, com consequente aumento de cirurgias e custos, sem que houvesse redução da mortalidade.

Problema semelhante ocorre com novos medicamentos, muitos dos quais são prescritos sem a devida comprovação científica de eficácia. Há, portanto, um modismo na medicina que precisa ser avaliado.

Os autores analisam, ainda, a influência da internet, que também é um fenômeno novo na medicina, com seu lado bom – a disponibilidade de informação – e seu aspecto duvidoso – a informação parcial.

Avalia-se também o sistema de livre escolha médica no Brasil. Na Inglaterra, existe o *general practitioner* (GP), a quem os pacientes recorrem primeiro, sendo enviados a especialistas adequados quando o GP considerar necessário. Os pacientes são acompanhados pelo prontuário eletrônico, em que toda a história deles está registrada, com consultas, exames e procedimentos. O especialista apropriado é escolhido pelo médico geral, com conhecimento obviamente melhor do que o de um leigo. Lá, o sistema de saúde é socializado e um dos melhores do mundo. No Brasil, por outro lado, o sistema é de livre escolha pelo paciente, que nem sempre sabe aonde ir. Isso também é discutido pelos autores, com sugestões práticas de conduta, embasadas na longa experiência dos autores.

Portanto, este livro é útil para o médico praticante tanto do ponto de vista científico quanto de políticas de saúde. Sugere reflexões importantes sobre a prática clínica diária. Assim, não tenho dúvidas em recomendá-lo para consultas como parâmetro para a prática da boa medicina.

Protásio L. da Luz
Professor Titular Sênior de Cardiologia do Instituto do
Coração do Hospital das Clínicas da Faculdade de Medicina
da Universidade de São Paulo (InCor-HCFMUSP)

Prefácio do Professor Jose Antonio Franchini Ramires

Escrever um livro não significa, somente, produzir capítulos com figuras e tabelas, elaborados por colegas convidados e renomados. Não, mais do que isso, deve existir conteúdo e, em especial, objetivo determinado por seus editores.

Neste livro, observa-se o cuidado que nossos colegas Augusto Dê Marco Martins e Nasser Sarkis Simão, destacados cardiologistas de Brasília, tiveram em repassar informações atuais e práticas aos colegas leitores e que, sem dúvida, poderão aplicar as mais pertinentes em sua prática clínica.

Em 29 capítulos são apresentados e discutidos temas de grande interesse para o cardiologista clínico. Alguns deles servem como orientação para colegas que poderão ser solicitados a emitir pareceres como peritos, seja para a família de um paciente a pedido de advogados, seja por solicitação judicial. Com tantos temas atuais e importantes, é certo que os leitores terão a oportunidade não só de se atualizar bem, como também de levar o que há de mais novo para sua prática médica e para o tratamento de seus pacientes. Não basta apenas saber que existem avanços na cardiologia, é mais importante saber aplicá-los na prática cotidiana de consultório.

Em resumo, cumprimento os autores e editores deste livro, que se notabiliza pela peculiaridade de trazer informações científicas recentes de forma clara e prática, para serem praticadas no nosso dia a dia.

Os autores preocuparam-se com "ensinar a pescar e não dar o peixe" – assim se faz o verdadeiro livro didático.

Jose Antonio Franchini Ramires
Professor Titular de Cardiologia do Instituto do Coração
do Hospital das Clínicas da Faculdade de Medicina da
Universidade de São Paulo (InCor-HCFMUSP)

Apresentação

Medicina é a arte de guiar o paciente à cura usando a ciência como ferramenta. Portanto, conhecer medicina exige constante estudo científico e aprimoramento. Quanto mais se avança na ciência médica, mais são revistos os tratamentos, os medicamentos, as dosagens e sua aplicação diferenciada a cada grupo de indivíduos. Isso porque conhecer medicina é conhecer o ser humano – essa fonte inesgotável de informações.

Contudo, no contexto em que vivemos, ao passo que o sistema hospitalar se institucionaliza (e, consequentemente, se fragiliza), a relação médico-paciente e a vertiginosa velocidade do progresso tecnológico e das descobertas conduzem também a uma especialização e subespecialização cada vez maiores dos profissionais da área médica. Assim, no intuito de conhecer mais e melhor, a medicina se ramifica, muitas vezes, em detrimento de uma visão mais holística do paciente.

Paralelamente a isso, a revolução da informação e a consequente ampliação do acesso do paciente a artigos científicos traz à baila um novo personagem: "o paciente do doutor Google", que já comparece ao consultório munido da leitura de um cabedal de artigos sobre a sua doença. Desses artigos, temos conhecimento de que apenas alguns são consistentes. Contudo, isso não anula a angústia do paciente, ansioso por (e já acostumado a) respostas rápidas, em um mundo que preenche de afazeres e inquietudes os homens comuns. Afazeres e inquietudes que se colocam como obstáculo na velocidade da cura.

Nesse panorama, um profissional dotado de informações com sólida fundamentação científica, capaz de soluções rápidas, sem a necessidade de recorrer a outros médicos, se faz vetor da construção de uma medicina mais humanizada, voltada para o respeito à vida humana como um todo, em seus anseios, pressas, dúvidas e necessidades. Nesse contexto, a fim de auxiliar o cardiologista clínico a aplicar conhecimentos basilares de outras áreas da medicina sem invadir as fronteiras que delimitam as especializações médicas, este livro traz 29 capítulos cientificamente embasados para orientar o dia a dia da conduta ambulatorial. Trata-se de uma inovadora abordagem cardiológica pautada pelos limites éticos, trazendo literatura científica de grande utilidade e fácil acesso, tendo como objetivo compreensão e aplicação pelo médico cardiologista.

Os capítulos aqui compilados pretendem orientar a abordagem do cardiologista na condução do tratamento do paciente cardiopata, que já elegeu, há tempos, um cardiologista que o acompanhe, bem como do paciente que procurou diretamente um especialista em cardiologia e apresentou uma patologia correlata, habitualmente de simples abordagem. A obra se destina a abordar o reconhecimento e a terapêutica clínica a serem utilizados pelo cardiologista no contexto de patologias que exijam ou possibilitem pronta atuação ou, ainda, no caso de necessidade de tratamento diferenciado a pacientes cardiopatas, dispensando o encaminhamento a colegas de outras especialidades.

Enfim, pretende-se otimizar o desempenho do cardiologista e a busca do paciente, evitando que aumente sua angústia, vendo-se obrigado a recorrer a um médico diferente para cada sintoma que lhe surja. Por fim, pretende-se que a fragmentação da medicina não fragmente também o paciente e sua relação com o médico.

Os Editores

1

Atitude racional e científica do clínico diante dos novos fármacos

Luiz Augusto Casulari
Lucilia Domingues Casulari da Motta

INTRODUÇÃO

Na edição n. 2.403 da revista *Veja*, de 10 de dezembro de 2014, foi destaque de capa a matéria "Insuficiência cardíaca: um novo remédio ajuda o coração a bater mais forte por mais tempo". A reportagem mostra que a incidência de insuficiência cardíaca é alarmante, mas "a nova molécula LCZ696 inaugura uma era de medicamentos para o tratamento da insuficiência cardíaca."

A indústria farmacêutica tem conseguido resultados extraordinários na descoberta de novos medicamentos que revolucionaram o tratamento das doenças. Um desses exemplos é a promessa do LCZ696 de dar esperanças aos portadores de insuficiência cardíaca em futuro muito próximo. Outro exemplo é o tratamento medicamentoso de leucemia linfoblástica aguda em crianças e adolescentes, que já era um sucesso, mas com as pesquisas de novas substâncias esse panorama pode melhorar ainda mais.[1]

Esses dois modelos ilustram o quanto é importante o investimento em pesquisa da indústria farmacêutica na melhora do atendimento a doentes que antes não tinham perspectivas, muitas vezes, de sobreviver.

Contudo, para manter a pesquisa é necessário que se obtenha lucro e, assim, ter um ciclo virtuoso. As indústrias necessitam de investidores que querem ganho para remunerar o capital investido. Fica evidente a razão das pesquisas serem dirigidas para doenças prevalentes nos países desenvolvidos, onde é factível a venda do medicamento inovador. Por outro lado, há doenças negligenciáveis que são motivos de preocupação porque não geram lucro para a indústria, por ocorrerem em locais sem poder de compra.

Então, a indústria farmacêutica, como qualquer outra do ambiente capitalista, necessita de lucro para sobreviver, e aí começa a haver o desvirtuamento das condutas éticas. E o deslize pode ocorrer em qualquer fase de atuação da indústria, desde a formulação da pesquisa até a divulgação do produto para a comunidade consumidora.

Em excelente artigo, Ross et al.[2] mostram os desvios éticos que podem ocorrer nas pesquisas patrocinadas pela indústria farmacêutica e como isso pode ser combatido. Convidamos o leitor interessado a ler o artigo em detalhe.

Os autores apresentam algumas práticas realizadas pela indústria farmacêutica para induzir o médico a receitar seu medicamento ou dispositivo. Um deles é o ensaio clínico semente ou de *marketing*, em que o médico é convidado a fazer parte de uma pesquisa de medicamento somente com o objetivo de induzi-lo a usá-lo. Muitas vezes, trata-se de medicamento formalmente já investigado, sem que seja informado ao médico, ao paciente ou ao comitê de ética institucional o real objetivo da pesquisa, que é habituar o médico a prescrever o produto.

Outro desvio ético diz respeito ao planejamento de publicação. O ponto fundamental desse planejamento é difundir informações sobre o produto em forma de artigo publicado em revistas de alto impacto. Porém, muitos laboratórios utilizam a produção de artigos em série sobre o produto para dar maior volume de divulgação, muitas vezes usando empresas especializadas em comunicação médica para produzir textos visando à publicação em revistas de menor impacto.[2] Healy e Cattell[3] citam o exemplo da divulgação da sertralina pela empresa Pfizer, que utilizou o procedimento descrito para produzir 85 artigos com discussão favorável à medicação. Também é usada a divulgação do produto em congressos médicos importantes em forma de pôster ou apresentação oral, e os resumos publicados nos anais servem para dar credibilidade à pesquisa do medicamento. No entanto, por não haver um controle rigoroso científico dos trabalhos apresentados na maioria dos congressos, sua apresentação não deveria ser divulgada pela indústria com tanta importância. Essa relativa liberdade observada nos congressos médicos tem a vantagem de dar oportunidade de discutir pesquisas ou observações iniciais e deve ser preservada. No entanto, a indústria farmacêutica não deveria dar grande ênfase nessas apresentações.[4,5]

Um modo utilizado pela indústria farmacêutica para divulgar seus produtos é por mensagens-chave, que identificam mensagens ou temas para promover os produtos junto ao público-alvo.[2] O departamento de *marketing* muitas vezes usa consultorias de educação e comunicação médica para ter melhores resultados na divulgação dos produtos. Um dos mecanismos usados é sua divulgação pela imprensa leiga, com o objetivo principal não declarado: atingir o eventual paciente que fará uso do medicamento, que pressionará seu médico para que o prescreva. Geralmente essas reportagens falam somente dos aspectos positivos do produto. Um exemplo típico é a reportagem que ilustra o início deste texto. Na mesma revista, já foi usado expediente semelhante no lançamento do liraglutida, sucesso de venda na época da reportagem.

Dois expedientes usados pela indústria para enganar a credibilidade da informação científica nas revistas médicas e, com isso, obter vantagens na divulgação do produto, são o escritor fantasma e o autor convidado.[2] Escritor fantasma é quando não se designa qual autor teve substancial contribuição ao escrever o artigo. O autor convidado, por outro lado, é muitas vezes um profissional conhecido que pode emprestar prestígio ao artigo. Esses autores não participaram de todo o processo de pesquisa e podem não ter acesso a algum viés. Essa situação, estranha à pesquisa, geralmente não é declarada nos créditos do artigo.

Uma coisa que interfere muito em nossa segurança como médicos prescritores são as informações seletivas feitas pela indústria. Pode-se suprimir ou distorcer determinado resultado da pesquisa. Isso porque a indústria tem a posse da pesquisa e pode impor a sua vontade.[6] Essa influência pode se dar em forma de supressão de resultado não favorável ao produto ou apresentá-lo de forma enviesada para ludibriar o leitor menos atento. Podem, também, não publicar os ensaios clínicos que não são favoráveis[7] ou retardar sua publicação.[8]

Nos últimos anos, algum esforço tem sido feito para evitar esse tipo de conduta pela indústria farmacêutica. A maioria das revistas científicas médicas adota dois importantes procedimentos. Um deles diz respeito às instruções para redigir o artigo científico como as da International Committes of Medical Journal Editors.[9] Existe a definição clara de autoria. Deve-se declarar os potenciais conflitos de interesses e atualizá-los permanentemente com os envolvidos no processo de publicação, o que inclui os autores, os financiadores da pesquisa, os editores e os revisores.

O outro procedimento refere-se à política para o registro e a divulgação internacional em acesso aberto de ensaio clínico antes que seja iniciado. O artigo só será publicado se constar o registro prévio da pesquisa. Essa iniciativa conta com o apoio da Organização Mundial da Saúde (OMS),[10] do International Committes of Medical Journal Editors[11] e da National Library of Medicine.[12]

Um dos aspectos relevantes que merece destaque é o envolvimento das sociedades de especialidades nacionais e internacionais com a indústria farmacêutica, muitas vezes sem ética. Há situações em que inserem determinadas recomendações médicas porque são patrocinadas pela indústria.[13,14] No caso do Brasil, como a pesquisa tem menos importância para as grandes indústrias,[15] estas utilizam diretores das associações médicas e professores de universidades importantes para a divulgação do produto. Em artigo publicado no *Médico em Dia*,[16] sugerimos que "o desafio honesto seria proibir que dirigentes das sociedades médicas fossem propagandistas de laboratórios farmacêuticos no mínimo durante suas gestões na entidade médica." Recentemente, analisamos o envolvimento das nossas sociedades representativas na manutenção da sibutramina no mercado brasileiro, contrariamente ao preconizado pela Agência Nacional de Vigilância Sanitária (Anvisa) e pela maioria dos países, que proibem seu uso por ser ineficiente e perigoso.[17,18]

Recentemente, em congresso de especialidade foi lançada nova estatina que não teria efeito de piorar ou causar diabete.[19] Isso é um avanço formidável em relação às outras estatinas que têm efeito colateral comprovado de aumentar o risco de desenvolvimento de diabete e de comprometer o controle glicêmico em pacientes já com a doença.[20] Professores e pesquisadores que apresentaram a novidade ressaltaram com propriedade as qualidades do medicamento. Contudo, quando inquirimos sobre a possibilidade de haver associação do uso do medicamento com a incidência de catarata, um dos professores foi muito enfático em afirmar que isso não ocorre com qualquer estatina, sendo alguma constatação espúria no início do uso desses fármacos, uma afirmação que é contrária a vários estudos com essa demonstração.[21,22] Como a estatina recentemente lançada tem pouco tempo de uso, esperava-se dos expositores mais cautela quanto a essa eventual complicação.

Portanto, é importante ter prudência quanto à prescrição de novos medicamentos e não se deixar impressionar com os currículos e a facilidade de comunicação dos profissionais contratados pela indústria para propagar esses produtos. Muitas vezes, o envolvimento de profissionais com grande reputação acadêmica ou em destaque na sociedade não tem o único objetivo de esclarecer sobre a novidade farmacêutica, mas, também, infelizmente, o de recomendar o uso do medicamento sem avaliação crítica suficiente.

RECOMENDAÇÕES CLÍNICAS (DIRETRIZES) DAS SOCIEDADES MÉDICAS E A INDÚSTRIA FARMACÊUTICA

Este assunto merece ser examinado com maior ênfase, porque a influência que as diretrizes exercem no médico da ponta de atendimento é relevante. Essas recomendações clínicas facilitam os médicos na decisão sobre o manejo do paciente, protegem o paciente da má prática da medicina e evitam desperdícios nas combalidas finanças públicas. Elas são, evidentemente, uma parte da medicina baseada em evidências e buscam alcançar a segurança e a eficiência no cuidado médico centralizado no paciente.[23] No entanto, em razão da importância das recomendações clínicas, a indústria farmacêutica se inseriu perigosamente na confecção desses documentos, e isso tem sido ponto de preocupação de várias entidades médicas. Em editorial publicado na revista *Brasília Médica*,[24] chamamos a atenção sobre os conflitos de interesse dos painelistas envolvidos nas últimas recomendações clínicas para o uso da estatina feitas pelo American College of Cardiology e pela American Heart Association.[25,26] O texto menciona que entre 15 painelistas, nove tinham algum conflito de interesse com a indústria que produz medicamentos para abaixar as concentrações séricas de colesterol.

Infelizmente, a pouca credibilidade das recomendações das sociedades médicas é fenômeno de todas as especialidades e em vários países do mundo. Por uma questão de espaço, neste capítulo escolhemos somente alguns artigos para serem analisados sobre a interação nociva da indústria farmacêutica e as recomendações clínicas das sociedades médicas. Existe certo consenso de que são baseados em evidência médica de baixa qualidade e sem declaração dos conflitos de interesse dos autores.

Barclay[23] descreveu um artigo de Feuerstein et al.[27] que analisou 153 diretrizes intervencionistas americanas obtidos em *sites* das sociedades torácica, de diagnóstico e nefrologia intervencionista, de endoscopia gastrointestinal e de angiografia cardiovascular e intervenções publicadas até novembro de 2012.

A média de idade das diretrizes foi 5,2 anos. Menos da metade (46%) classificou a qualidade da evidência, mas utilizou sete diferentes métodos, o que mostra não haver homogeneidade nas metodologias entre as sociedades médicas. Das 3.425 recomendações revisadas, o nível de evidência A foi confirmado apenas em 11%; nível B, em 42%; e nível C, em 48%. A propósito dos conflitos de interesse, 62% das diretrizes não teceram comentários sobre eles. Um total de 1.827 conflitos de interesse informados foi fornecido por 45% dos autores e representou 5,8 conflitos declarados por autor.

Langer et al.,[13] em 2012, analisaram as diretrizes produzidas por sociedades de especialistas alemãs em relação à declaração de conflitos de interesses, entre 2009 e 2011. Adotou-se o critério número 23 do Instrumento de Avaliação de Diretriz Alemã, em cuja escala a pontuação máxima (4 pontos) corresponde à diretriz que indica explicitamente e especificamente o procedimento que foi utilizado para identificar potencial conflito de interesses e os resultados do procedimento para cada componente do estudo. Esta pontuação foi encontrada em somente 20% das 297 diretrizes estudadas. Destas 60 diretrizes, 680 autores (49%) tinham pelo menos um tipo de relação financeira que constituía o conflito de interesse; 86% tinham conflitos de interesse por participar como membro de sociedades de especialidade ou associações profissionais.

Schott et al.[14] avaliaram o fato, conhecido atualmente, de que os dados da indústria que mostravam a eficácia da gabapentina no tratamento da dor foram manipulados. Contudo, as recomendações publicadas pela Associação de Sociedades Médicas Científicas da Alemanha inseriram esse medicamento para o tratamento da dor. Isso mostra que mesmo dados falsos encontram caminho na tessitura desses documentos.

Como exemplo do interesse que esse assunto desperta, e que deveria ser repercutido nos meios de comunicação médica, o *British Medical Journal* incentiva a discussão com artigos de duas articulistas, entre outros. Torjesen[28] apresenta o artigo de Moynihan et al.,[29] que avaliou 16 diretrizes publicadas entre 2000 e 2013. Dessas, 14 referiam-se ao diagnóstico de doenças comuns e foi constatado que 75% dos membros tinham conflitos de interesse como consultor, conselheiro, palestrantes pelo recebimento de apoio para pesquisa; e 12 foram presididas por profissionais de saúde com relações com a indústria. Os pesquisadores tinham vínculos em média com sete empresas. O autores destacaram que pode estar ocorrendo excesso no diagnóstico de condições comuns e que não existe a preocupação com danos potenciais nas mudanças propostas.

Em outro artigo, Arie[30] examina a tentativa de cooperação ética entre médicos e a indústria, que teve de ser abandonada pelas intransponíveis diferenças entre os dois lados.

Em artigo para o *Medscape*, Hand[31] afirma que indivíduos com conflitos de interesse deveriam ser excluídos da elaboração de recomendações da prática médica, independentemente de revelar esse envolvimento. Os médicos também deveriam ser desencorajados de efetuar reuniões com representantes da indústria farmacêutica.

Para essas afirmativas, Hunt et al.[32] comentam que estudaram 44 centros de cuidados primários da saúde, por 2 anos, em Michigan, Estados Unidos. Constataram que os médicos focam as suas condutas em relação aos pacientes baseando-se em diretrizes das sociedades médicas dos Estados Unidos e a maioria usa dois ou mais medicamentos para atingir as metas estabelecidas. Dos 58 clínicos envolvidos, 67% disseram que confiavam em diretrizes clínicas quando prescreviam, e somente 7% questionaram a solidez clínica dessas recomendações.

O medicamento ocupa papel central na condução do tratamento. Polifarmácia com cinco ou mais medicamentos foi observada em 51% dos pacientes. A forte dependência a medicamentos tem influência no bem-estar dos pacientes, o que inclui os custos financeiros e os efeitos colaterais. Os fatores para o grande uso de produtos farmacêuticos incluem:

- Critérios de diagnósticos mais permissíveis.
- Metas de tratamentos mais restritos.

- Sistema de recompensa do médico.
- Prescrição em cascata, quando mais medicamentos são prescritos para controlar os efeitos adversos daqueles já em uso.

EDUCAÇÃO E RESIDÊNCIA MÉDICAS E A INDÚSTRIA FARMACÊUTICA

É preocupante a influência da indústria na educação e na residência médicas, em que a atividade educacional é desvirtuada com situações como ciclo de palestras com refeições pagas, apresentações de representantes farmacêuticos sobre um número crescente de medicações, palestras patrocinadas, presentes, publicidade em jornais, financiamento de conferências, honorário para palestras pela indústria, colaboração em pesquisa entre universidades e indústria.[33]

Com essas premissas, o programa de psiquiatria da McGill University Health Center elaborou as recomendações para interação entre residentes e indústria farmacêutica, que, em resumo, seria como descrito a seguir.

A orientação do residente já deve começar no início do curso, ao abordar:

- Bioética.
- Interação indústria-médico e indústria-paciente, o que inclui os interesses da propaganda da indústria.
- Medicina baseada em evidências e avaliação dos tratamentos.
- Educação médica continuada com a identificação do patrocinador, do palestrante e sua afiliação.

Além disso, na interação com representante de laboratório, deve-se avaliar a captação de recursos, bolsas de viagem e outros materiais educacionais, amostras de remédios, alimentação, convite para ser orador, rodada de almoço paga e teleconferências. É importante desencorajar o residente a assistir eventos que não tenham acreditação.[33]

CONSIDERAÇÕES FINAIS

Desenvolver novos medicamentos, métodos de diagnósticos e dispositivos é atitude muito louvável para o progresso da medicina e para atender melhor o doente. Contudo, podem existir situações antiéticas da indústria com o objetivo de aumentar seus lucros, situações estas que colocam em risco os usuários desses produtos.

Os médicos devem ficar atentos para que não sejam envolvidos nesse processo que pode comprometer sua credibilidade junto ao doente.

REFERÊNCIAS BIBLIOGRÁFICAS

1. Hochberg J, El-Mallawany NK, Cairo MS. Humoral and cellular immunotherapy in ALL in children, adolescents, and young adults. Clin Lymphoma Myeloma Leuk. 2014;14S:S6-13.
2. Ross JS, Gross CP, Krumholz HM. Promoting transparency in pharmaceutical industry-sponsored research. Am J Public Health. 2012;102(1):72-80.
3. Healy D, Cattell D. Interface between authorship, industry and science in the domain of therapeutics. Br J Psychiatry. 2003;183:22-7.
4. 82nd Congress of the European Atherosclerosis Society. Madri. Material elaborado e produzido pela Europa Press Comunicação Brasil Ltda. para a AstraZeneca; 2014.
5. Laboratório MSD. Atualização sobre o uso clínico de sitagliptina no tratamento do diabetes mellitus tipo 2. Material publicitário elaborado e produzido pela Europa Press Comunicação Brasil Ltda.; 2013.
6. Mello MM, Clarridge BR, Studdert DM. Academic medical centers' standards for clinical-trial agreements with industry. N Engl J Med. 2005;26:352(21):2202-10.
7. Turner EH, Matthews AM, Linardatos E, Tell RA, Rosenthal R. Selective publication of antidepressant trial and its influence on apparent efficacy. N Engl J Med. 2008;26:358(3):252-60.
8. Greenland P, Lloyd-Jones D. Critical lessons from the ENHANCE trial. JAMA. 2008;299(8): 953-5.
9. International Committee of Medical Journal Editors (ICMJE). Uniform Requirements for Manuscripts Submitted to Biomedical Journals: Ethical Considerations in the Conduct and Reporting of Research. Disponível em: htpp://www.icmje.org.
10. Organização Mundial da Saúde (OMS). Disponível em: http://www.who.int/ictrp/en/.
11. International Committes of Medical Journal Editors. Disponível em: http://www.wame.org./ resources/policies#trialreg.
12. National Library of Medicine. Disponível em: https://clinicaltrials.gov.
13. Langer T, Conrad S, Fishman L, Gerken M, Schwarz S, Weikert B, et al. Conflicts of interest among authors of medical guidelines: an analysis of guidelines produced by German specialist societies. Dtsch Arztebl Int. 2012;109(48):836-42.
14. Schott G, Dünnweber C, Mühlbauer B, Niebling W, Pachl H, Ludwig WD. Does the pharmaceutical industry influence guidelines? Two examples from Germany. Dtsch Arztebl Int. 2013;110(35-36):575-83.
15. Conselho Regional de Medicina do Estado de São Paulo (Cremesp). Jornal do Cremesp. 2013;309:16.
16. Casulari LA. Conflito de interesses entre médicos e a indústria. Médico em dia. Ano XIV. 2014:8-9.
17. Casulari LA, Motta LDC. Sibutramina e anfetaminas para emagrecer. A indústria nunca desanima! Brasília Med. 2013;50(3):183-5.
18. Casulari LA, Motta LDC. Reflexões sobre os conflitos de interesses entre médicos e a indústria farmacêutica: a propósito da sibutramina. Brasília Med. 2011;48:308-13.
19. Barrios V, Escobar C, Zamorano JL. Searching the place of pitavastatin in the current treatment of patients with dyslipidemia. Expert Rev Cardiovasc Ther. 2013;11(12):1597-612.
20. Aiman U, Najmi A, Khan RA. Statin induced diabetes and its clinical implications. J Phamacol Pharmacother. 2014;5(3):181-5.
21. Leuschen J, Mortensen EM, Frei CR, Mansi EA, Panday V, Mansi I. Association of statin use with cataracts: a propensity score-matched analysis. JAMA Ophthalmol. 2013;131(11): 1427-34.

22. Wise SJ, Nathoo NA, Etminan M, Mikelberg FS, Mancini GB. Statin use and risk for cataract: a nested case-control study of 2 populations in Canada and the United States. Can J Cardiol. 2014;30(12):1613-9.

23. Barclay L. Evidence underlying most guidelines may be questionable. 2014. Disponível em: http://www.medscape.com/viewarticle/819507.

24. Casulari LA, Motta LDC. Influência da indústria nas recomendações das sociedades médicas: a propósito dos usos da estatina. Brasília Med. 2013;50(4):286-7.

25. Stone NJ, Robinson JG, Lichtenstein AH, Bairey Merz CN, Blum CB, Eckel RH, et al. 2013 ACC/AHA Guideline on the treatment of blood cholesterol to reduce atherosclerotic cardiovascular risk in adults: a report of the American College of Cardiology/American Heart Association Task Force on Practice Guidelines. Circulation. 2014;129(25 Suppl 2):S1-45.

26. Stone NJ, Robinson JG, Lichtenstein AH, Bairey Merz CN, Blum CB, Eckel RH, et al. 2013 ACC/AHA guideline on the treatment of blood cholesterol to reduce atherosclerotic cardiovascular risk in adults: a report of the American College of Cardiology/American Heart Association Task Force on Practice Guidelines. J Am Coll Cardiol. 2014;63(25 Pt B):2889-934.

27. Feuerstein JD, Akbari M, Gifford AE, Hurley CM, Leffler DA, Sheth SG, et al. Systematic analysis underlying the quality of the scientific evidence and conflicts of interest in interventional medicine subspecialty guidelines. Mayo Clin Proc. 2014;89(1):16-24.

28. Torjesen I. Three quaters of guideline panellists have ties to the drug industry. BMJ. 2013:347:f4998.

29. Moynihan RN, Cooke GP, Doust JA, Bero L, Hill S, Glasziou PP. Expanding disease definitions in guidelines and expert panel ties to industry: a cross-sectional study of common conditions in the United States. PLoS Med. 2013;10(8):e1001500.

30. Arie S. Doctors' groups are criticised for endorsing pro-industry guidelines. BMJ. 2013:347: f6066.

31. Hand L. Pharmaceutical industry influences practice and guidelines. 2012. Disponível em: http://www.medscape.com/viewarticle/771000.

32. Hunt LM, Kreiner M, Brody H. The changing face of chronic illness management in primary care: a qualitative study of underlying influences and unintended outcomes. Ann Fam Med. 2012;10(5):452-60.

33. Wazana A, Granich A, Primeau F, Bhanji NH, Jalbert M. Using the literature in developing McGill's guidelines for interactions between residents and the pharmaceutical industry. Acad Med. 2004;79(11):1033-40.

2

Perícia médica e a atividade diária do cardiologista

Cantidio Lima Vieira

INTRODUÇÃO

Este capítulo é eminentemente prático e destina-se principalmente ao cardiologista comum, aquele que está na trincheira da luta diária, às vezes arriscando a própria vida para emitir seu parecer.

Evidentemente, existem colegas cardiologistas de ponta, luminares e sapientes da ciência, com todos os recursos técnicos e laboratoriais disponíveis. Entretanto, muitos profissionais contam apenas conhecimento, desprendimento, vontade e, inclusive, às vezes, a obrigação de realizar atos periciais.

Muitos profissionais do país nem mesmo dispõem de cadeiras para sentar ou de instalações adequadas para o exercício da profissão.

Prestamos homenagem a todos que exercem a função pericial no INSS, a todos os peritos do serviço público federal, estadual ou municipal e aos cardiologistas de pequenas cidades.

A atividade médica diária do cardiologista proporciona participação e ajuda aos pacientes e à comunidade em geral, no entanto, deve-se sempre ter atenção, pois os atos médicos podem gerar problemas tanto éticos quanto judiciais. Por outro lado, a sociedade tem apresentado cada vez mais documentos médicos falsos ou falsificados por terceiros e que envolvem o profissional médico.

O objetivo deste capítulo é alertar o cardiologista, indicando conceitos, restrições e providências que embora pareçam simples, podem resguardá-lo de problemas jurídicos.

LAUDOS CARDIOLÓGICOS E DE EXAMES COMPLEMENTARES EM CARDIOLOGIA

Durante o dia a dia, cardiologistas realizam laudos e exames complementares, como eletrocardiograma de repouso, testes ergométricos, ecocardiogramas, Holter, mapas e outros exames, se expondo ao envolvimento com falsificações de laudos. Observar os exemplos a seguir.

No primeiro caso, o paciente agenda um exame complementar em cardiologia no seu nome e se faz acompanhar de uma pessoa do mesmo sexo e com idade aproximada da sua, portadora de patologia que sabidamente gerará alterações nesses exames.

Ao chegar à clínica, o paciente identifica-se normalmente na recepção, no entanto, ao ser chamado para a realização do procedimento, quem se apresenta é o indivíduo que o acompanha.

Habitualmente, a partir daí, não existe mais nenhuma identificação do paciente, seja pela secretária da clínica, assistente do exame ou mesmo do próprio médico que realizará o procedimento.

Obviamente, as alterações descritas corretamente pelo profissional médico no paciente examinado não corresponderão ao paciente originalmente agendado, dando início a um processo fraudulento de proporções desconhecidas.

O segundo exemplo é uma situação semelhante, mas neste caso o paciente solicita um laudo cardiológico para finalidades diversas, com informações falsas de seu histórico médico, pois durante a consulta não será novamente identificado.

Recomendamos que o profissional médico tenha o cuidado de identificar o paciente, fazendo constar no laudo o número da identidade do mesmo (destaca-se a recomendação para que seja o profissional e não a secretária ou assistente de consultório), assinando o laudo por extenso – nunca rubricando – sendo mais recomendado, utilizar assinatura digital.

A emissão do atestado médico e do laudo médico falso constitui crime previsto no Código de Ética Médica e no Código Penal.

De acordo com o Código de Ética Médica (13 de outubro de 2009):

Capítulo X – Documentos Médicos
É vedado ao médico:
Art. 80. Expedir documento médico sem ter praticado ato profissional que o justifique, que seja tendencioso ou que não corresponda à verdade.

O Código Penal (Decreto-lei n. 2.848, de 1940) dispõe:

Falsificação de documento público
Art. 297 Falsificar, no todo ou em parte, documento público, ou alterar documento público verdadeiro:
Pena – reclusão, de dois a seis anos, e multa.

§ 1º Se o agente é funcionário público, e comete o crime prevalecendo-se do cargo, aumenta-se a pena de sexta parte.

§ 2º Para os efeitos penais, equiparam-se a documento público o emanado de entidade paraestatal, o título ao portador ou transmissível por endosso, as ações de sociedade comercial, os livros mercantis e o testamento particular.

[...]

Falsificação de documento particular

Art. 298. Falsificar, no todo ou em parte, documento particular ou alterar documento particular verdadeiro:

Pena – reclusão, de um a cinco anos, e multa.

[...]

Certidão ou atestado ideologicamente falso

Art. 301. Atestar ou certificar falsamente, em razão de função pública, fato ou circunstância que habilite alguém a obter cargo público, isenção de ônus ou de serviço de caráter público, ou qualquer outra vantagem:

Pena – detenção, de dois meses a um ano.

Falsidade material de atestado ou certidão

§ 1º Falsificar, no todo ou em parte, atestado ou certidão, ou alterar o teor de certidão ou de atestado verdadeiro, para prova de fato ou circunstância que habilite alguém a obter cargo público, isenção de ônus ou de serviço de caráter público, ou qualquer outra vantagem:

Pena – detenção, de três meses a dois anos.

§ 2º Se o crime é praticado com o fim de lucro, aplica-se, além da pena privativa de liberdade, a de multa.

Falsidade de atestado médico

Art. 302. Dar o médico, no exercício da sua profissão, atestado falso:

Pena – detenção, de um mês a um ano.

Parágrafo único – Se o crime é cometido com o fim de lucro, aplica-se também multa.

Já a Resolução do Conselho Federal de Medicina n. 1.658/2002:

Normatiza a emissão de atestados médicos e dá outras providências.

[...]

Art. 4º É obrigatória, aos médicos, a exigência de prova de identidade aos interessados na obtenção de atestados de qualquer natureza envolvendo assuntos de saúde ou doença.

§ 1º Em caso de menor ou interdito, a prova de identidade deverá ser exigida de seu responsável legal.

§ 2º Os principais dados da prova de identidade deverão obrigatoriamente constar dos referidos atestados.

ATESTADO DE SAÚDE E PARA ATIVIDADE FÍSICA

Quanto aos famosos atestados de saúde, recomenda-se não utilizar a expressão *atesto para os devidos fins*, como ocorre frequentemente, pois isso caracteriza o documento de maneira genérica. Deve-se sempre explicitar para qual finalidade se destina o atestado, deixando formulado que ele está sendo fornecido por solicitação do paciente, que deverá assiná-lo conjuntamente com o médico que o emite.

Ressaltamos novamente a relevância do cardiologista na identificação do paciente, colocando no atestado o número de identidade, sem permitir que a identificação seja realizada por outra pessoa, sem a conferência do profissional.

Como estabelecido pelo Parecer do Conselho Federal de Medicina (CFM) n. 22/2013, não existe a obrigatoriedade legal de atestados para fins de atividade física, serem emitidos exclusivamente por cardiologistas:

> É da competência do médico proceder a avaliação de pacientes que solicitam liberação para atividade física, não havendo a obrigatoriedade de que seja realizada em todos os pacientes pelo cardiologista.
>
> [...]
>
> Considera que se justifica a avaliação por um cardiologista, ou outro especialista, se ficarem evidenciadas no exame médico ou nos exames complementares alterações que possam causar dano ou precipitar prejuízos ao paciente.

Ainda, com relação ao tema, a Sociedade Brasileira de Cardiologia (SBC) em sua Diretriz de Esporte e Exercício assim se manifestou:

> O atestado médico para liberação de atividades físicas competitivas e amadoras é parte integrante do ato médico e um direito do paciente. Deve ser objetivo, esclarecedor quanto ao tipo de atividade física permitida e de preferência com a intensidade de treinamento físico sendo sugerida.
>
> Nos casos em que existem limitações à prática de alguma modalidade, estas deverão estar claramente mencionadas no documento. Toda e qualquer informação a respeito do quadro clínico, exame físico e exames complementares deverão estar contidos no atestado médico quando solicitados e autorizados pelo paciente.
>
> Especificamente, pode ser ainda conveniente caracterizar a prática como terapêutica, recreativa ou competitiva.
>
> Quando da emissão de um atestado, este deverá caracterizar ou especificar qualquer restrição clínica, seja de natureza cardiorrespiratória ou locomotora. Idealmente, a frase conclusiva deverá se ater aos limites do que foi efetivamente examinado ou avaliado, evitando sentenças genéricas e pouco fundamentadas tais como "apto para a

prática de esportes", sendo provavelmente mais adequado algo como "não foram encontradas contraindicações clínicas formais para a prática de exercício físico recreativo ou competitivo".

Quando a decisão for pela desqualificação profissional, o principal interessado na informação deve ser o atleta ou seu representante legal (quando menor), mesmo que o primeiro faça parte de uma equipe e sua avaliação tenha sido oferecida pelo clube ou associação a qual está vinculado. Nesses casos é prudente que o laudo seja assinado pelo médico responsável e por pelo menos mais dois outros que acompanham a decisão, além do próprio atleta, sendo realizado em pelo menos duas vias, uma delas arquivada no prontuário médico do atleta.

Cuidado especial deve ser tomado para manter a integridade do atleta, sendo guardado o sigilo necessário a cada caso.

ATESTADO POR MOTIVO DE TRATAMENTO DE SAÚDE

O paciente tem o direito de solicitar a emissão do atestado médico, propondo o afastamento do serviço para tratamento de saúde, quando constatada limitação após exame.

Também neste procedimento, o profissional deve especificar que o atestado foi emitido por solicitação do paciente, identificando-o pessoalmente, afixando o número de sua carteira de identidade, o dia, o período do atendimento (registrar, se possível, o horário do atendimento e o horário da liberação) e sua concordância com a colocação da Classificação Internacional de Doenças (CID). Em caso de menor ou interdito, a prova de identidade deverá ser exigida de seu representante legal.

O atestado será assinado conjuntamente pelo paciente ou por seu representante legal, sempre por extenso, e, no caso do médico, também por extenso e/ ou com certificação digital (o mais recomendável). O atestado médico deverá conter a sugestão do tempo de dispensa às atividades, necessário para a recuperação completa do paciente, estabelecendo, quando acordado pelo paciente, o diagnóstico (CID).

O parecer do CFM n. 18/14 dispõe:

Não há como exigir que o médico coloque o CID em atestado sem que sejam cumpridas as exigências legais e éticas.

Lembramos as implicações deste Ato Médico do Código de Ética Médica, Código Penal e das Resoluções do CFM, anteriormente descritas.

ATESTADO DE COMPARECIMENTO

O paciente tem o direito de solicitar a emissão do atestado de comparecimento em atendimento médico ou realização de exames, não sendo considerado como atestado médico para fins de abono de faltas.

O médico deverá especificar que se trata de atestado de comparecimento e emitido por solicitação do paciente. Deve identificá-lo pessoalmente, afixando no documento o número da carteira de identidade, o dia, período do atendimento (registrar, se possível, o horário do atendimento e o horário da liberação) e sua concordância com a colocação da CID.

Em caso de menor ou interdito, a prova de identidade deverá ser exigida de seu representante legal.

O atestado de comparecimento deverá ser assinado conjuntamente pelo paciente ou seu representante legal, sempre por extenso e, no caso do médico, por extenso e/ou com certificação digital (o mais recomendável).

Lembramos as implicações deste Ato Médico do Código de Ética Médica, Código Penal e das Resoluções do CFM, anteriormente descritas.

ATESTADO MÉDICO PARA NÃO COMPARECER A CONVOCAÇÕES JUDICIAIS

É bastante frequente que o paciente solicite de um atestado médico, justificando o não comparecimento em audiências ou convocações judiciais, com alegações de doença.

Devemos atentar para o fato de que a patologia precisaria impossibilitar o comparecimento à audiência, e não o simples fato de ter uma doença ou estar doente. O antigo código de processo civil estabelecia:

O art. 449 do novo Código de Processo Civil dispõe:

Salvo disposição especial em contrário, as provas devem ser produzidas em audiência. Parágrafo único. Quando a parte, ou a testemunha, por enfermidade, ou por outro motivo relevante, estiver impossibilitada de comparecer à audiência, mas não de prestar depoimento, o juiz designará, conforme as circunstâncias, dia, hora e lugar para inquiri-la.

A Lei n. 13.105 do novo Código de Processo Civil dispõe:

Art. 70. Toda pessoa que se encontre no exercício de seus direitos tem capacidade para estar em juízo.

[...]

Art. 362. A audiência poderá ser adiada:

I – por convenção das partes;

II – se não puder comparecer, por motivo justificado, qualquer pessoa que dela deva necessariamente participar;

Ainda sobre este tema, ver os artigos já mencionados 297 (§§1º e 2º), 298, 301 e 302, do Código Penal.

USO DE PAPEL TIMBRADO DE ÓRGÃO PÚBLICO EM CONSULTÓRIO PRIVADO

O médico de órgão público que atende ao paciente em seu consultório particular, não pode emitir atestado médico ou qualquer laudo usando papel timbrado do órgão público.

A emissão de documento médico timbrado de órgão público, mesmo que emitido por médico servidor público, para paciente que não seja servidor ou para o servidor que não foi atendido no serviço público, é considerado falsificação de documento público previsto no art. 82 do Código de Ética Médica:

Código de Ética Médica (13 de outubro de 2009):
Capítulo X – Atestado e Boletim Médico:
É vedado ao médico:
Art. 82. Usar formulários de instituições públicas para prescrever ou atestar fatos verificados na clínica privada.

ISENÇÃO DE IMPOSTO DE RENDA

Médicos são muitas vezes interpelados para emitir um laudo cardiológico para isenção de imposto de renda, podendo entrar em um grande dilema e uma verdadeira armadilha.

A isenção de imposto de renda fundamenta-se no fato do paciente ser portador de cardiopatia grave, conforme estabelece a legislação – Decreto n. 3.000, de 1999 (e alterações posteriores), e a Instrução Normativa NRF n. 1.500, de 2014.

O termo cardiopatia grave foi definido pela SBC, inicialmente no Consenso Nacional sobre Cardiopatia Grave, em 1993, e ultimamente por meio da II Diretriz Brasileira de Cardiopatia Grave, em 2006.

Como cardiologista assistente em consultório particular, deveremos emitir um laudo cardiológico descrevendo exclusivamente a situação cardiológica do paciente, podendo ser assinado por um ou mais médicos, caracterizando uma junta médica assistencial.

Este laudo cardiológico subsidiará um pedido dirigido a uma junta médica oficial, devendo ser o mais detalhado possível, constando a história clínica, exames e intervenções realizadas, resumo do exame físico e classificação funcional. Torna-se indispensável anexar cópia dos documentos médicos no referido laudo.

Aos cardiologistas servidores de órgão público, da União, dos Estados, do Distrito Federal e dos Municípios recomenda-se:

- A emissão de laudo médico pericial oficial de órgão público. Este só pode ser emitido por médico devidamente designado para tal função ou atribuição. Um médico que pertença a um órgão público, mas que não tenha sido designado a pertencer a uma Junta Médica Oficial do órgão ao qual pertence, não pode emitir laudo médico pericial oficial, por não ter designação oficial para tal.

- Só emitir laudo cardiológico para isenção de imposto de renda em formulário oficial, para servidores e dependentes do órgão ao qual pertencem. Poderá também ser determinado, por autoridade competente do órgão, que este laudo seja emitido para servidores ou dependentes pertencentes a outros órgãos.

A emissão de laudo cardiológico para pacientes não autorizados ou estranhos ao órgão é considerada falsificação de documento público, delito previsto no Código Penal, e infração ética prevista no Código de Ética Médica, nos artigos anteriormente descritos.

O dispositivo legar que regulamenta a isenção é o Decreto n. 3.000, de 1999 (e alterações posteriores), e a Instrução Normativa NRF n. 1.500, de 2014, expostos a seguir (todos os grifos são do autor):

Decreto n. 3.000, de 26 de março de 1999 – Regulamenta a tributação, fiscalização, arrecadação e administração do Imposto sobre a Renda e Proventos de Qualquer Natureza. Art. 39 – item XXXIII

Os proventos de aposentadoria ou reforma, desde que motivadas por acidente em serviço e *os percebidos pelos portadores de moléstia* profissional, tuberculose ativa, alienação mental, esclerose múltipla, neoplasia maligna, cegueira, hanseníase, paralisia irreversível e incapacitante, *cardiopatia grave*, doença de Parkinson, espondiloartrose anquilosante, nefropatia grave, estados avançados de doença de Paget (osteíte deformante), contaminação por radiação, síndrome de imunodeficiência adquirida, e fibrose cística (mucoviscidose), com base em conclusão da medicina especializada, mesmo que a doença tenha sido contraída depois da aposentadoria ou reforma (Lei n. 7.713, de 1988, art. 6º, inciso XIV; Lei n. 8.541, de 1992, art. 47; e Lei n. 9.250, de 1995, art. 30, § 2º);

§ 4º Para o reconhecimento de novas isenções de que tratam os incisos XXXI e XXXIII, a partir de 1º de janeiro de 1996, a moléstia deverá ser comprovada mediante *laudo pericial emitido por serviço médico oficial da União, dos Estados, do Distrito Federal e dos Municípios*, devendo ser fixado o prazo de validade do laudo pericial, no caso de moléstias passíveis de controle (Lei n. 9.250, de 1995, art. 30 e § 1º).

Instrução Normativa RFB n. 1.500, de 29 de outubro de 2014, Diário Oficial da União de 30/10/2014, seção 1, página 57:

Art. 6:

§ 4º As isenções a que se referem os incisos II e III do caput, desde que reconhecidas *por laudo pericial emitido por serviço médico oficial da União, dos estados, do Distrito Federal ou dos municípios.*

§ 5º O laudo pericial a que se refere o § 4º deve conter, no mínimo, as seguintes informações:

V – o nome completo, a assinatura, o n. de inscrição no Conselho Regional de Medicina (CRM), o n. de registro no órgão público e a *qualificação do(s) profissional(is) do serviço médico oficial responsável(is)* pela emissão do laudo pericial.

O responsável pela emissão de um laudo pericial de serviço médico oficial é o médico designado especificamente para esta função, que compõe a Junta Médica Oficial. A autorização não se aplica a qualquer médico do órgão, pois além do CRM e do número de registro no órgão público, exige a qualificação dos profissionais (como designação para ser membro de Junta Médica Oficial). A emissão de documento público precisa ser autorizada pelo agente público.

Embora frequentemente seja solicitada pelo paciente a emissão do laudo, não recomenda-se que o mesmo seja feito por médicos pertencentes a órgãos públicos, não designados oficialmente para esta atribuição.

O cardiologista médico assistente em seu laudo cardiológico não pode indicar que o paciente é inválido e enquadrado ou portador de cardiopatia grave. O enquadramento como portador de cardiopatia grave, é uma atribuição exclusiva do médico perito, não devendo o médico assistente incluir no seu laudo cardiológico.

A Resolução do CFM n. 1.851, de 2008, dispõe:

Art. 3º Na elaboração do atestado médico, o médico assistente observará os seguintes procedimentos:

Parágrafo único. Quando o atestado for solicitado pelo paciente ou seu representante legal para fins de perícia médica deverá observar:

I – o diagnóstico;

II – os resultados dos exames complementares;

III – a conduta terapêutica;

IV – o prognóstico;

V – as consequências à saúde do paciente;

VI – o provável tempo de repouso estimado necessário para a sua recuperação, que complementará o parecer fundamentado do *médico perito, a quem cabe legalmente a decisão do benefício previdenciário, tais como: aposentadoria, invalidez definitiva, readaptação.*

II DIRETRIZ BRASILEIRA DE CARDIOPATIA GRAVE

É importante destacar as recomendações da II Diretriz Brasileira de Cardiopatia Grave, da SBC:

A incapacitação laboral deve ser avaliada por perícia médica. Nesse procedimento, o segurado ou paciente, vítima de uma doença ou acidente de trabalho, *é examinado por um profissional especializado (médico-perito),* que avalia as condições de saúde e a capacidade laborativa, decidindo sobre a conveniência do afastamento ou o retorno às atividades laborativas habituais, de acordo com as normatizações contidas nos Estatutos do Funcionalismo Público Civil ou Militar dos municípios, estados e federação (Manual do Médico Perito, 1980; Perícia Médica, 1990).

[...]

Sabemos, também, que, num grande número de pacientes, a cirurgia ou o procedimento intervencionista alteram efetivamente a história natural da doença para melhor, modificando radicalmente a evolução de muitas doenças e, consequentemente, a categoria da gravidade da cardiopatia, pelo menos no momento da avaliação. Este é o *conceito dinâmico de "reversibilidade" da evolução das cardiopatias,* que deixam de configurar uma condição de Cardiopatia Grave observada anteriormente. De qualquer forma, nunca devemos achar, de antemão, que pacientes submetidos a quaisquer das intervenções mencionadas têm a condição médico-pericial de Cardiopatia Grave, como erroneamente interpretado por muitos. Considera-se um servidor (ativo ou inativo) como portador de Cardiopatia Grave, quando existir uma doença cardíaca que acarrete o total e definitivo impedimento das condições laborativas, existindo, implicitamente, uma expectativa de vida reduzida ou diminuída, baseando-se o avaliador na documentação e no diagnóstico da cardiopatia.

DÚVIDAS FREQUENTES

Alguns cardiologistas relatam dúvidas frequentes quando ao enquadramento por Junta Médica Oficial para os portadores de cardiopatia grave, as mais comuns estão listadas e respondidas no Quadro 1.

Quadro 1   Dúvidas frequentes a respeito do enquadramento de pacientes como cardiopatas graves

O paciente revascularizado é automaticamente considerado portador de cardiopatia grave?

Não. O paciente revascularizado deverá ser reavaliado após período de recuperação mínimo de 6 meses, quando deverá ser submetido a novos exames complementares em cardiologia e passará por avaliação da sua classe funcional. Somente preenche o critério de cardiopatia grave aquele que não conseguir melhorar os padrões dos exames e a classe funcional

O paciente portador de marca-passo cardíaco é automaticamente considerado portador de cardiopatia grave?

Não. A presença do implante de um marca-passo cardíaco corrigiu, a princípio, a deficiência do paciente em questão, devendo ser reavaliada a cardiopatia de base, com novos exames complementares em cardiologia realizados após o implante, para ver se o paciente preenche os critérios de cardiopatia grave da SBC

O paciente que realizou angioplastia é automaticamente classificado como cardiopata grave?

Não. Deverá ser feita reavaliação com exames complementares em cardiologia realizados após a angioplastia, para ver se o paciente preenche os critérios de cardiopatia grave da SBC

O paciente que sofreu um infarto recente é automaticamente considerado portador de cardiopatia grave?

Não. Deverá ser reavaliado após período de recuperação mínimo de 6 meses, quando se submeterá a novos exames complementares em cardiologia e passará por avaliação da classe funcional. Somente preenche o critério de cardiopatia grave aquele que não conseguiu melhorar os padrões dos exames e a classe funcional da cardiopatia em questão

O paciente portador de doença de Chagas é automaticamente considerado portador de cardiopatia grave?

Não. Deverá ser feita reavaliação com exames complementares em cardiologia e analisada a sua classe funcional para avaliar se o paciente preenche os critérios de cardiopatia grave da II Diretriz Brasileira de Cardiopatia Grave, da SBC, previstos no item cardiomiopatias: "Cardiopatia chagásica crônica – História de síncope; fenômenos tromboembólicos; cardiomegalia acentuada; insuficiência cardíaca classe funcional III e IV; fibrilação atrial; arritmias ventriculares complexas; bloqueio bi ou trifascicular sintomático; bloqueio atrioventricular total"

(continua)

Quadro 1   Dúvidas frequentes a respeito do enquadramento de pacientes como cardiopatas graves *(continuação)*

O paciente portador de hipertensão arterial é automaticamente considerado portador de cardiopatia grave?

Não. A hipertensão arterial isolada não caracteriza cardiopatia grave. A II Diretriz Brasileira de Cardiopatia Grave, da SBC, define que "cardiopatia grave na doença hipertensiva não depende exclusivamente dos níveis tensionais, mas da concomitância de lesões em órgãos-alvos: rins, coração, cérebro, retina e artérias periféricas"

O paciente portador de arritmia cardíaca é automaticamente considerado cardiopata grave?

Não. Deverá ser feita reavaliação com exames complementares em cardiologia, para análise do nível de gravidade e incidência, a possibilidade de reversão, correção por ablação ou outro método, implante de marca-passo cardíaco, análise da cardiopatia de base, para avaliar criteriosamente se este preenche os critérios de cardiopatia grave da SBC, previstos no item cardiopatia hipertensiva

O paciente portador de enfisema pulmonar está automaticamente considerado cardiopata grave?

Não. Deverá ser feita reavaliação com exames complementares em cardiologia e pneumologia, para avaliação dos critérios de cardiopatia grave da SBC:

- Quadro clínico – manifestações de hipóxia cerebral e periférica (dedos em baqueta de tambor); insuficiência cardíaca direita; angina de peito classe III a IV da NYHA. Crises sincopais; hiperfonese clangorosa da segunda bulha no foco pulmonar; galope ventricular direito (B3). Gasometria arterial com $PO_2 < 60mmHg$; $PCO_2 > 50mmHg$
- Eletrocardiograma – sinais de sobrecarga importante de câmaras direitas
- Ecocardiografia – hipertrofia ventricular direita com disfunção diastólica e/ou sistólica; grande dilatação do átrio direito; pressão sistólica em artéria pulmonar, calculada com base nas pressões do átrio e ventrículo direitos, > 60 mmHg; insuficiência tricúspide importante; inversão do fluxo venoso na sístole atrial
- Estudo hemodinâmico – dilatação do tronco da artéria pulmonar. Dilatação do ventrículo direito; dilatação do átrio direito; pressão na artéria pulmonar > 60 mmHg; pressão no átrio direito > 15 mmHg; insuficiência pulmonar; insuficiência tricúspide

Existe diferença no laudo para aposentadoria por invalidez e o da isenção de imposto de renda, no cardiopata?

A aposentadoria por invalidez do cardiopata é estabelecida quando o paciente, ainda trabalhando ou em exercício, não pode ser readaptado para outra atividade compatível com sua doença, com a sua qualificação e segurança. A aposentadoria por invalidez é destinada ao portador de incapacidade total e permanente para a atividade, sendo enquadrado como cardiopatia grave, segundo a II Diretriz Brasileira de Cardiopatia Grave da SBC

A isenção de imposto de renda do cardiopata é prevista quando o paciente, já aposentado anteriormente, preenche os requisitos de cardiopatia grave, previstos na II Diretriz Brasileira de Cardiopatia Grave da SBC

O laudo de aposentadoria por invalidez ou isenção de imposto de renda por cardiopatia grave deverá seguir os mesmos modelos e preceitos previstos na II Diretriz Brasileira de Cardiopatia Grave da SBC

POSSE EM CONCURSO PÚBLICO PARA PORTADOR DE CARDIOPATIA CONGÊNITA, HIPERTENSÃO OU COM ALTERAÇÕES NOS EXAMES COMPLEMENTARES EM CARDIOLOGIA

A resposta dependerá sempre dos critérios fixados no edital do concurso. Caso o edital não fixe exclusões de patologias, dependerá exclusivamente da avaliação pericial e dos exames complementares.

No caso de cardiopatias congênitas, deve-se avaliar se elas não se enquadram nos critérios de cardiopatia grave previstos no item de cardiopatias congênitas II Diretriz Brasileira de Cardiopatia Grave da SBC. Algumas delas consideram seus portadores aptos, respeitando-se sempre os critérios pré-estabelecidos no edital nas patologias de exclusão.

Na hipertensão arterial, devem ser observados os critérios preestabelecidos no edital das exclusões:

- Caso o edital especifique que hipertensão arterial é uma patologia excludente, o candidato que relatar hipertensão arterial, mesmo com exame físico normal, pressão normal e exames laboratoriais e complementares normais, será considerado inapto, por se tratar de um critério já aceito ao se inscrever no pleito.

- Caso o edital especifique que a pressão arterial deve ser normal no ato do exame, o candidato será excluído, mesmo com exames complementares em cardiologia normais, se no momento da avaliação apresentar pressão alta, pois foi um critério já aceito ao se inscrever no pleito.

- Caso o edital não especifique que a pressão arterial deva estar normal no ato do exame, níveis alterados da pressão podem ser avaliados analisando-se exame físico, exames laboratoriais e complementares em cardiologia, apresentados ou solicitados para nova perícia. A reavaliação será feita em data previamente agendada, comparecendo o candidato com os exames originais e cópias, constando o número de seu documento de identidade em todos os laudos de exames realizados. Realiza-se novo exame clínico e físico, inclusive com a medida da pressão arterial, nas posições deitado, sentado e de pé; e nova análise será efetuada. Caso os exames não apresentem alterações enquadradas como cardiopatia hipertensiva na II Diretriz de Cardiopatia Grave da SBC, o candidato deverá ser considerado apto.

Exames complementares em cardiologia

No eletrocardiograma (ECG) de repouso será usado o mesmo critério anteriormente descrito, ou seja, se o edital constar que o ECG deve ser considerado normal, será excluído o candidato que apresentar ECG alterado, mesmo que este apresente exame físico normal, pressão normal e exames laboratoriais e complementares normais. Caso o edital não especifique que o ECG de repouso deva ser normal, a avaliação será realizada por meio de um exame físico minucioso e exames laboratoriais e complementares em cardiologia, devendo ser agendada nova perícia. Não havendo alterações enquadradas como cardiopatia grave pela II Diretriz de Cardiopatia Grave da SBC, o candidato será considerado apto.

Nos demais exames complementares em cardiologia, deverá ser usado o mesmo critério do ECG.

ISENÇÃO DE IMPOSTOS NA AQUISIÇÃO DE AUTOMÓVEIS POR CARDIOPATAS

O fato de ser portador de cardiopatia grave não concede a esses indivíduos a concessão do benefício previsto no inciso IV do art. 1º da Lei n. 8.989, de 24 de fevereiro de 1995, pois o paciente precisa ser qualificado como portador de deficiência prevista na lei:

É considerada pessoa portadora de deficiência física aquela que apresenta alteração completa ou parcial de um ou mais segmentos do corpo humano, acarretando o comprometimento da função física, apresentando-se sob a forma de paraplegia, paraparesia, monoplegia, monoparesia, tetraplegia, tetraparesia, triplegia, triparesia, hemiplegia, hemiparesia, amputação ou ausência de membro, paralisia cerebral, membros com deformidade congênita ou adquirida, exceto as deformidades estéticas e as que não produzam dificuldades para o desempenho de funções.

DECLINAR DE INTIMAÇÃO PARA REALIZAÇÃO DE PERÍCIA DESIGNADA POR JUIZ

Quando designado pela justiça para realizar perícia, o cardiologista pode declinar do convite ou da intimação nas situações descritas a seguir.

Quando o objetivo da perícia não se relaciona à área de sua especialidade

Deverá responder por escrito ao juiz (com o prazo de15 dias da intimação) de que a perícia solicitada deverá ser realizada por perito de outra especialidade, anexando sempre cópia da declaração do CFM que indica sua especialidade registrada.

Quando servidor público caso haja sobrecarga de serviço no órgão de lotação

Neste caso, deve-se responder por escrito ao juiz (com o prazo de15 dias da intimação), de que a perícia solicitada não poderá ser realizada, anexando documento da chefia imediata, com as justificativas.

Vínculo pessoal

Quando se tratar de perícia a ser realizada em paciente seu, ou que tenha ligação ou vinculo pessoal ou familiar por implicações éticas, destacamos o disposto no Código de Ética Médica:

Capítulo XI – Perícia Médica
É vedado ao médico:

Art. 92. Assinar laudos periciais, auditoriais ou de verificação médico-legal quando não tenha realizado pessoalmente o exame.

Art. 93. Ser perito ou auditor do próprio paciente, de pessoa de sua família ou de qualquer outra com a qual tenha relações capazes de influir em seu trabalho ou de empresa em que atue ou tenha atuado.

Motivo legítimo

O cardiologista também poderá escusar-se da perícia alegando motivo legítimo, conforme previsto na Lei n. 13.105 do Novo Código de Processo Civil:

Art. 157. O perito tem o dever de cumprir o ofício no prazo que lhe designar o juiz, empregando toda sua diligência, podendo escusar-se do encargo alegando motivo legítimo.
§ 1º A escusa será apresentada no prazo de 15 (quinze) dias, contado da intimação, da suspeição ou do impedimento supervenientes, sob pena de renúncia ao direito a alegá-la.

[...]

Art. 467. O perito pode escusar-se ou ser recusado por impedimento ou suspeição.

Parágrafo único. O juiz, ao aceitar a escusa ou ao julgar procedente a impugnação, nomeará novo perito.

BIBLIOGRAFIA

1. Brasil. Casa Civil. Decreto n. 3.000, de 26 de março de 1999. Disponível em: http://www.planalto.gov.br/ccivil_03/decreto/d3000.htm. Acessado em: 12 ago 2016.
2. Brasil. Casa Civil. Lei n. 8.112, 11 de dezembro de 1990 e suas posteriores alterações. Dispõe sobre o regime jurídico dos servidores públicos civis da União, das autarquias e das fundações públicas federais.
3. Brasil. Casa Civil. Lei n. 8.989, de 24 de fevereiro de 1995. Disponível em: http://www.planalto.gov.br/ccivil_03/leis/L8989.htm. Acessado em: 12 ago 2016.
4. Brasil. Código de Processo Civil. Art. 449 do novo Código de Processo Civil
5. Brasil. Código de Processo Civil. Lei n. 13.105, de 16 de março de 2015. Disponível em: http://www.planalto.gov.br/ccivil_03/_ato2015-2018/2015/lei/l13105.htm. Acessado em: 12 ago 2016.
6. Brasil. Código Penal. Decreto-Lei n. 2.848, de 7 de dezembro de 1940, alterado pela Lei n. 9.777, de 26 de dezembro de 1998. Disponível em: http://www2.camara.leg.br/legin/fed/declei/1940-1949/decreto-lei-2848-7-dezembro-1940-412868-publicacaooriginal-1-pe.html. Acessado em: 12 ago 2016.
7. Conselho Federal de Medicina. Código de Ética Médica.Publicado no Diário Oficial da União (Resolução CFM n. 1.931, de 17 de setembro de 2009), que contém as normas éticas que devem ser seguidas pelos médicos no exercício da profissão, independentemente da função ou cargo que ocupem.
8. Conselho Federal de Medicina. Parecer n. 22/2013, de 22 de agosto de 2013. Disponível em: http://www.portalmedico.org.br/pareceres/CFM/2013/22_2013.pdf. Acessado em: 12 ago 2016.
9. Conselho Federal de Medicina. Resolução n. 1.658, publicada no Diário Oficial da União de 20 de dezembro de 2002.
10. Conselho Federal de Medicina. Resolução n. 1.851, publicada no Diário Oficial da União de 18 de agosto de 2008
11. Conselho Regional de Medicina do Estado de Pernambuco. Parecer n. 18/14, de 16 de junho de 2014.
12. Dutra OP, Besser HW, Tridapalli H, Leiria TLL; Sociedade Brasileira de Cardiologia. II Diretriz Brasileira de Cardiopatia Grave. Arq Bras Cardiol. 2006;87(2):223-32.
13. Instrução Normativa RFB n. 1.500, de 29 de outubro de 2014, publicada no Diário Oficial da União de 30 de outubro de 2004.
14. Instrução Normativa SRF n. 442, de 12 de agosto de 2004, publicada no Diário Oficial da União de 19 de agosto de 2004.
15. Lei n. 8.989, de 24 de fevereiro de 1995; Novo Manual de Perícia Oficial em Saúde do Servidor Público. 2. ed.
16. Sociedade Brasileira de Cardiologia. Diretriz em Cardiologia do Esporte e do Exercício da Sociedade Brasileira de Cardiologia e da Sociedade Brasileira de Medicina do Esporte. Disponível em: http://www.arquivosonline.com.br/2013/10001/pdf/Cardiologia_no_Esporte.pdf. Acessado em: 12 ago 2016.

3

Escolha adequada do agente anti-hipertensivo diante de populações especiais e comorbidades

Augusto Dê Marco Martins
Nasser Sarkis Simão

INTRODUÇÃO

O intuito de sugerir um adequado tratamento anti-hipertensivo, diante de populações especiais e da presença de comorbidades, nada mais é que uma tentativa de padronizar ou personalizar o tratamento da hipertensão arterial essencial (HAS). Na verdade, desde a década de 1970 já se reconhecia que alguns grupos de pacientes não respondiam à terapêutica de modo semelhante à maioria, necessitando de um ajuste no arsenal terapêutico, seja com incremento de doses, seja com associação de outros fármacos. Mas esse contexto, à época, só contemplava a HAS secundária, sabidamente de prevalência limitada.

Personalizar um tratamento significa usar de métodos diagnósticos e de triagem que explorem o conhecimento do perfil de risco, exclusivo do paciente, para a obtenção dos melhores resultados possíveis, em termos de terapêutica, efeitos colaterais e custo.

Embora os avanços da medicina pareçam nos encaminhar para procedimentos específicos para diferentes populações, consolidando a personalização do tratamento, sabidamente a multiplicidade redundante e contrabalanceada dos sistemas fisiológicos e bioquímicos que interagem na regulação da pressão arterial (PA) não necessariamente tornam esse horizonte totalmente palpável.

Dessa forma, apesar das recomendações de diretrizes nacionais e internacionais de que todos os pacientes deveriam ser submetidos a programas terapêuticos individualizados, preconiza-se até hoje, com pequenas variações, uma abordagem terapêutica padronizada em etapas.

AFRODESCENDENTES E MISCIGENADOS

No Brasil, apesar das dificuldades na extração de dados epidemiológicos, a prevalência da hipertensão arterial sistêmica (HAS) na população afrodescendente e/ou miscigenada é mais elevada, bem como é maior a sua gravidade, particularmente quanto à incidência de HAS maligna, acidente vascular encefálico (AVE) e nefropatia hipertensiva. Esse comportamento pode estar relacionado a fatores étnicos e/ou socioeconômicos. Predominam em nosso país os miscigenados, uma população que pode diferir dos afrodescendentes quanto às características da hipertensão.[1]

Nessa população, estudos têm demonstrado que as medidas não medicamentosas, principalmente redução do consumo de sal e perda de peso, têm apresentado melhores resultados que na população branca.[2-4]

Embora ainda não existam evidências de ação diferenciada das drogas anti-hipertensivas nesse segmento racial brasileiro, estudos recentes de populações de afrodescendentes norte-americanos demonstraram que o uso de inibidores da enzima conversora da angiotensina (IECA), betabloqueadores (BB) e bloqueadores dos receptores da angiotensina (BRA) se mostraram menos eficazes que os diuréticos e antagonistas dos canais de cálcio (ACC), especialmente na prevenção do AVE.[5,6]

Dessa forma, a escolha do agente anti-hipertensivo nessa população em particular deve ser fundamentada principalmente na identificação da presença de comorbidades.[7] Por exemplo, em indivíduos com proteinúria, o uso dos IECA está indicado, da mesma forma como ocorre em indivíduos de raça branca.[8] O Eighth Joint National Commitee (JNC8) recomenda para a população negra em geral, inclusive indivíduos com diabete, que ao tratamento anti-hipertensivo inicial seja acrescido um diurético tiazídico ou um BCC.[9]

IDOSOS

Com o aumento da expectativa de vida – fenômeno que vem ocorrendo gradualmente em quase todo o mundo – aumentam concomitantemente a incidência e a prevalência de doenças crônicas. Entre as doenças cardiovasculares, a mais prevalente é a hipertensão arterial. Dados da Organização Mundial de Saúde estimam que em 2025 o país terá a sexta maior população de idosos do mundo, representando cerca de 15% de toda a sua população.

Dados da Pesquisa Nacional por Amostra de Domicílios (PNAD) de 2009 mostraram que o país tinha uma população de cerca de 21 milhões de pessoas com 60 anos de idade ou mais.[9] Desse total, estima-se que cerca de 65% dos idosos brasileiros sejam hipertensos. O estudo Epidoso,[10] realizado na cidade de São Paulo, encontrou uma prevalência de HAS em 62% dos idosos pesquisados, e sua maioria era portadora de hipertensão sistólica isolada (HSI). Essa enorme prevalência de HSI, com consequente aumento da pressão de pulso (PP), tem estreita relação com eventos cardiovasculares.[1]

Os idosos hipertensos devem ser tratados com objetivo de reduzir a pressão arterial (PA) para níveis inferiores a 140/90 mmHg (130/80 mmHg em diabéticos e nefropatas). Em alguns pacientes muito idosos e com valores muito elevados de pressão arterial sistólica (PAS), essa meta torna-se muitas vezes difícil, mesmo com adequada adesão e múltiplos agentes anti-hipertensivos. Nesses casos, afastadas possíveis causas secundárias, toleram-se níveis inicialmente mantidos de até 160 mmHg. Tema de grandes divergências, ainda não está consistentemente estabelecido o nível mínimo tolerável da pressão arterial diastólica (PAD).[11]

Orientações recentes do JNC8 recomendam que, na população com idade igual ou superior a 60 anos, deve-se iniciar tratamento farmacológico para reduzir a PA quando a PAS estiver igual ou acima de 150 mmHg ou a PAD estiver igual ou acima de 90 mmHg, com o objetivo de atingir valores abaixo de 150/90 mmHg, respectivamente. Nessa população idosa, se o tratamento farmacológico resulta em níveis pressóricos menores (p. ex., PAS < 140 mmHg) e é bem tolerada (sem efeitos adversos), a terapia não necessita ser ajustada.[9] Esta diretriz tem sido alvo de inúmeras críticas, já que, de acordo com as autoridades científicas de todo o mundo, os idosos constituem o subgrupo populacional com maior proporção de hipertensos e são mais sujeitos às graves complicações da HAS, não cabendo menos rigor no tratamento anti-hipertensivo desses pacientes.

A abordagem não medicamentosa deve sempre ser estimulada (GR I, NE A),[11] embora as mudanças de estilo de vida sabidamente sejam difíceis de serem implantadas. Estudos têm demonstrado que metade dos pacientes submetidos a uma dieta com restrição salina associada à redução de peso pôde suspender a monoterapia em uso.[12,13]

Na abordagem terapêutica inicial do paciente idoso, além da óbvia estratificação de risco, deve-se avaliar a presença, muito frequente, de fatores de risco, comorbidades, presença de lesões de órgão-alvo e do uso já prévio de outras classes de medicamentos. O somatório dessas variáveis deve nortear a escolha do agente anti-hipertensivo inicial.[12] A maioria, porém, necessitará de terapia combinada, principalmente para o controle adequado da PAS.[14]

Hipertensos com mais de 80 anos e com cardiopatia associada devem ser obrigatoriamente tratados. Estudos recentes demonstraram que o uso da indapamida, associada ou não a um IECA, reduziu o risco de morte por AVE, a taxa de insuficiência cardíaca (IC) e mostrou melhora na sobrevida total em pacientes nessa faixa etária. Embora os estudos utilizando terapia medicamentosa anti-hipertensiva em pacientes com mais de 80 anos ainda não tenham consistência para constarem das grandes diretrizes mundiais, já existem publicações que demonstram que essa estratégia confere proteção cardiovascular, com diminuição significativa na taxa de mortalidade por AVE, a taxa de IC e o risco de mortalidade por todas as causas.[15-17]

O emprego de diferentes agentes anti-hipertensivos, como diuréticos tiazídicos, indapamida, betabloqueadores em combinação, antagonistas dos canais de cálcio de ação longa, IECA e BRA, já demonstrou redução de morbidade e mortalidade.[18-22] Dados consistentes correlacionaram o tratamento eficaz do paciente idoso com a redução da incidência de déficit cognitivo e demência[14,23-25].

Na introdução da terapia medicamentosa, quase sempre necessária, a dose inicial dos medicamentos deve ser mais baixa que a habitualmente utilizada e os ajustes posológicos devem ser efetuados com mais rigor e cautela, assim como a associação de outros fármacos. A grande maioria da população idosa hipertensa necessitará de terapia combinada para seu controle pressórico.

Admite-se a titulação medicamentosa mais rápida em um paciente idoso, se este permanece assintomático às medicações instituídas, sem atingir a meta estabelecida. A ocorrência de sintomatologia que possa ser verdadeiramente atribuída às medicações em uso orienta no sentido de reduzir a dosagem anterior e aguardar por várias semanas ou mais antes de tentar aumentar novamente a dose. Um aumento terapêutico medicamentoso lento e progressivo é reconhecidamente mais eficaz nesse contexto de pacientes. Por outro lado, idosos portadores de comorbidades múltiplas – condição muito frequente na prática clínica – devem obrigatoriamente ter seu tratamento cuidadosamente individualizado.[14]

Em pacientes idosos sem comorbidades, a terapia deve ser iniciada com um diurético em pequenas doses, ou seja, 12,5 mg de hidroclorotiazida (HCTZ) ou equivalente. São medicamentos de primeira escolha, com benefícios cardiovasculares comprovados, de baixo custo e fácil acesso, com ação estendida para casos de HSI. A indapamida, um derivado das sulfonamidas, é uma boa opção, pois, além de sua eficácia nessa população, apresenta a vantagem de não interferir metabolicamente nos perfis glicêmico e lipídico.[16,17] Se ineficaz, está indicada a adição de uma pequena dose de um bloqueador do canal de cálcio, IECA ou BRA. O emprego dos betabloqueadores (BB) será analisado mais adiante. Em alguns casos, a utilização de um medicamento que não seja um diurético como terapia inicial pode ser apropriada. Muito provavelmente, menos de 40% dos pacientes dessa faixa etária conseguirá atingir uma PAS abaixo de 140 mmHg com qualquer um desses agentes em monoterapia.

Muita importância deve ser dada ao uso do diurético em idosos, para evitar a hipocalemia, assim como episódios de hipotensão ortostática, que podem ocasionar quedas, fraturas e complicações nunca desejáveis.

O estudo Systolic Hypertension in the Elderly Program (SHEP) mostrou que os benefícios obtidos com a redução pressórica foram bastante minimizados nos pacientes que, concomitantemente ao tratamento instituído, cursaram com níveis de potássio abaixo de 3,5 mg / dL,[18] assim como valores expressivos de hipotensão postural que foram responsáveis por fraturas ósseas e hematomas subdurais na população estudada.

A despeito dos betabloqueadores ainda permanecerem como opções de primeira linha em diretrizes nacionais e internacionais, sua indicação tem sido objeto de intensa controvérsia em anos recentes. Embora essa discussão seja relativamente recente, desde 1992, quando foram publicados os resultados do Medical Research Council Trial (MRC), estudo realizado com pacientes idosos, ficou demonstrado que o atenolol, o betabloqueador utilizado, não foi superior ao placebo na prevenção de diversos desfechos cardiovasculares, como AVE, doença arterial coronariana (DAC), eventos cardiovasculares e mortalidade total (MT). O MRC foi um estudo com adequado poder estatístico e cuidado metodológico, que avaliou pacientes idosos, comparando de forma aleatória e duplo-cega um diurético e um betabloqueador, em separado, com placebo.[26-27]

Recentes metanálises[28] têm mostrado que os BB não apresentam benefícios em objetivos de mortalidade por todas as causas e infarto do miocárdio (IM) quando comparados com placebo, tanto em idosos quanto em coortes de pacientes jovens. No estudo STOP-1,[29] o controle da PA no grupo em uso de BB foi exatamente a metade, quando comparado com o grupo tratado com diurético (21 *versus* 43%). Uma criteriosa análise de dez estudos, envolvendo 16.164 pacientes hipertensos alocados para o uso de BB ou diuréticos, em monoterapia, demonstrou que a hipertensão foi controlada em 66% dos pacientes do grupo que fez uso dos diuréticos e em 28% dos pacientes do grupo que usou BB,[30-31] de forma que, até o momento, na ausência de indicação formal, os betabloqueadores não representam uma opção anti-hipertensiva inicial para pacientes idosos.

HIPERTENSÃO ARTERIAL NA MULHER

Manejo da medicação anti-hipertensiva na mulher em uso de contraceptivos orais

Embora não seja frequente, a HAS induzida por contraceptivos orais (CO) contendo estrógenos e progesterona é conhecida desde a sua introdução, na década de 1960.[32,33] Não se sabe, até o momento, se os CO causam hipertensão arterial ou simplesmente fazem surgir a propensão à hipertensão que existe e que poderia aparecer espontaneamente.

Mulheres com pré-eclâmpsia anterior parecem ter risco adicional e mulheres com hipertensão primária anterior parecem ser mais suscetíveis ao desenvolvimento de hipertensão induzida por CO.[34] Por outro lado, os riscos de complicações cardiovasculares associadas ao seu uso são consistentemente maiores em mulheres fumantes com idade superior a 35 anos.

Embora os mecanismos responsáveis envolvidos no desenvolvimento da HAS secundária ao uso dos CO ainda sejam desconhecidos, acredita-se que estejam relacionados à retenção de sódio causada pelo estrógeno e parte da progesterona sintética, da estimulação do sistema renina-angiotensina-aldosterona (SRAA) que é observada em parte das pacientes que tomam CO por muitos anos, além do desenvolvimento de resistência insulínica com consequente hiperinsulinemia. Sabe-se que tanto o componente estrogênico quanto o progestogênico podem ser responsáveis. Ainda não está suficientemente esclarecido se essas alterações no SRAA contribuem para o desenvolvimento da hipertensão.[35]

O mais importante estudo constatando esta associação foi o Nurses Health Study, que avaliou o comportamento da PA em longo prazo em 68 mil mulheres normotensas em uso de CO de diferentes composições. Observou-se um significativo aumento da PAS e da PAD a partir de dois anos de uso, embora este aumento tenha permanecido estável e a diferença não tenha aumentado com o tempo. Além disso, o risco relativo de desenvolver hipertensão foi 50% maior para usuárias atuais de CO, comparado a novas usuárias, e 10% maior comparado a usuárias de longa data.[36]

Embora a HAS seja 2 a 3 vezes mais comum em usuárias de CO – especialmente entre aquelas com mais idade e as obesas – seu uso habitualmente ocasiona, na maioria das mulheres, uma ligeira elevação dos níveis pressóricos, embora o impacto global sobre a PA ainda permaneça pouco esclarecido. Sabe-se que a hipertensão arterial ocorre em cerca de 5% das mulheres usuárias de CO em um prazo de cinco anos[37].

Frequentemente, sem relevância clínica aparente, a magnitude da elevação pressórica pode variar de acordo com a população avaliada e da dose do CO empregado, geralmente oscilando entre 3-6 mmHg na PAS e 2-4 mmHg na PAD. Ainda assim, cerca de 5% das mulheres jovens, usuárias de CO, acabam atingindo critérios para o diagnóstico de HAS (PA > 140/90 mmHg) e que acabam representando séria preocupação médica.[38-40]

A hipertensão induzida pelos CO é, na maioria dos casos, moderada, de caráter reversível após sua suspensão em mais da metade dos casos e raramente ocasiona lesões de órgãos-alvo.[41-42] Deve-se contraindicar seu uso nos portadores de HAS mais grave, com fatores de risco (FR) adicionais para doença cardiovascular (CV) – principalmente o tabagismo – ou já na existência de lesões em órgão-alvo. Geralmente, a presença de HAS leve é considerada como contraindicação relativa. É importante salientar que existem evidências de que tanto no grupo de mulheres que apresentavam história de hipertensão na gravidez como no grupo das pacientes classificadas como hipertensas (critério: 140/90 mmHg), o efeito dos CO também se mostrou de grande significância, com alterações de mais de 10 mmHg nas médias de pressão arterial sistólica.[43]

Já o aparecimento de HAS durante o uso de CO impõe a interrupção imediata da medicação, o que, em geral, normaliza a PA em um período que oscila entre 3 e 6 meses. No entanto, deve-se providenciar a substituição por método contraceptivo eficaz.[1,41,42,44]

Algumas estratégias práticas podem ser adotadas pelo cardiologista no manejo adequado dessas pacientes:[32,36,45,46]

- Embora o risco do desenvolvimento de hipertensão seja muito baixo, em pacientes com história prévia de hipertensão a conduta sugerida é avaliar inicialmente os atuais níveis pressóricos e, neste contexto, definir a conduta.
- Para hipertensas leves e moderadas, o uso do método não é em geral recomendado, a menos que outros métodos mais adequados não estejam disponíveis ou sejam inaceitáveis.
- Para hipertensas graves, os CO não são recomendados.
- Em pacientes em uso de CO, a medição pressórica deve ser feita a cada seis meses. Se houver aumento significativo, o CO deve ser descontinuado, com indicação de uso de outros métodos contraceptivos. Se a PA não se normalizar em três meses, investigação e tratamento farmacológico devem ser considerados.
- Se não houver opção contraceptiva adequada e o CO imperativamente precisar ser mantido, a terapia anti-hipertensiva pode e deve ser utilizada para controle da PA.
- Recomenda-se a proscrição do uso dos CO às mulheres tabagistas acima de 35 anos ou com diagnóstico prévio de lúpus sistêmico ou doença tromboembólica. Cuidados especiais devem ser tomados para as pacientes com quadro enxaquecoso. Não há, até o momento, impedimento de uso em pacientes obesas, portadoras de anemia falciforme e diabete melito.

Embora todas as classes de anti-hipertensivos possam ser utilizadas no tratamento da HAS na vigência do uso de CO, os diuréticos que atuam fundamentalmente sobre a retenção de sódio têm papel importante e podem ser usados.

É importante assinalar que as pacientes que utilizam diuréticos poupadores de potássio e anti-hipertensivos das classes dos IECA e dos BRA podem apresentar elevação dos níveis de potássio sérico, que geralmente são corrigidos com ajustes posológicos. Também é relevante assinalar a recomendação de evitar os IECA e BRA em mulheres com idade fértil e potencial risco de gravidez, em razão de seus possíveis efeitos teratogênicos.[47]

Manejo da medicação anti-hipertensiva na mulher em regime de terapia de reposição hormonal

A incidência da hipertensão arterial eleva-se com a idade e, apesar de ser menor em mulheres que em homens até os 40 anos, essa relação desaparece após os 50 anos de idade. Os motivos para as diferenças na incidência de hipertensão entre os sexos não são claramente conhecidos, embora alguns autores preconizem que, pelo menos em parte, os estrogênios seriam responsáveis pelos menores níveis pressóricos observados em mulheres jovens. Essa elevação pressórica se correlaciona intrinsecamente com o aumento global da ocorrência de problemas cardiovasculares observado em mulheres após a menopausa, de forma que a deficiência estrogênica, típica dessa fase da vida da mulher, também tem sido implicada como fator de risco de significativa importância.[48]

Até o momento, estudos que procuraram estabelecer correlação entre o emprego da terapia de reposição hormonal (TRH) sobre a pressão arterial não evidenciaram nenhuma influência consistente.

Em estudo com 875 mulheres normotensas, selecionadas para o tratamento com diferentes regimes de TRH, após três anos de seguimento, não foram evidenciadas diferenças significativas nos níveis de pressões sistólica e diastólica em quaisquer dos grupos tratados, comparando-se ao grupo que recebeu placebo.[49]

Em outro estudo que avaliou o comportamento da PA em 222 mulheres pós-menopáusicas, não se encontrou diferença significativa na variação da PA entre o grupo submetido à TRH e o submetido a placebo. Apesar de vieses do estudo, os autores concluíram que o estradiol isolado se mostrou seguro e bem tolerado na pós-menopausa em mulheres hipertensas bem controladas com anti-hipertensivos e que a HAS não deve ser considerada contraindicação para estrogenioterapia.[50]

Em estudos um pouco mais elaborados, utilizando a monitorização ambulatorial da pressão arterial (Mapa), para o diagnóstico da hipertensão, a TRH mostrou resultados não homogêneos: PA inalterada, discreta redução ou ainda redução na média noturna. Ocorreram também diferentes respostas pressóricas, quando as vias de administração da TRH foram testadas: observou-se que a via transdérmica era mais efetiva que as preparações orais.[51]

Embora os poucos estudos controlados e randomizados realizados após a menopausa tenham sugerido, até o momento, que a TRH não promove elevação relevante da PA nessa fase do ciclo de vida da mulher, as evidências de risco cardiovascular, tromboembolismo e câncer de mama sugerem não ser prudente empregar TH com vistas à prevenção de doença cardiovascular (DCV), independentemente da existência de HAS.

Não existe, até o momento, qualquer evidência consistente que justifique o uso específico de determinada classe de droga anti-hipertensiva no tratamento da mulher hipertensa após a menopausa. Ainda assim, dados do estudo WHI[52,53] demonstraram que 9% das pacientes avaliadas utilizavam BB em monoterapia, 14% faziam uso de diuréticos e IECA e 16% usavam antagonistas dos canais de cálcio. Ressalte-se que a simples presença de HAS não deve ser limitação para a TRH se ela tiver de ser aplicada. Entretanto, o uso de diuréticos mostrou melhor controle da PA que qualquer outra classe usada como monoterapia. Além disso, os diuréticos podem proteger as mulheres menopausadas mais suscetíveis à osteoporose pós-menopausa.[54]

Manejo da medicação anti-hipertensiva na mulher lactante

Na medida que, de alguma forma e dependente de diferentes concentrações, todos os medicamentos podem passar para o leite materno, a utilização de drogas anti-hipertensivas na lactante deve ser cercada de muitos cuidados.[55,56]

A maior parte dos diuréticos é habitualmente pouco excretada para o leite materno, embora a utilização por tempo prolongado e em doses elevadas, especialmente dos diuréticos de alça, possa reduzir a produção de leite e afetar o peso ponderal do lactente. A hidroclorotiazida e a espironolactona são compatíveis com a amamentação, enquanto a clortalidona, assim como a furosemida, devem, se possível, ser evitadas, já que existe um risco teórico de redução de produção láctea. Também a indapamida deve ser evitada, já que não existem dados sobre segurança para uso durante o período da lactação.[57]

A concentração dos BB excretada no leite materno é habitualmente de pequena monta, não tóxica para o lactente. Atenolol (risco potencial de bradicardia, cianose, hipotermia e hipotensão em lactente amamentado durante uso materno de 100 mg), metoprolol e sotalol (risco teórico de hipoglicemia, hipotensão, bradicardia e letargia no lactente) são excretados em maior quantidade e, se possível, devem ser evitados. Ainda assim, é recomendável a monitorização da criança para sinais e sintomas de bradicardia, hipotensão e cianose. Cuidado adicional deve ser tomado nos lactentes com algum grau de disfunção renal e/ou hepática. O uso do pindolol e do propranolol é compatível com a amamentação, embora esse último deva ser evitado em mães cujos filhos possuam doença asmatiforme. Entre os BB de terceira geração, carvedilol e bisoprolol não possuem dados sobre segurança para uso durante o período da lactação. O nebivolol, embora tenha forte ligação com proteínas plasmáticas, o que reduz a possibilidade de transferência para o leite materno em quantidades clínicas relevantes, possui relatos de hipoglicemia neonatal durante seu uso.[57]

Entre os inibidores adrenérgicos, a maioria não dispõe de dados consistentes de segurança para seu emprego durante o período de lactação. A metildopa é a única que pode ser utilizada com segurança nesse contexto.[57]

Com relação aos bloqueadores dos canais de cálcio, a anlodipina não dispõe de estudos se segurança, ao passo que a nifedipina, a nitrendipina e o verapamil podem ser utilizados durante a amamentação.[57]

Os IECA captopril, enalapril e benazepril são compatíveis com a amamentação, ao passo que o ramipril deve ser evitado, por não haver dados de segurança.[57]

Entre os antagonistas do receptor de AT1, não existem dados sobre segurança para seu uso durante o período de lactação e por isso devem ser evitados.[57]

Dentre os vasodilatadores arteriais, o único que pode ser utilizado com segurança é a hidralazina.

As drogas consideradas potencialmente perigosas e que devem sempre ser evitadas – embora exista literatura conflitante – são reserpina, nadolol, prazosina, IECA, BRA e os inibidores adrenérgicos, com exceção da metildopa.[55] Deve-se dar preferência à metildopa e ao pindolol.

CRIANÇAS E ADOLESCENTES

A prevalência da hipertensão arterial na criança e no adolescente situa-se entre 0,8 e 9%,[58-59] com média de 5%,[60] com significativa elevação na população obesa.[61-63] Com o aumento da prevalência de crianças brasileiras obesas, como vem ocorrendo, é previsível, dentre outras complicações, o incremento da hipertensão arterial.[61-63]

O estabelecimento do diagnóstico é uma situação que frequentemente exige a pesquisa de uma causa secundária – na criança abaixo de dez anos, representa 90% dos casos – com grande possibilidade de origem renal. Quanto menor a idade, maior a probabilidade de a hipertensão ser secundária e originar hipertensão crônica.[64]

Uma anamnese bem dirigida e detalhada deve obrigatoriamente questionar hábitos como a ingestão de álcool, o tabagismo, o uso de drogas ilícitas, a utilização de hormônios esteroides, hormônio do crescimento, anabolizantes e anticoncepcionais orais, que muitas vezes podem ser causas de hipertensão nesta população.[65,66]

O tratamento não medicamentoso deve ser recomendado a partir do percentil 90 de PA sistólica ou diastólica, correspondente à hipertensão limítrofe. A abordagem inicial, tanto na forma primária como secundária da doença, deve contemplar, como sempre, as mudanças no estilo de vida.[65,66]

Como na população adulta, restrição na ingesta de sódio, redução do peso, estímulo à atividade física regular e abandono das bebidas alcoólicas e do tabagismo, se presentes, são medidas de grande eficácia no tratamento não medicamentoso da HAS, independentemente da faixa etária. Em particular, a redução do peso corporal e a eliminação do sobrepeso já foram identificadas como importantes fatores para a diminuição do percentil de PA em adolescentes.[65,66]

Neste contexto, a meta do tratamento é atingir valores de PA sistólica e diastólica abaixo do percentil 95 para sexo, altura e faixa etária na HAS não complicada, e abaixo do percentil 90 quando complicada por comorbidades.[65,66]

Cuidado especial deve ser adotado com os IECA e BRA na população feminina, em função da possibilidade de efeitos teratogênicos.[47] Embora até o momento não existam estudos de longo prazo sobre o uso de drogas anti-hipertensivas na infância e na adolescência, existe uma tendência a se iniciar o tratamento com os IECA e antagonistas dos canais de cálcio, pois, além de efetivos, causam poucos efeitos colaterais. Os diuréticos podem e devem ser utilizados, principalmente na presença de doença renal.[67]

HAS ASSOCIADA A DETERMINADAS CONDIÇÕES CLÍNICAS

Obesidade e síndrome metabólica

HAS e obesidade, em especial a obesidade central, com acúmulo de gordura visceral, frequentemente associadas à dislipidemia e à intolerância à glicose, compõem a chamada síndrome metabólica (SM), que também é acompanhada de resistência insulínica e hiperinsulinemia. Este quadro aumenta significativamente o risco cardiovascular e deve ser agressivamente abordado em cada um dos fatores específicos.[68]

Medidas não farmacológicas, principalmente a redução do excesso de peso em pelo menos 5%, restrição dietética de sódio e prática de atividade física regular, são fundamentais para o controle pressórico, além de atuarem favoravelmente sobre a tolerância à glicose e o perfil lipídico. Estudos têm demonstrado, de forma consistente, que a redução do peso corpóreo pode contribuir com quedas pressóricas médias – observadas em alguns estudos – de até 6,3/3,4 mmHg na PAS e na PAD, respectivamente.[69-72]

Além da dieta hipossódica e da prática de atividades físicas, o tratamento concomitante de um grupo de hipertensos obesos com a dieta DASH (rica em frutas e verduras), proporcionou uma redução significativa da PAS e da PAD de 11 e 9 mmHg, respectivamente.[72]

Os diuréticos exercem efeitos metabólicos adversos sobre a resistência à insulina e, consequentemente, sobre o controle da glicemia e o perfil lipídico do plasma, de modo que devem ser utilizados nos pacientes com indicações específicas. Porém, doses reduzidas de hidroclorotiazida (12,5 a 25 mg ao dia) podem ser utilizadas isoladamente ou em combinação com IECA, que limitam a perda de potássio, com menor possibilidade de alterações na sensibilidade insulínica.[73]

O uso de betabloqueadores, por sua vez, além de reduzir a sensibilidade à insulina em indivíduos obesos,[74] está associado a um pequeno, mas sistemático aumento de peso. Em pequenos estudos de hipertensão que avaliaram o *status* do peso corporal, o uso dos BB resultou em um ganho de peso de cerca de 1,2 kg.[75] Mesmo submetidos à dieta hipocalórica, os pacientes em uso de BB mostram claramente reduções menores de peso, quando comparados com hidroclorotiazida ou placebo.[76]

Os IECA, os bloqueadores dos receptores AT1 da angiotensina II e os bloqueadores alfa-adrenérgicos exercem benéficos efeitos sobre a sensibilidade insulínica e a atividade simpática, e devem ser preferidos aos outros anti-hipertensivos, embora o emprego destes últimos seja mais limitado, em razão de seus potenciais efeitos colaterais.[77] Os bloqueadores dos canais de cálcio podem ser úteis na medida em que exercem um papel neutro sobre a síndrome metabólica.

Nenhum estudo controlado de longa duração foi feito em pacientes obesos, até o momento, avaliando de forma sistematizada a eficácia e os efeitos adversos dos diferentes medicamentos. Dessa forma, a escolha de agentes anti-hipertensivos no tratamento de pacientes obesos deve levar em consideração seus efeitos sobre o peso corporal, distúrbios metabólicos e complicações da obesidade ou da hipertensão.

Pela ação que exercem sobre a sensibilidade insulínica e sobre a atividade simpática, os IECA e os bloqueadores dos receptores AT1 da angiotensina II devem ser preferidos.[77] Os bloqueadores alfa-adrenérgicos, embora com essas propriedades, possuem potenciais efeitos colaterais indesejáveis, limitando dessa forma o seu emprego.

Diabete melito

A incidência de HAS em pacientes diabéticos é de cerca de 34%, pelo menos duas vezes maior que na população normotensa.[78] Em razão de uma possível disautonomia, ocasionando maior ocorrência de hipotensão ortostática, a PA em pacientes diabéticos deve obrigatoriamente ser medida nas posições deitada, sentada e em pé. Estudos em diabéticos hipertensos ressaltam a importância da redução da PA sobre a morbimortalidade cardiovascular (CV) e as complicações microvasculares relacionadas à doença. Recomenda-se, por se tratar de pacientes de alto risco, uma meta pressórica de 130/80 mmHg e de 125/75 mmHg, na presença concomitante de proteinúria maior que 1 g/24 horas.[79,80] Embora controversos, estudos têm demonstrado que valores inferiores não adicionam benefícios aos pacientes hipertensos diabéticos.[79-81]

Não existem dúvidas acerca dos benefícios obtidos com a redução dos níveis pressóricos sobre desfechos cardiovasculares na população de hipertensos diabéticos. O questionamento que se faz obrigatório é saber se, além dos benefícios obtidos com a queda pressórica, existem outros associados ao uso de determinados medicamentos hipertensivos. Alguns estudos consistentes demonstram que o grau de redução pressórica obtido, e não a escolha da classe específica do anti-hipertensivo, é que determina a significância na queda do risco de eventos cardiovasculares.[82,83]

A maioria dos pacientes necessitará de intervenção terapêutica. Todavia, modificações do estilo de vida e perda de peso ponderal deverão ser buscadas, já que são capazes de contribuir para a queda dos níveis pressóricos também em pacientes diabéticos.[84,85]

Embora todas as classes de agentes anti-hipertensivos possam ser utilizadas, existem situações associadas que permitem direcionar com propriedade a escolha mais adequada. Na tentativa de atingir as metas preconizadas, a associação de fármacos é quase imperiosa, já como estratégia inicial. Na verdade, com base em estudos clínicos realizados no contexto desses pacientes, a média de medicação utilizada foi de 3,4 fármacos anti-hipertensivos por paciente, ainda assim sem atingir a meta pressórica desejada no total dos casos estudados. É importante, na estratificação basal, a avaliação de algum grau de perda funcional renal. Estudos têm destacado que algumas associações apresentam melhor perfil farmacológico que outras, como a combinação de diuréticos com IECA, BRA ou ACC e a combinação de ACC e IECA ou BRA.[86]

Inúmeros estudos consistentes já demonstraram os benefícios dos inibidores da enzima conversora e dos bloqueadores do receptor da angiotensina em pacientes hipertensos diabéticos portadores de microalbuminúria (30-300 mg/24h), constituindo-se nas drogas de primeira escolha para esses pacientes.[87-90]

O emprego dos diuréticos pode ser adotado, desde que acompanhado de rígido controle glicêmico, já que estudos têm demonstrado de forma bastante clara que mesmo as doses atualmente recomendadas de diuréticos tiazídicos (25 mg) estiveram associadas a elevação dos níveis de glicose.[91] Embora ainda seja tema controverso, a hipopotassemia decorrente do uso dos diuréticos parece ser um dos mecanismos envolvidos, e sua associação com IECA ou BRA parece diminuir os efeitos negativos sobre o metabolismo glicídico.[92]

No que se refere aos betabloqueadores, eles não são recomendados como fármacos de primeira linha. São indicados em condições específicas, nas quais sua utilização é imperiosa (IC, DAC).

Por fim, importante salientar que a utilização do ácido acetilsalicílico com o intuito de prevenção de eventos cardiovasculares deve ser iniciada rotineiramente, salvo contraindicações, na população de alto risco cardiovascular. Como estratégia inicial, inúmeros estudos sugerem que a associação de um IECA com um ACC constitui uma estratégia bastante vantajosa para estes pacientes, promovendo melhor controle pressórico.[93-96] O JNC8 preconiza que, para a população acima de 18 anos com doença renal crônica, o tratamento anti-hipertensivo deve incluir necessariamente um IECA ou BRA, a menos que não sejam tolerados, pelas suas características nefroprotetoras. Isso se aplica a todos os pacientes com DRC e hipertensão, independentemente da etnia ou outra condição clínica associada.[9]

Doença arterial coronariana

Nestes pacientes, obviamente o que se visa é uma redução adequada e gradual dos níveis pressóricos, principalmente da PAD, no intuito de prevenir eventos relacionados à doença arterial coronariana (DAC). É também fundamental o controle dos outros fatores de risco (FR) presentes.[97-99]

Fisiologicamente sustentada, mas motivo de controvérsias antigas e atuais, ainda persiste a possibilidade de que uma queda pressórica diastólica mais intensa aumente o risco de complicações CV mais sérias.[100,101] De acordo com observações recentes, os benefícios sobre eventos cardiovasculares são vistos mais expressivamente quando são conseguidas reduções pressóricas acentuadas, desde que bem toleradas pelos pacientes.[82]

Na verdade, a maioria dos pacientes enquadrados neste contexto, no qual existe a necessidade de um controle mais rigoroso dos níveis pressóricos, deve ser submetida à terapia combinada de anti-hipertensivos.

Pacientes de alto risco cardiovascular ou hipertensos com DAC estável ou história de infarto do miocárdio prévio devem fazer uso de IECA, salvo se contraindicados. Os BRA podem ser utilizados principalmente nos intolerantes aos IECA, com as mesmas recomendações.[98,102-104] O uso de BB, exceto na presença de contraindicação absoluta e documentada, pode ser feito nos pacientes com angina ou infarto do miocárdio prévio, embora naqueles sem manifestação isquêmica resultante de DAC não seja justificado com o intuito de prevenir eventos coronários futuros.[105] Estudos que compararam este grupo de fármacos com os demais no contexto de hipertensão não demonstraram qualquer proteção, havendo até a suspeita de que possa induzir ao aparecimento de diabete melito, principalmente quando o paciente já possui antecedentes prévios que favoreçam seu aparecimento.[106]

Os ACC já demonstraram efeitos na prevenção de eventos coronários e podem ser utilizados como alternativa aos BB para o tratamento da angina, porém não existem evidências consistentes para seu emprego na prevenção secundária.[107]

Os diuréticos tiazídicos em baixas doses e os antagonistas dos canais de cálcio já demonstraram proteção contra eventos coronarianos e podem ser seguramente utilizados.[108] A ausência de efeito protetor de diuréticos em alta dosagem para desfechos coronarianos provavelmente deve-se aos riscos de hipopotassemia induzida por esses fármacos.[109] Um importante estudo também demonstrou que o emprego de baixas doses de ácido acetilsalicílico foi bem tolerado e se associa a benefícios nessa população de hipertensos bem controlados.[108]

Insuficiência cardíaca

O papel da HAS como causa da IC está bem documentado em estudos epidemiológicos e em grandes ensaios clínicos. A análise dos resultados de estudos terapêuticos da hipertensão arterial permite avaliar com precisão a intrínseca relação entre HAS e IC.

Mesmo em estágios iniciais, a avaliação do papel da hipertensão em pacientes com disfunção ventricular sintomática (CFNY II/III) e/ou assintomática – como foi visto no estudo SOLVD – demonstrou forte associação, já que 39% dos pacientes possuíam história familiar de hipertensão e 22% já eram hipertensos (PA acima de 140 mmHg).[110]

Em uma análise do estudo de Framingham, 90% dos casos de IC tinham antecedentes de HAS e a incidência acumulada de pacientes que desenvolveram insuficiência cardíaca, em um período de acompanhamento de 15 anos, elevou-se de uma taxa de 5% nos pacientes normotensos para 12% nos pacientes com HAS estágio I e para 16% naqueles com HAS estágio II.[111,112] Mesmo na ausência de outras comorbidades, a presença isolada da hipertensão acresceu em 2 a 3 vezes o risco de um paciente vir a desenvolver insuficiência cardíaca (cerca de 2,07 vezes em pacientes do sexo masculino e 3,35 em pacientes do sexo feminino).[113]

Pacientes portadores de DAC que sobreviveram a um infarto do miocárdio (IM) e que eram concomitantemente hipertensos foram mais propensos a desenvolver IC que os não hipertensos. Já pacientes que tiveram sua hipertensão controlada praticamente não apresentaram insuficiência cardíaca em sua evolução, documentando de forma consistente e robusta essa relação.[114] Certo é que a redução dos níveis de hipertensão se reflete em uma drástica redução dos casos de IC.

Muitos autores, sustentados em estudos epidemiológicos consistentes, acreditam que não basta simplesmente reduzir a pressão arterial, mas reduzi-la intensamente. Na avaliação do estudo UKPDS,[115] pacientes nos quais foram perseguidos alvos pressóricos mais rígidos tiveram uma incidência de insuficiência cardíaca de 0,4%, comparados com taxas de 0,8% nos pacientes tratados com a atenção habitual, com uma redução relativa de 56% dos quadros de IC.

The SPRINT Research Group – A Randomized Trial of Intensive Versus Standard Blood-pressure Control foi um importante estudo publicado recentemente, no qual foram avaliados 9.361 pacientes com idade acima de 50 anos, alto risco cardiovascular, com um ou mais dos seguintes fatores de risco: doença cardiovascular sintomática ou assintomática, doença renal crônica em estágios III/IV, risco cardiovascular pelo escore de Framingham acima de 15, idade acima de 75 anos – foram excluídos os pacientes com DM2 e com histórico de AVE. O estudo avaliou duas estratégias: reduzir a PAS para níveis em torno de 120 mmHg (tratamento intensivo) e reduzi-las para valores próximos de 140 mmHg (tratamento padrão), como recomenda o JNC-8. O desfecho primário foi infarto agudo do miocárdio (IAM), síndromes coronarianas agudas (SCA), AVE, IC ou morte relacionada à doença cardiovascular. O desfecho primário ocorreu em 5,2% nos pacientes com tratamento intensivo contra 6,8% nos pacientes com tratamento padrão (p < 0,001). Pacientes com doença renal crônica ou maiores de 75 anos tiveram resultados semelhantes nos dois grupos. Dois desfechos primários foram significativamente baixos no grupo de tratamento intensivo: IC (1,3 *versus* 2,1%) e morte relacionada à doença cardiovascular (3,3 *versus* 4,5%). O estudo *SPRINT* foi interrompido precocemente pelo comitê de ética, pois se observou um benefício incontestável com a redução do alvo terapêutico de 140 para 120 mmHg (o término do estudo estava previsto inicialmente para o ano de 2018). Por outro lado, também houve maior incidência de efeitos colaterais no grupo de tratamento intensivo.

Entre os pacientes com doença renal crônica, o desfecho composto renal (redução na TFG ≥ 50%, necessidade de hemodiálise ou transplante renal) foi 1,1 *versus* 1,1%, e entre os pacientes sem DRC, um declínio da TFG ≥ 30% foi de 3,8 *vs*. 1,1%, respectivamente (p < 0,001). Outros efeitos colaterais comuns foram: hipotensão: 2,4 *versus* 1,4%, p = 0,001, síncope: 2,3 *versus* 1,7%, p = 0,05 e hiponatremia: 3,8 *vs*. 2,1%, p < 0,001. Os autores concluíram que, entre pacientes de alto risco sem diabete melito, o tratamento mais intensivo (inferior a 140 mmHg) proporcionou menores taxas de eventos cardiovasculares e inclusive de morte, embora tenham sido observadas taxas significativamente maiores de alguns eventos adversos no grupo sob tratamento intensivo.

Existe razoável consenso de que a principal causa da falência cardíaca associada à hipertensão arterial é a associação do aumento da pós-carga, determinando uma resposta fisiológica de aumento da tensão intraventricular que, além de elevar o consumo de oxigênio miocárdico, favorece o desenvolvimento de hipertrofia ventricular esquerda (HVE), com consequente disfunção ventricular. Sabidamente a presença de HVE representa um forte marcador de risco para eventos cardiovasculares e renais, provavelmente em decorrência da duração do processo e da maior gravidade da hipertensão.[116]

Ainda que a disfunção sistólica esteja classicamente ligada à manifestação de sinais clínicos de IC, o tipo diastólico de insuficiência cardíaca congestiva é bastante prevalente na hipertensão arterial e provavelmente deve ser a forma inicial de aparecimento desta condição. Vários estudos com hipertensos manifestando alterações congestivas clássicas evidenciaram que a função sistólica estava preservada em até 40% dos casos.[117-119]

Embora o simples controle da hipertensão arterial já reduza sua incidência, há fármacos que são mais eficazes na prevenção, como os betabloqueadores e inibidores da enzima conversora. Em casos de disfunção sistólica persistente, a despeito do adequado controle da pressão arterial, aconselha-se a adição de betabloqueadores com vistas a proporcionar aumento de sobrevida, melhora funcional e da fração de ejeção, como tem sido documentado com o carvedilol, o metoprolol e o bisoprolol.[120-122]

Em um estudo prospectivo que avaliou pacientes com hipertensão arterial leve, a presença de um índice de massa ventricular esquerda acima de 125 g/m^2 – observada pela ecodopplercardiografia – confirmou a HVE como importante marcador de risco para eventos primários de AVE, IAM e morte, além de todos os eventos relacionáveis à hipertensão.[123]

Grande estudo populacional e observacional demonstrou que pacientes que após acompanhamento regular demonstraram sinais eletrocardiográficos e ecodopplercardiográficos de regressão da HVE apresentaram melhor prognóstico do que os que as mantiveram ou nos quais tais alterações progrediram.[124] Inúmeras evidências consistentes têm demonstrado que, embora a regressão de hipertrofia ventricular esquerda possa ser alcançada em maior ou menor grau com diferentes formas de intervenção terapêutica, o emprego dos IECA provavelmente é a melhor alternativa.[125]

Um elegante estudo (HOPE) que avaliou uma população de alto risco cardiovascular fazendo uso de um IECA – ramipril – demonstrou claramente que tanto os pacientes que apresentaram sinais de regressão da HVE, que se mostrava presente no início do estudo, quanto os que não desenvolveram tal alteração até o final do estudo, apresentaram menor índice de complicações cardiovasculares.[126]

Dessa forma, os IECA apresentam propriedades importantes no tratamento da IC, sendo considerados como drogas de primeira linha. Numerosos estudos epidemiológicos consistentes, além de numerosas observações de caráter experimental, demonstraram importante redução de mortalidade na insuficiência cardíaca, secundária ou não à hipertensão.[127] Nos casos em que o diabete melito estiver presente, essa classe de medicação permite ainda reduzir a progressão da perda proteica renal e, nos casos em que a lesão renal já estiver constituída, pode prevenir sua deterioração.[110]

Os diuréticos constituem classe medicamentosa que deve ser utilizada, embora sua eficácia não tenha sido avaliada com o mesmo rigor com que o foram os IECA e BB, e também não há estudos comparativos de mortalidade. Seus benefícios são universalmente conhecidos, determinando uma redução na pré-carga e eliminando o excesso de líquido, contribuindo, portanto, para o controle da pressão arterial. Além do mais, é importante lembrar que os vários estudos que demonstraram efeitos favoráveis na sobrevida de pacientes com HAS e IC com os fármacos mencionados envolveram o uso de diuréticos como terapia padrão.

Parece consensual que a utilização dos bloqueadores de canais de cálcio constitui alternativa pouco justificada, em virtude dos efeitos inotrópicos e cronotrópicos negativos apresentados por alguns deles. Vários estudos terapêuticos com esquemas comparativos de drogas anti-hipertensivas que utilizaram variados BCC demonstraram claramente um menor benefício.[106,128] Em situações clínicas em que o controle pressórico demandar sua utilização, deve-se dar preferência àqueles com ação vascular periférica predominante, como a nifedipina e o anlodipino. O emprego do verapamil e do diltiazem pode induzir efeitos cardiodepressores já descritos, com agravamento da IC.

Estudos recentes vêm documentando que os antagonistas dos receptores da angiotensina II também promovem efeitos benéficos na prevenção da insuficiência cardíaca.

Ao lado do efeito direto favorável sobre os quadros de insuficiência cardíaca, é provável que o tratamento da hipertensão arterial também possa oferecer benefícios pela redução dos quadros de insuficiência coronariana, especialmente diminuindo a incidência de infarto do miocárdio nos pacientes.[129]

Esses dados, em conjunto, permitem concluir que não é todo medicamento anti-hipertensivo que promove a prevenção da insuficiência cardíaca. Embora o simples controle da hipertensão arterial já reduza sua incidência, há fármacos que são mais eficazes na prevenção, como os inibidores da enzima conversora, os antagonistas dos receptores da angiotensina II e os betabloqueadores.

Doença renal crônica estágios I a IV

Conhecidamente, a HAS é uma das principais causas de insuficiência renal crônica (IRC) e a associação dessas duas situações clínicas aumenta consideravelmente o risco cardiovascular.[130]

A determinação sérica dos níveis de creatinina, com pequenas elevações, já pode sinalizar perdas da função renal, e a intervenção precoce pode estabilizar ou retardar a evolução para estágios mais graves da doença. Neste aspecto, a determinação do *clearance* de creatinina, ou sua estimativa por meio de fórmulas, traz mais subsídios que a simples dosagem da creatinina sérica.[131,132]

Uma maneira de estimar a função renal é pelo cálculo da taxa de filtração glomerular estimada (TFGe). Esta estimativa é feita a partir de fórmulas propostas pelas diretrizes internacionais. Assim, é considerada portadora de doença renal crônica a pessoa que, independente da causa, apresente por pelo menos três meses consecutivos uma TFGe < 60 mL/min/1,73 m².

Os principais mecanismos inerentes da HAS envolvidos na IRC são a perda progressiva da capacidade renal de excretar sódio, tendo como resultado a sobrecarga salina e de volume, além de aumento de atividade do SRAA e consequente disfunção endotelial. Indiscutivelmente, a HA é o principal fator para a progressão da doença renal e para o agravamento progressivo da IRC.[132]

Os objetivos primários do tratamento da HAS nos pacientes enquadrados nos estágios mais precoces da doença (I-IV) são diminuir a progressão da doença renal e reduzir o risco cardiovascular em todos os estágios da doença.[133] O tratamento deve, então, ser acompanhado de outras medidas terapêuticas, como o controle do diabete e da dislipidemia, se presentes.

As metas de controle da pressão arterial preconizadas em pacientes com insuficiência renal são mais baixas e, para serem atingidas, são necessárias rigorosas atitudes médicas de ordem medicamentosa e não medicamentosa, com mudanças de hábitos de vida, incluindo adaptações dietéticas.[131] Na grande maioria dos casos, para atingir as metas de PA em pacientes com DRC, é necessária a combinação de três ou mais anti-hipertensivos, em doses plenas. Nos pacientes com perda proteica preconiza-se o bloqueio do SRAA, visando à redução da hipertensão intraglomerular e à diminuição da excreção urinária de proteínas.

Também aqui a publicação do JNC8 trouxe controvérsias, já que preconiza, para a população com idade acima de 18 anos e portadora de DRC, início do tratamento farmacológico se PAS ≥ 140 mmHg ou PAD ≥ 90 mmHg, mas com metas de < 140/90 mmHg. Não há mais recomendação específica com alvos mais baixos para estes pacientes.[9]

Embora todos os anti-hipertensivos possam ser utilizados neste contexto, o tratamento medicamentoso deve se sustentar preferencialmente nos IECA e nos BRA, pelo maior benefício demonstrado na redução da progressão da insuficiência renal. Acredita-se que a queda da pressão intraglomerular, obtida pela vasodilatação da arteríola eferente – efeito direto dos IECA e BRA – seja a principal determinante desse efeito protetor.[128,132,134,135] Sua eficácia extrapola os benefícios observados pela queda pressórica obtida e é sabidamente maior nos pacientes que já têm perda proteica comprovada.[136]

Embora alguns estudos tenham demonstrado que a estratégia de promover um duplo bloqueio do SRAA tenha demonstrado maior redução dos níveis pressóricos,[137,138] quando comparado com monoterapia equivalente, houve concomitantemente maior queda da função renal sem diminuição de eventos CV e não deve ser indicado para pacientes com DRC sem perda proteica ou com microalbuminúria.[139]

O uso dos diuréticos em geral é necessário. Normalmente, os diuréticos tiazídicos são mais eficazes em pacientes nos estágios I, II, e III da DRC, enquanto os diuréticos de alça são preconizados para os estágios IV e V. Comprovadamente, reduzem a morbidade e mortalidade cardiovasculares e são a segunda opção para o tratamento da hipertensão na DRC, especialmente quando combinados com IECA ou BRA.[18,140,141] Pequenos estudos têm demonstrado redução da proteinúria com o emprego dos bloqueadores da aldosterona.[142]

Os bloqueadores dos canais de cálcio são indicados como terceira opção e seu uso combinado com Ieca se associou à maior redução de eventos cardiovasculares.[107,143,144] Outras opções incluem os BB, os inibidores adrenérgicos de ação central e, eventualmente, os vasodilatadores de ação direta, como o minoxidil e a hidralazina.

REFERÊNCIAS BIBLIOGRÁFICAS

1. Brasil. Ministério da Saúde. Secretaria de Atenção à Saúde. Departamento de Atenção Básica. Cadernos de Atenção Básica n. 15. Brasília: Ministério da Saúde; 2006.
2. MacGregor GA, Markandu ND, Best FI, Elder DM, Cam JM, Sagnella GA, et al. Double-blind randomized crossover trial of moderate sodium restriction in essential hypertension. Lancet. 1982;351-5.
3. Shaper AG, Leonard PJ, Jones KW, Jones M. Environmental effects on the body built, blood pressure and blood chemistry of nomadic warriors serving in the army of Kenya. East Afric Med J. 1969;46:282-9.
4. Luft FC, Rankin LI, Bloch R, Weyman AE, Willis LR, Murray RH, et al. Cardiovascular and humoral responses to extremes of sodium intake in normal black and white men. Circulation. 1979;60:697-706.
5. Park IU, Taylor AL. Race and ethnicity in trials of antihypertensive therapy to prevent cardiovascular outcomes: a systematic review. Ann Fam Med. 2007;5:444-52.
6. Freis ED, Reda DJ, Materson BJ. Volume (weight) loss and blood pressure response following thiazide diuretics. Hypertension. 1988;12:244-50.
7. Brewster LM, van Montfrans GA, Kleijnen J. Systematic review: antihypertensive drug therapy in black patients. Ann Intern Med. 2004;141:614-27.
8. Wright JT, Bakris G, Greene T, Agodoa LY, Appel LJ, Charleston J, et al.; for the African American Study of Kidney Disease and Hypertension Study Group. Effect of blood pressure lowe-

ring and antihypertensive drug class on progression of hypertensive kidney disease. Results from the AASK Trial. JAMA. 2002;288:2421-31.

9. James PA, Oparil S, Carter BL, Cushman WC, Dennison-Himmelfarb C, Handler J, et al. 2014 Evidence-based guideline for the management of high pressure in adults report from the panel members appointed to the Eighth Joint National Commitee (JNC8). JAMA, 2014;311(5): 507-20.

10. Instituto Brasileiro de Geografia e Estatística (IBGE). Síntese de indicadores sociais: uma análise das condições de vida da população brasileira. Brasília: IBGE; 2010. p.191.

11. Ramos, LR, Toniolo J, Cendoroglo MS, Garcia JT, Najas MS, Perracini M, et al. Two-year follow-up study of elderly patients in Sao Paulo, Brazil (Epidoso Project): methodology and preliminary results. Rev Saúde Pública. 1998;33:397-407.

12. Somes GW, Pahor M, Shorr RI, Cushman WC, Applegate WB. The role of diastolic blood pressure when treating isolated systolic hypertension. Arch Int Med. 1999;159:2004-9.

13. Appel LJ, Espeland MA, Easter L, Wilson AC, Folmar S, Clifton R. Effects of reduced sodium intake on hypertension control in older individuals: results from the Trial of Nonpharmacologic Interventions in the Elderly (TONE). Arch Intern Med. 2001;161:685-93.

14. Whelton PK, Appel LJ, Espeland MA, Applegate WB, Ettinger WH Jr, Kostis JB, et al. Sodium reduction and weight loss in the treatment of hypertension in older people: a randomized controlled trial of nonpharmacologic interventions in the elderly (TONE). TONE Collaborative Research Group. JAMA. 1998;279:839-46.

15. Mancia G, De Backer G, Dominiczak A, Cifkova R, Fagard R, Germano G, et al. The task force for the management of arterial hypertension of the European Society of Hypertension, The task force for the management of arterial hypertension of the European Society of Cardiology. 2007 Guidelines for the management of arterial hypertension: The task force for the management of arterial hypertension of the European Society of Hypertension (ESH) and of the European Society of Cardiology. Eur Heart J. 2007;28:1462-536.

16. Ritz E. Is it beneficial to treat hypertension in patients aged 80 years or older? Practice point. Nat Clin Pract Nephrol. 2008;4(10):526-7.

17. Becket NS, Peters R, Fletcher AE, Staessen JA, Liu L, Dumitrascu D, et al. The HYVET Study Group. The HYVET Study Group Treatment of Hypertension in patients 80 years of age and older. N Engl J. 2008;358:1887-98.

18. Gueyffier F, Bulpitt C, Boissel JP, Schron E, Ekbom T, Fagard R, et al., for the INDANA Group. Antihypertensive drugs in very old people: a subgroup analysis of randomised controlled trials. Lancet. 1999;353:793-6.

19. SHEP Cooperative Research Group. Prevention of stroke by antihypertensive drug treatment in older persons with isolated systolic hypertension. Final results of the Systolic Hypertension in the Elderly Program (SHEP). JAMA. 1991;265:3255-64.

20. Staessen JA, Fagard R, Thijs L, Celis H, Arabidze GG, Birkenhäger WH, et al. Randomized double-blind comparison of placebo and active treatment for older patients with isolated systolic hypertension. The Systolic Hypertension in Europe (SYST–EUR) Trial Investigators. Lancet. 1997;350:757-64.

21. Hansson L, Lindholm LH, Ekbom T, Dahlöf B, Lanke J, Scherstén B, et al., for the STOP--Hypertension-2 study group. Randomised trial of old and new antihypertensive drugs in elderly patients: cardiovascular mortality and morbidity the Swedish Trial in Old Patients with Hypertension-2 study. Lancet. 1999;354:1751-6.

22. The ALLHAT Officers and Coordinators for the ALLHAT Collaborative Research Group. Major outcomes in high-risk hypertensive patients randomized to angiotensin-converting

enzyme inhibitor or calcium channel blocker vs. diuretic: The Antihypertensive and Lipid--Lowering treatment to prevent Heart Attack Trial (ALLHAT). JAMA. 2002;288:2981-97.

23. Lithell H, Hansson L, Skogg I, Elmfeldt D, Hofman A, Olofsson B, et al, for the SCOPE Study Group. The Study on Cognition and Prognosis in the Elderly (SCOPE): principal results of a randomized double-blind intervention trial. J Hypertens. 2003;21:875-86.

24. Forette F, Seux ML, Staessen JA, Thijs L, Babarskiene MR, Babeanu S, et al., for the Systolic Hypertension in Europe Investigators. The prevention of dementia with antihypertensive treatment. New evidence from the Systolic Hypertension in Europe (Syst-Eur) study. Arch Intern Med. 2002;162(18):2046-52.

25. The PROGRESS Collaborative Group. Effects of blood pressure lowering with perindopril and indapamide therapy on dementia and cognitive decline in patients with cerebrovascular disease. Arch Intern Med. 2003;163:1069-75.

26. Papademitriou V, Farsang C, Elmfeldt D, Hofman A, Lithell H, Olofsson B, et al., for the SCOPE Study Group. Stroke prevention with the angiotensin II type 1 receptor blocker candesartan in elderly patients with isolated systolic hypertension. The study on cognition and prognosis in the elderly (SCOPE). J Am Coll Cardiol. 2004;44:1175-80.

27. RC Working Party. Medical Research Council Trial of treatment of hypertension in older adults. BMJ. 1992;304:405-12.

28. Lever AF, Brennan PJ. Medical Research Council Trial of treatment in elderly hypertensives. Clin Exp Hypertens. 1993;15:941-52.

29. Bangalore S, Messerli FH, Kostis JB, Pepine CJ. Cardiovascular protection using beta-blockers: a critical review of the evidence. JACC. 2007;50:563-72.

30. Dahlöf B, Lindholm LH, Hansson L, Scherstén B, Ekbom T, Wester PO. Morbidity and mortality in the Swedish Trial in Old Patients with Hypertension (STOP-Hypertension). Lancet. 1991;338:1281-5.

31. Wiysonge CS, Bradley H, Mayosi BM, Maroney R, Mbewu A, Opie LH, Volmink J. Beta--blockers for hypertension. Cochrane Database Syst Rev. 2007 Jan 24;(1):CD002003.

32. Messerli FH, Grossman E, Goldbourt U. Are beta-blockers efficacious as first-line therapy for hypertension in the elderly? A systematic review. JAMA. 1998;279:1903-7.

33. Woods JW. Oral contraceptives and hypertension. Circulation. 1988;11(SII):11-5.

34. Weir RJ. When the pill causes a rise in blood pressure. Drugs. 1978;16:522-7.

35. Narkiewicz K, Graniero GR, D'Este D, Mattarei M, Zonzin P, Palatini P. Ambulatory blood pressure in mild hypertensive women taking oral contraceptives. Am J Hypertens. 1995;8:249-53.

36. Derkx FHM, Stuenkel C, Schalekamp MP, Visser W, Huisveld IH, Schalekamp MA. Immunoreactive renin, prorenin and enzymatically active renin in plasma during pregnancy and in women taking oral contraceptives. J Clin Endocrinol. 1986;63:1008-15.

37. Chasan-Taber L, Willet WC, Manson JE, Spiegelman D, Hunter DJ, Curhan G, et al. Prospective study of oral contraceptives and hypertension among women in the United States. Circulation. 1996;94:483-9.

38. Kaplan NM. Hypertension with pregnancy and the pill in clinical hypertension. 7. ed. Baltimore: Williams and Wilkins; 1998. p.323-44.

39. Nichols M, Robinson G, Bounds W, Newman B, Guillebaud J. Effect of four combined oral contraceptives on blood pressure in the pill-free interval. Contraception. 1993;47:367-76.

40. The WHO multicentre trial of the vasopressor effects of combined oral contraceptives: Task Force on Oral Contraceptives: World Health Organization Special Programme of Research, Development and Training in Human Reproduction: 2. Lack of effect of estrogen. Contraception. 1989;40:147-56.

41. Dong W, Colhoun HM, Poulter NR. Blood pressure in women using oral contraceptives: results from the Health Survey for England 1994. J Hypertens. 1997;15(10):1063-8.
42. Clezy TM, Foy BN, Hodge RL, Lumbers ER. Oral contraceptives and hypertension. A epidemiological survey. Br Heart J. 1972;34:1238-43.
43. Spellacy WN, Birk SA. The effect of intrauterine devices, oral contraceptives, estrogens, and progestogens on blood pressure. Am J Obstet Ginecol. 1972;112(1):912-9.
44. Szwarcwald CL, Costa SH, Costa EA, Klein CH, Leal MC. Anticoncepcionais orais e pressão arterial — pesquisa epidemiológica de hipertensão arterial no Rio Grande do Sul. Cad Saúde Pública. abr./jun. 1985;1(2).
45. Fisch IR, Frank J. Oral contraceptives and blood pressure. JAMA. 1977;237:2499-503.
46. Gordon MS, Clin WW, Shupnik MA. Regulation of angiotensinogen gene expression by estrogen. J Hypertens. 1992;10:361-6.
47. Croft P, Hannaford PC. Risk factors for acute myocardial infarction in women: evidence from the Royal College of General Practitioners Oral Contraception Study. BMJ. 1989;298:165-8.
48. Neves S, Santos R, Gomes C, Correia AJ. [Fetopathy associated with exposure to angiotensin converting enzyme inhibitors]. Acta Med Port. 2010;23(4):697-700.
49. Reckelhoff JF, Fortepiani LA. Novel mechanisms responsible for postmenopausal hypertension. Hypertension. 2004;43:918-23.
50. The Writing Group for the PEPI Trial. Effects of estrogen or estrogen/progestin regimens on heart disease risk factors in postmenopausal women. The Postmenopausal Estrogen/Progestin Interventions (PEPI) Trial. JAMA. 1995;273:199-208.
51. Steiner AZ, Hodis HN, Lobo RA, Shoupe D, Xiang M, Mack WJ. Postmenopausal oral estrogen therapy and blood pressure in normotensive and hypertensive subjects: the Estrogen in the Prevention of Atherosclerosis Trial. Menopause. 2005;12(6):728-33.
52. Akkad AA, Halligan AW, Abrams K, al-Azzawi F. Differing responses in blood pressure over 24 hours in normotensive women receiving oral or transdermal estrogen replacement therapy. Obstet Gynecol. 1997;89:97-103.
53. Wassertheil-Smoller S, Anderson G, Psaty BM, Black HR, Manson J, Wong N, et al. Hypertension and its treatment in postmenopausal women: baseline data from the Women's Health Initiative. Hypertension. 2000;36:780-9.
54. Writing Group for the Women's Health Initiative Investigators. Risk and benefits of estrogen plus progestin in health postmenopausal women. Principal results from the Women's Health Initiative randomized controlled trial. JAMA. 2002;288:321-33.
55. Felson DT, Sloutskis D, Anderson JJ, Anthony JM, Kiel DP. Thiazide diuretics and the risk of hip fracture: results from the Framingham Study. JAMA. 1991;265:370-3.
56. Chaves RG, Lamounier JA, Cesar CC. Medicamentos e amamentação: atualização e revisão aplicadas a clínica materno-infantil. Rev Paul Pediatr. 2007;25:276-88.
57. Beardmore KS, Morris JM, Gallery ED. Excretion of antihypertensive medication into human breast milk: a systematic review. Hypertens Pregnancy. 2002;21:85-95.
58. Brasil. Ministério da Saúde. Secretaria da Atenção à Saúde. Departamento de Ações Programáticas e Estratégicas. Amamentação e uso de medicamentos e outras substâncias. 2. ed. Brasília: Editora do Ministério da Saúde, 2010. 92p. (Série A. Normas e Manuais Técnicos).
59. Sinaiko AR, Gomez Marin O, Prineas RJ. Significant diastolic hypertension in pre-high school black and white children: the children and adolescents blood pressure program. Am J Hypertens. 1988;1:178-80.

60. Prineas R J, Elkwiry ZM. Epidemiology and measurement of high blood pressure in children and adolescents. In: Loggie JM, editor. Pediatric and adolescents hypertension. Boston: Blackwell; 1992. p.91-103.

61. Swiet M. The epidemiology of hypertension in children. Brit Med Bull. 1986;42:172-5.

62. Monteiro CA, Conde WL, Castro IR. The changing relationship between education and risk of obesity in Brazil: 1975-1997. Cad Saúde Pública. 2003;19(Suppl 1):S67-75.

63. The Trials of Hypertension Prevention Collaborative Research Group. The effects of nonpharmacologic interventions on blood pressure of persons with high normal levels: results of the trials of hypertension prevention. Phase I. JAMA. 1992;267:1213-20.

64. Burdmann EA, Yu L, Abaladeja A, Mio ES, Cantarelli M, Imaeda CJ, et al. Blood pressure in Brazilian school children 7 and 8 years of age: influence of social economic level. Rev Bras Med. 1990;47:563-8.

65. Arar MY, Hogg RJ, Arant Jr BS, Seikaly MG. Etiology of sustained hypertension in children in the Southwestern United States. Pediatr Nephrol. 1994;8:186-9.

66. Report of the Second Task Force on blood pressure in children and adolescents: a working group from the National High Blood Pressure Education Program. Pediatrics. 1997;98:649-58.

67. National High Blood Pressure Education Program Working Group on High Blood Pressure in Children and Adolescents. The fourth report on the diagnosis, evaluation, and treatment of high blood pressure in children and adolescents. Pediatrics. 2004;114:555-76.

68. Sinaiko AG. Hypertension in children. New Engl J Med. 1996;335:1968-73.

69. Lakka HM, Laaksonen DE, Lakka TA, Niskanen LK, Kumpusalo E, Tuomilehto J, et al. The metabolic syndrome and total and cardiovascular disease mortality in middle-aged men. JAMA. 2002;288(21):2709-16.

70. Horvath K, Jeitler K, Siering U, Stich AK, Skipka G, Gratzer TW, et al. Long-term effects of weight-reducing interventions in hypertensive patients: systematic review and meta-analysis. Arch Intern Med. 2008;168(6):571-80.

71. The treatment of mild hypertension study. A randomized, placebo-controlled trial of a nutritional-hygienic regimen along with various drug monotherapies. The Treatment of Mild Hypertension Research Group. Arch Intern Med. 1991;151:1413-23.

72. Wassertheil-Smoller S, Oberman A, Blaufox MD, Davis B, Langford H. The Trial of Antihypertensive Interventions and Management (TAIM) Study. Final results with regard to blood pressure, cardiovascular risk, and quality of life. Am J Hypertens. 1992;5:37-44.

73. Svetkey LP, Simons-Morton D, Vollmer WM, Appel LJ, Conlin PR, Ryan DH, et al. Effects of dietary patterns on blood pressure: subgroup analysis of the Dietary Approaches to Stop Hypertension (DASH) randomized clinical trial. Arch Intern Med. 1999;159:285-93.

74. Kohlmann Jr O, Mezomo N, Kohlmann NEB, Pansard H, Zanella MT, Ribeiro AB. J Bras Nefrol. 1994;16(2)Supl 3:S323-327.

75. Cadaval RAM, Plavnik FL, Kohlmann NEB, Kohlmann Jr O, Ribeiro AB, Zanella MT. A comparative study of the effects of amlodipine and propranolol on insulin sensitivity in hypertensive patients with android obesity. Europ J Clin Res. 1996;8:289-98.

76. Pischon ,Sharma AM. Use of beta-blockers in obesity hypertension: potential role of weight gain. Obes Rev. 2001;2:275-80.

77. Davis BR, Oberman A, Blaufox MD, Wassertheil-Smoller S, Hawkins CM, Cutler JA, et al. Effect of antihypertensive therapy on weight loss. Hypertension. 1992;19:393.

78. Frolich ED. Obesity hypertension. Converting enzyme inhibitors, and calcium antagonists. Hypertension. 1992;19(Suppl):1119.

79. The sixth report of the Joint National Committee on Prevention, Detection, Evaluation, and Treatment of High Blood Pressure. Arch Intern Med. 1997;157(21):2413-46.

80. Patel A, MacMahon S, Chalmers J, Neal B, Woodward M, Billot L, et al. Effects of a fixed combination of perindopril and indapamide on macrovascular and microvascular outcomes in patients with type 2 diabetes mellitus (the ADVANCE trial): a randomised controlled trial. Lancet. 2007;370(9590):829-40.

81. Gress TW, Nieto FJ, Shahar E, Wofford MR, Brancati FL. Hypertension and antihypertensive therapy as risk factors for type 2 diabetes mellitus. Atherosclerosis Risk in Communities Study. N Engl J Med. 2000 Mar 30;342(13):905-12.

82. ACCORD Study Group, Cushman WC, Evans GW, Byington RP, et al. Effects of intensive blood-pressure control in type 2 diabetes mellitus. N Engl J Med. 2010;362(17):1575-85.

83. Hansson L, Zanchetti A, Carruthers SG, Dahlöf B, Elmfeldt D, Julius S, et al. Effects of intensive blood-pressure lowering and low-dose aspirin in patients with hypertension: principal results of the Hypertension Optimal Treatment (HOT) randomised trial. HOT Study Group. Lancet. 1998 Jun 13;351(9118):1755-62.

84. Adler AI, Stratton IM, Neil HA, Yudkin JS, Matthews DR, Cull CA, et al. Association of systolic blood pressure with macrovascular and microvascular complications of type 2 diabetes (UKPDS 36): prospective observational study. BMJ. 2000 Aug 12;321(7258):412-9.

85. Obarzanek E, Sacks FM, Vollmer WM, Bray GA, Miller ER 3rd, Lin PH, Karanja NM, Most-Windhauser MM, Moore TJ, Swain JF, Bales CW, Proschan MA; DASH Research Group. Effects on blood lipids of a blood pressure-lowering diet: the Dietary Approaches to Stop Hypertension (DASH) Trial. Am J Clin Nutr. 2001 Jul;74(1):80-9.

86. McFarlane SI, Jacober SJ, Winer N, Kaur J, Castro JP, Wui MA, et al. Control of cardiovascular risk factors in patients with diabetes and hypertension at urban academic medical centers. Diabetes Care. 2002 Apr;25(4):718-23.

87. Mancia G, Fagard R, Narkiewicz K, Redón J, Zanchetti A, Böhm M, Christiaens T, Cifkova R, De Backer G, Dominiczak A, Galderisi M, Grobbee DE, Jaarsma T, Kirchhof P, Kjeldsen SE, Laurent S, Manolis AJ, Nilsson PM, Ruilope LM, Schmieder RE, Sirnes PA, Sleight P, Viigimaa M, Waeber B, Zannad F; Task Force Members 2013 ESH/ESC Guidelines for the management of arterial hypertension: the Task Force for the management of arterial hypertension of the European Society of Hypertension (ESH) and of the European Society of Cardiology (ESC). J Hypertens. 2013 Jul;31(7):1281-357. doi: 10.1097/01.hjh.0000431740.32696.cc.

88. Lewis EJ, Hunsicker LG, Bain RP, Rohde RD. The effect of angiotensin-converting-enzyme inhibition on diabetic nephropathy. The Collaborative Study Group. N Engl J Med. 1993 Nov 11;329(20):1456-62.

89. Andersen S, Tarnow L, Rossing P, Hansen BV, Parving HH. Renoprotective effects of angiotensin II receptor blockade in type 1 diabetic patients with diabetic nephropathy. Kidney Int. 2000 Feb;57(2):601-6.

90. Brenner BM, Cooper ME, de Zeeuw D, Keane WF, Mitch WE, Parving HH, Remuzzi G, Snapinn SM, Zhang Z, Shahinfar S; RENAAL Study Investigators. Effects of losartan on renal and cardiovascular outcomes in patients with type 2 diabetes and nephropathy. N Engl J Med. 2001 Sep 20;345(12):861-9.

91. Parving HH, Lehnert H, Bröchner-Mortensen J, Gomis R, Andersen S, Arner P; Irbesartan in Patients with Type 2 Diabetes and Microalbuminuria Study Group. The effect of irbesartan on the development of diabetic nephropathy in patients with type 2 diabetes. N Engl J Med. 2001 Sep 20;345(12):870-8.

92. Chobanian AV[1], Bakris GL, Black HR, Cushman WC, Green LA, Izzo JL Jr, Jones DW, Materson BJ, Oparil S, Wright JT Jr, Roccella EJ; National Heart, Lung, and Blood Institute Joint National Committee on Prevention, Detection, Evaluation, and Treatment of High Blood Pressure; National High Blood Pressure Education Program Coordinating Committee. The Seventh Report of the Joint National Committee on Prevention, Detection, Evaluation, and Treatment of High Blood Pressure: the JNC 7 report. JAMA. 2003 May 21;289(19):2560-72. Epub 2003 May 14.

93. ALLHAT Officers and Coordinators for the ALLHAT Collaborative Research Group. The Antihypertensive and Lipid-Lowering Treatment to Prevent Heart Attack Trial. Major outcomes in high-risk hypertensive patients randomized to angiotensin-converting enzyme inhibitor or calcium channel blocker vs diuretic: The Antihypertensive and Lipid-Lowering Treatment to Prevent Heart Attack Trial (ALLHAT). JAMA. 2002 Dec 18;288(23):2981-97.

94. Yusuf S, Gerstein H, Hoogwerf B, Pogue J, Bosch J, Wolffenbuttel BH, et al. Ramipril and the development of diabetes. JAMA. 2001;286(15):1882-5.

95. Dahlof B, Devereux RB, Kjeldsen SE, Julius S, Beevers G, de FU, et al. Cardiovascular morbidity and mortality in the Losartan Intervention For Endpoint reduction in hypertension study (LIFE): a randomised trial against atenolol. Lancet. 2002;359(9311):995-1003.

96. Yusuf S, Teo KK, Pogue J, Dyal L, Copland I, Schumacher H, et al. Telmisartan, ramipril, or both in patients at high risk for vascular events. N Engl J Med. 2008;358(15):1547-59.

97. Jamerson K, Weber MA, Bakris GL, Dahlof B, Pitt B, Shi V, et al. Benazepril plus amlodipine or hydrochlorothiazide for hypertension in high-risk patients. N Engl J Med. 2008;359(23):2417-28.

98. Rosendorff C, Black HR, Cannon CP, Gersh BJ, Gore J, Izzo JL, et al. Treatment of hypertension in the prevention and management of ischemic heart disease: a scientific statement from the American Heart Association Council for High Blood Pressure Research and the Councils on Clinical Cardiology and Epidemiology and Prevention. Circulation. 2007;115(21):2761-88.

99. Cruickshank JM, Thorp JM, Zacharias FJ. Benefits and potential harm of lowering high blood pressure. Lancet. 1987;1(8533):581-4.

100. Sipahi I, Tuzcu EM, Schoenhagen P, Wolski KE, Nicholls SJ, Balog C, et al. Effects of normal, pre-hypertensive, and hypertensive blood pressure levels on progression of coronary atherosclerosis. J Am Coll Cardiol. 2006;48(4):833-8.

101. Cruickshank JM, Thorp JM, Zacharias FJ. Benefits and potential harm of lowering high blood pressure. Lancet. 1987;1(8533):581-4.

102. Yusuf S, Sleight P, Pogue J, Bosch J, Davies R, Dagenais G. Effects of an angiotensin-converting-enzyme inhibitor, ramipril, on cardiovascular events in high-risk patients. The Heart Outcomes Prevention Evaluation Study Investigators. N Engl J Med. 2000;342(3):145-53.

103. Major outcomes in high-risk hypertensive patients randomized to angiotensin-converting enzyme inhibitor or calcium channel blocker vs diuretic: The Antihypertensive and Lipid-Lowering Treatment to Prevent Heart Attack Trial (ALLHAT). JAMA. 2002;288(23):2981-97.

104. Mochizuki S, Dahlof B, Shimizu M, Ikewaki K, Yoshikawa M, Taniguchi I, et al. Valsartan in a Japanese population with hypertension and other cardiovascular disease (Jikei Heart Study): a randomised, open-label, blinded endpoint morbidity-mortality study. Lancet. 2007;369(9571):1431-9.

105. Pfeffer MA, McMurray JJ, Velazquez EJ, Rouleau JL, Kober L, Maggioni AP, et al. Valsartan, captopril, or both in myocardial infarction complicated by heart failure, left ventricular dysfunction, or both. N Engl J Med. 2003;349(20):1893-906.

106. Bangalore S, Messerli FH, Kostis JB, Pepine CJ. Cardiovascular protection using beta-blockers: a critical review of the evidence. J Am Coll Cardiol. 2007;50(7):563-72.

107. Hansson L, Hedner T, Lund-Johansen P, Kjeldsen SE, Lindholm LH, Syvertsen JO, et al. Randomised trial of effects of calcium antagonists compared with diuretics and beta-blockers on cardiovascular morbidity and mortality in hypertension: the Nordic Diltiazem (NORDIL) study. Lancet. 2000;356(9227):359-65.

108. Hansson L, Lindholm LH, Ekbom T, Dahlöf B, Lanke J, Scherstén B, et al. Randomised trial of old and new anti-hypertensive drugs in elderly patients: cardiovascular mortality and morbidity the Swedish trial in old patients with Hypertension-2 study. Lancet. 1999;354:1751-6.

109. Hansson L, Zanchetti A, Carruthers SG, Dahlöf B, Elmfeldt D, Julius S, et al. Effects of intensive blood-pressure lowering and low-dose aspirin in patients with hypertension: principal results of the Hypertension Optimal Trial (HOT) randomized trial. Lancet. 1998;351:1755-62.

110. Siscovick DS, Raghunathan TE, Psaty BM, Koepsell TD, Wicklund KG, Lin X, et al. Diuretic therapy for hypertension and the risk of primary cardiac arrest. N Engl J Med. 1994 Jun 30;330(26):1852-7.

111. Kostis JB. The effect of enalapril on mortal and morbid events in patients with hypertension and left ventricular dysfunction. Am J Hypertens. 1995;8:909-14.

112. Levy D, Larson MG, Vasan RS, Kannel WB, Ho KK. The progression from hypertension to congestive heart failure. JAMA. 1996;275:1557-62.

113. Lenfant C, Roccella EJ. A call to action for more aggressive treatment of hypertension. J Hypertens. 1999;17(suppl 1):S3-S17.

114. Palac RT. Management of hypertension: Can we prevent heart failure? Cong H Fail. 1998;4:24-31.

115. UK Prospective Diabetes Study Group: Tight blood pressure control and risk of macrovascular and microvascular complications in type 2 diabetes: UKPDS 38. BMJ. 1998; 317:703-12.

116. The SPRINT Research Group. A randomized trial of intensive versus standard blood-pressure control. N Engl J Med. 2015;373:2103-16. doi: 10.1056/NEJMoa1511939.

117. Cleland JGF. Progression from hypertension to heart failure. Cardiology. 1999;92(suppl 1):10-9.

118. Matsubara BB. Alterações da função diastólica na hipertrofia ventricular esquerda. Rev Soc Cardiol Estado de São Paulo. 1994;4:339-46.

119. Veterans Administration Cooperative Study Group on antihypertensive agents: Effects of treatment on morbidity in hypertension: results in patients with diastolic blood pressure averaging 115 through 129 mmHg. JAMA. 1967;202:1028-34.

120. Veterans Administration Cooperative Study Group on antihypertensive agents: Effects of treatment on morbidity in hypertension. II. Results in patients with diastolic blood pressure averaging 90 through 114 mmHg. JAMA. 1970;213:1143-51.

121. Packer M, Bristow MR, Cohn JN, Colucci WS, Fowler MB, Gilbert EM, Shusterman NH; U.S. Carvedilol Heart Failure Study Group. The effect of carvedilol on morbidity and mortality in patients with chronic heart failure. N Engl J Med. 1996;334:1349-55. doi: 10.1056/NEJM199605233342101.

122. Effect of metoprolol CR/XL in chronic heart failure: Metoprolol CR/XL Randomised Intervention Trial in-Congestive Heart Failure (MERIT-HF). Lancet. 1999;353(9169):2001-7.

123. The Cardiac Insufficiency Bisoprolol Study II (CIBIS-II): a randomised trial. Lancet. 1999 Jan 2;353(9146):9-13.

124. Messerli FH. Left ventricular hypertrophy, arterial hypertension and sudden death. J Hypertens. 1990;8 (suppl 7):S181-185.

125. Dahlöf B, Pennert K, Hansson L. Reversal of left ventricular hypertrophy in hypertensive patients. Metaanalysis of 109 treatment studies. Am J Hypertens. 1992;5:95-110.

126. Levy D, Salomon M, D'Agostino RB, Belanger AJ, Kannel WB. Prognostic implications of baseline electrocardiographic features and their serial changes in subjects with left ventricular hypertrophy. Circulation. 1994;90:1786.

127. Mathew J, Sleight P, Lonn E, Johnstone D, Pogue J, Yi Q, Bosch J, Sussex B, Probstfield J, Yusuf S; Heart Outcomes Prevention Evaluation (HOPE) Investigators. Reduction of cardiovascular risk by regression of electrocardiographic markers of left ventricular hypertrophy by the angiotensin-converting enzyme inhibitor ramipril. Circulation. 2001;104:1615.

128. Randomised placebo-controlled trial of effect or ramipril on decline in glomerular filtration rate and risk of terminal renal failure in proteinuric, non-diabetic nephropathy. The GISEN Group (Gruppo Italiano di Studi Epidemiologici in Nefrologia). Lancet. 1997;349:1857.

129. Bristow MR. Mechanism of development of heart failure in the hypertensive patient. Cardiology. 1999;2(Suppl 1):3-6.

130. Go AS, Chertow GM, Fan D, McCulloch CE, Hsu CY. Chronic kidney disease and the risks of death, cardiovascular events, and hospitalization. N Engl J Med. 2004;351(13):1296-305.

131. Kidney Disease Outcomes Quality Initiative (K/DOQI). K/DOQI clinical practice guidelines on hypertension and antihypertensive agents in chronic kidney disease. Am J Kidney Dis. 2004;43(Suppl 1):S1-S290.

132. Kaplan NM. Clinical hypertension. 8. ed. Baltimore: Williams & Wilkins; 2002.

133. Thuralsingham R. Management of hypertension in renal disease. Medicine. 35:7-8.

134. Lewis EJ, Hunsicker LG, Clarke WR, Berl T, Pohl MA, Lewis JB, Ritz E, Atkins RC, Rohde R, Raz I; Collaborative Study Group. Renoprotective effect of the angiotensin-receptor antagonist irbersartan in patients with nephropathy due to type 2 diabetes. N Engl J Med. 2001;345:851-60.

135. Brenner BM, Cooper ME, de Zeeuw D, Keane WF, Mitch WE, Parving HH, Remuzzi G, Snapinn SM, Zhang Z, Shahinfar S; RENNAL Study Investigators. Effects of losartan on renal and cardiovascular outcomes in patients with type 2 diabetes and nephropathy. N Engl J Med. 2001;345:861-9.

136. de ZD, Remuzzi G, Parving HH, Keane WF, Zhang Z, Shahinfar S, et al. Proteinuria, a target for renoprotection in patients with type 2 diabetic nephropathy: lessons from RENAAL. Kidney Int. 2004;65(6):2309-20.

137. Geiger H, Barranco E, Gorostidi M, Taylor A, Zhang X, Xiang Z, et al. Combination therapy with various combinations of aliskiren, valsartan, and hydrochlorothiazide in hypertensive patients not adequately responsive to hydrochlorothiazide alone. J Clin Hypertens. (Greenwich) 2009;11(6):324-32.

138. Scaglione R, Argano C, Di CT, et al. Effect of dual blockade of renin-angiotensin system on TGFbetal and left ventricular structure and function in hypertensive patients. J Hum Hypertens. 2007;21(4):307-15.

139. Mann JF, Schmieder RE, McQueen M, Dyal L, Schumacher H, Pogue J, Wang X, Maggioni A, Budaj A, Chaithiraphan S, Dickstein K, Keltai M, Metsärinne K, Oto A, Parkhomenko A, Piegas LS, Svendsen TL, Teo KK, Yusuf S; ONTARGET investigators. Renal outcomes with telmisartan, ramipril, or both, in people at high vascular risk (the ONTARGET study): a multicentre, randomised, double-blind, controlled trial. Lancet. 2008;372(9638):547-53.

140. Psaty BM, Smith NL, Siscovick DS, Koepsell TD, Weiss NS, Heckbert SR, et al. Health outcomes associated with antihypertensive therapies used as first-line agents. A systematic review and meta-analysis. JAMA. 1997;277(9):739-45.

141. Prevention of stroke by antihypertensive drug treatment in older persons with isolated systolic hypertension. Final results of the Systolic Hypertension in the Elderly Program (SHEP). SHEP Cooperative Research Group. JAMA. 1991;265(24):3255-64.

142. Sato A, Hayashi K, Naruse M, Saruta T. Effectiveness of aldosterone blockade in patients with diabetic nephropathy. Hypertension. 2003;41(1):64-8.

143. Jamerson K, Weber MA, Bakris GL, Dahlöf B, Pitt B, Shi V, et al.; ACCOMPLISH Trial Investigators. Benazepril plus amlodipine or hydrochlorothiazide for hypertension in high-risk patients. N Engl J Med. 2008;359(23):2417-28.

144. Dahlöf B, Sever PS, Poulter NR, Wedel H, Beevers DG, Caulfield M, et al.; ASCOT Investigators. Prevention of cardiovascular events with an antihypertensive regimen of amlodipine adding perindopril as required versus atenolol adding bendroflumethiazide as required, in the Anglo-Scandinavian Cardiac Outcomes Trial-Blood Pressure Lowering Arm (ASCOT-BPLA): a multicentre randomised controlled trial. Lancet. 2005;366(9489):895-906.

145. Pepine CJ, Handberg EM, Cooper-DeHoff RM, Marks RG, Kowey P, Messerli FH, et al. A calcium antagonist vs. a non-calcium antagonist hypertension treatment strategy for patients with coronary artery disease. The international Verapamil-Trandolapril Study (INVEST): a randomized controlled trial. JAMA. 2003;290(21):2805-16.

4

Investigação da hipertensão arterial sistêmica

Daniel França Vasconcelos
Janaina D'Avila Moura
Murilo Felipe Vilela

INTRODUÇÃO

A hipertensão arterial sistêmica (HAS) constitui um dos principais fatores de risco para o desenvolvimento de doenças cardiovasculares. Trata-se de uma entidade clínica com elevadas incidência e prevalência, acometendo cerca de 25 a 30% da população mundial e do Brasil.[1,2]

Múltiplos mecanismos fisiopatológicos estão envolvidos como causa determinante da HAS na grande maioria dos hipertensos.

Aproximadamente 5% dos hipertensos são portadores de hipertensão arterial de causa secundária, passíveis, pois, de abordagem terapêutica adequada.

O controle adequado da pressão arterial é imprescindível à manutenção da pressão de perfusão tecidual nos diversos órgãos e sistemas, colaborando para a homeostase cardiovascular.[3]

Na prática clínica, todo paciente com HAS, sintomático ou assintomático, deve ser avaliado com uma história clínica detalhada, um exame físico completo, incluindo fundoscopia (exame de fundo de olho), e exames complementares sumários (Quadro 1), com a finalidade de diagnosticar a HAS, descartar

Quadro 1   Exames de rotina na avaliação inicial do paciente hipertenso (indicação, nível de evidência)

Hemograma completo (classe I, nível de evidência C)
Ureia, creatinina e estimativa da função renal (classe I, nível de evidência B)
Glicemia de jejum (classe I, nível de evidência C)
Eletrólitos (sódio, potássio, magnésio, cálcio) (classe I, nível de evidência C)
Ácido úrico (classe I, nível de evidência C)
Perfil lipídico (classe I, nível de evidência C)
EAS (classe I, nível de evidência C)
Radiografia de tórax (classe I, nível de evidência C)
Eletrocardiograma de repouso (classe I, nível de evidência B)

causas secundárias e identificar lesões de órgãos-alvo, além de avaliar outros fatores de risco para o desenvolvimento de doenças cardiovasculares.[4]

A decisão de avaliação de um paciente hipertenso, na busca por uma causa secundária, deve ficar restrita a pacientes que após anamnese, história clínica e exame físico acurados preencham um ou mais achados relacionados no Quadro 2.

Quadro 2   Achados que sugerem hipertensão arterial secundária

Achados	Suspeita diagnóstica	Estudos diagnósticos adicionais
Ronco, sonolência diurna, síndrome metabólica	Apneia obstrutiva do sono	Polissonografia
Hipertensão resistente ao tratamento e/ou com hipocalemia e/ou com nódulo adrenal	Hiperaldosteronismo primário	Relação aldosterona/atividade de renina plasmática
Insuficiência renal, doença cardiovascular aterosclerótica, edema, ureia elevada, creatinina elevada, proteinúria/hematúria	Doença renal parenquimatosa	Taxa de filtração glomerular, ultrassonografia renal, pesquisa de microalbuminúria ou proteinúria
Sopro sistólico/diastólico abdominal, edema pulmonar súbito, alteração de função renal por medicamentos que bloqueiam o sistema renina-angiotensina	Doença renovascular	Angiografia por ressonância magnética ou tomografia computadorizada, ultrassonografia com Doppler, renograma, arteriografia renal
Uso de simpaticomiméticos, perioperatório, estresse agudo, taquicardia	Catecolaminas em excesso	Confirmar normotensão na ausência de catecolaminas
Pulsos em femorais reduzidos ou retardados, radiografia de tórax anormal	Coarctação da aorta	Doppler ou tomografia computadorizada de aorta
Ganho de peso, fadiga, fraqueza, hirsutismo, amenorreia, face "em lua cheia", "corcova" dorsal, estrias purpúricas, obesidade central, hipopotassemia	Síndrome de Cushing	Determinações: cortisol urinário de 24 horas e cortisol matinal (8h) basal e 8 horas após administração de 1 mg de dexametasona às 24h
Hipertensão paroxística com cefaleia, sudorese e palpitações	Feocromocitoma	Determinações de catecolaminas e seus metabólitos em sangue e urina

(continua)

Quadro 2 Achados que sugerem hipertensão arterial secundária *(continuação)*

Achados	Suspeita diagnóstica	Estudos diagnósticos adicionais
Fadiga, ganho de peso, perda de cabelo, hipertensão diastólica, fraqueza muscular	Hipotireoidismo	Determinações de T4 livre e TSH
Intolerância ao calor, perda de peso, palpitações, hipertensão sistólica, exoftalmia, tremores, taquicardia	Hipertireoidismo	Determinações de T4 livre e TSH
Litíase urinária, osteoporose, depressão, letargia, fraqueza muscular	Hiperparatireoidismo	Determinações de cálcio sérico e PTH
Cefaleias, fadiga, problemas visuais, aumento de mãos, pés e língua, fácies acromegálica	Acromegalia	Determinação IGF-1 e de hormônio do crescimento basal durante teste de tolerância oral à glicose

A hipertensão arterial sistêmica secundária (HAS-S) tem prevalência de 3 a 5%. Entretanto, antes de prosseguir na investigação, deve-se fazer o diagnóstico diferencial com as seguintes possibilidades:

- Medida inadequada da pressão arterial (PA).
- Hipertensão do avental branco.
- Tratamento inadequado.
- Não adesão ao tratamento.
- Progressão das lesões nos órgãos-alvo da hipertensão.
- Presença de comorbidades.
- Interação com medicamentos.

A refratariedade ao tratamento da hipertensão permanece como grande desafio na prática médica. Apesar da otimização terapêutica, com medidas não farmacológicas, controle da adesão, exclusão de possíveis causas responsáveis pela manutenção da hipertensão e causas secundárias de hipertensão arterial, cerca de 3 a 10% (nas assistências primária e secundária) e até 30% (na assistência terciária) dos hipertensos são considerados refratários ou resistentes.[5-8]

Dessa forma, fica difícil falar sobre HAS secundária sem comentar a hipertensão refratária ou resistente. Por outro lado, a investigação da HAS secundária, sem antes identificar as possíveis causas de refratariedade, é onerosa e passível de riscos relacionados aos procedimentos investigatórios, como lesão renal por contraste, na avaliação por tomografia ou ressonância. Nos casos de investigação invasiva, como cateterismo das artérias e veias renais, além do uso de contraste, o risco se relaciona com complicações, como hematoma retroperitoneal, dissecção arterial e pseudoaneurismas, que, apesar de pouco frequentes, são inerentes ao procedimento.

De acordo com as diretrizes brasileiras[4] e da Sociedade Europeia de Cardiologia para hipertensão arterial sistêmica,[9] a hipertensão arterial refratária (HAR), ou resistente, é definida quando os níveis pressóricos permanecem acima de 140 mmHg para pressão arterial sistólica (PAS) e 90 mmHg para pressão arterial diastólica (PAD), mesmo sob uso de três ou mais classes de medicamentos anti-hipertensivos em doses plenas, sendo um deles um diurético, a despeito de boa adesão ao tratamento. Um estudo conduzido na Universidade do Alabama avaliou 304 pacientes encaminhados para tratamento por hipertensão refratária e mostrou que apenas 10% mantiveram-se refratários após a otimização do tratamento clínico. Portanto, o diagnóstico de hipertensão refratária requer investigação detalhada e a possibilidade de hipertensão secundária deve sempre ser considerada se a hipertensão persistir após uma otimização terapêutica.[10,11]

O Quadro 3 apresenta uma lista de situações clínicas que podem ser responsáveis por um comportamento refratário da hipertensão arterial.

A hipertensão secundária pode ser diagnosticada em uma pequena proporção de adultos. Porém, pela grande prevalência da doença hipertensiva, essa população pode representar milhões de pessoas ao redor do mundo. Se apropriadamente diagnosticados, pacientes com hipertensão secundária podem ser curados, ou pelo menos podem apresentar melhor controle da doença e redução de risco cardiovascular.[10-12]

Quadro 3 Causas de refratariedade no controle da HAS

Falta de adesão
Dieta inadequada
Falta de controle de peso
Consumo de bebidas alcoólicas
Condições clínicas outras que podem elevar a PA (p. ex.: dor crônica)
Consumo regular, ou esporádico, de drogas ilícitas
Consumo de medicamentos que elevam a PA*

* Drogas antineoplásicas, contraceptivos hormonais, vasoconstritores nasais (efedrina), ginseng, cocaína, anfetaminas, corticosteroides, antidepressivos (buspirona, fluoxetina, amitriptilina), anticonvulsivantes (carbamazepina), AINE, eritropoietina, ciclosporina

AINE: anti-inflamatórios não esteroidais; HAS: hipertensão arterial sistêmica; PA: pressão arterial.

Enquanto pacientes com hipertensão primária não se beneficiam de exames mais sofisticados, por outro lado, aqueles com hipertensão secundária precisarão de investigação mais profunda. Dessa forma, todos os pacientes em primeira consulta, com a constatação de pressão arterial elevada, devem ser submetidos a uma investigação sumária de causas secundárias (Quadro 4) e uma rotina laboratorial inicial (Quadro 1).[10,11]

Se os exames iniciais levantam suspeita de mecanismo secundário, podem ser necessários procedimentos diagnósticos específicos.

Pacientes que devem ser investigados, pensando na possibilidade de hipertensão secundária, são aqueles com grandes elevações da pressão arterial, que apresentam elevação ou piora súbita dos níveis pressóricos, com resposta inadequada ao tratamento medicamentoso e os que apresentam lesão de órgão-alvo desproporcional ao tempo de doença. Também devem ser objeto de investigação pacientes cuja doença se inicia após os 55 anos, ou antes dos 30 anos, na ausência de obesidade ou história familiar de hipertensão.[12]

Quadro 4 Elementos na história clínica e no exame físico que podem levar à suspeita de HAS de etiologia secundária

Achados na história familiar e pessoal que sugerem hipertensão secundária
História familiar de doença renal crônica (rins policísticos)
História de doença renal, infecção urinária, hematúria, abuso de analgésicos (doença renal parenquimatosa)
Uso de drogas/substâncias que elevam a pressão arterial: contraceptivos hormonais, vasoconstritores nasais, cocaína, anfetaminas, corticosteroides, AINE, eritropoietina, ciclosporina
Episódios repetidos de sudorese, cefaleia, ansiedade, palpitações (feocromocitoma)
Episódios de fraqueza muscular e tetania (hiperaldosteronismo)
Sintomas sugestivos de tireoidopatias (hipo ou hipertireoidismo)
Sinais sugestivos de síndrome de Cushing
Estigmas de neurofibromatose (feocromocitoma)
Rins palpáveis (rins policísticos)
Sopros abdominais (HAS renovascular)
Sopros precordiais/torácicos (coarctação de aorta, doença aórtica, doença arterial em MMSS)
Redução de pulsos e PA em MMII em comparação com MMSS (coarctação de aorta, doença aórtica, doença arterial em MMSS)
Diferença de PA entre membros superiores direito e esquerdo (coarctação de aorta, estenose da artéria subclávia)
Edema agudo do pulmão em paciente hipertenso jovem (renovascular)

AINE: anti-inflamatórios não esteroidais; HAS: hipertensão arterial sistêmica; MMII: membros inferiores; MMSS: membros superiores; PA: pressão arterial.

Existem alguns achados clínicos que sugerem causas específicas de hipertensão e devem ser conhecidos a fim de evitar que doenças potencialmente tratáveis deixem de ser diagnosticadas. A seguir, comentamos algumas doenças e os achados relacionados.

DOENÇA RENAL PARENQUIMATOSA

A doença parenquimatosa renal é uma das principais causas de hipertensão arterial sistêmica em crianças (glomerulonefrites, refluxo vesicouretral) e em idosos. A elevação dos níveis de creatinina sérica, a anemia normocrômica e normocítica e as alterações na análise da urina, como a proteinúria, a hematúria e a presença de cilindros e leucócitos, sugerem o diagnóstico. O ultrassom de rins e vias urinárias pode caracterizar o tamanho e o aspecto ultrassonográfico dos rins. A relação corticomedular, a presença de doença policística e os aspectos anatômicos das vias urinárias podem ser avaliados por este método. O tratamento abordado estará relacionado à doença renal de base.[12,13]

HIPERTENSÃO RENOVASCULAR

É decorrente de uma isquemia renal, geralmente causada por lesão obstrutiva parcial ou completa de uma ou ambas as artérias renais. A perfusão renal fica comprometida quando a estenose da artéria é maior que 50% e a hipertensão tende a se estabelecer nas estenoses acima de 60 a 70%. Pode ser causada por aterosclerose (nos idosos), sendo a causa mais comum de hipertensão secundária nessa faixa etária. A prevalência varia de acordo com o grupo de pacientes estudados, sejam idosos, sejam hipertensos resistentes ou indivíduos de raças diversas. Nos indivíduos jovens o mecanismo mais comum é a displasia fibromuscular da camada média da artéria renal. A estenose aterosclerótica de artéria renal é geralmente progressiva e acomete o segmento proximal da artéria. Cerca de 40% das obstruções arteriais acima de 75% da luz evoluem para obstrução total entre 1 e 5 anos.[13] A estenose da artéria renal também está presente em pacientes sem hipertensão. Em estudo que avaliou aortografias em 843 pacientes, a estenose acima de 50% da artéria renal teve prevalência de 18,3% e acima de 75% em 10,4%. A hipertensão arterial estava presente em 78,6% dos pacientes com 50% de estenose e em 81,8% naqueles com 75% ou mais de estenose.[14] A displasia fibromuscular, por sua vez, é mais frequentemente encontrada em mulheres brancas e jovens. Geralmente, seu acometimento é bilateral, envolvendo as porções distais da artéria renal. Pode ser causa de hipocalemia em decorrência da ativação do sistema renina-angiotensina-aldosterona pelo rim afetado. São achados muito sugestivos do diagnóstico (Quadro 5): sopros abdominais, histó-

Quadro 5 Achados que sugerem a necessidade de investigar a hipertensão renovascular (pacientes com duas ou mais dessas características devem ser investigados para causas secundárias de HAS)

Início recente ou piora do controle pressórico em indivíduos com mais de 50 anos ou menos de 30 anos
Achado de sopro abdominal na ausculta
Hipertensão resistente após uso de três ou mais drogas
Piora da função renal com uso de IECA ou BRA
Presença de outras doenças vasculares ateroscleróticas em pacientes com história de tabagismo e dislipidemia

ria de edema pulmonar súbito ou recorrente, início ou piora súbita da hipertensão e rápida deterioração da função renal com uso de bloqueadores do sistema renina-angiotensina-aldosterona (RAA).[15,16]

Embora a ideia de revascularização da artéria renal, por angioplastia com ou sem *stent* ou por cirurgia, seja tentadora na busca do controle pressórico, à luz das evidências atuais, a intervenção não parece ser superior ao tratamento clínico, particularmente nos pacientes com estenose por processo aterosclerótico. O resultado satisfatório da revascularização da artéria renal está mais relacionado ao acometimento ou não do parênquima renal que ao grau de estenose da artéria envolvida.[16]

Na decisão pelo tratamento clínico desses pacientes, o controle pressórico com várias drogas é a escolha. Os inibidores do SRA devem ser utilizados com o monitoramento da função renal semanal, bem como os níveis séricos do potássio. Bloqueadores dos canais de cálcio de longa duração e diuréticos também fazem parte do arsenal terapêutico. Os betabloqueadores com bloqueio adicional do SRA podem potencializar o efeito hipotensor, mas também podem elevar os níveis séricos de potássio, além de piorar a vasoconstrição periférica em pacientes portadores de doença vascular periférica. O uso de bloqueadores alfa pode ser necessário para atingir os valores pressóricos desejados (lembrando que o rim isquêmico não tolera valores pressóricos muito baixos, caso em que devem ser evitados). O controle sérico do colesterol com dieta e o uso de estatinas, além da glicemia nos pacientes diabéticos e a mudança de hábitos como o tabagismo, fazem parte do tratamento clínico.[17]

HIPERALDOSTERONISMO PRIMÁRIO

A síndrome de Cohn foi descrita pela primeira vez em 1955.[18] O achado mais sugestivo é a presença de hipocalemia, seja espontânea, seja facilmente provocada por uso de diuréticos. Entretanto, mais da metade dos pacientes apresenta potássio normal. O hiperaldosteronismo primário também deve ser suspeitado na presença de leve hipernatremia, fraqueza muscular, astenia, poliúria e polidipsia. Também na hipertensão resistente e/ou hipertensão com achado incidental de nódulo ("incidentaloma") da adrenal ao exame casual de imagem (ultrassonografia, tomografia e ressonância). A hipertrofia ventricular esquerda desproporcional ao tempo da doença hipertensiva, assim como o aumento do átrio esquerdo em indivíduos com hipertensão de difícil controle, pode sugerir este diagnóstico. As causas mais comuns de hiperaldosteronismo primário são adenoma unilateral e hiperplasia bilateral.[19,20]

O câncer como causa de hiperaldosteronismo é raro, sendo responsável por menos de 1% dos casos. O hiperaldosteronismo mediado pelo excesso de glicocorticoide também é muito raro. Trata-se de uma doença genética, autossômica dominante, e pode ser causa de hipertensão arterial grave em crianças.[21] A investigação diagnóstica passa por exames de sangue e imagem (Quadro 6), sendo a medida da razão entre a concentração plasmática de aldosterona e a atividade plasmática de renina (> 20) o mais utilizado.[16]

Não existe superioridade da tomografia computadorizada em relação à ressonância magnética, no que diz respeito à sensibilidade nos estudos de correlação com os achados patológicos, após a retirada cirúrgica das glândulas suprarrenais.[22]

O tratamento do hiperaldosteronismo com acometimento unilateral (adenoma) é a retirada cirúrgica, com normalização da pressão arterial e dos níveis séricos de aldosterona na maioria dos casos. Nos pacientes com acometimento

Quadro 6 Exames complementares para investigação de hiperaldosteronismo
Medida plasmática
Na, K, creatinina, renina, aldosterona, cortisol, relação aldosterona/renina
Urina 24h
Volume urinário, Na, K, aldosterona e cortisol
Teste de supressão da aldosterona com captopril
Administrar 25-50 mg de captopril após a retirada da amostra de sangue, permanecer 1 hora sentado ou em pé e novamente dosar aldosterona – a expectativa é redução de 30% nos valores em indivíduos normais
Teste da fludrocortisona
Calcular a relação aldosterona/renina Administrar 0,1 mg de fludrocortisona às 7h por 4 dias; no quarto dia, calcular novamente a relação aldosterona/renina
Exames de imagem
Tomografia da suprarrenal com contraste/ressonância magnética da suprarrenal

bilateral (hiperplasia/microadenomas), o resultado do tratamento cirúrgico não tem sido satisfatório. O bloqueio da aldosterona com a espironolactona, em primeiro lugar, e a eplerenona como segunda opção constituem atualmente o tratamento de escolha.[22]

FEOCROMOCITOMA/PARAGANGLIOMA

São tumores neuroendócrinos raros que secretam catecolaminas com potente efeito vasoativo. São responsáveis por 2 a 6% das causas de hipertensão arterial.[23] Próximo de 85% dos tumores têm origem na medula das glândulas suprarrenais. O restante pode se localizar em gânglios neurais autônomos fora das glândulas e são chamados de paragangliomas.[24] Com a evolução e o uso frequente de exames de imagem, 25% dos casos de feocromocitoma/paraganglioma são achados incidentais.[25] Embora a maioria dos tumores seja benigna, 10 a 15% dos feocromocitomas e 20 a 50% dos paragangliomas podem ser malignos.[26]

As manifestações clínicas que devem sugerir a investigação de um feocromocitoma/paraganglioma são elevações paroxísticas da PA (que podem se sobrepor à hipertensão basal), particularmente se associadas à tríade de cefaleia, palpitação, palidez e sudorese. As manifestações podem ser contínuas, estimuladas por palpação abdominal, exercício, medicamentos bloqueadores da dopamina (metoclopramida), bloqueadores beta-adrenérgicos, inibidores da monoaminoxidase (MAO) e corticosteroides. A injeção de contraste pode levar à liberação de grande quantidade de hormônios, podendo ocasionar a crise do feocromocitoma. A manifestação recorrente das crises pode ocasionar lesão celular com resposta inflamatória e disfunção miocárdica reversível.[27] Também aqui, habitualmente verificamos no eletrocardiograma uma sobrecarga do ventrículo esquerdo, geralmente confirmada no ecodopplercardiograma, que habitualmente é desproporcional ao tempo de doença hipertensiva em indivíduos jovens. A tríade de sintomas nem sempre é reparada pelo paciente, mas, se devidamente questionado, facilmente a identificará. O exame do fundo de olho demonstra achados compatíveis com retinopatia hipertensiva. O envolvimento de diversos genes na expressão fenotípica da neoplasia aponta para a pesquisa familiar de neoplasia endócrina múltipla. Pacientes com hipertensão arterial com um achado ocasional de um nódulo adrenal em exames de imagem também devem ser investigados para feocromocitoma. A dosagem de catecolaminas séricas e do ácido vanilmandélico pode muitas vezes confirmar o diagnóstico.[28] A dosagem das metanefrinas urinárias, com valores quatro vezes acima dos valores de referência, tem altas sensibilidade e especificidade, desde que tomados os cuidados adequados na coleta.[29,30] O teste de supressão com a clonidina (< 40% de supressão) aumenta a probabilidade do diagnóstico de feocromocitoma/paraganglioma. A tomografia computadorizada e a ressonância magnética têm boa sensibilidade (90-100%), com especificidade aproximada de 80% na identificação do tumor. Atualmente o PET-Scan com flurodopamina mostra-se superior no diagnóstico funcional à metaiodo-benzilguanidina, sobretudo nos paragangliomas e em tumores malignos.[31,32]

A abordagem clínica consiste em controle rigoroso da hipertensão arterial, retirada cirúrgica do tumor (se possível) e acompanhamento pós-operatório. O controle da pressão arterial consiste no uso de bloqueadores não seletivos dos receptores alfa-agonistas, como a fenoxibenzamina (não disponível em nosso meio) e a fentolamina. Os bloqueadores adrenérgicos seletivos (prazosina e doxazosina) têm melhor tolerância, embora com alguns efeitos adversos desagradáveis. Após o bloqueio, betabloqueadores como o labetalol e o carvedilol, que também possuem efeito alfabloqueador, podem ser utilizados. Os bloqueadores dos canais de cálcio podem ser utilizados após o bloqueio de alfa e betarreceptores, ou podem ser utilizados como drogas de primeira linha. Nas emergências hipertensivas e no preparo pré-operatório, o controle da pressão arterial pode ser feito pela utilização de alfabloqueadores ou do próprio nitroprussiato de sódio. Nos casos de doença metastática, a cirurgia paliativa para redução da quantidade de catecolaminas, ou radioterapia e quimioterapia, podem ser alternativas terapêuticas.[33,34]

SÍNDROME DE CUSHING

Provocado pelo excesso de cortisol na maioria dos pacientes, a síndrome de Cushing é de causa secundária ao uso prolongado de corticosteroides. A história clínica, incluindo a pesquisa dirigida sobre o uso regular do corticosteroide, pode concluir o diagnóstico. Os casos de etiologia primária (adenomas da hipófise produtores de ACTH) são raros. Em geral, não há maior dificuldade no estabelecimento diagnóstico em razão das clássicas manifestações semiológicas da doença, como fácies cushingoide, estrias violáceas, obesidade central, giba dorsal e fraqueza muscular proximal. Entretanto, nem sempre essas manifestações estão presentes e as queixas dos pacientes podem ser obesidade, infertilidade, amenorreia, diabetes ou sintomas neurológicos e psiquiátricos.[35] As manifestações cardiovasculares da doença compreendem hipertensão arterial, infarto do miocárdio, acidente vascular encefálico e embolia pulmonar.[36] Na monitorização ambulatorial da pressão arterial, além da média pressórica total aumentada, também pode ocorrer a falta do descenso fisiológico do sono. O diagnóstico se faz imperioso e necessário, pela possibilidade de cura da hipertensão com o tratamento da doença. Entretanto, a raridade da doença primária somente justifica a investigação quando uma forte suspeita clínica for considerada. A dosagem urinária do cortisol livre (pelo menos duas medidas), a dosagem noturna do cortisol salivar e o teste de supressão com dexametasona podem confirmar o diagnóstico.[35-37] O diagnóstico diferencial deve ser feito com o pseudo-Cushing, situação em que alguns pacientes apresentam várias características clínicas e semiológicas da doença, mas não se identifica o hipercortisolismo.[38,39]

O tratamento consiste na ressecção cirúrgica transesfenoidal do adenoma da hipófise, cujo sucesso pode atingir 50 a 70% dos casos.[40] As recidivas, quando acontecem, podem ser abordadas com nova cirurgia, radioterapia ou adrenalectomia bilateral. Mais recentemente, tem-se utilizado inibidores da esteroidogênese, como a metirapona[41] e o cetoconazol.[42] A hipertensão arterial sistêmica, assim como as demais manifestações, tende a regredir após a correção cirúrgica, se realizada com sucesso. As manifestações de hipocorticolismo devem ser monitoradas no pós-operatório, com a possível reposição de mineralocorticoides e corticosteroides.[43]

SÍNDROME DE APNEIA/HIPOPNEIA OBSTRUTIVA DO SONO (SAOS)

É mais comum em homens obesos com síndrome metabólica que roncam durante o sono. No estudo Wisconsin,[45,46] um em cada cinco indivíduos tinham apneia leve e um em cada 15 apresentavam apneia pelo menos moderada. Na fisiopatologia da doença observa-se ocorrência do colapso da musculatura faríngea, causando queda posterior da língua, levando à obstrução parcial/total das vias aéreas com consequentes episódios de hipopneia/apneia. O fenômeno leva à dessaturação noturna de oxigênio ativando o sistema nervoso simpático e provocando, ou agravando, a hipertensão arterial. Associadas à hipertensão arterial de difícil controle,[46] é comum na história clínica se observarem queixas de cefaleia, sonolência diurna, astenia importante e dificuldade de concentração. No exame físico, o sobrepeso e a obesidade estão frequentemente presentes. O pescoço curto com circunferência aumentada (> 48 cm em homens) e a avaliação da orofaringe pela classificação de Mallampati (I-IV) já devem levantar importantes suspeitas para o diagnóstico. A policitemia provocada pela dessaturação crônica encontrada no hemograma completo também fortalece a hipótese diagnóstica. Outros sintomas são a sonolência diurna, cefaleia, dificuldade de concentração, perda de memória, entre outros. É uma causa de hipertensão secundária bastante prevalente e ainda pouco diagnosticada.[45,46]

O diagnóstico é realizado quando a polissonografia identifica um índice de apneia/hipopneia (IAH) > 5/hora. O IAH entre 5-15/h caracteriza apneia discreta, entre 16-30/h, moderada e > 30/h, grave. Outro parâmetro avaliado pela polissonografia é a saturação de oxigênio. Dessaturações abaixo de 90% por tempo prolongado durante o sono devem ser valorizadas, assim como as arritmias. A monitorização ambulatorial da pressão arterial com a ausência do descenso fisiológico noturno pode chamar a atenção para o diagnóstico de SAOS.

O tratamento da SAOS consiste no esforço pela perda ponderal (dieta e atividade física) e utilização de pressão positiva contínua nas vias aéreas (CPAP, do inglês *continuous positive airway pressure*). Em raros casos, o tratamento cirúrgico se impõe com ampliação das vias aéreas. Após a correção da SAOS, um percentual significativo de pacientes apresenta melhora do controle pressórico, com queda de até 1,5-5 mmHg. Em um percentual menor, observa-se normalização da pressão sem a necessidade de medicamentos.[47,48] Pela dificuldade de adaptação ao aparelho de CPAP, algumas drogas, como a fisiostigmina, a mirtazapina, a paroxetina e até os descongestionantes nasais, têm sido tentadas no tratamento, sem resultados muito promissores.[49]

COARCTAÇÃO DE AORTA

A coarctação da aorta representa aproximadamente 6% dos defeitos cardíacos congênitos e decorre do estreitamento da aorta, habitualmente após a emergência do ramo da artéria subclávia esquerda, mas podendo ocorrer em qualquer local da aorta. A incidência de coarctação é de um caso para cada 2.500 nascidos vivos.[50,51] A hipertensão secundária é uma das manifestações clínicas nos pacientes não tratados, assim como a doença coronariana precoce, o acidente vascular encefálico, a insuficiência cardíaca e a dissecção da aorta. A média de vida dos pacientes não tratados é de 35 anos e o tratamento prolonga significativamente a sobrevida. Podem aparecer sopros torácicos pela dilatação e tortuosidade de artérias intercostais e sopro sistólico interescapular proveniente do local da coarctação. É importante pesquisar a diferença anormal (> 20 mmHg) de pulsos e da pressão arterial entre os membros superiores direito e esquerdo, nos casos da coarctação pré-ductal, e entre os membros superiores e inferiores nos casos de coarctação pós-ductal. Este achado é altamente sugestivo do diagnóstico em jovens e adolescentes. Os achados de corrosão da borda inferior dos arcos costais, sobretudo em adultos, à radiografia de tórax, associada ao ecodopplercardiograma e à angiotomografia da aorta, podem confirmar o diagnóstico.[52] O tratamento pode normalizar o gradiente na área de coarctação e normalização dos níveis pressóricos. A correção pode ser por angioplastia com *stent*, ou cirúrgico, com ressecção da área coarctada e anastomose com ou sem interposição de prótese. A angioplastia tem bons resultados, mas elevado risco de reestenose. Nos pacientes não tratados, o tratamento clínico consiste no controle pressórico com uso de inibidores da enzima conversora da angiotensina (IECA). Na presença de dilatações pré e pós-

-coarctação, os betabloqueadores devem fazer parte do esquema terapêutico. Após o tratamento, seja cirúrgico, seja intervencionista, os pacientes merecem ser acompanhados regularmente com o apoio de exames de imagem na busca por reestenose e aneurismas, que podem ocorrer durante a evolução. As reestenoses podem ser tratadas com novas angioplastias, se necessário.[53]

DISFUNÇÃO TIREOIDIANA

A doença tireoidiana é relativamente comum, principalmente em mulheres, e pode ser uma causa de hipertensão secundária. Os hormônios tireoideanos tetra-iodotironina e tri-iodotironina têm importante expressão sobre ações moleculares e funcionais das células cardíacas, no endotélio e na elasticidade das artérias. Quando em excesso, a tri-iodotironina aumenta a sensibilidade miocárdica às catecolaminas, aumentando a frequência cardíaca e a pressão arterial. Dentre os efeitos do excesso de hormônios tireoidianos, observam-se aumento do retorno venoso, aumento da contratilidade e redução da elasticidade das artérias, provocando elevação da pressão arterial sistólica em até 30% dos pacientes. No hipotireoidismo, apesar da redução da volemia e do débito cardíaco em 30%, a elevação da resistência arterial periférica causa hipertensão predominantemente diastólica em cerca de 20% dos pacientes. Observa-se também uma redução do fator relaxante derivado do endotélio com a atividade de renina baixa nesses pacientes. A hipótese diagnóstica deve ser suspeitada quando a hipertensão diastólica vier associada a outros achados, como ganho ponderal, queda de cabelo e fraqueza muscular. A hipertensão no hipotireoidismo é incomum, mesmo nos indivíduos com a forma grave da doença, condição clínica mais raramente encontrada nos dias atuais.

O hipertireoidismo, habitualmente com crise tireotóxica, pode causar hipertensão sistólica. Manifestações clínicas típicas como palpitação, tremor, fadiga, intolerância ao calor, hiperatividade, irritabilidade, perda ponderal e labilidade emocional tornam o diagnóstico clínico elementar. A presença de bócio, ou nódulo tireoidiano, mais exoftalmia, quando presentes, sugerem fortemente o diagnóstico de doença de Graves. A constatação do hormônio tireoestimulante (TSH) indetectável no sangue, com elevação anormal da tetraiodotironina (T4) confirmam, ou afastam, o diagnóstico da doença.[54-56]

No hipotireoidismo, o tratamento consiste na reposição hormonal. Em pacientes com menos de 50 anos e sem histórico de cardiopatia, a reposição de levotiroxina em jejum pela manhã pode ser iniciada. Nos pacientes com idade acima de 50 anos e/ou com história de coronariopatia, a reposição deve ser cuidadosa e, em alguns pacientes, a presença de doença coronariana grave indica a necessidade de tratamento antes de iniciar a reposição, que sempre deve ser iniciada com doses menores. No hipertireoidismo, podem-se utilizar betabloqueadores associados à cirurgia da tireoide, terapia com iodo radioativo, ou ao uso de drogas antitireoidianas como metimazol (10-30 mg/dia).

HIPERPARATIREOIDISMO

Embora os níveis séricos do cálcio exerçam várias influências sobre o tecido cardíaco, o mecanismo pelo qual a hipertensão se desenvolve no hiperparatireoidismo é pouco conhecido. Existem dois prováveis mecanismos para explicar as manifestações do hiperparatireoidismo. O primeiro refere-se ao efeito direto da proteína hormonal sobre a célula cardíaca, a musculatura lisa vascular e o endotélio. O segundo está relacionado à resposta orgânica aos elevados níveis séricos de cálcio. O cálcio interfere negativamente na produção do hormônio paratireoidiano, que, por sua vez, tem ação na função contrátil do coração e na musculatura lisa vascular.[57] O hiperparatireoidismo primário ou o secundário à insuficiência renal crônica são causas de hipertensão refratária. Apenas 30 a 40% dos indivíduos com hiperparatireoidismo têm hipertensão e a paratireoidectomia não garante a normalização dos níveis pressóricos. Entretanto, alguns pacientes se apresentam com emergência hipertensiva e somente após a correção dos níveis séricos do cálcio é que a pressão consegue atingir a normalidade. No hiperparatireoidismo primário, os adenomas de uma das quatro paratireoides é a causa em 85 a 90% dos casos. O câncer da paratireoide é raro. A suspeita clínica dessa condição pode ser feita pelas manifestações clínicas de hipercalcemia, como urolitíase de repetição, fraqueza muscular, depressão e osteoporose acentuada. As dosagens séricas de cálcio e do paratormônio confirmam o diagnóstico. Em pacientes com diagnóstico de doenças neoplásicas, a hipercalcemia pode ser manifestação de síndrome paraneoplásica.[58,59] Além da hipertensão arterial, calcificação das valvas cardíacas e do miocárdio, hipertrofia ventricular, doença coronariana, distúrbios da condução ventricular ao eletrocardiograma e dislipidemia fazem parte das manifestações cardiovasculares do hiperparatireoidismo.[60]

O tratamento do hiperparatireoidismo primário consiste na retirada cirúrgica do adenoma. O controle sérico do cálcio pode ser feito com o uso de bifosfonatos e cálcio miméticos como o "cinacalcet".[61] Os benefícios cardiovasculares após a correção cirúrgica do hiperparatireoidismo são controversos.[62]

ACROMEGALIA

A acromegalia é uma doença provocada pelo aumento na produção de hormônio do crescimento (GH), na maioria das vezes causado por um adenoma hipofisário. A incidência é de 3 a 4 por milhão de habitantes.[63] Laboratorial-mente, a doença apresenta valores elevados de GH e IGF-1. Clinicamente, o excesso de GH provoca aumento das extremidades, fácies com traços grossei-ros e hiperidrose. Diante das manifestações clínicas e elevação de GH e IGF-1, a pesquisa de adenoma de hipófise por meio de imagens (radiografia de sela túrcica e ressonância magnética) se faz necessária. Dentre as manifestações cardiovasculares estão a hipertensão arterial (que acomete metade dos pacien-tes), o acometimento valvar, a hipertrofia ventricular, a cardiopatia específica do GH, a doença coronariana e o aparecimento de arritmias. A despeito dos avanços no tratamento da acromegalia, a redução na mortalidade cardiovascu-lar não acompanha proporcionalmente a normalização das manifestações da acromegalia.[64] O mecanismo da hipertensão na acromegalia não parece bem esclarecido. A normalização dos valores do GH normaliza os níveis tensionais e estabelece uma relação de causa e efeito com a hipertensão arterial. Até o momento, a resistência à insulina, a ativação do sistema renina-angiotensina--aldosterona, o aumento da retenção de sódio, a redução da elasticidade das ar-térias e a elevação da resistência vascular periférica parecem estar envolvidos. Mais recentemente, o fator natriurético atrial tem sido relacionado em sua fi-siopatologia.[65] O controle da pressão arterial inicialmente é feito de preferência com IECA e diuréticos. O tratamento mais eficiente da acromegalia consiste em ressecção cirúrgica do adenoma hipofisário, radioterapia e uso de análogos da somatostatina. A resposta da hipertensão ao tratamento da doença de base é variável. Alguns pacientes apresentam redução da pressão diastólica, enquanto outros têm redução somente da sistólica. Em comum, a redução progressiva da pressão arterial acontece quanto mais tempo se passa após o tratamento.[64] Mesmo após o tratamento da doença e a normalização da pressão arterial, os pacientes devem ser acompanhados para a evolução do comportamento pres-sórico e dos fatores de risco cardiovasculares.

CONSIDERAÇÕES FINAIS

Na prática clínica, deve-se suspeitar e investigar a hipertensão arterial sistê-mica nos portadores de hipertensão em que todas as causas de doença resistente ou refratária foram descartadas e, apesar disso, a hipertensão permanece com difícil controle. Outra situação de suspeita importante refere-se aos indivíduos com lesões de órgãos-alvo claramente desproporcionais ao tempo e à gravidade da hipertensão. O diagnóstico diferencial entre as possíveis causas de hiperten-são secundária pode ser feito em uma abordagem direcionada pela prevalência de cada causa de acordo com a faixa etária. Nos indivíduos hipertensos cujo iní-cio ocorreu abaixo dos 20 anos de idade, os diagnósticos pertinentes são as doenças parenquimatosas renais e a coarctação da aorta, responsáveis por 70 a 95% das causas de hipertensão nessa faixa etária. Nos indivíduos com idade entre 20 e 39 anos, permanecem as doenças parenquimatosas renais ao lado das disfunções tireoidianas e da estenose das artérias renais, geralmente por displasia fibromuscular da média. Naqueles com idade entre 40 e 64 anos, deve estar presente a lembrança do hiperaldosteronismo, das disfunções tireoidianas, da SAOS, da síndrome de Cushing e do feocromocitoma. Acima de 65 anos, a estenose das artérias renais por aterosclerose, a insuficiência renal crônica e o hipotireoidismo são responsáveis por 17% das causas de hipertensão.[66]

Quadro-resumo

Antes de pensar na possibilidade de HA secundária:
- Avaliar adesão ao tratamento
- Verificar uso de drogas hipertensivas como descongestionantes, AINE, anticoncepcionais orais, antidepressivos, inibidores do apetite, antiparkinsonianos (bromocriptina), anabolizantes, suplementos alimentares ricos em sódio

Quando pensar na possibilidade de HAS secundária:
- Hipertensão com início antes dos 20 e depois dos 50 anos
- Dificuldade de controle da PA outrora controlada
- Resposta inadequada aos anti-hipertensivos
- Hipertensão estágio 3 (pressão sistólica > 180 mmHg e diastólica > 110 mmHg)
- Presença de lesão de órgão-alvo desproporcional ao tempo de hipertensão (fundo de olho, hipertrofia ventricular, EAS)
- Achados na história clínica, no exame físico e exames laboratoriais que levem à suspeita de hipertensão secundária

Exames sumários para investigação de hipertensão secundária:
- Hemograma completo (policitemia e anemia)
- Ureia e creatinina
- Eletrólitos (sódio, potássio, cálcio)
- TSH, T4
- Radiografia de tórax (cardiomegalia, sinais de coarctação)
- Ecocardiograma

REFERÊNCIAS BIBLIOGRÁFICAS

1. World Health Organization (WHO). Global health risks: mortality and burden of disease attributable to selected major risks. Geneva (Switzerland): World Health Organization; 2004.
2. Picon RV, Fuchs FD, Moreira LB, Riegel G, Fuchs SC. Trends in prevalence of hypertension in Brazil: a systematic review with meta-analysis. PLoS ONE. 2012;7(10).

3. Singh M, Mensah GA, Bakris G. Pathogenesis and clinical physiology of hypertension. Cardiol Clin. 2010;28:545-59.
4. Sociedade Brasileira de Cardiologia/Sociedade Brasileira de Hipertensão/Sociedade Brasileira de Nefrologia. VI Diretrizes Brasileiras de Hipertensão. Arq Bras Cardiol. 2010;95(1 supl.1):1-51.
5. Moreno Jr H, Toledo JCY, Giriogi SU, Barbosa LAS. Hipertensão arterial refratária e de difícil controle. Rev Soc Bras Hipertens. 2005;8(2):46-51.
6. Rosa EC, Kohlmann Jr O. Terapêutica na hipertensão resistente. Rev Soc Bras Hipertensão. 2005;8(2):66-71.
7. Fagard RH. Resistant hypertension. Heart. 2012;98:254-61.
8. Acelajado MC, Pisoni R, Dudenbostel T, Dell'Italia LJ, Cartmill F, Zhang B, et al. Refractory hypertension: definition, prevalence, and patient characteristics. J Clin Hypertens. (Greenwich) 2012;14:7.
9. Mancia G, Fagard R, Narkiewicz K, Redón J, Zanchetti A, Böhm M, et al.; Task Force Members. 2013 ESH/ESC Guidelines for the management of arterial hypertension – The Task Force for the management of arterial hypertension of the European Society of Hypertension (ESH) and of the European Society of Cardiology (ESC). J Hypertens. 2013;31:1281-357.
10. Calhoun DA, Jones D, Textor S, Goff DC, Murphy TP, Toto RD, et al.; American Heart Association Professional Education Committee. Resistant hypertension: diagnosis, evaluation, and treatment. A scientific statement from the American Heart Association Professional Education Committee of the Council for High Blood Pressure Research. Hypertension. 2008;51:1403.
11. Egan BM, Zhao Y, Li J, Brzezinski WA, Todoran TM, Brook RD, et al. Prevalence of optimal treatment regimens in patients with apparent treatment-resistant hypertension based on office blood pressure in a community-based practice network. Hypertension. 2013; 62:691.
12. Arar MY, Hogg RJ, Arant BS Jr, Seikaly MG. Etiology of sustained hypertension in children in the southwestern United States. Pediatr Nephrol. 1994;8(2):186-9.
13. Streeten DH, Anderson GH, Elias MF. Prevalence of secondary hypertension and unusual aspects of the treatment of hypertension in elderly individuals. Geriatr Nephrol Urol. 1992;2(2):91-8.
14. Cohen MG, Pascua JA, Garcia-Ben M, Rojas-Matas CA, Gabay JM, Berrocal DH, et al. A simple prediction rule for significant renal artery stenosis in patients undergoing cardiac catheterization. Am Heart J. 2005;150:1204-11.
15. Eliot WJ. Renovascular hypertension: an update. J Clin Hypertens. 2008;10(7):522-33.
16. Textor SC, Lerman L. State of the art: renovascular hypertension and ischemic nephropathy. Am J Hypertension. 2010;23(11):1159-69.
17. Tobe SW, Burgess E, Lebel M. Atherosclerotic renovascular disease. Can J Cardiol. 2006;22(7):623-8.
18. Conn JW. Primary aldosteronism, a new clinical syndrome. J Lab Clin Med. 1955;45:6-17.
19. Litchfild WR, Dluhy RG. Primary aldosteronism. Endocrinol Metab Clin North Am. 1995;24:593-612.
20. Bravo EL, Tarazi RC, Dustan HP, Fouad RM, Textor SC, Gifford RW, Vidt DG. The changing clinical spectrum of primary aldosteronism. Am J Med. 1983;74:641-51.
21. Lifton RP, Dluhi RG, Powers M, Rich GM, Cook S, Ulick S, Lialonel J. A chimaeric 11-betahydroxilase/aldosterone synthase gene causes glucocorticoid-remediable aldosteronism and human hypertension. Nature. 1992;355:262-5.

22. Funder JW, Carey RM, Fardella C, Gomez-Sanchez CE, Mantero F, Stowasser M, et al.; Endocrine Society. J Clin Endocrinol Metab. 2008;93(9):3266-81.

23. Kasperlik-Zaluska AA, Roslonowska E, Slowinska-Srzednicka J, Otto M, Cichocki A, Cwikla J, et al. 1,111 patients with adrenal incidentalomas observed at a single endocrinological center: incidence of chromaffin tumors. Ann N Y Acad Sci. 2006;1073:38-46.

24. DeLellis RA, Lloyd RV, Heitz PU, Eng C. World Health Organization classification of tumours. Pathology and genetics of tumours of endocrine organs. Lyon: IARC Press; 2004.

25. Yu R, Nissen NN, Chopra P, Dhall D, Phillips E, Wei M. Diagnosis and treatment of pheochromocytoma in an academic hospital from 1997 to 2007. Am J Med. 2009;122:85-95.

26. Goffredo P, Sosa JA, Roman SA. Malignant pheochromocytoma and paraganglioma: a population level analysis of long-term survival over two decades. J Surg Oncol. 2013;107:659-64.

27. Mootha VK, Feldman J, Mannting F, Winters GL, Johnson W. Pheochromocytoma-induced cardiomyopathy. Circulation. 2000;102:e11-3.

28. Eisenhofer G, Lenders JW, Linehan WM, Walther MM, Goldstein DS, Keiser HR. Plasma normetanephrine and metanephrine for detecting pheochromocytoma in von Hippel-Lindau disease and multiple endocrine neoplasia type 2. N Engl J Med. 1999;340:1872-9.

29. Sawka AM, Jaeschke R, Singh RJ, Young WF. A comparison of biochemical tests for pheochromocytoma: measurement of fractionated plasma metanephrines compared with the combination of 24-hour urinary metanephrines and catecholamines. J Clin Endocrinol Metab. 2003;88:553-8.

30. Eisenhofer G, Goldstein DS, Walther MM, Friberg P, Lenders JW, Keiser HR, et al. Biochemical diagnosis of pheochromocytoma: how to distinguish true- from false-positive test results. J Clin Endocrinol Metab. 2003;88:2656-66.

31. Pacak K, Eisenhofer G, Goldstein DS. Functional imaging of endocrine tumors: role of positron emission tomography. Endocr Rev. 2004;25:568-80.

32. Lumachi F, Tregnaghi A, Zucchetta P, Cristina Marzola M, Cecchin D, Grassetto G, et al. Sensitivity and positive predictive value of CT, MRI and 123I-MIBG scintigraphy in localizing pheochromocytomas: a prospective study. Nucl Med Commun. 2006;27:583-7.

33. Shen WT, Grogan R, Vriens M, Clark OH, Duh QY. One hundred two patients with pheochromocytoma treated at a single institution since the introduction of laparoscopic adrenalectomy. Arch Surg. 2010;145:893-7.

34. Bhatia KS, Ismail MM, Sahdev A, Rockall AG, Hogarth K, Canizales A, et al. 123I-metaiodobenzylguanidine (MIBG) scintigraphy for the detection of adrenal and extra-adrenal phaeochromocytomas: CT and MRI correlation. Clin Endocrinol (Oxf). 2008;69:181-8.

35. Magiakou MA, Smymaki P, Chrousos GP. Hypertension in Cushing's syndrome. Clin Endocrinol Metab. 2006;20:467-82.

36. Van Der Pas R, Leebeek FW, Hofland LJ, de Herder WW, Feelders RA. Hypercoagulability in Cushing's syndrome: prevalence, pathogenesis and treatment. Clin Endocrinol. 2013;78: 481-8.

37. Ross EJ, Linch DC. Cushing's syndrome killing disease: discriminatory value of signs and symptoms aiding early diagnosis. Lancet. 1982;2:646-9.

38. Nieman LK, Biller BM, Findling JW, Newell-Price J, Savage MO, Stewart PM, et al. The diagnosis of Cushing's syndrome: an Endocrine Society Clinical Practice Guideline. J Clin Endocrinol Metab. 2008;93:1526-40.

39. Pecori Giraldi F, Pivonello R, Ambrogio AG, De Martino MC, De Martin M, Scacchi M, et al. The dexamethasone-suppressed corticotropin-releasing hormone stimulation test and the

desmopressin test to distinguish Cushing's syndrome from pseudo-Cushing's states. Clin Endocrinol. 2007;66:251-7.

40. Mampalam TJ, Tyrrell JB, Wilson CB. Transsphenoidal microsurgery for Cushing disease. A report of 216 cases. Ann Intern Med. 1988;109:487-93.

41. Beardwell CG, Adamson AR, Shalet SM. Prolonged remission in florid Cushing's syndrome following metyrapone treatment. Clin Endocrinol (Oxf). 1981;14:485-92.

42. Burrin JM, Yeo TH, Ashby MJ, Bloom SR. Effect of ketoconazole on adrenocorticotrophic hormone secretion in vitro and in vivo. J Endocrinol. 1986;108:37-41.

43. Biller BMK, Grossman AB, Stewart PM, Melmed S, Bertagna X, Bertherat J, et al. Treatment of adrenocorticotropin-dependent Cushing's syndrome: a consensus statement. J Clin Endocrinol Metab. 2008;93(7):2454-62.

44. Goodfriend TL, Calhoun DA. Resistant hypertension, obesity, sleep apnea, and aldosterone: theory and therapy. Hypertension. 2004;43:518.

45. Logan AG, Perlikowski SM, Mente A, Tisler A, Tkacova R, Niroumand M, et al. High prevalence of unrecognized sleep apnoea in drug-resistant hypertension. J Hypertens. 2001;19:2271.

46. Peppard PE, Young T, Palta M, Skatrud J. Prospective study between sleep disorder breathing and hypertension. N Eng J Med. 2000;342:1378-84.

47. Somers VK, White DP, Amin R, Abraham WT, Costa F, Culebras A, et al.; American Heart Association Council for High Blood Pressure Research Professional Education Committee, Council on Clinical Cardiology; American Heart Association Stroke Council; American Heart Association Council on Cardiovascular Nursing; American College of Cardiology Foundation. Sleep apnea and cardiovascular disease: an American Heart Association/American College of Cardiology Foundation Scientific Statement from the American Heart Association Council for High Blood Pressure Research Professional Education Committee, Council on Clinical Cardiology, Stroke Council, and Council on Cardiovascular Nursing. J Am Coll Cardiol. 2008;52:686.

48. Haentjens P, Van Meerhaeghe A, Moscariello A, Weerdt SD, Poppe K, Dupont A, et al. The impact of continuous positive airway pressure on blood pressure in patients with obstructive sleep apnea syndrome. Evidence from a meta-analysis of placebo-controlled randomized trials. Arch Intern Med. 2007;167:757-65.

49. Smith I, Lasserson TJ, Wright J. Drug therapy for obstructive sleep apnoea in adults. Cochrane Database Syst Rev. 2006; Apr 19(2):CD003002.

50. Brickner ME, Hillis LD, Lange RA. Congenital disease in adults. First of two parts. N Eng J Med. 2000;97(3):352-6.

51. Agarwala BN, Bacha E, Cao QL, Hijazi ZM. Clinical manifestations and diagnosis of coarctation of the aorta. UpToDate 2009.

52. Giuffre M, Ryerson L, Chapple D, Crawford S, Harder J, Leung AK. Nonductal dependent coarctation: a 20-year study of morbidity and mortality comparing early-to-late surgical repair. J Natl Med Assc. 2005;97(3):352-6.

53. Warnes CA, Williams RG, Bashore TM, Child JS, Connolly HM, Dearani JA, et al. ACC/AHA 2008 Guidelines for the Management of Adults with Congenital Heart Disease: a report of the American College of Cardiology/American Heart Association Task Force on Practice Guidelines (writing committee to develop guidelines on the management of adults with congenital heart disease). Circulation. 2008;118:e714-833.

54. Liu D, Jiang F, Shan Z, Wang B, Wang J, Lai Y, et al. A cross-sectional survey of relationship between serum TSH level and blood pressure. J Hum Hypertens. 2010;24(2):134-8.

55. Dernellis J, Panaretou M. Effects of thyroid replacement therapy on arterial blood pressure in patients with hypertension and hypothyroidism. Am Heart J. 2002;143:718-24.
56. Volzke H, Ittermann T, Schmidt CO, Dorr M, John U, Wallaschofski H, et al. Subclinical hyperthyroidism and blood pressure in a population-based prospective cohort study. Eur J End. 2009;161:615-21.
57. Birgander M, Bondeson A-G, Bondeson L, Willenheimer R, Rydberg E. Cardiac structure and function before and after parathyroidectomy in patients with asymptomatic primary hyperparathyroidism. Endocrinologist. 2009;19:154.
58. Onusko E. Diagnosing secondary hypertension. Am Fam Physician. 2003;67:67-74.
59. Stefenelli T, Abela C, Frank H, Koller-Strametz J, Globits S, Bergler-Klein J, et al. Cardiac abnormalities in patients with primary hyperparathyroidism: Implications for follow-up. J Clin Endocrinol Metab. 1997;82:106.
60. Bandeira F, Griz L, Chaves N, Carvalho NC, Borges LM, Lazaretti-Castro M, et al. Diagnosis and management of primary hyperparathyroidism--a scientific statement from the Department of Bone Metabolism, the Brazilian Society for Endocrinology and Metabolism. Arq Bras Endocrinol Metabol. 2013;57:406-24.
61. Gopinath P, Sadler GP, Mihai R. Persistent symptomatic improvement in the majority of patients undergoing parathyroidectomy for primary hyperparathyroidism. Langenbecks Arch Surg. 2010;395:941-6.
62. Kelly KJ, Chen H, Sippel RS. Primary hyperparathyroidism. Cancer Treat Res. 2010;153:87-103.
63. Holdaway IM, Rajasoorya C. Epidemiology of acromegaly. Pituitary. 1999;2(1):29-41.
64. Fedrizzi D, Czepielewski MA. Cardiodiovascular disturbances in acromegaly. Arq Bras Endocrinol Metabol. 2008 Dec;52(9):1416-29.
65. Colao A, Ferone D, Marzullo P, Lombardi G. Systemic complications of acromegaly: epidemiology, pathogenesis, and management. Endocr Rev. 2004;25(1):102-52.
66. Viera AJ, Neutze DM. Diagnosis of secondary hypertension: an age-based approach. Am Fam Physician. 2010;82(12):1471-8.

5

Classificação da hipertensão arterial sistêmica como refratária

Luciano Vacanti

INTRODUÇÃO

A hipertensão arterial sistêmica (HAS) refratária ou resistente é conceituada como a hipertensão que evolui com valores pressóricos acima de 140/90 mmHg em pacientes utilizando regularmente doses plenas ou máximas de pelo menos três ou mais agentes de classes terapêuticas anti-hipertensivas distintas, incluindo-se entre eles diuréticos em doses igualmente adequadas, ou ainda quando são necessários quatro ou mais fármacos anti-hipertensivos para manter o adequado controle da pressão arterial (PA).[1]

Trata-se de um problema relativamente frequente e crítico na prática clínica diária. Dados estatísticos americanos e espanhóis estimam, respectivamente, uma prevalência de 13 e 12% de hipertensão resistente entre adultos em tratamento.[2,3] Além disso, tais pacientes apresentam um aumento de 50% no risco de eventos cardiovasculares, quando comparados com indivíduos sem refratariedade ao tratamento.[4]

Sendo assim, para que o paciente possa ser conceituado corretamente, a própria classificação já fornece algumas diretrizes. Ou seja, a pressão precisa ser mensurada corretamente, os valores não podem ser apenas casuais, a terapêutica anti-hipertensiva deve ser apropriada, é imprescindível a aderência e, finalmente, devem ser descartadas situações agravantes. Desse modo, afastadas essas variáveis que contribuem para a "pseudorresistência", o próximo passo recomendado é a avaliação quanto aos possíveis fatores envolvidos nessa refratariedade e a escolha da terapêutica mais apropriada.

MEDIDA DA PRESSÃO ARTERIAL

Os procedimentos de medida da pressão devem ser realizados de forma adequada, levando em consideração o preparo apropriado do paciente, o uso de técnica padronizada, com o manguito de tamanho adequado conforme a circunferência do braço e o uso de equipamento calibrado. Em cada consulta deverão ser realizadas pelo menos três medidas na posição sentada, com intervalo de um minuto entre elas. A média das duas últimas deve ser considerada a pressão arterial real. Caso as pressões sistólicas e/ou diastólicas obtidas apresentem diferença maior que 4 mmHg, deverão ser realizadas novas medidas até que se obtenham medidas com diferença inferior.[5]

Deve-se ter um cuidado adicional com indivíduos idosos e obesos. Alterações próprias do envelhecimento determinam aspectos diferenciais na pressão arterial dessa população, como maior frequência de "hiato auscultatório", que consiste no desaparecimento dos sons durante a deflação do manguito, geralmente entre o final da fase I e o início da fase II dos sons de Korotkoff, resultando em valores falsamente baixos para a pressão arterial sistólica ou falsamente altos para a diastólica. A "pseudo-hipertensão", que está associada ao processo aterosclerótico, pode ser detectada pela manobra de Osler, ou seja, quando a artéria radial permanece ainda palpável, após a insuflação do manguito pelo menos 30 mmHg acima do desaparecimento do pulso radial. E quanto aos obesos, manguitos mais longos e largos são necessários, para não haver superestimação da pressão arterial.[5]

MONITORIZAÇÃO AMBULATORIAL DA PRESSÃO ARTERIAL (MAPA)

Alguns pacientes inicialmente classificados como resistentes podem na verdade apresentar influência do efeito do jaleco branco. Define-se efeito do jaleco branco como o valor referente à diferença entre a medida da pressão arterial no consultório e a média da Mapa na vigília ou da MRPA, sem que haja mudança no diagnóstico de normotensão ou hipertensão. Considera-se que o efeito do jaleco branco é significativo quando essa diferença for superior a 20 e 10 mmHg nas pressões sistólica e diastólica, respectivamente.[6] O efeito do jaleco branco significativo deve ser suspeitado em pacientes com cifras elevadas de pressão arterial no consultório e relato de pressão arterial normal em ambientes fora deste, naqueles com sintomas de hipotensão ou ainda entre os pacientes com cifras tensionais sempre altas sem sinais de lesões em órgãos-alvo. Em uma casuística envolvendo 611 hipertensos com pressão arterial de consultório maior que 140 x 90 mmHg, cerca de 30%, usando três medicações, apresentavam um controle satisfatório pela Mapa.[7] Em outro estudo envolvendo 8.200 pacientes, 38% deles inicialmente classificados como resistentes, estavam sob efeito do jaleco branco.[3] Portanto, a Mapa proporciona importantes dados diagnósticos e terapêuticos sobre o comportamento da pressão arterial em hipertensos resistentes e permite inclusive descartar o efeito e a hipertensão do jaleco branco. Outra estratégia para o controle adequado seriam as medidas residenciais da pressão arterial. Um protocolo sugerido seria a mensuração por, no mínimo, cinco dias consecutivos, com três medidas pela manhã e à noite, com intervalo de um minuto entre cada uma. Sugere-se avaliar todas elas, mas descartar as mensurações dos primeiros dois dias e a primeira aferição de cada trio para o cálculo da média da pressão arterial.[1]

TERAPÊUTICA ANTI-HIPERTENSIVA APROPRIADA

Por definição, a hipertensão refratária ou resistente só deve ser considerada em pacientes utilizando regularmente doses plenas ou máximas de pelo menos três ou mais agentes de classes terapêuticas anti-hipertensivas distintas, incluindo-se diuréticos entre eles. Dentre as causas de "pseudorresistência", a inércia terapêutica, a prescrição de doses insuficientes ou o uso de medicações não sinérgicas devem ser lembradas. Ou seja, é imprescindível a reavaliação do esquema terapêutico em busca de lacunas que justifiquem o controle inadequado. Antes disso, trata-se somente de uma hipertensão ainda em fase de ajuste terapêutico.

Dentro deste aspecto, talvez a maior dificuldade seja a avaliação da aderência ao tratamento. Pode-se definir adesão como "a utilização dos medicamentos prescritos em pelo menos 80% de seu total, observando horários, doses e tempo de tratamento". Considera-se aderência quando a conduta do paciente quanto a tomar medicamentos e executar mudanças no estilo de vida coincide com a prescrição clínica.[8] Há relatos de que de 40 a 60% dos pacientes abandonarão a medicação anti-hipertensiva no primeiro ano e entre o 5º e 10º ano, respectivamente.[9] Sabe-se que, nos pacientes com HAS resistente, é previsto um aumento do nível da pressão arterial quando a aderência aos fármacos é inferior a 90% de seu total. Deriva-se disto a importância de avaliar a aderência, não apenas às medidas não farmacológicas, mas também ao uso adequado dos medicamentos.[10]

Os métodos mais eficazes para avaliar a aderência à medicação são sistemas eletrônicos como o MEMS® 6 e os marcadores bioquímicos de exposição aos fármacos. No sistema eletrônico, são gravados o dia e horário cada vez que o paciente abre o dispositivo para retirar seu medicamento. Esses dados são transmitidos para um *software*, sendo então possível avaliar a aderência quanto às tomadas das medicações.[11] Esta é uma vantagem sobre a análise dos marcadores bioquímicos, uma vez que, ao se aproximar a data da consulta, o paciente pode aderir à medicação, resultando em positividade quanto à exposição à medicação, dando a falsa impressão de aderência. Os outros métodos, como entrevistas, questionários autoaplicados, registros farmacêuticos e contagem de medicamentos, são sujeitos a falhas e manipulações pelos próprios pacientes.

Entretanto, pela indisponibilidade de uma metodologia ideal, é possível avaliar a adesão, ainda que imprecisamente, com os métodos disponíveis. É possível solicitar que o paciente traga a caixa da medicação com seu respectivo blíster à consulta. É uma atitude que permite inclusive verificar se as recomendações foram entendidas corretamente. Pode-se também questionar sobre a aderência, sem emitir juízo de valor. Uma estratégia interessante seria começar dizendo: "Sabe-se que muitos pacientes, ocasionalmente, esquecem uma dose ou até algumas doses. Com que frequência isto tem acontecido com você?". Também existem questionários validados, inclusive no Brasil, para a população de hipertensos. Entre estes, destaca-se o teste de Morisky e Green, pela sua praticidade. Este teste é formado pelas questões: 1) Você alguma vez esquece de tomar seu remédio? 2) Você às vezes é descuidado quanto ao horário de tomar seu remédio? 3) Quando você se sente bem, alguma vez você deixa de tomar o remédio? 4) Quando você se sente mal com o remédio, às vezes deixa de tomá--lo? De acordo com o protocolo do teste de Morisky e Green, considera-se aderente ao tratamento o paciente que obtém pontuação máxima de 4 pontos e não aderente o que obtém 3 pontos ou menos.[12] Há quem advogue a internação por curto período como forma de avaliar de forma objetiva o controle pressórico com as medicações efetivamente prescritas, caso a meta a ser atingida não seja alcançada em seis meses.[13]

Finalmente, entre as medidas para aumentar a aderência à terapêutica, destacam-se o cuidado direto com o paciente e o apoio de uma equipe multidisciplinar. Ressalta-se que o acrônimo do método SIMPLE (Quadro 1) pode ajudar a relembrar estratégias para estabelecer um melhor contato médico-paciente, bem como medidas para auxiliar no aumento da aderência.[14]

COMORBIDADES E FATORES AGRAVANTES

Certas comorbidades e fatores relacionados aos pacientes podem estar associados à HAS resistente. A idade é o maior preditor de falta de controle da

Quadro 1 Estratégias para auxiliar no aumento da aderência

Método SIMPLE:
S: simplificar o regime terapêutico
I: intensificar a oferta de seus conhecimentos
M: modificar crenças e mitos
P: promover a melhora da comunicação
L: levar em consideração aspectos demográficos
E: evoluir a aderência

pressão arterial sistólica em uma análise do estudo de Framingham.[9] Nos indivíduos idosos, o processo aterosclerótico pode ser severo e responsável por uma pressão de pulso maior pela perda da complacência arterial, resultando em grande diferencial entre a pressão sistólica e a diastólica. Em relação à pressão arterial diastólica, o maior preditor de controle inadequado é a obesidade, que está associada com estimulação do sistema nervoso simpático, retenção de sódio e apneia obstrutiva do sono. Dessa forma, associa-se à elevação dos níveis pressóricos e à resistência ao tratamento anti-hipertensivo. Um estudo transversal com 45.125 pacientes revelou que, quando comparados àqueles com IMC normal, pacientes com IMC maior que 40 kg/m² apresentavam risco três vezes maior de requerer o uso de três anti-hipertensivos e cinco vezes maior de necessitar de quatro fármacos para controle adequado da PA.[13] Por sua vez, a diminuição do peso reduz a PA de forma significativa. No estudo ALLHAT, além da idade e da obesidade, outros preditores para o uso de múltiplas medicações foram: residir no sul dos Estados Unidos (região com índice socioeconômico inferior ao norte), ser do gênero feminino e negra. Além disso, enquanto a mulher negra apresentava a menor taxa de controle da pressão arterial, o homem caucasiano apresentou o melhor controle nesse grande estudo.[15]

Outro aspecto dos fatores agravantes é a sobrecarga de volume e o excesso de sal na dieta. É possível que pacientes com HAS refratária sejam mais sensíveis ao sal que indivíduos da população geral. Em um estudo envolvendo pacientes com HAS resistente, foi possível demonstrar que uma dieta hipossódica reduziu a pressão arterial sistólica e diastólica, respectivamente, em 23 e 9 mmHg[1]. Caso haja suspeita de elevada ingestão de sódio, pode-se realizar a dosagem da excreção urinária de sódio em 24 horas como medida de controle, pois é comum os pacientes subestimarem a quantidade de sal na dieta.

Ademais, deve-se obter na história clínica informações sobre o uso pregresso ou atual de medicamentos ou drogas lícitas ou não, que podem influenciar o tratamento (Quadro 2). Muitas substâncias podem interferir no controle da PA, diretamente por aumentá-la ou indiretamente por interferir nos mecanismos farmacológicos, ou ainda por ambas as situações. Dentre estes, destacam-se os anti-inflamatórios esteroides e não esteroides, que tanto aumentam diretamente a PA, por maior retenção de sódio e água, como indiretamente, por interferirem em quase todas as classes terapêuticas. Eliminando ou, dentro do possível, reduzindo o uso desses, é possível um ganho no controle da PA. Em diversas populações, inclusive na nossa, o consumo excessivo de etanol se associa com a ocorrência de várias formas de HAS.[9,13] Homens que consomem quantidade excessiva de álcool (≥ 4 doses/dia) têm chances 50% maiores de apresentar PA fora da meta. Por outro lado, observa-se a redução estatisticamente significativa na PA sistólica e diastólica na Mapa com a abstinência de

Quadro 2 Substâncias que podem elevar a pressão arterial
Agentes simpaticomiméticos (descongestionantes, anorexígenos, cocaína etc.)
Alcaçuz
Álcool
Analgésicos não narcóticos
Anti-inflamatórios não esteroides
Ciclosporina
Contraceptivos orais
Corticosteroides
Eritropoetina
Ervas (ephedra, ma-huang)
Estimulantes (metilfenidato, dexmetilfenidato, dextroanfetamina, anfetamina, metanfetamina, modafinil etc.)

álcool em bebedores inveterados e, consequentemente, redução na prevalência de hipertensão neste grupo.[13]

CONSIDERAÇÕES FINAIS

Quatro passos são sugeridos para a classificação precisa de HAS resistente (Figura 1):

- Passo 1: os procedimentos de medida da pressão devem ser realizados de forma adequada, levando em consideração o preparo apropriado do paciente, o uso de técnica padronizada, com o manguito de tamanho adequado conforme a circunferência do braço e o uso de equipamento calibrado.
- Passo 2: afastar a influência do efeito do jaleco branco significativo, quando a diferença entre a medida da pressão arterial no consultório e a média da Mapa na vigília ou da MRPA for superior a 20 mmHg e 10 mmHg nas pressões sistólica e diastólica, respectivamente.
- Passo 3: reavaliar a terapêutica anti-hipertensiva. Por definição, a hipertensão refratária ou resistente só deve ser considerada em pacientes utilizando regularmente doses plenas ou máximas de pelo menos três ou mais agentes de classes terapêuticas anti-hipertensivas distintas, incluindo-se os diuréticos. Isso também implica avaliar a aderência ao tratamento.
- Passo 4: investigar e afastar, quando possível, as comorbidades e os fatores agravantes.

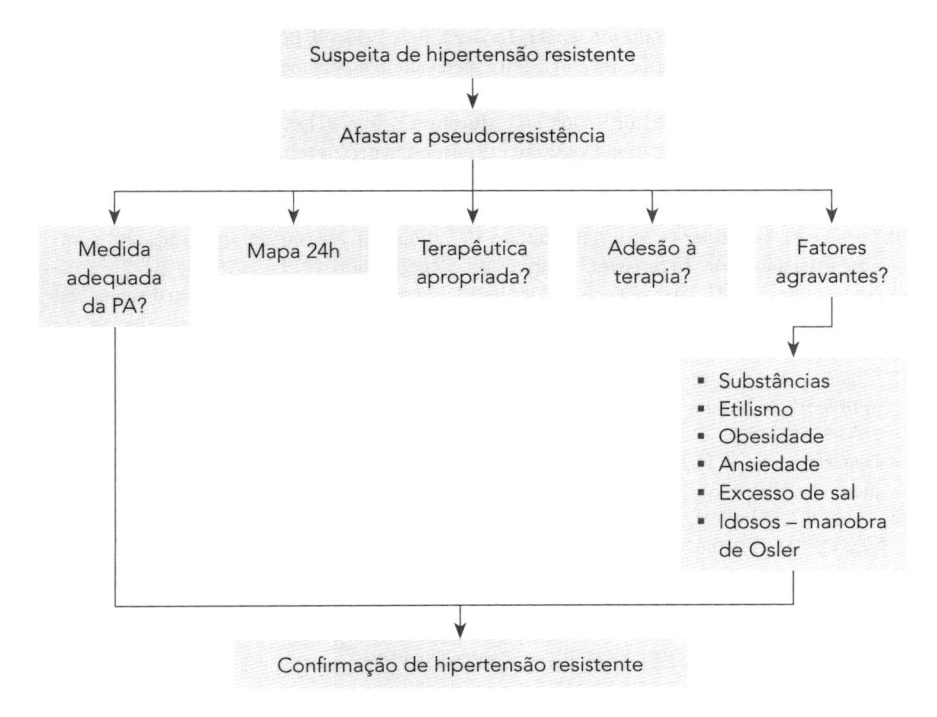

Figura 1 Fluxograma de avaliação da hipertensão arterial resistente.

REFERÊNCIAS BIBLIOGRÁFICAS

1. Carey RM. Resistant hypertension. Hypertension. 2013;61:746-50.
2. Persell SD. Prevalence of resistant hypertension in the United States, 2003-2008. Hypertension. 2011;57:1076-80.
3. de la Sierra A, Segura J, Banegas JR, Gorostidi M, de la Cruz JJ, Armario P, et al. Clinical features of 8295 patients with resistant hypertension classified on the basis of ambulatory blood pressure monitoring. Hypertension. 2011;57:898-902.
4. Daugherty SL, Powers JD, Magid DJ, Tavel HM, Masoudi FA, Margolis KL, et al. Incidence and prognosis of resistant hypertension in hypertensive patients. Circulation. 2012;125:1635-42.
5. Sociedade Brasileira de Cardiologia; Sociedade Brasileira de Hipertensão; Sociedade Brasileira de Nefrologia. VI Diretrizes Brasileiras de Hipertensão. Arq Bras Cardiol. 2010;95(1) supl. 1.
6. V Diretrizes Brasileiras de Monitorização Ambulatorial da Pressão Arterial (MAPA) e III Diretrizes Brasileiras de Monitorização Residencial da Pressão Arterial (MRPA). Rev Bras Hipertens. 2011;18(1).
7. Brown MA, Buddle ML, Martin A. Is resistant hypertension really resistant? Am J Hypertens 2001;14:1263-9.

8. Oosterom-Calo R, van Ballegooijen AJ, Terwee CB, te Velde SJ, Brouwer IA, Jaarsma T, et al. Determinants of adherence to heart failure medication: a systematic literature review. Heart Fail Rev. 2013;18:409-27.

9. Calhoun DA, Jones D, Textor S, Goff DC, Murphy TP, Toto RD, et al.; American Heart Association Professional Education Committee. Resistant hypertension: diagnosis, evaluation, and treatment: a scientific statement from the American Heart Association Professional Education Committee of the Council for High Blood Pressure Research. Hypertension. 2008;51:1403-19.

10. Burnier M, Wuerzner G, Struijker-Boudier H, Urquhart J. Measuring, analyzing, and managing drug adherence in resistant hypertension. Hypertension. 2013;62:218-25.

11. Nieuwenhuis MM, Jaarsma T, van Veldhuisen DJ, van der Wal MH. Self-reported versus 'true' adherence in heart failure patients: a study using the Medication Event Monitoring System. Neth Heart J. 2012;20(7-8):313-9.

12. Strelec MAM, Pierin AMG, Mion Jr. D. A influência do conhecimento sobre a doença e a atitude frente à tomada dos remédios no controle da hipertensão arterial. Arq Bras Cardiol. 2003;81(4):343-8.

13. Departamento de Hipertensão Arterial da Sociedade Brasileira de Cardiologia. I posicionamento brasileiro sobre HA resistente. Arq Bras Cardiol. 2012;99(1):576-85.

14. Atreja A, Bellam N, Levy S. Strategies to enhance patient adherence: making it simple. Medacapt Gen Med. 2005;7(1):4.

15. Cushman WC, Ford CE, Cutler JA, Margolis KL, Davis BR, Grimm RH, et al.; ALLHAT Collaborative Research Group. Success and predictors of blood pressure control in diverse North American settings: the Antihypertensive and Lipid-Lowering and Treatment to Prevent Heart Attack Trial (ALLHAT). J Clin Hypertens. 2002;4:393-404.

6

Estratégias de abordagem na doença arterial coronariana estável

José Carlos Quinaglia e Silva
Thiago Quinaglia A. C. Silva
Meyrianne Almeida Barbosa
Andrei Carvalho Sposito

PREVALÊNCIA

A prevalência das doenças crônicas não transmissíveis, antes denominadas crônico-degenerativas, vem aumentando progressivamente em nosso país nas últimas décadas, notadamente as doenças cardiovasculares – entre elas, as doenças isquêmicas do coração. Esse fenômeno coincide com a migração interna da população rural para os grandes centros urbanos, ocorrida nas últimas décadas do século passado. O Sistema de Informação de Mortalidade (SIM) do Ministério da Saúde mostra que no Brasil, no ano de 2013, aproximadamente 53 entre cada 100 mil habitantes morreram por doença isquêmica do coração, totalizando 105.993 óbitos especificamente por essa causa, em uma população de 201.032.714 habitantes.

As projeções também não são otimistas. Um estudo da Earth Institute at Columbia University (Estados Unidos) estima uma elevação da mortalidade cardiovascular no Brasil em 250% nas primeiras quatro décadas deste século. Se não houver mudanças na política de saúde pública do Brasil, teremos a maior mortalidade cardiovascular do mundo no ano de 2040, ultrapassando países muito mais populosos, como a China e a Índia.[1]

Entre os prováveis motivos da progressão na mortalidade por doenças cardiovasculares no Brasil estão a baixa cobertura à população de baixa renda pelos programas de saúde da família (muito aquém dos 70% previstos pelo Ministério da Saúde), o insuficiente financiamento do Sistema Único de Saúde (SUS) e a má gestão dos hospitais públicos, fatos que contribuem para a ineficiente execução do exíguo orçamento destinado à saúde pública. Associa-se a esse cenário a falta de acesso a programas de educação preventiva pela população de baixa renda. O resultado final desse cenário é o excessivo contingente

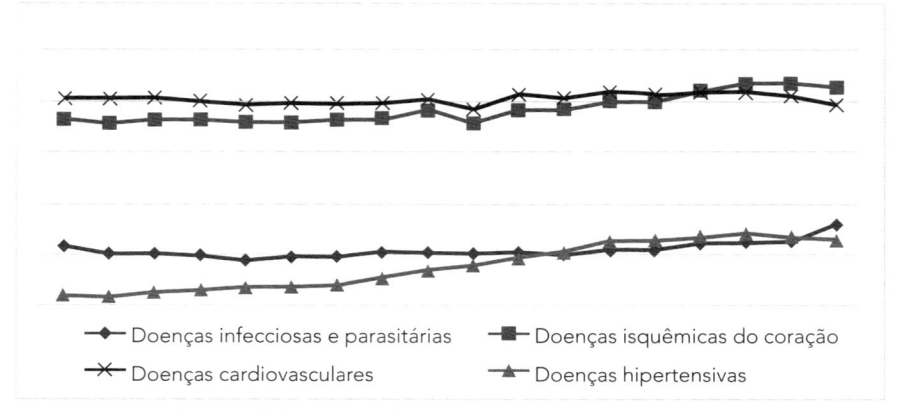

Figura 1 Taxa de mortalidade específica, por causas selecionadas, da população maior de 30 anos, no Brasil, de 1996 a 2013. Fonte: MS/SVS/CGIAE – Sistema de Informações sobre Mortalidade (SIM).

de pacientes que chegam aos hospitais terciários com diagnóstico de síndrome coronariana aguda, elevando a mortalidade cardiovascular.

FISIOPATOLOGIA

O estresse oxidativo sobre o endotélio vascular é o evento inicial do processo aterosclerótico e a aterogênese, uma resposta inflamatória a essa lesão. A aterogênese ocorre quando os mecanismos de defesa vasculares são esgotados pelo excesso de produção de radicais livres.[2] Essa resposta envolve a migração de moléculas de adesão vascular e celular, que recrutam monócitos e linfócitos para o espaço subendotelial. O estresse oxidativo está relacionado a um pior prognóstico clínico. Hertzer et al.[3] acompanharam 276 pacientes portadores de doença arterial coronariana (DAC) com lesões críticas por 4,5 anos e observaram que a vasodilatação braquial normal pela administração de acetilcolina intra-arterial esteve associada a menor número de eventos: 53% do grupo com DAC contra 21% do grupo controle.

A produção de espécies reativas de oxigênio (ERO), agravada pela isquemia, também determina a oxidação das lipoproteínas do LDL-colesterol (LDL-C) no espaço subendotelial. Na presença de ERO, linfócitos e monócitos se diferenciam em macrófagos e fagocitam as partículas de LDL-C, dando origem a células espumosas, ponto de partida para a formação das futuras placas ateroscleróticas. Assim, a aterogênese está direta e proporcionalmente relacionada à hipercolesterolemia e aos fatores de risco cardiovascular que levam ao estresse oxidativo.

A progressão e a estabilidade da placa aterosclerótica dependem do controle dos fatores de risco cardiovascular responsáveis pela disfunção endotelial e da genética de cada indivíduo. O estudo Interheart, publicado na revista *Lancet* em 2004,[4] relaciona os principais fatores de risco para o infarto agudo do miocárdio: dislipidemia, tabagismo, fatores psicossociais, diabetes, hipertensão arterial sistêmica e obesidade abdominal. Esses fatores também são os principais responsáveis pela evolução e vulnerabilidade da placa aterosclerótica até sua rotura, após evoluir silenciosamente por muitos anos. A obstrução das artérias coronárias pode levar à isquemia miocárdica, responsável pela dor anginosa, enquanto seu rompimento ocasiona a aterotrombose e a consequente oclusão ou suboclusão do vaso, gerando a síndrome coronariana aguda.

Existem ainda formas de apresentação de DAC não aterosclerótica, como a miocardiopatia hipertrófica, a miocardiopatia dilatada idiopática, a doença valvar aórtica, as anomalias congênitas das artérias coronarianas, a ponte miocárdica, a arterite coronariana associada a vasculites sistêmicas e as causadas por irradiação e doenças de microcirculação. Algumas dessas doenças não são visualizadas pela coronariografia.

APRESENTAÇÃO CLÍNICA

A dor precordial é o sintoma predominante nas diferentes formas de apresentação clínica de DAC e pode ser dividida em dois grandes grupos: angina estável, descrita pela Canadian Cardiovascular Society (CCS), e instável, definida por Braunwald.

A angina estável, por definição, deve ter as mesmas características há pelo menos dois meses e é classificada em quatro classes, conforme a Tabela 1.

A angina instável é classificada em três classes, segundo Braunwald (Tabela 2).

Tabela 1 Angina estável segundo a classificação da CCS

Classe I	Atividade física habitual, como caminhar e subir escada, não causa angina desencadeada por esforços extenuantes, rápidos ou prolongados
Classe II	Leve limitação da atividade física habitual: angina desencadeada por caminhar mais que dois quarteirões no mesmo nível ou subindo mais que um lance de escadas no ritmo e em condições normais
Classe III	Marcada limitação da atividade física habitual. Caminhando mais de um a dois quarteirões no mesmo nível ou subindo mais que um lance de escadas em condições normais
Classe IV	Incapacidade de realizar qualquer atividade física sem desconforto. Desencadeada por qualquer atividade física ou mesmo em repouso

Tabela 2   Classificação da angina instável, segundo Braunwald

Classe	Etiologia	Tratamento
I – início de angina intensa ou acelerada há menos de um mês. Nenhuma dor em repouso.	A – secundária	1 – na ausência de tratamento
II – em repouso, porém ausente nas últimas 48 horas	B – primária	2 – durante tratamento para angina crônica estável
III – em repouso e presente nas últimas 48 horas	C – pós-IAM (pós-infarto agudo do miocárdio)	3 – terapia medicamentosa anti-isquêmica máxima

A classe IV da CCS deve ser diferenciada da angina instável de Braunwald, que também pode se manifestar em repouso. A diferença entre ambas é o tempo inicial de duração. Na classe IV, as características de intensidade e frequência estão presentes, sem se modificarem por pelo menos dois meses, ocorrendo a instabilização, quando esse padrão se modifica para pior, e passa, então, para a classe II ou III de Braunwald.

A dor precordial típica pode ser descrita como constritiva, sensação de estrangulamento, peso ou esmagamento na região do tórax, predominantemente à esquerda e com irradiação para a face interna dos braços e antebraços, podendo atingir a mandíbula e o epigástrio, desencadeada por estresse físico, emocional ou por ambos. Porém, alguns pacientes têm uma sensação mais vaga dessa dor, mais leve ou de queimação. O desconforto anginoso acima da mandíbula ou abaixo do epigástrio é raro. Os idosos podem manifestar a angina sob a forma de equivalente anginoso, como dispneia, fraqueza, fadiga e eructações. Uma história de dispneia desproporcional a um esforço habitual pode ser uma manifestação precoce de DAC, mesmo na ausência de angina e de alterações eletrocardiográficas. A duração é geralmente menor que 10 minutos, mas pode se estender por até 20 minutos. Quando a duração exceder esse tempo, deve-se pensar em um diagnóstico diferencial.

A angina clássica cessa com o repouso ou com o uso de nitrato oral. O espasmo esofagiano deve ser um diagnóstico diferencial, dado que também cede ao uso de nitrato. Caso a dor não alivie completamente com o repouso ou com a administração de nitrato, deve-se encaminhar o paciente para a unidade de emergência para investigar a forma instável de DAC. O vasoespasmo coronariano (Prinzmetal) também pode ter manifestação clínica semelhante à das formas instáveis de DAC e deve ser diferenciado destas quando possível.[5,6]

Para o diagnóstico de angina noturna, devem ser consideradas as diferenças fisiopatológicas e as possíveis comorbidades. As alterações motoras relativas à vasomotricidade devem ser tratadas com bloqueadores dos canais de cálcio. Considerar como diagnósticos diferenciais: a apneia do sono, a doença do refluxo gastresofágico[7] e a hipoglicemia do diabético.

A DAC silenciosa (assintomática) é mais comum em subgrupos de pacientes idosos, diabéticos e nas mulheres, mas também pode se apresentar na insuficiência cardíaca congestiva e na insuficiência renal crônica, associada a arritmias cardíacas ou mesmo na forma de morte súbita como manifestação inicial da doença coronariana. Portanto, a investigação diagnóstica deve prosseguir sempre que a estimativa do risco de eventos for intermediária ou alta.[8]

A doença coronariana isquêmica na mulher evolui de forma peculiar. Mulheres mais jovens têm menor carga de placa, maior tendência à instabilização por erosão da placa, maior proporção da forma assintomática e são mais frequentemente surpreendidas por morte súbita.[9] As mulheres mais idosas têm um modelo de doença mais próximo ao do homem, apresentando placas mais volumosas, maior espessura da capa fibrosa e menor lago lipídico, além de maior tendência à instabilização por ruptura.[10]

A taxa de embolização distal é maior nas mulheres comparada à dos homens, de acordo com uma série de necropsias de pacientes falecidos por infarto com trombose epicárdica. A quantidade de êmbolos era independente do tipo do trombo ou da presença de necrose.[11]

A camada muscular lisa das artérias coronárias na mulher apresenta particular suscetibilidade a espasmos, principalmente logo após a menopausa, quando ocorre deprivação estrogênica e redução na síntese de óxido nítrico sintase. Esse vasoespasmo ocorre não apenas em território epicárdico, mas também em território microvascular.[12]

DIAGNÓSTICO

O diagnóstico de DAC estável baseia-se na avaliação clínica associada, quando for necessário, a exames indutores de isquemia e/ou anatômicos por imagem. Esses testes também são utilizados para determinar o prognóstico e avaliar a eficácia do tratamento. No entanto, o estabelecimento da probabilidade pré-teste de DAC (Tabela 3) antes da avaliação por esses exames é essencial para que sejam evitadas indicações desnecessárias de exames, particularmente os invasivos.

A caracterização da dor torácica (Tabela 4) é fundamental para definir sua provável origem em: definitivamente isquêmica (angina típica), provavelmente isquêmica (angina atípica) ou definitivamente não isquêmica (dor não anginosa). Para tanto, devem-se avaliar os seguintes aspectos da dor torácica: localização, caráter, duração, relação com esforço e com outros fatores que possam exacerbá-la ou aliviá-la. O caráter típico da dor é de "opressão", "peso" ou "queimação", com duração de não mais que 20 minutos (duração de segundos

Tabela 3 Probabilidade clínica pré-teste em pacientes com dor torácica estável[13]

Idade	Angina típica		Angina atípica		Dor torácica não anginosa	
	Homem	Mulher	Homem	Mulher	Homem	Mulher
30-39	59	28	29	10	18	5
40-49	69	37	38	14	25	8
50-59	77	47	49	20	34	12
60-69	84	58	59	28	44	17
70-79	89	68	69	37	54	24
> 80	93	76	78	47	65	32

Tabela 4 Classificação da dor torácica[16]

Angina típica (definitiva)	Satisfaz todos os seguintes critérios: • Desconforto ou dor retroesternal de qualidade e duração característicos • Provocada por esforço físico ou tensão emocional • Aliviada pelo repouso e/ou uso de nitratos dentro de poucos minutos
Angina atípica (provável)	Satisfaz dois dos critérios mencionados acima
Dor não anginosa	Não satisfaz nenhum ou apenas um dos critérios mencionados acima

reduz a probabilidade de angina). Deve-se ressaltar, por outro lado, que essas características clássicas não são imutáveis e podem variar em relatos de um mesmo indivíduo. Dor que ocorre após o esforço[14] ou que alivia subsequentemente após uma sessão de esforço[15] não são exemplos de sintomas clássicos, mas devem ser considerados.

O exame físico do paciente com suspeita de DAC estável habitualmente é normal, porém deve-se avaliar a presença de comorbidades ou de sinais em outros sistemas que possam aumentar a probabilidade diagnóstica. Essas condições incluem anemia, hipertensão arterial sistêmica, valvopatias, cardiomiopatia hipertrófica obstrutiva e arritmias. Além disso, deve-se tentar identificar a presença de doença arterial periférica (pela palpação de pulsos periféricos, ausculta de artérias carótidas e femorais e cálculo do índice tornozelo-braquial), tireoideopatias, insuficiência renal e DM. A presença de bulhas adicionais ou a congestão venosa sistêmica indicam alto risco *per se* na vigência de DAC estabelecida.

Investigação não invasiva

A avaliação laboratorial inicial deve identificar as possíveis causas da isquemia coronariana e os fatores de risco associados. Fazem parte da avaliação inicial: hemograma, que pode auxiliar no diagnóstico e prognóstico;[17] função tireoidiana, quando houver suspeita clínica; glicemia de jejum e hemoglobina glicosilada;[18,19] mesmo em pacientes não diabéticos,[20,21] e, quando o resultado não for conclusivo, complementar com teste oral de tolerância à glicose;[22] perfil lipídico; função renal; e avaliação bioquímica completa.[23,24] A associação da proteína C-reativa ultrassensível ao risco de eventos em pacientes com DAC tem sido revista após recente metanálise,[25] assim, não deve ser recomendada rotineiramente até nova apreciação dessa associação.

Conforme indica a Tabela 5, um eletrocardiograma (ECG) de 12 derivações auxilia no diagnóstico de DAC, caso existam sinais de isquemia de repouso ou infartos prévios. Mesmo quando o ECG basal não apresenta sinais de isquemia (o que não é raro), o exame pode fornecer informações de diagnósticos diferenciais, como arritmias, sobrecargas de câmaras, entre outros, e revelar outras anormalidades, como distúrbios de condução e síndromes de pré-excitação.

O ecocardiograma também tem papel no diagnóstico e prognóstico de pacientes com DAC. O exame pode revelar alterações segmentares da contratilidade, típicas de DAC, ou sinais de disfunção diastólica, que são menos específicos, porém são alterações precoces na evolução da doença. O exame ainda pode descartar causas alternativas para os sintomas de dor torácica, como miocardiopatia hipertrófica e estenose aórtica, além de avaliar a função ventricular esquerda, um importante parâmetro prognóstico.[26,27] Porém, o exame considerado normal não afasta o diagnóstico de DAC.

A radiografia de tórax pode auxiliar em pacientes com sinais e sintomas atípicos de DAC e no diagnóstico diferencial com doenças pulmonares (Tabela 7). Outro exame que pode auxiliar no diagnóstico é a ultrassonografia de carótidas, que, ao revelar a presença de placas ateroscleróticas, aumenta a probabilidade pré-teste de DAC.[28]

Tabela 5   ECG de repouso na avaliação inicial do paciente com DAC estável

Recomendações	Classe	Nível de evidência
ECG de repouso é recomendado para todos os pacientes	I	C
ECG de repouso é recomendado para todos os pacientes durante ou imediatamente depois do episódio de dor torácica suspeita de instabilidade clínica de DAC	I	C

Tabela 6 Ecocardiograma para avaliação inicial de DAC

Recomendações	Classe	Nível de evidência
Ecocardiografia transtorácica é recomendada a todos os pacientes para: • Exclusão das causas alternativas de angina • Identificação de alterações regionais de contratilidade, sugestivas de DAC • Mensuração da FEVE para estratificação de risco • Avaliação da função diastólica	I	B
Ultrassonografia de artérias carótidas pode ser considerada para a detecção do aumento de IMT e/ou placas em pacientes com suspeita de DAC sem doença aterosclerótica	IIa	C

FEVE: fração de ejeção do ventrículo esquerdo.

Tabela 7 Radiografia de tórax para avaliação inicial de DAC

Recomendações	Classe	Nível de evidência
A radiografia é recomendada aos pacientes com apresentação atípica ou suspeita de doença pulmonar	I	C
A radiografia pode ser considerada em pacientes com suspeita de insuficiência cardíaca	IIa	C

Estratificação do risco de eventos

Sabe-se que os diferentes métodos diagnósticos têm acurácia variável de acordo com o risco da população avaliada. A especificidade e a sensibilidade dos métodos de imagem identificam cerca de 85% dos pacientes portadores de DAC (Tabela 8). Assim, 15% de todos os resultados serão falsos quando indicados em uma população com probabilidade pré-teste menor que 15% (presumindo-se que todos sejam saudáveis) ou em uma população com probabilidade pré-teste maior que 85% (presumindo-se que todos sejam doentes). Portanto, nesses extremos não é necessária a realização de exames diagnósticos, exceto quando houver indicação clínica não contemplada pela determinação da probabilidade pré-teste.

Para pacientes com probabilidade pré-teste entre 15 e 85%, deve-se indicar algum exame com finalidade diagnóstica e/ou de estratificação, e o tratamento deve ser instituído conforme o risco de eventos encontrado:

• Risco baixo (mortalidade < 1% ao ano): tratamento clínico otimizado (TCO).

Tabela 8 Características dos testes comumente utilizados nos diagnósticos da presença de DAC

	Diagnóstico de DAC	
	Sensibilidade (%)	Especificidade (%)
ECG de esforço	45-50	85-90
Ecocardiograma de esforço	80-85	80-88
SPECT de esforço	73-92	63-87
Ecocardiograma com estresse farmacológico (dobutamina)	79-83	82-86
RMC com estresse farmacológico (dobutamina)	79-88	81-91
Ecocardiograma com estresse farmacológico (vasodilatador)	72-79	92-95
SPECT com estresse farmacológico (vasodilatador)	90-91	75-84
RMC com estresse farmacológico (vasodilatador)	67-94	61-85
TC coronariana	95-99	64-83
PET com estresse farmacológico (vasodilatador)	81-97	74-91

- Risco intermediário (mortalidade entre 1 e 3% ao ano): tratamento clínico otimizado e coronariografia com medida da reserva de fluxo coronariano (FFR) quando necessária, seguida de revascularização miocárdica em casos selecionados (baseado em comorbidades e preferências dos pacientes).
- Risco alto (≥ 3% ao ano): coronariografia com FFR quando necessária, seguida de revascularização miocárdica quando indicada.

Assim, para que o processo de diagnóstico e de estratificação do risco de eventos seja eficaz e harmônico, deve ser baseado na probabilidade pré-teste de DAC do indivíduo. A probabilidade pré-teste depende principalmente da prevalência da doença na população estudada e das características clínicas dos pacientes, entre as quais as mais prementes são idade, sexo e natureza dos sintomas.[29] Os dados de prevalência de DAC na população brasileira ainda não são suficientes para constituir-se uma tabela de probabilidade pré-teste para uso clínico. Por outro lado, estudos observacionais em populações europeias e norte-americanas têm sido utilizados para a estimativa da prevalência de estenose luminal coronariana ≥ 50%, avaliada por coronariografia (Tabela 3) em diferentes estratos populacionais, e foram utilizados para a construção de tabelas de probabilidade pré-teste.[30]

Algumas exceções devem ser ressaltadas. Pacientes com DAC suspeita, para os quais a revascularização miocárdica não é aconselhável, devem ser tratados

Tabela 9   Estratificação não invasiva do risco de eventos

Teste ergométrico	Risco alto	Mortalidade cardiovascular > 3%/ano.
	Risco intermediário	Mortalidade cardiovascular < 1%/ano.
	Risco baixo	
Imagem isquêmica	Risco alto	Área de isquemia > 10%.
	Risco intermediário	Área de isquemia entre 1 e 10% ou
	Risco baixo	isquemia menor que alto risco pela RMC
		ou ecoestresse.
		Sem isquemia.
Angiotomografia	Risco alto	Lesões significativas de alto risco.
	Risco intermediário	Lesões significativas proximais ou distais
	Risco baixo	das coronárias, porém não de alto risco.
		Coronária normal ou apenas com placa.

apenas clinicamente, e testes diagnósticos devem ser evitados, mesmo antes do conhecimento da anatomia coronariana. Por outro lado, pacientes com fração de ejeção < 50% e angina típica devem ser encaminhados diretamente à estratificação invasiva mesmo sem testes diagnósticos prévios.

Segundo as diretrizes brasileiras (2014) e europeias (2013), a doença coronariana estável em pacientes assintomáticos e classificados como de risco baixo ou intermediário devem ser submetidos a um exame adicional para prosseguir com a investigação diagnóstica. Entre esses exames, os mais utilizados são: escore de cálcio coronariano, espessura médio-intimal de carótidas ou índice tornozelo-braquial. Esses exames permitem reclassificar a gravidade do risco quando o escore de cálcio for superior a 400 Agatston, a espessura médio-intimal maior que 1 mm ou o índice tornozelo-braquial menor que 0,9.

TRATAMENTO

Os cuidados intensivos na fase aguda do infarto do miocárdio reduziram em 25% a mortalidade do IAM para os pacientes que chegam vivos aos hospitais, graças à criação das unidades coronarianas e ao advento de novas drogas, como os trombolíticos, seguido da angioplastia primária. O tratamento do infarto agudo do miocárdio ou da angina instável reduz em 10% a mortalidade cardiovascular, o da insuficiência cardíaca em 9% e o da revascularização miocárdica para a angina crônica em 5%. Já as intervenções coronarianas percutâneas e as cirurgias de revascularização miocárdica na fase crônica da doença tiveram impacto muito menor na mortalidade cardiovascular. O melhor controle da pressão arterial, a redução do tabagismo e, especialmente, a redução do colesterol com estatinas, foram os fatores mais importantes para essa redução. Entretanto, o aumento do IMC contribui para aumento de 8% do risco de morte cardiovascular e a presença de DM aumenta em 10% esse risco.

O tratamento farmacológico de DAC estável deve promover o alívio dos sintomas e prevenir eventos cardiovasculares. O alívio dos sintomas anginosos inclui, como primeira linha de tratamento, os nitratos de curta duração associados a um betabloqueador (ou bloqueador de canal de cálcio não di--hidropiridínico) para controle da frequência cardíaca. Bloqueadores de canais de cálcio di-hidropiridínicos podem ser considerados em associação aos nitratos de curta duração caso a frequência cardíaca seja baixa no momento da instituição do tratamento. As drogas de segunda linha podem substituir ou serem acrescidas ao tratamento inicial. Porém, estudo recente demonstrou não haver redução da mortalidade ou de infarto não fatal com o uso adicional de ivabradina comparada a placebo em pacientes com DAC estável e função ventricular esquerda preservada. No subgrupo dos pacientes com angina refratária limitante (CCS > 2), o desfecho primário foi até maior, denotando aumento do risco associado à droga, apesar de ter havido melhora dos sintomas nesse subgrupo.[31] Outras drogas, algumas ainda sob análise, podem ser indicadas como segunda linha de tratamento: nitratos de ação prolongada, ranolazina, trimetazidina e nicorandil. Além disso, a revascularização miocárdica, quando indicada, reduz o sintoma de angina com notável eficácia.

O tratamento dirigido à prevenção de eventos cardiovasculares envolve a modificação do estilo de vida e o controle dos fatores de risco, como medidas não farmacológicas. A pedra angular na prevenção de eventos cardiovasculares é o uso de ácido acetilsalicílico (AAS) em baixas doses (75-150 mg/dL). Os antiplaquetários inibidores de receptores P_2Y_{12} da adenosina difosfato também devem ser usados, dos quais o clopidogrel foi o único submetido a análise em estudo aleatorizado e controlado[32]. Pode, portanto, ser utilizado como substituto do AAS quando este for contraindicado. A terapia antiplaquetária dupla, base do tratamento em síndromes coronarianas instáveis, não tem indicação definida na doença estável e, de acordo com os dados atuais, não deve ser recomendada rotineiramente.[33]

A terapia medicamentosa também deve incluir tratamento hipolipemiante, para que sejam atingidas as metas de pacientes de muito alto risco: LDL colesterol ≤ 70 mg/dL ou uma redução de 50% em relação aos níveis basais. Os inibidores do sistema renina-angiotensina-aldosterona completam a lista de drogas necessárias à prevenção de eventos. Inibidores da enzima conversora de angiotensina (IECA) reduzem a mortalidade, principalmente em pacientes com diabete melito ou portadores de insuficiência cardíaca.[34,35] Antagonistas do receptor da angiotensina II podem ser considerados uma alternativa aos

IECA, quando estes forem contraindicados ou mal tolerados. Por último, o bloqueio dos receptores de aldosterona é recomendado em pacientes pós-IAM que tenham função ventricular esquerda reduzida (< 40%) e/ou DM.

Pacientes de risco alto e intermediário diagnosticados pela avaliação não invasiva podem se beneficiar de estratificação por coronariografia. Segundo dados do Estudo COURAGE, mais de 1 milhão de intervenções coronarianas percutâneas (IP) são realizadas anualmente nos Estados Unidos, a grande maioria delas eletivamente, em pacientes com DAC estável. Embora fosse esperado que uma IP bem-sucedida em estenose limitante reduzisse a taxa de morte, de IAM ou de hospitalização por síndrome coronariana aguda (SCA), estudos têm demonstrado que apenas reduz a frequência de angina e melhora, a curto prazo, o desempenho em exercícios físicos. A ocorrência de episódios anginosos nos três primeiros anos com tratamento clínico otimizado (TCO) é significativamente maior quando comparada com o tratamento de revascularização miocárdica percutânea, tornando-se equivalente ao TCO a partir do quarto ano.[36]

Segundo estudos clássicos, alguns indicadores sugerem melhor evolução do paciente quando a revascularização miocárdica cirúrgica é indicada. A disfunção ventricular associada à doença triarterial é um desses indicadores, principalmente quando a fração de ejeção estiver entre 35 e 49%, embora haja algum benefício para aqueles com fração de ejeção abaixo de 35%.[37,38] Outras indicações são: doença multiarterial incluindo o tronco da coronária esquerda, grande território isquêmico (> 10%) e angina grave ou refratária.

A decisão entre revascularização cirúrgica ou percutânea deve ser fundamentada no julgamento clínico, auxiliado por alguns instrumentos de estratificação do risco. Pacientes que tenham uma ou duas lesões que não envolvam a coronária descendente anterior podem ser submetidos ao tratamento percutâneo. Por outro lado, quando esse segmento é acometido, deve-se considerar o tratamento cirúrgico. Em pacientes com lesões em três ou mais artérias, lança-se mão do escore SYNTAX. Este é um instrumento recentemente incorporado à prática clínica e baseia-se na classificação da complexidade das lesões angiográficas para determinar o procedimento mais adequado. Em situações em que o escore é maior ou igual a 22, a cirurgia traria melhores resultados, e quando menor ou igual a 22, o tratamento percutâneo seria preferível.[39] Novos escores que associam características clínicas à análise angiográfica estão sendo avaliados e anunciam melhor efeito preditivo, comparados aos escores atuais, que se fundamentam apenas nos achados angiográficos.[40]

O estudo MASS II, coordenado pelo professor Wadhy Hueb, acompanhou, durante dez anos, pacientes portadores de doença arterial coronariana estável, incluindo diabéticos, multiarteriais com lesões proximais maiores que 70%, dentre as quais a artéria descendente anterior, e com isquemia documentada.

Os pacientes foram submetidos a tratamento intervencionista percutâneo, cirurgia de revascularização miocárdica ou TCO. O MASS II demonstrou sobrevida similar dos pacientes do grupo TCO comparado ao grupo de intervenção percutânea e cirurgia de revascularização miocárdica. O grupo TCO também foi equivalente ao da revascularização quanto à fração de ejeção do ventrículo esquerdo. Resultados semelhantes aos desse estudo foram obtidos na análise do estudo COURAGE. Assim, o TCO com a mudança do estilo de vida e o controle dos fatores de risco cardiovasculares não devem ser subestimados no tratamento de pacientes com doença coronariana multiarterial estável.[41,42]

O estudo epidemiológico Prospectivo Rural e Urbano (PURE), de prevenção secundária, envolvendo 153.996 pacientes em 628 comunidades, divididas

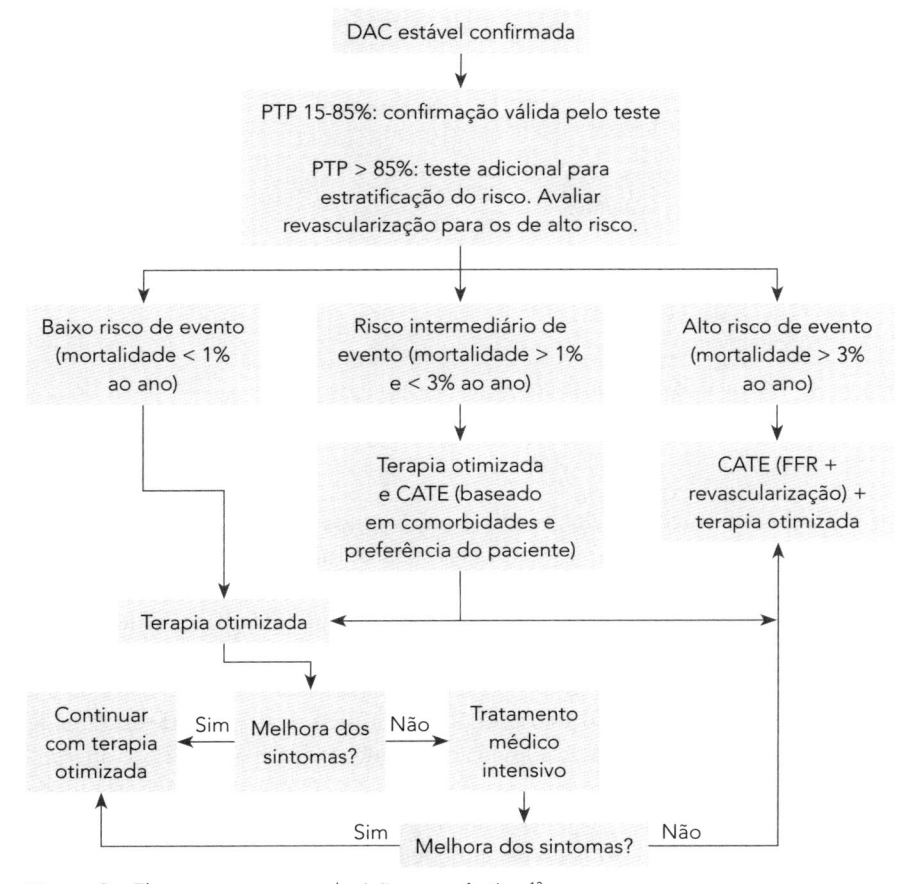

Figura 2   Fluxograma para a decisão terapêutica.[13]

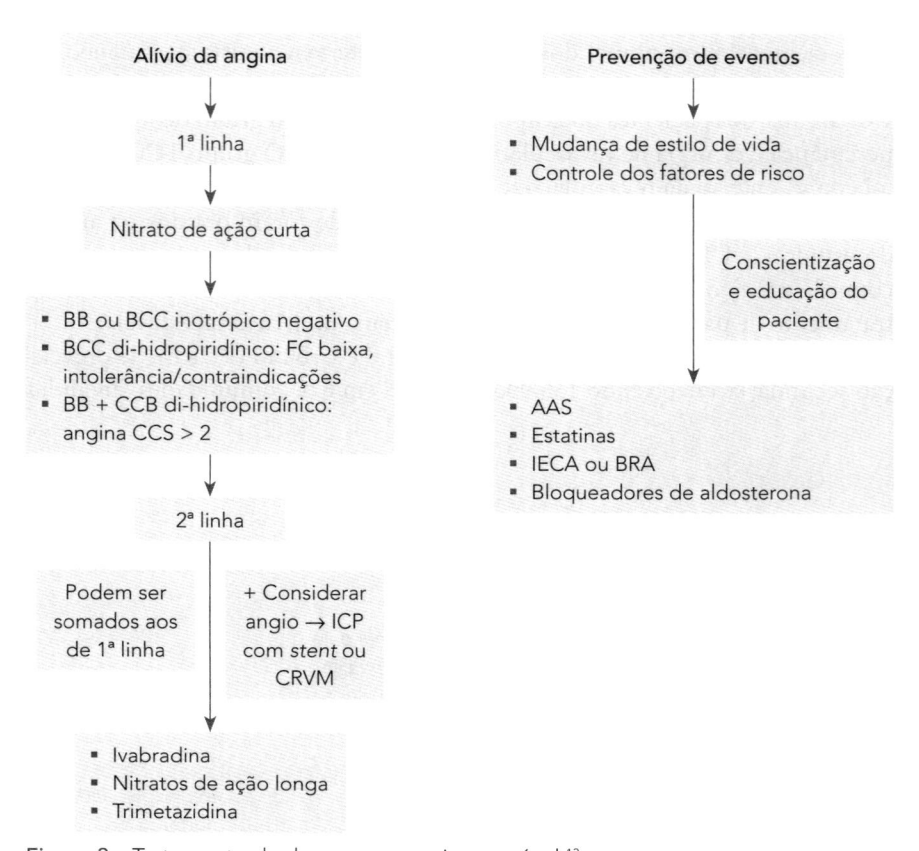

Figura 3   Tratamento da doença coronariana estável.[13]

pelo nível econômico em alta, média e baixa renda, do qual o Brasil também participou, foi publicado na revista *Lancet* em outubro de 2011 e revelou que o uso das medicações preventivas guarda relação inversa com a baixa situação econômica de cada país avaliado. Assim, entre os países de baixa renda, o uso de AAS foi de 6 a 8%, de betabloqueador de 7 a 9%, de IECA ou BRA 2 a 5% e de estatina de 3-3%, enquanto nos países de alta renda o uso de AAS foi de 0 a 62%, de betabloqueador de 0 a 40%, de IECA ou BRA de 0 a 40%, de estatina de 5 a 66%. Essa grande lacuna de adesão ao tratamento entre os países de diferentes economias pode explicar, em parte, a elevação progressiva da mortalidade cardiovascular em nosso país, ocasionada pela inacessibilidade às medidas de prevenção secundária. Dados do Sistema de Informação de Mortalidade (SIM) do Ministério da Saúde revelam um aumento de mortalidade por infarto agudo

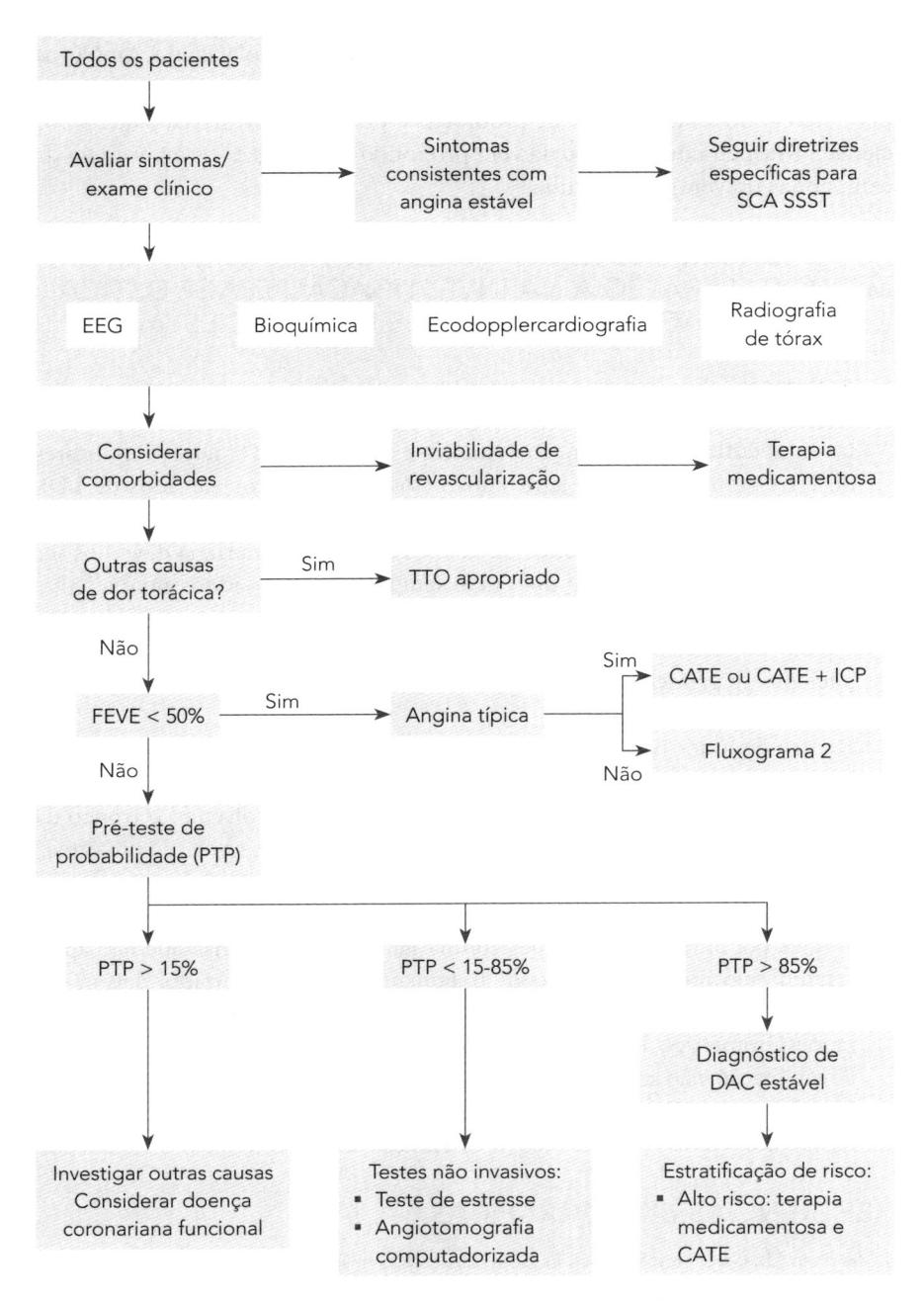

Figura 4 Estratificação do risco baseado na probabilidade pré-teste de doença coronariana.[13]

do miocárdio inversamente proporcional ao nível de escolaridade. Ambas as fontes apontam para uma realidade psicossocial preocupante para o nosso país, indicando a necessidade de promoção e prevenção primária, o que a Sociedade Brasileira de Cardiologia vem propondo em congressos e por meio de campanhas preventivas na mídia.

RECOMENDAÇÕES RELEVANTES PARA DEFINIR A MELHOR ESTRATÉGIA NA INVESTIGAÇÃO DIAGNÓSTICA E NA ABORDAGEM DE PACIENTES COM DAC ESTÁVEL

- A aterogênese é uma resposta ao estresse oxidativo, causada por uma disfunção endotelial, que pode ser tratada por medidas estabelecidas por metas terapêuticas de prevenção primária e secundária. Os fatores indutores do estresse oxidativo são agravados pelos níveis séricos elevados de LDL colesterol, substrato principal da placa aterosclerótica.
- Antes de afastar o diagnóstico da doença arterial coronariana devemos ser cuidadosos, pois a dor anginosa nem sempre é típica no idoso, no diabético e nas mulheres.
- Excluir as causas secundárias de angina, lembrando ainda que a idade do paciente no primeiro evento isquêmico miocárdico vem decrescendo e não é um fator excludente.
- Dentro de todos os principais indicadores de intervenção cirúrgica ou percutânea, destacam-se três principais: angina de difícil controle, sintomas decorrentes de disfunção ventricular esquerda, lesões envolvendo o tronco da coronária esquerda e da artéria descendente anterior em seu terço proximal.
- Pacientes com indicação cirúrgica por apresentarem miocárdio viável, mas que não apresentam vasos revascularizáveis, ou pacientes com indicação cirúrgica por apresentarem lesões coronarianas favoráveis, mas que não apresentam miocárdio viável e com tratamento clínico otimizado, devem ser encaminhados para um programa de reabilitação cardiovascular após teste ergoespirométrico determinando o limiar anaeróbico a ser observado durante a reabilitação, não sendo possível avaliar a indicação de transplante cardíaco.
- Um dos fatores importantes para adesão ao tratamento está relacionado ao tempo despendido pelo médico na orientação ao paciente sobre a sua doença.

REFERÊNCIAS BIBLIOGRÁFICAS

1. Stephen LR, Greenberg S, Liu H, Esson KH. A race against time: the challenge of cardiovascular disease in developing economies. New York: Center for Global Health and Economic Development, Columbia University; 2004.

2. Laurindo FRM. Desequilíbrio Redox, resposta vascular à lesão e aterosclerose. In Luz PDL, ed. Endotélio e doenças cardiovasculares. São Paulo: Atheneu; 2003. p. 115-32.

3. Heitzer T. Schlinzig T, Krohn K, Meinertz T, Münzel T. Endothelial dysfunction, oxidative stress, and risk of cardiovascular events in patients with coronary artery disease. Circulation. 2001;104(22):2673-8.

4. Yusuf S, Hawken S, Ounpuu S, Dans T, Avezum A, INTERHEART Study Investigators, et al. Effect of potentially modifiable risk factors associated with myocardial infarction in 52 countries (the INTERHEART study): case-control study. Lancet. 2004;364(9438):937-52.

5. Likoff, W, Segal BL, Kasparian H. Paradox of normal selective coronary arteriograms in patients considered to have unmistakable coronary heart disease. N Engl J Med. 1967;276(19):1063-6.

6. Ong P, Athanasiadis A, Hill S, Vogelsberg H, Voehringer M, Sechtem U. Coronary artery spasm as a frequent cause of acute coronary syndrome: The CASPAR (Coronary Artery Spasm in Patients With Acute Coronary Syndrome) Study. J Am Coll Cardiol. 2008; 52(7): 523-7.

7. Chauhan A, Mullins PA, Taylor G, Petch MC, Schofield PM. Cardioesophageal reflex: a mechanism for "linked angina" in patients with angiographically proven coronary artery disease. J Am Coll Cardiol. 1996;27(7):1621-8.

8. Cesar L, Ferreira JF, Armaganijan D, Gowdak LH, Mansur AP, Bodanese LC, et al. Guideline for stable coronary artery disease. Arq Bras Cardiol. 2014;103(2 Suppl 2):1-59.

9. Mosca L, Benjamin EJ, Berra K, Bezanson JL, Dolor RJ, Lloyd-Jones DM, et al. Effectiveness--based guidelines for the prevention of cardiovascular disease in women – 2011 update: a guideline from the American Heart Association. Circulation. 2011;123(11):1243-62.

10. Burke AP, Farb A, Malcom GT, Liang Y, Smialek J, Virmani R. Effect of risk factors on the mechanism of acute thrombosis and sudden coronary death in women. Circulation. 1998;97(21):2110-6.

11. Bairey Merz CN, Shaw LJ, Reis SE, Bittner V, Kelsey SF, WISE Investigators, et al. Insights from the NHLBI-Sponsored women's ischemia syndrome evaluation (WISE) study: Part II: gender differences in presentation, diagnosis, and outcome with regard to gender-based pathophysiology of atherosclerosis and macrovascular and microvascular coronary disease. J Am Coll Cardiol. 2006;47(3 Suppl):S21-9.

12. Herity NA, Lo S, Lee DP, Ward MR, Filardo SD, Yock PG, et al. Effect of a change in gender on coronary arterial size: a longitudinal intravascular ultrasound study in transplanted hearts. J Am Coll Cardiol. 2003;41(9):1539-46.

13. Montalescot G, Sechtem U, Achenbach S, Andreotti F, Arden C, Budaj A. 2013 ESC guidelines on the management of stable coronary artery disease: the task force on the management of stable coronary artery disease of the European Society of Cardiology. Eur Heart J. 2013;34(38):2949-3003.

14. Lanza GA, Crea F. Primary coronary microvascular dysfunction: clinical presentation, pathophysiology, and management. Circulation. 2010;121(21): 2317-25.

15. Lockie TP, Rolandi MC, Guilcher A, Perera D, De Silva K, Williams R. Synergistic adaptations to exercise in the systemic and coronary circulations that underlie the warm-up angina phenomenon. Circulation. 2012;126(22):2565-74.

16. Diamond GA. A clinically relevant classification of chest discomfort. J Am Coll Cardiol. 1983;1(2 Pt 1):574-5.

17. Madjid M, Fatemi O. Components of the complete blood count as risk predictors for coronary heart disease: in-depth review and update. Tex Heart Inst J. 2013;40(1):17-29.

18. Ryden L, Grant PJ, Anker SD, Berne C, Cosentino F, Danchin N, et al. ESC Guidelines on diabetes, pre-diabetes, and cardiovascular diseases developed in collaboration with the EASD:

the Task Force on diabetes, pre-diabetes, and cardiovascular diseases of the European Society of Cardiology (ESC) and developed in collaboration with the European Association for the Study of Diabetes (EASD). Eur Heart J. 2013;34(39):3035-87.

19. Bartnik M, Rydén L, Malmberg K, Ohrvik J, Pyörälä K; Euro Heart Survey Investigators. Oral glucose tolerance test is needed for appropriate classification of glucose regulation in patients with coronary artery disease: a report from the Euro Heart Survey on Diabetes and the Heart. Heart. 2007;93(1):72-7.

20. Selvin E, Steffes MW, Zhu H, Matsushita K, Wagenknecht L, Pankow J, et al. Glycated hemoglobin, diabetes, and cardiovascular risk in nondiabetic adults. N Engl J Med. 2010;362(9):800-11.

21. Gerstein HC, Islam S, Anand S, Almahmeed W, Damasceno A, Dans A, et al. Dysglycaemia and the risk of acute myocardial infarction in multiple ethnic groups: an analysis of 15,780 patients from the INTERHEART study. Diabetologia. 2010;53(12):2509-17.

22. Lenzen M, Ryden L, Ohrvik J, Bartnik M, Malmberg K; Euro Heart Survey Investigators, et al. Diabetes known or newly detected, but not impaired glucose regulation, has a negative influence on 1-year outcome in patients with coronary artery disease: a report from the Euro Heart Survey on diabetes and the heart. Eur Heart J. 2006;27(24):2969-74.

23. Nobre F. Introduction: Brazilian guidelines on hypertension VI. Brazilian Society of Cardiology, Brazilian Society of Hypertension, Brazilian Society of Nephrology. J Bras Nefrol. 2010; 32 Suppl 1: III.

24. Di Angelantonio E, Chowdhury R, Sarwar N, Aspelund T, Danesh J, Gudnason V. Chronic kidney disease and risk of major cardiovascular disease and non-vascular mortality: prospective population based cohort study. BMJ. 2010;341:c4986.

25. Hemingway H, Philipson P, Chen R, Fitzpatrick NK, Damant J, Shipley M, et al. Evaluating the quality of research into a single prognostic biomarker: a systematic review and meta--analysis of 83 studies of C-reactive protein in stable coronary artery disease. PLoS Med. 2010;7(6):e1000286.

26. Daly C,Norrie J, Murdoch DL, Ford I, Dargie HJ; TIBET (Total Ischaemic Burden European Trial) Study Group, et al. The value of routine non-invasive tests to predict clinical outcome in stable angina. Eur Heart J. 2003;24(6):532-40.

27. Daly CA, De Stavola B, Sendon JL, Tavazzi L, Boersma E,; Euro Heart Survey Investigators, et al. Predicting prognosis in stable angina--results from the Euro heart survey of stable angina: prospective observational study. BMJ. 2006;332(7536):262-7.

28. Plichart M, Celermajer DS, Zureik M, Helmer C, Jouven X, Ritchie K, et al. Carotid intima--media thickness in plaque-free site, carotid plaques and coronary heart disease risk prediction in older adults. The Three-City Study. Atherosclerosis. 2011;219(2):917-24.

29. Diamond GA, Forrester JS. Analysis of probability as an aid in the clinical diagnosis of coronary-artery disease. N Engl J Med. 1979;300(24):1350-8.

30. Genders TS, Steyerberg EW, Alkadhi H, Leschka S, Desbiolles L, Nieman K, et al. A clinical prediction rule for the diagnosis of coronary artery disease: validation, updating, and extension. Eur Heart J. 2011;32(11):1316-30.

31. Fox K, Ford I, Steg PG, Tardif JC, Tendera M,; SIGNIFY Investigators, et al. Ivabradine in stable coronary artery disease without clinical heart failure. N Engl J Med. 2014;371(12):1091-9.

32. Committee CS. A randomised, blinded, trial of clopidogrel versus aspirin in patients at risk of ischaemic events (CAPRIE). CAPRIE Steering Committee. Lancet. 1996;348(9038):1329-39.

33. Bhatt DL, Fox KA, Hacke W, Berger PB, Black HR, Boden WE, et al. Clopidogrel and aspirin versus aspirin alone for the prevention of atherothrombotic events. N Engl J Med. 2006;354(16):1706-17.

34. Dahlof B, Sever PS, Poulter NR, Wedel H, Beevers DG,; ASCOT Investigators, et al. Prevention of cardiovascular events with an antihypertensive regimen of amlodipine adding perindopril as required versus atenolol adding bendroflumethiazide as required, in the Anglo-Scandinavian Cardiac Outcomes Trial-Blood Pressure Lowering Arm (ASCOT-BPLA): a multicentre randomised controlled trial. Lancet. 2005;366(9489):895-906.

35. Jamerson K, Weber MA, Bakris GL, Dahlöf B, Pitt B,; ACCOMPLISH Trial Investigators, et al. Benazepril plus amlodipine or hydrochlorothiazide for hypertension in high-risk patients. N Engl J Med. 2008;359(23):2417-28.

36. Dagenais GR, Lu J, Faxon DP, Kent K, Lago RM,; Bypass Angioplasty Revascularization Investigation 2 Diabetes (BARI 2D) Study Group, et al. Effects of optimal medical treatment with or without coronary revascularization on angina and subsequent revascularizations in patients with type 2 diabetes mellitus and stable ischemic heart disease. Circulation. 2011;123(14):1492-500.

37. Velazquez EJ, Lee KL, Deja MA, Jain A, Sopko G,; STICH Investigators, et al. Coronary-artery bypass surgery in patients with left ventricular dysfunction. N Engl J Med. 2011;364(17):1607-16.

38. Passamani E, Davis KB, Gillespie MJ, Killip T. A randomized trial of coronary artery bypass surgery. Survival of patients with a low ejection fraction. N Engl J Med. 1985;312(26):1665-71.

39. Mohr FW, Morice MC, Kappetein AP, Feldman TE, Ståhle E, Colombo A, et al. Coronary artery bypass graft surgery versus percutaneous coronary intervention in patients with three--vessel disease and left main coronary disease: 5-year follow-up of the randomised, clinical SYNTAX trial. Lancet. 2013;381(9867):629-38.

40. Zhang YJ, Iqbal J, Campos CM, Klaveren DV, Bourantas CV, Dawkins KD, et al. Prognostic value of site SYNTAX score and rationale for combining anatomic and clinical factors in decision making: insights from the SYNTAX trial. J Am Coll Cardiol. 2014;64(5):423-32.

41. Garzillo CL, Hueb W, Gersh BJ, Lima EG, Rezende PC, Hueb AC, et al. Long-term analysis of left ventricular ejection fraction in patients with stable multivessel coronary disease undergoing medicine, angioplasty or surgery: 10-year follow-up of the MASS II trial. Eur Heart J. 2013;34(43):3370-7.

42. Boden WE, O'Rourke RA, Teo KK, Hartigan PM, Maron DJ, Kostuk WJ, et al. Optimal medical therapy with or without PCI for stable coronary disease. N Engl J Med. 2007;356(15):1503-16.

7

Peculiaridades da doença arterial coronariana em mulheres

Nasser Sarkis Simão
Augusto Dê Marco Martins

INTRODUÇÃO

Por muitos anos, houve uma subestimação da importância da doença arterial coronariana (DAC) em mulheres.[1] Porém, a DAC é a principal causa de morte no sexo feminino, sendo responsável pelo óbito de 400 mil pessoas por ano neste gênero, nos Estados Unidos.[1,2] Em geral, existem muitas diferenças relacionadas com o gênero, com respeito à DAC. Quando comparadas aos homens, as mulheres são mais propensas a hipertensão arterial, diabete melito, hipercolesterolemia, doença vascular periférica e angina instável, esta última mais grave que no sexo masculino (Canadian Cardiovascular Society Classe III-IV).[3] Apresentam, em geral, uma doença menos extensa ou menos grave do ponto de vista morfológico, em comparação com os homens, embora no sexo masculino a angina estável e/ou angina instável se manifeste com sintomatologia mais grave, independentemente da extensão da doença (1 ou 2 ou 3 vasos).[4] A disfunção sistólica é menos frequente em mulheres, que mais frequentemente têm insuficiência cardíaca congestiva.[3] Mulheres com disfunção sistólica também recebem, no que se refere a cuidados com a saúde, um tratamento de menor intensidade que os homens.[5] Dessa forma, embora o sexo feminino apresente menor incidência de infarto do miocárdio com uma apresentação mais tardia, suas taxas de mortalidade e morbidade são mais elevadas.[6] Paradoxalmente, embora os homens experimentem quatro vezes mais eventos coronarianos que as mulheres, estas são mais propensas ao óbito após o primeiro episódio de infarto agudo do miocárdio (IAM). As mulheres também apresentam maior mortalidade em curto prazo, em parte pelo fato de o acidente coronariano no sexo feminino ocorrer habitualmente em idade mais avançada, com a presença de um número maior de comorbidades e também porque as pacientes são submetidas a tratamentos menos agressivos.[7] Além disso, as diferenças de gênero, no que diz respeito ao risco de mortalidade pós-IAM, ainda são mais evidentes em mulheres jovens, em comparação com homens da mesma idade.[8] Quando se comparam resultados da abordagem terapêutica, observa-se uma prevalência significativamente maior de resultados adversos no sexo feminino, como complicações hemorrágicas que podem ocorrer após terapias de reperfusão.[2,3,5] Finalmente, as mulheres são mais propensas a quadros depressivos, de modo que com menor frequência retornam ao estado psicossocial anterior a um IAM.[9]

DIFERENÇAS ANATOMOFUNCIONAIS

As mulheres, após a puberdade, apresentam corações menores e com menor massa e complacência do ventrículo esquerdo (VE).[10,11] Além disso, sua vasculatura coronariana também é menor e menos elástica.[3] Embora essas diferenças possam ser atribuídas à maior área de superfície corporal masculina, bem como aos diâmetros das artérias coronárias, esses índices parecem permanecer inferiores mesmo depois de se ajustar valores da superfície corporal.[10,11] As diferenças já referidas entre os sexos – tamanho, rigidez ventricular e vascular – podem explicar, pelo menos em parte,[12] os maiores índices de mortalidade perioperatória e os elevados índices de complicações periprocedimento relatados em mulheres.[1] Aumento dos fenômenos de dissecções coronárias,[13] complicações nos locais da punção, maior interação leucócito-plaquetária causada pelo aumento da expressão do fator tecidual de monócitos em mulheres, são fatores adicionais que podem ser, pelo menos em parte, responsáveis por suas maiores taxas de complicações periprocedimento.[1]

Além disso, a vasculatura feminina apresenta maior grau de aterosclerose e disfunção endotelial e do músculo liso.[3] Hipertensão, hipercolesterolemia e diabete melito, sabidamente mais prevalentes em mulheres, favorecem a disfunção endotelial[4] e suas consequências. Na área diagnóstica, as mulheres apresentam angina em testes ergométricos com maior frequência, muitas vezes com suas angiografias coronárias angiograficamente normais (síndrome X), atribuídas, até o momento, à disfunção endotelial.[14] Resultados adversos cardiovasculares em mulheres também são previstos de forma independente por uma disfunção do músculo liso, observado pelo fato de que a adenosina intracoronária altera o controle vasomotor.[3] Flutuações hormonais relacionadas aos estrogênios, durante a vida de uma mulher, têm um papel significativo nessas diferenças ligadas à função endotelial.[4] A expressão do óxido nítrico (ON), responsável pela dilatação vascular, é regulada por estrogênios que influenciam sua expressão e a atividade da ON sintetase, resultando em uma maior disponibilidade de ON nas mulheres em relação aos homens.[10] Os estrogênios também exercem papel na mediação do metabolismo de lipoproteínas hepáticas.[3] Além disso, os hormônios esteroides femininos e masculinos regulam a manipulação de cálcio do miocárdio, que resultam em diferenças na função cardíaca ligadas ao gênero. Finalmente, as células endoteliais e de músculo liso vascular de mulheres transportam receptores funcionais que se ligam mais firmemente aos estrógenos, quando comparadas ao sexo masculino.[12] Apesar de todos esses fatores, não existe qualquer aumento significativo na prevalência de DAC na menopausa[3] e, até o momento, não se justifica cientificamente a terapia de substituição hormonal para a prevenção de eventos cardiovasculares em mulheres.[15]

Finalmente, biomarcadores cardíacos também diferem de acordo com o gênero em pacientes com síndromes coronarianas agudas (SCA). As mulheres são mais propensas a ter níveis elevados de proteína C-reativa e de peptídeo natriurético cerebral (BNP),[3] ao passo que os homens apresentam elevação dos níveis de creatina fosfoquinase (CPK) e dos níveis de troponina-M com mais frequência.[3] Além disso, as mulheres parecem ter troponina sérica significativamente menor após cirurgia cardíaca em comparação aos homens com a mesma faixa etária e mesmos fatores de risco.[16]

A DAC apresenta-se habitualmente dez anos mais tarde e as primeiras manifestações do IAM acontecem, em geral, vinte anos depois nas mulheres em relação aos homens, graças à proteção biológica conhecida antes da menopausa.[17] Homens com menos de 55 anos de idade são quase quatro vezes mais propensos a sofrer um IAM que as mulheres.[18] Embora este hiato de gênero diminua com o aumento da idade, a prevalência de IAM permanece mais baixa nas mulheres ao longo da vida. Em geral, 49% dos homens e 32% das mulheres com mais de 40 anos apresentam risco de DAC ao longo da vida.[3]

FATORES DE RISCO

A hipertensão arterial,[10,12] a insuficiência renal[10,19] e o diabete melito[10] são mais frequentes no sexo feminino. Após a menopausa, os níveis de colesterol total e do LDL-colesterol elevam-se, ao passo que o nível do HDL-colesterol não se modifica. Em geral, o consumo excessivo de gorduras e hidratos de carbono, em combinação com o sedentarismo, repercutem diretamente no excesso de peso, na dislipidemia, na hipertensão arterial, na intolerância à glicose e no diabete.[15] A obesidade e o diabete melito, por si só, elevam o risco cardiovascular por meio de um comprometimento metabólico miocárdico elevado.[10] O tabagismo e o diabetes incrementam 2 a 4 vezes o risco de eventos cardiovasculares,[15] de novo episódio de infarto do miocárdio e de insuficiência cardíaca no sexo feminino.[20] Os pacientes diabéticos, com certa frequência, apresentam menor força muscular e menor tolerância ao exercício, quando submetidos à reabilitação cardíaca após cirurgia de revascularização do miocárdio (CRM) quando comparados aos não diabéticos. Os disglicêmicos também são mais propensos à infecção e às flutuações de glicemia perioperatória, podendo levar a maiores taxas de mortalidade. Todos esses fatores contribuem e explicam, em parte, a crescente preocupação das autoridades médicas mundiais com a doença cardiovascular na mulher.

SINTOMAS

A angina de peito predomina nos quadros iniciais da DAC em mulheres, ao passo que nos homens a primeira manifestação geralmente é o IM ou a morte súbita.[17] Além disso, de acordo com o Coronary Artery Surgery Study (CASS), angiografias coronárias normais estão presentes em cerca de 30% das mulheres em situação de angina típica, contra apenas 7% no sexo masculino e 64% delas apresentam angina atípica, contra 34% dos homens. Os sintomas de angina, com angiografias coronárias normais, constituem a síndrome X, que é mais frequentemente observada em mulheres.[15] Já a isquemia miocárdica silenciosa, que é a presença objetiva de isquemia miocárdica sem angina ou angina equivalente, predomina no sexo masculino.

Quanto à apresentação do IAM, o sintoma de dor torácica é o mais comum, mas as mulheres são mais propensas a relatarem sintomas atípicos, como dispneia, dor abdominal, dor no pescoço, dor no ombro ou náuseas e vômitos.[8,17] Além disso, no sexo feminino, a DAC é acompanhada por sintomas mais graves de angina típica ou atípica,[4] para uma mesma extensão da doença (1, 2 ou 3 vasos).[4]

DIAGNÓSTICO

Um elevado percentual de mulheres com dor anginosa apresenta angiografia coronariana normal, sendo por isso preconizado e orientado que o diagnóstico da DAC no sexo feminino não deva ser sustentado apenas pela história clínica, sendo necessária uma constatação objetiva.[17] O teste objetivo mais comum e disponível para a estimativa de isquemia miocárdica é o eletrocardiograma de esforço. No entanto, vários fatores, como artérias, lesões coronarianas e VE menores, doença de único vaso, doença microvascular, espasmos vasculares, limitação ao exercício, artefatos observados por imagens superponíveis das mamas, menor fração de ejeção do VE e influências hormonais, podem levar a padrões eletrocardiográficos sugestivos de isquemia miocárdica, quando na verdade significam testes falso-positivos – que se traduzem em um teste de baixas sensibilidade e especificidade (60-70%).[15] No entanto, um teste de esforço negativo tem um alto valor diagnóstico na ausência de DAC significativa.[17] A precisão do diagnóstico obtido com o eletrocardiograma (ECG) de esforço pode ser significativamente aumentada por meio da cintilografia de perfusão do miocárdio ou por um ecodopplercardiograma de estresse físico e/ou farmacológico.[17] Um adendo de relevância no exame cintilográfico em mulheres é o efeito de atenuação diafragmática e mamária, observado principalmente quando o fármaco utilizado é o tálio-201, sendo quase ausente quando o 99m-Tc-sestamibi[15] é empregado. A precisão diagnóstica da utilização do 99m-Tc-sestamibi é satisfatória e suas sensibilidade e especificidade são semelhantes entre homens e mulheres.[15]

TRATAMENTO

Quando comparadas aos homens, de acordo com vários estudos, as mulheres adiam a procura por um hospital ou por cuidados médicos após o início dos sintomas.[3,7,21] No entanto, vários outros estudos relatam diferenças significativas entre os gêneros no atraso pré-hospitalar somente após os 65 anos de idade.[22] Além disso, de acordo com Nguyen et al.,[22] este perfil relacionado ao gênero é revertido após os 75 anos, quando os homens demoram mais a procurar cuidados médicos que as mulheres. Embora os homens com idade inferior a 75 anos sejam mais propensos a serem acometidos de um infarto com onda Q e/ou IAM com supra de ST (STEMI), há também uma inversão etária com relação a essa característica.[22] Há várias razões descritas para justificar maior demora na procura do atendimento médico da mulher na fase pré-hospitalar. Em primeiro lugar, quanto maior a idade, mais comum é o atraso na procura de um atendimento médico especializado, tanto para o sexo masculino como para o feminino. Em segundo lugar, no sexo feminino ocorrem, com muita frequência, sintomas considerados atípicos.[23] Além disso, as mulheres são pouco conscientes dos sintomas de um IAM e consequentemente não os avaliam de forma correta, o que é chamado de "síndrome de Yentl" – historicamente o ataque cardíaco é considerado, de forma errônea, uma doença do sexo masculino.[7,23] Por fim, alguns estudos constatam que as mulheres são, com maior frequência, viúvas ou vivem sozinhas quando um IAM ocorre, sendo concomitantemente portadoras de comorbidades como diabetes, hipertensão e insuficiência cardíaca, contribuindo, desta forma, para o retardamento dos atendimentos.[23]

O diagnóstico, bem como estratégias de tratamento, tende a ser menos agressivo em mulheres que em homens.[1] Além disso, dados obtidos em anos recentes revelam que as mulheres com doença coronariana são menos propensas a serem submetidas a intervenções cardíacas agudas, incluindo trombólise, angiografia ou angioplastia coronarianas ou cirurgia de revascularização miocárdica.[3,8] Somem-se a isto observações de que menos mulheres, quando comparadas aos homens, são tratadas com as recomendações classe I, tanto para a terapia médica de fase aguda quanto posteriormente.[3] Surpreendentemente, evidências baseadas em tratamento cardiovascular, incluindo a prescrição de medicamentos indispensáveis para a prevenção secundária (inibidores da enzima conversora da angiotensina/bloqueadores dos receptores da angiotensina, inibição plaquetária dupla, estatinas, ácido acetilsalicílico e betabloqueadores) demonstraram que tal estratégia foi oferecida em menor percentual (14-25% a menos) para o sexo feminino.[5] Análises de vários estudos sinalizaram que somente em situações de DAC avançada as mulheres recebiam intervenção coronária percutânea (ICP) com a mesma extensão que os homens.[3]

MORTALIDADE PÓS-IAM

Sabe que, em geral, as mulheres apresentam mortalidade mais elevada (até duas vezes maior) após um IAM na fase precoce, em comparação com os homens.[1,7,15,17,19,21,24,25] Diferenças de idade, presença de comorbidades, atrasos no atendimento pré-hospitalar e abordagens de tratamento são aspectos considerados responsáveis por tornar as mulheres mais propensas a pior prognóstico após um IAM.[1] A disparidade entre os sexos no que diz respeito às taxas de mortalidade em curto prazo diminui com a elevação da faixa etária.[19] Resultados semelhantes também foram demonstrados por MacIntyre et al.,[26] que encontraram um número significativamente maior de letalidade em 30 dias pós-IAM no sexo feminino (6,5%) em relação a homens da mesma idade (4,8%). Finalmente, de acordo com o National Acute Myocardial Infarction in Sweden, apenas as mulheres com menos de 50 anos tiveram pior prognóstico que os homens.[18] Vários também estudos demonstram que esta diferença de mortalidade precoce ligada ao gênero desaparece[19] ou até mesmo reverte em favor das mulheres acima dos 75 anos de idade.[26] Por outro lado, vários estudos relatam mortalidade semelhante em longo prazo entre os sexos após ajuste para idade.[7,18,21] No que diz respeito a taxas de mortalidade após cirurgia de revascularização completa, mesmo as mulheres que eram mais idosas e tinham maior número de fatores de risco, em comparação com os homens, não tiveram risco maior em longo prazo.

TROMBÓLISE

Reperfusão por trombólise tende a ser realizada menos em mulheres que em homens. Além disso, as taxas mais altas de complicações hemorrágicas e a mortalidade em curto prazo estão relacionadas com o gênero feminino, apesar da redução de cerca de 25 a 30% na taxa de mortalidade precoce que a trombólise coronariana ofereceu.[1,26] Assim, as mulheres ainda morrem quase duas vezes mais que os homens após serem submetidas à trombólise.[27-29] O gênero influencia de forma independente a mortalidade em até 30 dias, mesmo após ajustes das variáveis de idade, clínicas e angiográficas.[30]

ANGIOPLASTIA

A partir de 2003, a Sociedade Europeia de Cardiologia recomenda angioplastia percutânea primária (APP) após STEMI graças à sua superioridade comprovada contra a trombólise na redução da mortalidade. Nos últimos anos, tanto as mulheres como os homens têm se beneficiado da APP.[2] No entanto, resultados de curto prazo relacionados à mortalidade após APP são significativamente piores no sexo feminino em relação ao masculino.[5,13,31] Mesmo em estudos que sugerem diferenças não significativas dos gêneros com relação à mortalidade em curto prazo, as mulheres tiveram menores taxas de sobrevivência após APP.[1,7,29,32] Por outro lado, as taxas de sobrevivência em longo prazo parecem ser semelhantes entre os gêneros, especialmente após os ajustes apropriados para fatores de risco e comorbidades.[1,2,20,33-35] Da mesma forma, Ishihara et al.[27] não encontraram nenhuma diferença significativa na mortalidade de três anos entre homens e mulheres que tinham sido submetidos à angioplastia, principalmente com implante de *stents*. No entanto, o sexo feminino esteve associado com mortalidade significativamente maior em três anos quando a angioplastia com balão foi realizada, principalmente no mesmo estudo. Além disso, de acordo com o estudo Giessen, a tendência geral para maior mortalidade em mulheres alcançou significância apenas 4 anos após a APP.[1,2]

REVASCULARIZAÇÃO DO MIOCÁRDIO

Historicamente os estudos iniciais mostravam que as mulheres estariam em risco de mortalidade hospitalar duas vezes maior, após revascularização do miocárdio (CRM), que os homens.[15,36] Grande número de autores acredita que características femininas, como idade avançada, menores superfície corporal e lúmen coronariano, e maior incidência de comorbidades (diabete, hipertensão arterial sistêmica e hipercolesterolemia) são responsáveis por esse hiato de gênero. De acordo com Edwards et al.,[37] o sexo feminino é um preditor independente de maior mortalidade operatória na revascularização do miocárdio, exceto nas categorias de alto risco, em que as taxas de mortalidade de homens e mulheres são semelhantes. Além disso, as mulheres têm uma recuperação mais difícil após CRM que os homens. No entanto, Rahimtoola et al.[38] sugerem que idade avançada, CRM prévia, IAM anterior e diabetes são fatores de risco independentes para mortalidade mais elevada, mas o gênero não o é. O estudo Bypass Angioplasty Revascularization Investigation (BARI)[20] não observou diferença de gênero na mortalidade precoce e tardia após angioplastia transluminal percutânea e CRM, comparando 489 mulheres com 1.340 homens. Sato et al.[33] também não encontraram nenhuma diferença significativa entre os sexos na mortalidade em longo prazo após a CRM. Vaccarino et al.[36] relataram que a idade dos pacientes era um fator agravante do risco, mas não observaram diferenças entre os sexos. Finalmente, Puskas et al.,[39] comparando cirurgias com circulação extracorpórea (CEC) e sem CEC, observaram que os pacientes tratados sem CEC tiveram incidência significativamente menor de mortalidade e outros resultados adversos e este resultado se mostrou mais significativo e evidente nas mulheres.

PÓS-IAM

Resultados adversos pós-IAM, incluindo complicações hemorrágicas, hemorragia intracraniana, choque, insuficiência cardíaca, acidente vascular cerebral e reinfarto são geralmente mais frequentes no sexo feminino que no masculino.[1,5,7,17,30,40] De acordo com o Primary Angioplasty in Myocardial Infarction (PAMI-1), 5,3% das mulheres foram acometidas de hemorragia intracraniana, contra apenas 0,7% dos homens (p = 0,037).[29] O United States National Registry of Myocardial Infarction (NRMI) relatou que óbitos decorrentes de ruptura cardíaca foram mais frequentes em mulheres, enquanto a morte causada por arritmias cardíacas predominou no sexo masculino.[17] Idade avançada, área de superfície corporal menor, artérias coronárias menores, presença de número maior de fatores de risco e comorbidades mais frequentes nas mulheres são alguns fatores que devem elevar os riscos de complicações em mulheres quando comparadas aos homens.[2]

Em comparação com os homens, as mulheres estão em maior risco de complicações hemorrágicas e vasculares – como hematomas no local de acesso e sangramento retroperitoneal – e maior necessidade de transfusão de hemácias,[3] que é estatisticamente um fator de risco independente para a mortalidade em 30 dias.[7] As mulheres foram mais propensas à hemorragia, com risco atribuível maior que os homens (25 *vs.* 4,4%, respectivamente).[41] Zimmermann et al.[7] relataram que 16,8% das mulheres contra 5,9% dos homens receberam transfusão de sangue após APP (p = 0,001). Seu menor peso corporal, a redução da taxa de filtração glomerular, o excesso de dosagem de anticoagulantes e drogas antiagregantes[3,7] e sua menor e mais rígida vasculatura foram prováveis fatores predisponentes das complicações vasculares e hemorrágicas, bem como da necessidade de transfusão mais frequente em mulheres.[3]

Além disso, edema agudo de pulmão e choque cardiogênico também foram mais prevalentes em mulheres.[3,28] Entretanto, após um estado de choque instalado, o prognóstico é independente do sexo.[3] As mulheres também são mais propensas à insuficiência cardíaca durante a internação após APP,[3,7,20,21,42] o que constitui um preditor independente de mortalidade intra-hospitalar nas pacientes submetidas à revascularização.[3,20] Reinfarto também tem uma maior prevalência em mulheres que em homens.[15,17] Por fim, embora o IAM perioperatório seja uma complicação mais frequente após a cirurgia cardíaca no sexo masculino, em mulheres o IAM tem um impacto substancial no excesso de mortalidade e na permanência em UTI.[6]

IMPACTO PSICOSSOCIAL

Acerca dos sentimentos e expectativas presentes e futuras após um evento cardíaco agudo, os homens têm vantagem quando se avalia a qualidade de vida (QV).[9] Após um IAM, as mulheres são mais propensas a uma menor função física e piora na saúde mental,[9] voltando ao trabalho mais tarde e participando com menos frequência de programas de reabilitação cardíaca.[8] Além disso, a depressão pós-IAM, que é independentemente relacionada a maior mortalidade, reinternação e piores capacidade funcional e qualidade de vida, é mais prevalente em mulheres que em homens. Portanto, o maior risco das mulheres após um IAM também é, em parte, atribuível aos seus sintomas depressivos mais frequentes.

CONSIDERAÇÕES FINAIS

Em conclusão, as mulheres têm DAC e a taxa de morte coronariana é duas vezes maior em mulheres que em homens após IAM e procedimentos de revascularização.[15] Há definitivamente diferenças entre os gêneros relativas à apresentação do IAM, seu diagnóstico, seu tratamento, as taxas de mortalidade a curto e longo prazos, e as complicações pós-IAM. Em geral, as mulheres estão em uma faixa etária mais elevada, têm mais comorbidades, retardam significativamente a procura de cuidados médicos, são acometidas por sintomas atípicos com mais frequência, estão normalmente relacionadas a maiores taxas de mortalidade em curto prazo, e são mais propensas a complicações hemorrágicas, choque e insuficiência cardíaca. Alguns métodos de diagnóstico estão associados a resultados falso-negativos em mulheres e, por isso, devem ser cuidadosamente avaliados para sintomas coronarianos.[15] O American College of

Cardiology e a American Heart Association recomendam, para tratamento do IAM com choque cardiogênico, a revascularização por meio de APP precoce ou cirurgia de revascularização do miocárdio, independentemente do sexo. No entanto, as mulheres parecem menos propensas a receber tratamento para doença coronariana que os homens.[15] Por conseguinte, uma melhor conformidade com as diretrizes de tratamento no sexo feminino é uma imperiosa condição para nosso esforço no intuito de diminuir esta lacuna de gênero em relação ao resultado depois de um IAM.

REFERÊNCIAS BIBLIOGRÁFICAS

1. Tillmanns H, Waas W, Voss R, Grempels E, Hölschermann H, Haberbosch W, et al. Gender differences in the outcome of cardiac interventions. Herz. 2005;30:375-89.
2. Singh M, Rihal CS, Gersh BJ, Roger VL, Bell MR, Lennon RJ, et al. Mortality differences between men and women after percutaneous coronary interventions. A 25-year, single-center experience. J Am Coll Cardiol. 2008;51:2313-20.
3. Jacobs, A.K. Coronary intervention in 2009: are women no different than men? Circ Cardiovasc Interv. 2009;2:69-78.
4. Tamis-Holland JE, Lu J, Bittner V, Magee MF, Lopes N,; BARI 2D Study Group, et al. Sex, clinical symptoms, and angiographic findings in patients with diabetes mellitus and coronary artery disease (from the Bypass Angioplasty Revascularization Investigation [BARI] 2 Diabetes trial). Am J Cardiol. 2011;107:980-5.
5. Lawesson SS, Alfredsson J, Fredrikson M, Swahn E. Time trends in STEMI – improved treatment and outcome but still a gender gap: a prospective observational cohort study from the SWEDEHEART register. BMJ Open. 2012;2:e000726.
6. Javierre C, Ricart A, Manez R, Farrero E, Carrio ML, Rodriguez-Castro D, et al. Age and sex differences in perioperative myocardial infarction after cardiac surgery. Interact Cardiovasc Thorac Surg. 2012;15:28-32.
7. Zimmermann S, Ruthrof S, Nowak K, Alff A, Klinghammer L, Schneider R, et al. Short-term prognosis of contemporary interventional therapy of ST-elevation myocardial infarction: does gender matter? Clin Res Cardiol. 2009;98:709-15.
8. Lichtman JH, Lorenze NP, D'Onofrio G, Spertus JA, Lindau ST, Morgan TM, et al. Variation in recovery: role of gender on outcomes of young AMI patients (VIRGO) study design. Circ Cardiovasc Qual Outcomes. 2010;3:684-93.
9. Dueñas M, Ramirez C, Arana R, Failde I. Gender differences and determinants of health related quality of life in coronary patients: a follow-up study. BMC Cardiovasc Disord. 2011;11:24.
10. Regitz-Zagrosek V, Oertelt-Prigione S, Seeland U, Hetzer R. Sex and gender differences in myocardial hypertrophy and heart failure. Circ J. 2010;74:1265-73.
11. Campbell DJ, Somaratne JB, Jenkins AJ, Prior DL, Yii M, Kenny JF, et al. Differences in myocardial structure and coronary microvasculature between men and women with coronary artery disease. Hypertension. 2011;57:186-92.
12. Rossouw JE. Hormones, genetic factors, and gender differences in cardiovascular disease. Cardiovasc Res. 2002;53:550-7.
13. Kelsey SF, James M, Holubkov AL, Holubkov R, Cowley MJ, Detre KM. Results of percutaneous transluminal coronary angioplasty in women: 1985-1986 National Heart, Lung, and Blood Institute's Coronary Angioplasty registry. Circulation. 1993;87:720-7.

14. Kaski JC. Cardiac syndrome X. In: Wenger NK, Collins P (eds.). Women and heart disease. 2. ed. New York: Taylor and Francis; 2005. p. 205-15.

15. Solimene MC. Coronary heart disease in women: a challenge for the 21st century. Clinics (São Paulo). 2010;65:99-106.

16. Schwarzenberger JC, Sun LS, Pesce MA, Heyer EJ, Delphin E, Almeida GM, et al. Sex-based differences in serum cardiac troponin I: a specific marker for myocardial injury, after cardiac surgery. Crit Care Med. 2003;31:689-93.

17. Wenger NK. Clinical characteristics of coronary heart disease in women: emphasis on gender differences. Cardiovasc Res. 2002;53:558-67.

18. Isaksson RM, Jansson JH, Lundblad D, Näslund U, Zingmark K, Eliasson M. Better long-term survival in young and middle-aged women than in men after a first myocardial infarction between 1985 and 2006. An analysis of 8630 patients in the northern Sweden MONICA study. BMC Cardiovasc Disord. 2011;11:1.

19. Vaccarino V, Parsons L, Every NR, Barron HV, Krumholz HM. National Registry of myocardial infarction 2 participants. Sex-based differences in early mortality after myocardial infarction. N Engl J Med. 1999;341:217-25.

20. Jacobs AK, Kelsey SF, Brooks MM, Faxon DP, Chaitman BR, Bittner V, et al. Better outcome for women compared with men undergoing coronary revascularization: a report from the Bypass Angioplasty Revascularization Investigation (BARI). Circulation. 1998;98:1279-85.

21. Heer T, Schiele R, Schneider S, Gitt A, Wienbergen H; MITRA Study Group, et al. Gender differences in acute myocardial infarction in the era of reperfusion (The MITRA Registry). Am J Cardiol. 2002;89:511-7.

22. Nguyen HL, Gore JM, Saczynski JS, Yarzebski J, Reed G, Spencer FA, et al. Age and sex differences and 20-year trends (1986 to 2005) in prehospital delay in patients hospitalized with acute myocardial infarction. Circ Cardiovasc Qual Outcomes. 2010;3:590-8.

23. Nguyen HL, Saczynski JS, Gore JM, Goldberg RJ. Age and sex differences in duration of prehospital delay in patients with acute myocardial infarction: a systematic review. Circ Cardiovasc Qual Outcomes. 2010;3:82-92.

24. Theres H, Maier B, Matteuci Gothe R, Schnippa S, Kallischnigg G, Schüren KP, et al. Influence of gender on treatment and short-term mortality of patients with acute myocardial infarction in Berlin. Z Kardiol. 2004;93:954-63.

25. Butala NM, Desai MM, Linnander EL, Wong YR, Mikhail DG, Ott LS, et al. Gender differences in presentation, management, and in-hospital outcomes for patients with AMI in a lower--middle income country: evidence from Egypt. PLoS ONE. 2011;6:e25904.

26. MacIntyre K, Stewart S, Capewell S, Chalmers JW, Pell JP, Boyd J, et al. Gender and survival: a population-based study of 201,114 men and women following a first acute myocardial infarction. J Am Coll Cardiol. 2001;38:729-35.

27. Ishihara M, Inoue I, Kawagoe T, Shimatani Y, Kurisu S, Nakama Y, et al. Trends in gender difference in mortality after acute myocardial infarction. J Cardiol. 2008;52:232-8.

28. Marrugat J, Sala J, Masiá R, Pavesi M, Sanz G, Valle V, et al. Mortality differences between men and women following first myocardial infarction. RESCATE Investigators. Recursos Empleados en el Síndrome Coronario Agudo y Tiempo de Espera. JAMA. 1998;280:1405-9.

29. Stone GW, Grines CL, Browne KF, Marco J, Rothbaum D, O'Keefe J, et al. Comparison of in--hospital outcome in men versus women treated by either thrombolytic therapy or primary coronary angioplasty for acute myocardial infarction. Am J Cardiol. 1995;75:987-92.

30. Woodfield SL, Lundergan CF, Reiner JS, Thompson MA, Rohrbeck SC, Deychak Y, et al. Gender and acute myocardial infarction: is there a different response to thrombolysis? J Am Coll Cardiol. 1997;29:35-42.

31. Radovanovic D, Erne P, Urban P, Bertel O, Rickli H, Gaspoz JM. Gender differences in management and outcomes in patients with acute coronary syndromes: results on 20290 patients from the AMIS PLUS registry. Heart. 2007;93:1369-75.

32. Motovska Z, Widimsky P, Aschermann M; PRAGUE Study Group Investigators. The impact of gender on outcomes of patients with ST elevation myocardial infarction transported for percutaneous coronary intervention: analysis of the PRAGUE-1 and 2 studies. Heart. 2008;94:e5.

33. Sato H, Kasai T, Miyauchi K, Kubota N, Kajimoto K, Miyazaki T, et al. Long-term outcomes of women with coronary artery disease following complete coronary revascularization. J Cardiol. 2011;58:158-64.

34. Bell MR, Holmes DR Jr, Berger PB, Garratt KN, Bailey KR, Gersh BJ. The changing in-hospital mortality of women undergoing percutaneous transluminal coronary angioplasty. JAMA. 1993;269:2091-5.

35. Keelan ET, Nunez BD, Grill DE, Berger PB, Holmes DR Jr, Bell MR. Comparison of immediate and long-term outcome of coronary angioplasty performed for unstable angina and rest pain in men and women. Mayo Clin Proc. 1997;72:5-12.

36. Vaccarino V, Abramson JL, Veledar E, Weintraub WS. Sex differences in hospital mortality after coronary artery bypass surgery: evidence for a higher mortality in younger women. Circulation. 2002;105:1176-81.

37. Edwards FH, Carey JS, Grover FL, Bero JW, Hartz RS. Impact of gender on coronary bypass operative mortality. Ann Thorac Surg. 1998;66:125-31.

38. Rahimtoola SH, Bennett AJ, Grunkemeier GL, Block P, Starr A. Survival at 15 to 18 years after coronary bypass surgery for angina in women. Circulation. 1993;88:71-8.

39. Puskas JD, Edwards FH, Pappas PA, O'Brien S, Peterson ED, Kilgo P, et al. Off-pump techniques benefit men and narrow the disparity in mortality after coronary bypass grafting. Ann Thorac Surg. 2007;84:1447-56.

40. Vakili BA, Kaplan RC, Brown DL. Sex-based differences in early mortality of patients undergoing primary angioplasty for first acute myocardial infarction. Circulation. 2001;104:3034-8.

41. Alexander KP, Chan AY, Newby K, Schwartz JB, Redberg RF, Hochman JS, et al. Sex differences in major bleeding with glycoprotein IIb/IIIa inhibitors. Results from the CRUSADE initiative. Circulation. 2006;114:1380-7.

42. Katayama T, Iwasaki Y, Yamamoto T, Yoshioka M, Nakashima H, Suzuki S, et al. Clinical manifestations and acute myocardial infarction in women treated with primary coronary angioplasty. J Cardiol. 2006;48:133-40.

43. Rossi R, Grimaldi T, Origliani G, Fantini G, Coppi F, Modena MG. Menopause and cardiovascular risk. Pathophysiol Haemost Thromb. 2002;32:325-8.

44. Nishitani M, Shimada K, Sunayama S, Masaki Y, Kume A, Fukao K, et al. Impact of diabetes on muscle mass, muscle strength, and exercise tolerance in patients after coronary artery bypass grafting. J Cardiol. 2011;58:173-80.

45. Minakata K, Bando K, Takanashi S, Konishi H, Miyamoto Y, Ueshima K, et al. Impact of diabetes mellitus on outcomes in Japanese patients undergoing coronary artery bypass grafting. J Cardiol. 2012;59:275-84.

46. Shiraki T, Saito D. Sex difference of in-hospital mortality in patients with acute myocardial infarction. Acta Med Okayama. 2011;65:307-14.

47. Chaitman BR, Bourassa MG, Davis K, Rogers W, Tyras DH, Berger R, et al. Angiographic prevalence of high-risk coronary artery disease in patients subsets (CASS). Circulation. 1981;64:360-7.

48. Malacrida R, Genoni M, Maggioni AP, Spataro V, Parish S, Palmer A, et al. A comparison of the early outcome of acute myocardial infarction in women and men. The Third International Study of Infarct Survival Collaborative Group. N Engl J Med. 1998;338:8-14.

49. Becker RC, Terrin M, Ross R, Knatterud GL, Desvigne-Nickens P, Gore JM, et al. Comparison of clinical outcomes for women and men after acute myocardial infarction. The Thrombolysis in Myocardial Infarction Investigators. Ann Intern Med. 1994;120:638-45.

50. Van de Werf F, Ardissino D, Betriu A, Cokkinos DV, Falk E, Fox KA, et al. Management of acute myocardial infarction in patients presenting with ST-segment elevation. The Task Force on the Management of Acute Myocardial Infarction of the European Society of Cardiology. Eur Heart J. 2003;24:28-66.

51. Arnold AM, Mick MJ, Piedmonte MR, Simpfendorfer C. Gender differences for coronary angioplasty. Am J Cardiol. 1994;74:18-21.

52. Malenka DJ, O'Connor GT, Quinton H, Wennberg D, Robb JF, Shubrooks S, et al. Differences in outcomes between women and men associated with percutaneous transluminal coronary angioplasty. A regional prospective study of 13,061 procedures. Northern New England Cardiovascular Disease Study Group. Circulation. 1996;94:II99-104.

53. Watanabe CT, Maynard C, Ritchie JL. Comparison of short-term outcomes following coronary artery stenting in men versus women. Am J Cardiol. 2001;88:848-52.

54. Cowley MJ, Mullin SM, Kelsey SF, Kent KM, Gruentzig AR, Detre KM, et al. Sex differences in early and long-term results of coronary angioplasty in the NHLBI PTCA registry. Circulation. 1985;71:90-7.

55. Humphries KH, Gao M, Pu A, Lichtenstein S, Thompson CR. Significant improvement in short-term mortality in women undergoing coronary artery bypass surgery (1991 to 2004). J Am Coll Cardiol. 2007;49:1552-8.

56. Parashar S, Rumsfeld JS, Reid KJ, Buchanan D, Dawood N; PREMIER Registry Investigators, et al. Impact of depression on sex differences in outcome after myocardial infarction. Circ Cardiovasc Qual Outcomes. 2009;2:33-40.

57. Antman EM, Anbe DT, Armstrong PW, Bates ER, Green LA, Hand M, et al, ACC/AHA guidelines for the management of patients with ST-elevation myocardial infarction: a report of the American College of Cardiology/American Heart Association Task Force on Practice Guidelines (Committee to Revise the 1999 Guidelines for the Management of Patients with Acute Myocardial Infarction). Circulation. 2004;110:e82-292.

58. Conti RAS, Solimene MC, Da Luz PL, Benjó AM, Lemos Neto PA, Ramires JA. Comparação entre homens e mulheres jovens com infarto agudo do miocárdio. Arq Bras Cardiol. 2002;79:510-25.

59. Gruppo Italiano per lo Studio della Streptochinasi nell'Infarco Miocardico (GISSI). Long-term effects of intravenous thrombolysis in acute MI: final report of the GISSI study. Lancet. 1987;2:871-4.

8
Doença carotídea extracraniana

Gustavo Paludetto

INTRODUÇÃO

A estenose carotídea é um dos alvos da investigação de paciente que vai ao cardiologista. De simples identificação da placa, esta delicada doença pode promover verdadeiros desastres na qualidade de vida dos pacientes e de seus familiares, bem como ser fatal, de acordo com a gravidade de cada caso.

Poucos pacientes apresentam sintomas ou sinais de aviso desta doença sem possuir sequelas. Esta doença silenciosa pode ter como primeiro sintoma um grave acidente vascular encefálico isquêmico (AVEi), que pode inclusive levar à morte.

EPIDEMIOLOGIA E ETIOLOGIA

O AVE mais frequente é o de etiologia isquêmica, responsável por 80% dos casos. A aterosclerose extracraniana ou intracraniana e os eventos cardioembólicos compõem a maioria das causas isquêmicas. Há, ainda, as arterites (p. ex., Takayasu), displasia fibromuscular, traumas, dissecções, radiações e outras causas mais raras de isquemia. A doença carotídea extracraniana pode ser atribuída como responsável por 20 a 30% de todas as ocorrências de AVE (hemorrágicos e isquêmicos).[1,2]

Dados estatístico dos EUA estimam incidência de AVEi de 160 para cada 100.000 habitantes ao ano. É a terceira principal causa de morte por ano, a segunda principal causa de morte cardiovascular ao ano e a primeira de morte por doença neurológica ao ano.[2,3]

Os dados de incapacitação – incluindo invalidez permanente, perda da capacidade laboral e qualidade de vida – são ainda mais surpreendentes. Estima-

-se que serão gastos 2,2 trilhões de dólares nos EUA, entre 2005 e 2050, para cobrir custos de tratamento e incapacidade relacionada à doença neurológica.[4]

FATORES DE RISCO

O ataque isquêmico transitório (AIT) é o maior fator de risco para ocorrência de AVEi, chegando a 17,3% em 90 dias. A hipertensão arterial sistêmica (HAS) e o diabete melito (DM) podem dobrar o risco; o tabagismo aumenta o risco em 2,5 vezes; os distúrbios do colesterol aumentam o risco em 1,6 quando o colesterol total está entre 240-279 e em 2,8 quando maior que 280 g/dL.[5] Dessa forma, a síndrome metabólica (HAS, DM, dislipidemias associadas ou não à obesidade), deve ser combatida agressivamente, assim como o sedentarismo e o incentivo à cessação do tabagismo.

INCIDÊNCIA

A incidência do AVEi está diretamente relacionada ao grau de obstrução e ao fato do paciente ser ou não sintomático. Fatores como o tipo de placa, presença ou não de ulcerações e trombos flutuantes aderidos são incrementos no risco de isquemia.

Os maiores e primeiros estudos foram: Asymptomatic Carotid Study (ACAS), North American Symptomatic Carotid Endarterectomy Trial (NASCET) e European Carotid Surgery Trialists Collaborative Group (ECST), onde foi tentado avaliar a associação de grau de estenose com risco de AVEi, para posteriormente sugerir um consenso indicando em quais pacientes haveria benefício em realizar o tratamento da lesão carotídea.

Nos pacientes assintomáticos, as estenoses menores que 50% apresentam risco abaixo de 7% de isquemia em 5 anos. Nas obstruções maiores que 60% a incidência aumenta para 14,8%, chegando a 18,5% nas lesões acima de 75%.[6-8]

Já nos paciente sintomáticos, as lesões de até 50% apresentam risco de 18,7% de isquemia, chegando até 27,1% nas lesões com obstrução maior que 75%.[6-8]

PATOGENIA

A maioria das placas se desenvolve no bulbo, apresentando bifurcação e origem na carótida interna. A explicação mais simples pela preferência do local seriam as forças de cisalhamento da bifurcação, além de zona rica em oxigênio pelas fibras dos receptores neurológicos bulbares. A placa carotídea pode causar a isquemia por dois mecanismos: embolização cerebral e hipoperfusão.

A embolização cerebral decorre da instabilização da placa que ocasiona ruptura do endotélio, expondo a placa de ateroma à circulação. Há imediata liberação de massa ateromatosa na corrente sanguínea e imediatamente formação de trombos plaquetários ou hemáticos locais. Com o fluxo de velocidade aumentada pela estenose, há facilidade de essas formações se desprenderem, chegando assim às artérias cerebrais. Placas "moles", hipoecogênicas, com alto conteúdo de lipídios e ulceradas apresentam risco elevado para evento isquêmico.[5,8]

A hipoperfusão é um mecanismo menos frequente, pois a regulação do fluxo sanguíneo cerebral geralmente compensa a redução de fluxo. O AIT decorrente de hipoperfusão está associado a estenoses bilaterais, "síndromes de roubo", oscilações da pressão arterial ou uso de hipotensores.[8]

QUADRO CLÍNICO

A maioria dos pacientes é assintomática, no entanto, vale lembrar que mais de 50% dos pacientes com isquemia cerebral instalada nunca tiveram sintomas, ou seja, eram assintomáticos e o primeiro sintoma foi um AVEi.

Os pacientes sintomáticos podem se apresentar de várias formas. Anatomicamente, o primeiro ramo do segmento intracraniano da carótida é a artéria oftálmica. Muitos pacientes apresentam perda da visão por trombose da artéria central da retina proveniente de microembolização a partir de fragmentos da placa carotídea. A perda da visão abrupta decorrente deste evento é denominada amaurose fugaz.

Da mesma forma, a microembolização afeta o parênquima cerebral causando micro-AVE, podendo gerar declínio da cognição. Entretanto, a relação da estenose carotídea com o déficit ou declínio cognitivo parece ainda não ter sido evidenciada de forma abrangente. Até o momento não existem estudos convincentes, apenas os relatos de pacientes e familiares com melhora comportamental após o tratamento das estenoses.[5,9]

O AIT talvez seja o sintoma mais conhecido. Por definição, as alterações neurológicas ocorridas de forma abrupta com déficits localizados correspondentes ao território cerebral afetado devem desaparecer em até 24 horas. O déficit neurológico de involução rápida consiste em sintomas de isquemia cerebral, durando de 24 horas até 7 dias para recuperação.

O AVE menor é aquele que, por definição, tem déficit neurológico instalado, com escala de NIHSS < 4 pontos, sem afasia ou hemianopsia. Pode ser considerado AVE menor aquele com recuperação entre 7 e 30 dias.

O AVE maior é definido como déficit neurológico instalado com escala de NIHSS > 4, presença de afasia ou hemianopsia, que persiste após 30 dias de evolução.

DIAGNÓSTICO

O diagnóstico dos pacientes portadores de estenose carotídea geralmente segue a apresentação clínica do paciente:

- Pacientes assintomáticos são basicamente "descobertos" após avaliação de rotina no consultório do cardiologista que suspeita da lesão quando existe sopro à ausculta da bifurcação carotídea, geralmente confirmada com ecografia vascular com Doppler colorido.
- Pacientes sintomáticos podem ser encaminhados após consulta com oftalmologista, quando possuem déficits visuais, ou já na emergência do hospital na suspeita de um AVEi.

Os exames geralmente solicitados são o ecocolorDoppler, a angiorressonância magnética (aRM), a angiotomografia computadorizada (aTC) e a arteriografia (ou angiografia) de carótidas e vertebrais.

Independentemente do método, as lesões podem ser classificadas em:

- Leve: de 0 a 29% de estenose.
- Leve a moderada: de 30 a 49% de estenose.
- Moderada a grave: de 50 a 69%.
- Grave: de 70 a 99%.
- Oclusão total: 100%.

Ecografia vascular com Doppler colorido

É o exame mais realizado, possui baixo custo, rapidez e agilidade no diagnóstico, não é invasivo, está disponível em quase todos os centros, não se utiliza de contraste ou exposição à radiação.

Permite visualização da placa, quantificação da área de estenose, detalhes da velocidade do fluxo (pico de velocidades sistólica e diastólica final, relação de velocidade sistólica da AAC e ACI). Aparelhos modernos permitem caracterizar a constituição das placas, como as ecolucentes, as placas ditas como "moles", trombos flutuantes aderidos, ulcerações e hemorragias intraplaca.[9,10]

É um exame que depende do examinador. Calcificações extremas e circulares podem impedir a adequada mensuração de estenose e área, porém esta é a minoria dos casos. Os critérios ecográficos são muito bem definidos, sendo a preferência do nosso grupo o uso dos critérios de NASCET ou ECST.

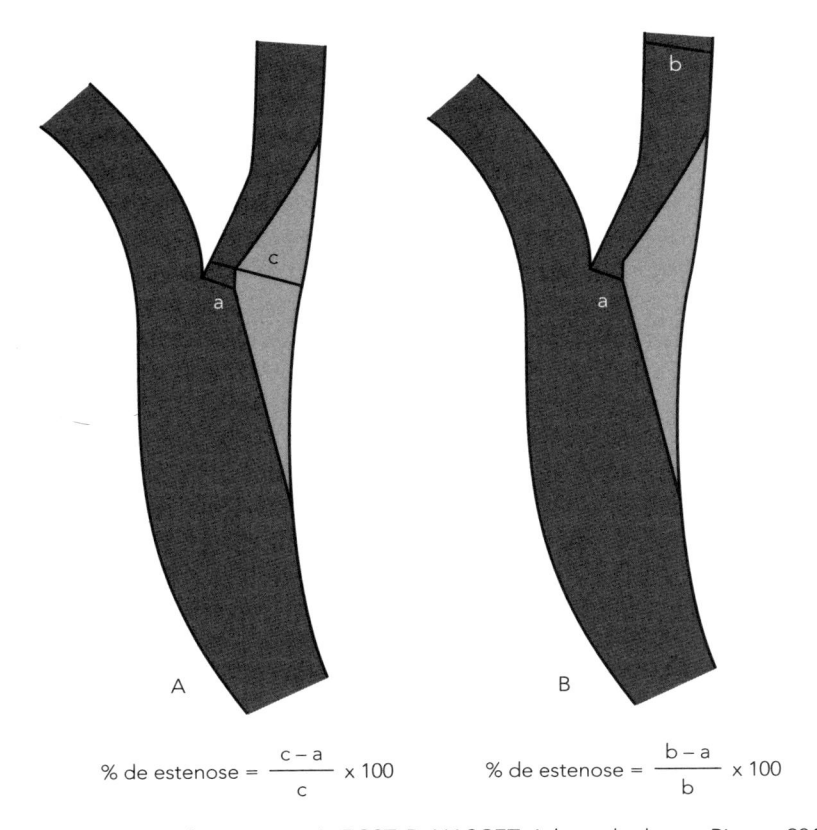

$$\% \text{ de estenose} = \frac{c - a}{c} \times 100 \qquad \% \text{ de estenose} = \frac{b - a}{b} \times 100$$

Figura 1 Critérios de estenose. A: ECST; B: NASCET. Adaptada de von Ristow, 2015.[9]

Angiorressonância magnética

Método que vem ganhando espaço nos últimos anos, a aRM tem a principal vantagem de não necessitar de uso de contraste iodado. Pacientes alérgicos ao iodo podem se beneficiar muito deste método. Ainda assim, apresenta necessidade de um contraste (gadolíneo) que também tem suas limitações, principalmente em pacientes com função renal diminuída, podendo acarretar insuficiência renal. Outros fatores que limitam seu uso são a contraindicação absoluta em portadores de órteses metálicas (p. ex., marca-passos e clipes), além de aquisições demoradas em ambiente fechado com necessidade de repouso imóvel durante algum tempo, fato muitas vezes não tolerado por pacientes ansiosos, claustrofóbicos e idosos.

Em relação à anatomia, permite avaliação da árvore arterial desde o arco aórtico até os vasos intracranianos, com sensibilidade e especificidade elevadas nas estenoses maiores que 70%. Ainda tem a limitação das placas calcificadas e, principalmente, circulares, que dificultam o método, promovendo frequentemente resultados falso-positivos.[9]

Angiotomografia computadorizada

Os tomógrafos multicanais realmente revolucionaram a imagem das lesões vasculares. Reconstruções tridimensionais, análise de escalas de cinza e índice de calcificação conseguem uma representação bastante fidedigna das lesões e de toda a anatomia vascular, desde o arco aórtico até os vasos intracranianos. Ainda apresenta os limitadores da radiação e do contraste iodado, que é contraindicado em pacientes alérgicos e possui restrições em pacientes com insuficiência renal não dialítica e *clearance* de creatinina baixos.

Possui sensibilidade de 99% e acurácia de 95% para lesões carotídeas. Permite quantificação do grau de estenose das placas, identifica trombos e, diferentemente da aRM, tem adequada visualização de estenoses calcificadas anulares e até intra-*stents*.

Atualmente, é o método não invasivo mais fidedigno, com correlação de 96% com os achados vistos em uma arteriografia.

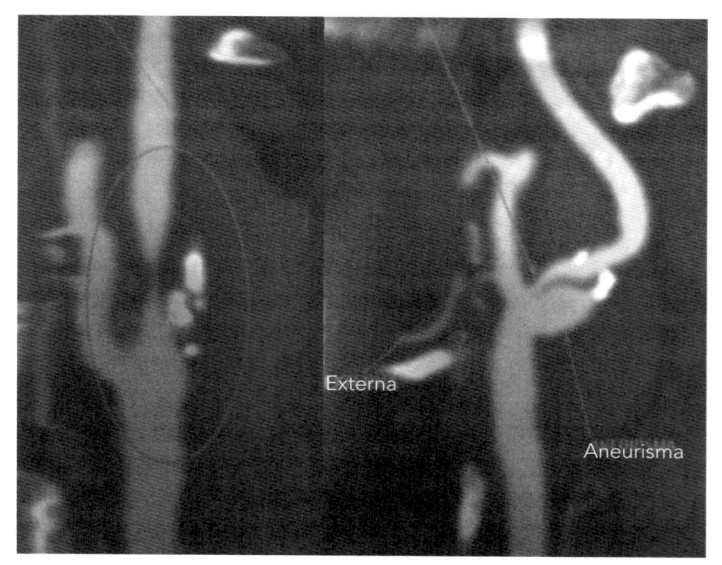

Figura 2   Angiotomografia de carótida evidenciando detalhes da placa.

Arteriografia ou angiografia

Ainda é considerada o padrão-ouro de diagnóstico. Possui as restrições da radiação, do uso de contrastes iodados e também é considerada invasiva, necessitando de punção arterial, portanto, deve-se respeitar seus riscos.

Este estudo angiográfico consiste em mapear o arco aórtico, as artérias subclávias, vertebrais e carótidas, nos segmentos cervical e intracraniano. Essa abordagem permite a análise de cada vaso separadamente, avaliando o fluxo individual, observando qual artéria promove irrigação de cada segmento cerebral, bem como a presença de um polígono de Willis patente. Não gera artefatos metálicos, permite quantificação de estenoses, analisa o fluxo e a presença de ulcerações.

Nosso grupo opta por indicar a arteriografia como método diagnóstico antes do tratamento da maioria dos pacientes, sendo as principais indicações:

- Quando os métodos de diagnósticos não invasivos, como ecocolorDoppler ou aRM, demonstram estenoses maiores que 70%, não elucidaram corretamente o diagnóstico, demonstram oclusões ou não quantificam adequadamente as lesões.
- Exames não invasivos de qualidade limitada para avaliação da imagem.
- Necessidade de estudo de fluxo de cada vaso.
- Sintomas vertebrobasilares.
- Avaliação de placas complexas.

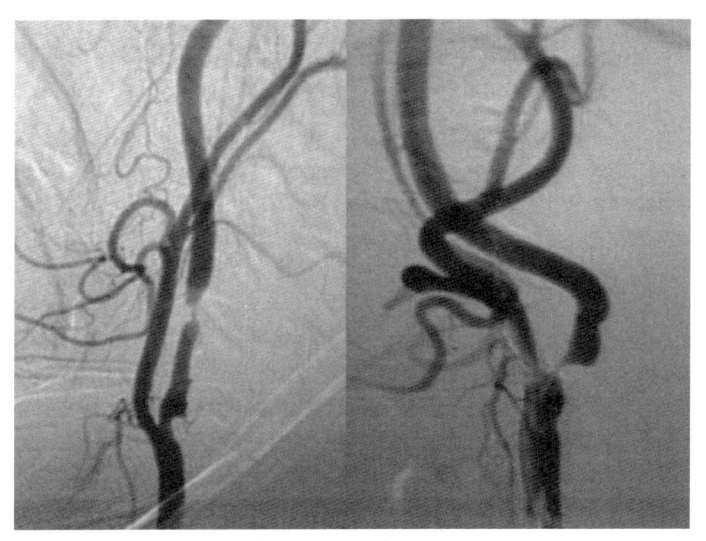

Figura 3   Angiografia (arteriografia) de carótidas.

- Exame conjunto com cineangiocoronariografia quando o paciente apresentar doença coronariana simultânea (até 44% dos pacientes têm doença coronariana simultânea).
- Reestenoses pós-endarterectomia, pós-*stent*, pós-radioterapia.
- Sintomáticos.

TRATAMENTO CLÍNICO

Seguindo a última diretriz para o tratamento da doença carotídea da Sociedade Americana de Cirurgia Vascular (SVS – Society of Vascular Surgery), o tratamento clínico otimizado (BMT – best medical treatment) deve ser instalado sempre que haja placa de ateroma evidente ou aumento significativo da espessura mediointimal.[11] O tratamento clínico consiste em ações e medicamentos para controlar os fatores de risco relacionados à doença

As ações são principalmente a cessação do tabagismo e a introdução de atividade física nos sedentários.[12]

As seguintes medidas e medicamentos têm as seguintes recomendações de classe e nível de evidência:

- HAS, DLP e tabagismo: C1NA.
- Anticoagulação: apenas eventos cardioembólicos.
- Antiagregantes plaquetários que reduzem nível risco cardiovascular: C1NA.
- Prevenção secundária do AVEi: C1N2 (ácido acetilsalicílico – AAS, clopidogrel, dipiridamol).
- Perioperatório CEA (endarterectomia de carótida), manter AAS: C1NA.
- Perioperatório CAS (angioplastia com *stent* de carótida); AAS em associação com clopidogrel (1 mês): C1NB.

TRATAMENTO CIRÚRGICO

Métodos de endarterectomia e angioplastia com *stent* de carótida são considerados tratamentos cirúrgicos.

Qual paciente apresenta benefício em ser tratado?

- Assintomáticos:
  - Estenoses > 75%.
  - Estenoses > 60% com oclusão da carótida contralateral.
  - Estenoses > 70% em associação em pacientes que serão submetidos à cirurgia de aneurisma de aorta ou à revascularização do miocárdio (pode ser tratada simultaneamente).

- Sintomáticos:
  - Estenose de carótida ≥ 70%.
  - Estenose carotídea ≥ 50% com oclusão da carótida contralateral.
  - Estenose ≥ 50% com sintomas persistentes apesar de BMT.
  - Estenoses com placas complexas, ulcerações, trombos aderidos.

Endarterectomia da artéria carótida (CEA)

A primeira CEA bem-sucedida foi realizada por Debakey, em 1953, publicada em 1975.[13] Desde então, realiza-se endarterctomia basicamente com duas técnicas, a da abertura longitudinal e retirada da placa e a de eversão. Em ambas, retira-se a placa de ateroma no plano de clivagem da camada média, até que haja uma superfície lisa e livre de *debris*.

Independentemente da técnica, o clampeamento da carótida interna com interrupção do fluxo consiste em forma eficaz de impedir microembolizações distais, porém, paralisa o fluxo cerebral durante os minutos da cirurgia, fato que também pode envolver risco de isquemia cerebral. Em ambas, a necessidade ou não de *shunt* intraoperatório varia de cirurgião para cirurgião e depende de fatores como polígono de Willis patente, avaliação do refluxo pela carótida interna e lesões contralaterais. A maioria dos cirurgiões no Brasil realiza a cirurgia sob anestesia geral. Não é consenso se as monitorizações de atividade encefálica devem ser realizadas durante o procedimento, dispositivos amplamente utilizados nos serviços nos EUA.

Assim como todo ato cirúrgico, existem complicações variadas no acesso, como parestesias, lesões de nervo craniano (lingual, facial, hipoglosso) e infec-

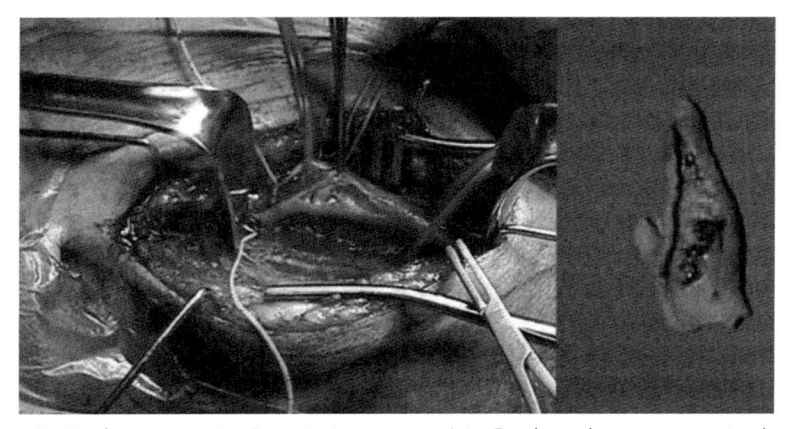

Figura 4   Endarterectomia. A: visão intraoperatória; B: placa de ateroma retirada.

ção de ferida.[6,7] De toda forma, é procedimento seguro para ser realizado em mãos de cirurgiões experientes, com índices de isquemia cerebral menores que a angioplastia, porém com índices maiores de mortalidade.

Angioplastia com implante de *stent* na artéria carótida (CAS)

A primeira angioplastia de carótida foi realizada mais de 20 anos após a primeira CEA bem-sucedida. Mathias,[14] em 1977, realizou a primeira angioplastia somente com balão para tratamento de estenose por displasia fibromuscular de carótida. Desde então, o crescente avanço tecnológico dos materiais tem incrementado o campo renovascular, com dispositivos cada vez mais modernos, tornando o procedimento da CAS tão seguro quanto a CEA. O implante dos *stents* resolveu o problema da reestenose, no entanto, o calcanhar de Aquiles da CAS sempre foi a microembolização. Vários dispositivos foram utilizados para prevenir esses eventos, como balões de oclusão distal e proximais, filtros, interruptores e reversores de fluxo.

Atualmente, a qualidade dos *stents* e sistemas de proteção contra microemblização equiparam o índice de AVE obtido na CAS muito próximo ao da CEA. A grande diferença é que na maioria das vezes a CAS é realizada com o paciente acordado, sem necessidade de anestesia geral, com mínima agressão. Pacientes com problemas pulmonares, como doença pulmonar obstrutiva crônica, e portadores de doenças cardíacas graves se beneficiam muito com o método. Tal diferença implica morbidade e mortalidade menores na CAS que na CEA.

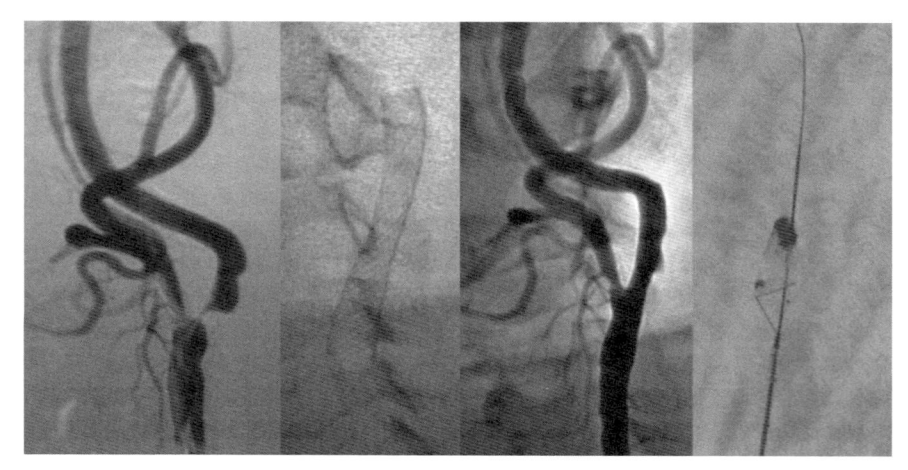

Figura 5 Angioplastia com *stent*. A: pré-*stent*; B: aspecto do *stent*; C: após colocação do *stent*; D: detalhe do filtro de proteção cerebral com captura de êmbolos.

Ainda deve-se destacar que não apresenta os problemas relacionados à incisão cirúrgica, principalmente as lesões de nervo e infecção.

DISCUSSÃO

A avaliação do benefício do tratamento foi divulgada inicialmente na CEA, onde os grandes estudos como o NASCET e ECST (específicos para CEA) evidenciaram um índice de AVE e morte que somados atingem 5,8 e 7,1%, respectivamente.[6,7]

Há muita discrepância nos estudos para CAS, passando detalhes da técnica utilizada, equipes de diferentes especialidades realizando o procedimento (radiologistas, hemodinamicistas, cirurgiões vasculares, neurocirurgiões), uso ou não de sistemas de proteção cerebral, diferentes tipos de sistema de proteção cerebral, angioplastias sem *stents*, *stents* de malha aberta *versus* de malha fechada, entre outros. É importante destacar que muitos deles foram patrocinados por empresas fabricantes de *stents* e sistemas de proteção cerebral. Nestes estudos patrocinados por fabricantes de *stents* – os quais citamos o ARCHeR, MAVeRICH, BEACH, CABERNET, SECuRITY e CAREST –, ainda existe muita discrepância de resultados, porém um consenso existe: índice de AVE maior e morte abaixo de 7%.

Os estudos que tentaram comparar a CEA com CAS também tiveram dificuldades em randomizar com equidade os pacientes. Os estudos EVA-3S e SPACE foram randomizados, prospectivos e tiveram como critério de inclusão básico as estenoses maiores que 70% do ECST. O EVA-3S foi suspenso por ter inicialmente complicações maiores que 9,8%, porém somente 27% dos procedimentos foram realizados utilizando filtro de proteção cerebral na CAS. Apesar de interrompido, foi muito importante, pois proibiu a prática de angioplastia sem sistemas de proteção cerebral contra microembolizações. O estudo SPACE, por outro lado, demonstrou um índice de complicações maiores (morte e AVE) similar 6,84 e 6,34% para CAS e CEA, respectivamente.

O maior e mais respeitado estudo realizado foi o Carotid Revascularization Endarterectomy *versus* Stent Trial (CREST), por ser prospectivo, randomizado, realizado em 117 centros nos EUA e Canadá, com diferentes especialistas que realizaram CAS e CEA – cirurgiões vasculares, cirurgiões cardiovasculares, neurocirurgiões, hemodinamicistas e radiologistas intervencionistas.[15-17]

O critério inicial de inclusão foi presença de estenoses maiores que 50% em pacientes sintomáticos e maiores que 70% em assintomáticos. No total, 2.502 pacientes foram envolvidos, dos quais 53% eram sintomáticos e 47% assintomáticos. O objetivo deste estudo foi avaliar o índice de AVE, óbito, infarto do miocárdio, AVE ipsilateral em 4 anos após a intervenção e índice total de complicações maiores.[16]

O índice total de complicações graves (óbito, AVE e infarto agudo do miocárdio – IAM) foi de 6,8% na CEA e 7,2% na CAS. O índice de todos os AVE foi maior na CAS (4,1%) que na CEA (2,3), no entanto, o índice de AVE maior foi de 0,6% na CEA contra 0,9% na CAS. O índice de IAM, por outro lado, foi maior que o dobro no grupo da endarterctomia, chegando a 2,3% enquanto o grupo de angioplastia com *stent* teve 1,1% de IAM. Curiosamente, o menor índice de AVE nos 117 centros do estudo, ocorreu com um grupo de radiologistas e neurointervencionistas, que praticaram exclusivamente angioplastia com *stent*.[15-18]

Subgrupos foram avaliados, possibilitando dizer que os melhores resultados da CAS forma em pacientes com menos de 70 anos de idade. Pacientes acima de 70 anos tiveram excelentes resultados com CEA. O índice de lesão de nervo craniano obviamente ocorreu somente na CEA, chegando em 5%. Pacientes que utilizavam previamente anticoagulaçao sistêmica por outros motivos (p. ex., fibrilação atrial ou tromboembolismo pulmonar) tiveram maiores complicações hemorrágicas, AVE e morte na CEA.

Pacientes portadores de doença pulmonar obstrutiva crônica, estenoses pós-radioterapia, elevado risco cirúrgico cardiovascular, bifurcação carotídea alta, pescoço hostil (traqueostomizados, cirurgias prévias, esvaziamentos cervicais e outros) e com reestenoses pós-cirúrgicas devem ser tratados preferencialmente com angioplastia e implante de *stent*.

CONSIDERAÇÕES FINAIS

Diante de uma doença potencialmente devastadora, o consenso americano das sociedades de cardiologia, neurologia e SVS, embasado nos dados de vários estudos, principalmente o estudo CREST, sugere que:

- Pacientes assintomáticos com estenoses de até 70% devem ser tratados com a terapia medicamentosa otimizada.
- Pacientes com estenoses assintomáticas e expectativa de vida menor que 3 anos de vida também devem ser considerados candidatos apenas para tratamento clínico.
- Pacientes assintomáticos com estenoses maiores que 70% ou sintomáticos (ver indicações no item sobre tratamento cirúrgico) devem ser tratados com a melhor terapia medicamentosa associada a um método cirúrgico, CAS ou CEA.[19-24]
- Ambos os métodos podem ser utilizados como tratamento cirúrgico, desde que os centros/cirurgiões realizadores possuam índices de complicações maiores (AVE, IAM, óbito) próximos de 3% nos assintomáticos e 5-7% nos

sintomáticos. Os fatores anatômicos, clínicos, características das placas, tipo de proteção cerebral e a vontade e consentimento do paciente também devem ser levados em consideração.

REFERÊNCIAS BIBLIOGRÁFICAS

1. White H, Boden-Albala B, Wang C, Elkind MS, Rundek T, Wright CB, et al. Ischemic Stroke subtype incidence among whites, black, and hispanics: The Northern Manhattan study. Circulation. 2005;111(10):1327-31.
2. Petty GW, Brown RD Jr, Whisnant JP, Sicks JD, O'Fallon WM, Wiebers DO. Ischemic stroke subtypes. A population-based study of incidence and risck factors. Stroke. 1999;30(12):2513-6.
3. Jonas DE, Feltner C, Amick HR, et al. Screening for Asymptomatic Carotid Artery Stenosis: A systematic revew and meta-analysis for the U.S prevetive services task force. Rockville (MD): Agency for Healthcare Reserch and Quality (US); 2014.
4. Brown DL, Boden-Albala B, Langa KM, Lisabeth LD, Fair M, Smith MA, et al. Projected costs of ischemic stroke in USA. Neurology. 2006;67(8):1390-5.
5. Mackey WC. Cerebrovascular Disease: General Considerations. In: Rutherford's Vascular Surgery. 7. ed. Philadelphia: Elsevier; 2010. p. 1386-99.
6. North American Symptomatic Carotid Endarterectomy Trial Collaborators (NASCET). Benefitial effect of carotid endarterectomy in symtomatic patientes with high-grade carotid stenosis. N Engl J Med. 1991;325:445-55.
7. European Carotid Surgery Trialists Collaborative Group (ECST). Lancet.1998:351:1379-87.
8. Saw J, Fung AY. Epidemiology and Significance of Carotid Artery Stenosis. In: Handbook of Compex Percutaneos Carotid Intervention. New Jersey: Humana Press; 2007. p. 3-10.
9. von Ristow A, Leal D, Vescovi A, Massière B. In: Lobato's Cirurgia Endovascular 3. ed. São Paulo: ICVE; 2015. p. 978-1040.
10. Lal BK, Hobson RW, Tofghi B, Kapadia I, Cuadra S, Jamil Z. Duplex ultrasound velocity criteria for the stented carotid artery. J Vasc Surg. 2008;47:63-73.
11. Cheng SW, Wu LL, Ting AC, Lau H, Wong J. Screening for asymptomatic carotid stenosis in patients with peripheral vascular disease: a prospective study and risk factor analysis. Cardiovasc Surg. 1999;7:303-9.
12. Klijn CJ, Kappelle LJ, Algra A, van Gijn J. Outcome in patients with symptomatic occlusion of the internal carotid artery or intra- cranial arterial lesions: a meta-analysis of the role of baseline characteristics and type of antithrombotic treatment. Cerebrovasc Dis. 2001;12:228-34.
13. Debakey ME. Successful carotid endarterectomy for cerebrovascular insufficiency. Nineteen year follow-up. JAMA. 1975;233:1083-5.
14. Mathias K. A new cateter system for percutaneous transluminal angioplasty of carotid artery stenosis. Fortschr Med. 1977;95:1007-11.
15. Hopkins LN, Roubin GS, Chakhtoura EY, Gray WA, Ferguson RD, Katzen BT, et al. The Carotid Revascularization Endarterectomy versus Stenting Trial: credentialing of interventionalists and final results of lead-in phase. J Stroke Cerebrovasc Dis. 2010;19:153-62.
16. Silver FL, Mackey A, Clark WM, Brooks W, Timaran CH, Chiu D, et al. Safety of stenting and endarterectomy by symptomatic status in the Carotid Revascularization Endarterectomy Versus Stenting Trial (CREST). Stroke. 2011;42:675-80.
17. Hobson RW II, Howard VJ, Roubin GS, Ferguson RD, Brott TG, Howard G, et al. Credentialling of surgeons as interventionalists for carotid artery stenting: experience from the lead-in phase of CREST. J Vasc Surg. 2004;40:952-7.

18. Sheffet AJ, Roubin G, Howard G, Howard V, Moore W, Meschia JF, et al. Design of the Carotid Revascularization Endarterectomy vs. Stenting Trial (CREST). Int J Stroke. 2010;5:40-6.

19. International Carotid Stenting Study investigators, Ederle J, Dobson J, Featherstone RL, Bonati LH, van der Worp HB, et al. Carotid artery stenting compared with endarterectomy in patients with symptomatic carotid stenosis (International Carotid Stenting Study): an interim analysis of a randomised controlled trial. Lancet. 2010;375:985-97.

20. Murad MH, Shahrour A, Shah ND, Montori VM, Ricotta JJ. A systematic review and meta--analysis of randomized trials of carotid endarterectomy vs stenting. J Vasc Surg. 2011;53:792-7.

21. Hobson RW 2nd, Mackey WC, Ascher E, Murad MH, Calligaro KD, Comerota AJ, et al. Management of atherosclerotic carotid artery disease: clinical practice guidelines of the Society for Vascular Surgery. J Vasc Surg. 2008;48:480-6.

22. Brott TG, Halperin JL ,Abbara S, Bacharach JM ,Barr JD, Bush RL, et al. 2011 ASA/ACCF/ AHA/AANN/AANS/ACR/ASNR/CNS/SAIP/SCAI/SIR/SNIS/SVM/SVS Guideline on the Management of Patients With Extracranial Carotid and Vertebral Artery Disease. A Report of the American College of Cardiology Foundation/American Heart Association Task Force on Practice Guidelines, and the American Stroke Association, American Association of Neuroscience Nurses, American Association of Neurological Surgeons, American College of Radiology, American Society of Neuroradiology, Congress of Neurological Surgeons, Society of Atherosclerosis Imaging and Prevention, Society for Cardiovascular Angiography and Interventions, Society of Interventional Radiology, Society of NeuroInterventional Surgery, Society for Vascular Medicine, and Society for Vascular Surgery Developed in Collaboration With the American Academy of Neurology and Society of Cardiovascular Computed Tomography. J Am Coll Cardiol. 2011;57:e16-94.

23. Goldstein LB, Adams R, Alberts MJ, Appel LJ, Brass LM, Bushnell CD, et al. Primary prevention of ischemic stroke: a guideline from the American Heart Association/American Stroke Association Stroke Council: cosponsored by the Atherosclerotic Peripheral Vascular Disease Interdisciplinary Working Group; Cardiovascular Nursing Council; Clinical Cardiology Council; Nutrition, Physical Activity, and Metabolism Council; and the Quality of Care and Outcomes Research Interdisciplinary Working Group: the American Academy of Neurology affirms the value of this guideline. Stroke. 2006;37:1583-633.

24. Fleisher LA, Beckman JA, Brown KA, Calkins H, Chaikof EL, Fleischmann KE, et al. ACC/ AHA 2007 Guidelines on Perioperative cardio- vascular Evaluation and care for Noncardiac Surgery: a Report of the American College of Cardiology/American Heart Association Task Force on Practice Guidelines (Writing Committee to Revise the 2002 Guidelines on Perioperative cardiovascular Evaluation for Noncardiac Surgery) Developed in Collaboration with the American Society of Echocardiography, American Society of Nuclear Cardiology, Heart Rhythm Society, Society of Cardiovascular Anesthesiologists, Society for Cardiovascular Angiography and Interventions, Society for Vascular Medicine and Biology, and Society for Vascular Surgery. J Am Coll Cardiol. 2007;50:e159-242.

25. Brott TG, Hobson RW 2nd, Howard G, Roubin GS, Clark WM, Brooks W, et al. Stenting versus endarterectomy for treatment of carotid-artery stenosis. N Engl J Med. 2010;363:11-23.

9

Consistência atual para a prescrição de ácidos graxos poli-insaturados – ômega 3, 6 e 9

Nasser Sarkis Simão
Augusto Dê Marco Martins

Os bioquímicos Evans e Burr[1] ao descreverem os ácidos graxos essenciais, em 1929, demonstraram que os mamíferos não possuíam enzimas capazes de sintetizar as ligações duplas na cadeia de carbono nas posições *n*-3 e *n*-6. Portanto, os seres humanos devem obter o ácido linoleico essencial (C18: 2 *n*-6) e o ácido alfa-linoleico (ALA, C18: 3 *n*-3) a partir de fontes dietéticas. O ácido alfa-linoleico pode ser transformado em ácido eicosapentanoico (EPA) (C20: 5 *n*-3) e em ácido deicosa-hexanoico (DHA) (C22: 6 *n*-3) por adição de carbono e dessaturação. O óleo de peixe é uma fonte rica desses ácidos graxos ômega-3.

Em 1937, o fisiologista britânico Hugh Sinclair postulou que as deficiências de ácidos graxos poli-insaturados poderiam causar doença arterial coronariana (DAC). Em 1944, após observações em população de Inuits, foram encontrados indícios de que sua dieta, de alguma forma, os protegia contra aterosclerose e doenças coronarianas.[2] Doze anos mais tarde, em 1956, em uma carta à revista médica *The Lancet*, o autor sugeriu que os ácidos graxos ômega-3 poderiam ser os principais responsáveis pelo efeito protetor atribuído à sua dieta.[3] Naquela época, acreditava-se que não havia nenhuma gordura animal benéfica. Na década de 1970, o mesmo autor se juntou aos investigadores dinamarqueses Bang e Dyerberg[4,5] durante uma de suas expedições à Groenlândia, onde voltaram a constatar que os Inuits consumiam 400 g de frutos do mar por dia e sua ingestão média de ácidos graxos ômega-3 era de cerca de 14 g por dia, em comparação com 3 g por dia entre os dinamarqueses. Um estudo epidemiológico mostrou que a prevalência de infarto do miocárdio (IM) foi dez vezes mais baixa entre os Inuits em comparação com os dinamarqueses.[6]

Para mostrar que essas associações não eram causais, em 1977, Sinclair se submeteu a uma dieta Inuit por 100 dias.[7] Seu tempo de sangramento aumentou em 3 a 5 minutos e ocorreram diminuições significativas em plaquetas, hemácias, volume globular e hemoglobina. Também houve redução da lipoproteína de muito baixa densidade (VLDL) e elevação importante da fração HDL-colesterol.

Em 1985, Kromhout et al.[8] mostraram, no estudo Zutphen – estudo de coorte prospectivo na Holanda –, que a ingesta de peixes uma ou duas vezes por semana estava associada a um menor risco de DAC fatal em comparação com os indivíduos que não ingeriram peixes. Quatro anos mais tarde, em 1989, Burr et al.[9] mostraram, no estudo Diet and Reinfarction Trial (DART) que pacientes cardiopatas que receberam orientação para adicionar peixe gordo duas vezes por semana à sua dieta regular tiveram a mortalidade por DAC reduzida significativamente, em comparação com aqueles que não fizeram ingesta de peixes. Os resultados destes estudos levantaram um grande interesse no papel de óleo de peixe e dos ácidos graxos ômega-3 na prevenção primária e secundária das doenças cardiovasculares (DCV).

MECANISMOS DE AÇÃO DOS ÁCIDOS GRAXOS ÔMEGA-3

Os efeitos cardiometabólicos de ácidos graxos ômega-3 continuam a ser amplamente investigados, constituindo-se em uma área bastante ativa de pesquisa médica. Os ácidos graxos ômega-3 parecem elevar os limiares arrítmicos, reduzir a pressão arterial, melhorar a função endotelial arterial e reduzir a agregação plaquetária, interferindo favoravelmente no tônus autonômico.[10]

EFEITOS ANTI-INFLAMATÓRIOS

Inúmeros são os sítios de ação dos ácidos graxos ômega-3, na tentativa de explicar sua ação anti-inflamatória. Os ácidos reduzem a produção de mediadores pró-inflamatórios incluindo prostaglandina (PG)-E2, tromboxano (TX)-B2 e leucotrieno (LT)-B4. Atuam também como um substrato para as enzimas cicloxigenase e lipoxigenase, o que pode aumentar outra família de eicosanoides-PGs e TXs.[11] Exercem ações sobre a expressão de citocinas inflamatórias, que poderiam ser explicadas, pelo menos em parte, pela modulação das vias de sinalização intracelular que inativam fatores de transcrição.[12] Estudos mais recentes têm demonstrado que podem também regular negativamente a atividade do fator nuclear kappa B (NF-κB)[12], que sabidamente desempenha um papel-chave na regulação da expressão genética nas respostas inflamatórias, com intrínseca implicação na patogênese de doenças cardiovasculares.[13] A inibição da ativação do NF-kB pode ser mediada por mecanismos relacionados com a ativação de PPAR (PPAR) ou com a inibição dos receptores de tipo Toll.[13]

Sobre o coração, a suplementação com EPA e DHA pode exercer um efeito protetor pela melhora da função mitocondrial e por mudanças na composição de fosfolípides, com melhora na eficiência da geração de ATP.[14]

INIBIÇÃO DA AGREGAÇÃO PLAQUETÁRIA

Os ácidos graxos ômega-3 diminuem o risco de trombose por inibição da agregação plaquetária, inibem o ácido tranexâmico (TXA) nas plaquetas e atuam como antagonistas da pró-agregação em plaquetas humanas *in vitro*.[15] A suplementação de uma dieta com essas substâncias regula negativamente a expressão de mRNA do fator de crescimento derivado de plaquetas A e B em células mononucleares do sangue de seres humanos.[16]

DIMINUIÇÃO DE TRIGLICERÍDEOS

Esses ácidos exercem importante papel na regulação dos genes que atuam no controle da homeostase de lípides. Os ácidos graxos ômega-3 diminuem a síntese de VLDL, resultando em uma produção reduzida de triacilglicerol, por meio de uma diminuição da atividade do receptor de esterol de ligação ao elemento da proteína-1C, que é a chave de controle da lipogênese.[17]

Além disso, podem promover a beta-oxidação, simultaneamente, nas mitocôndrias e/ou peroxissomas, possivelmente pela ativação de peroxissoma PPAR-alfa, que conduz à redução de substrato de ácidos graxos para a síntese de triglicerídeos.[17,18] A lipoproteína remanescente (LPR), produzida a partir de triacilglicerol-quilomícrons e VLDL, exerce potente efeito pró-aterogênico e é, assim, considerada um importante fator de risco de DCV.[18,19] O envolvimento de LPR foi sugerido na patogênese da morte súbita cardíaca[22] e da reestenose pós-angioplastia coronariana.[19] Embora os ácidos graxos ômega-3 não tenham um efeito importante sobre o níveis de colesterol total e LDL-colesterol, o EPA reduz eficazmente a LPR em pacientes hiperlipêmicos.[20]

FUNÇÃO ENDOTELIAL

O tratamento com óleos de peixe em longo prazo aumenta o fator de relaxamento dependente do endotélio das artérias coronárias de suínos normais,[21-23] e hipercolesterolêmicos com doença aterosclerótica presente.[24,25] O ácido eicosapentanoico aumenta o relaxamento dependente do endotélio por óxido nítrico (NO), bem como por um fator de hiperpolarização derivado do endotélio.[26] O ácido docosa-hexanoico altera a distribuição das principais proteínas estruturais, não apenas modificando a composição lipídica da membrana, mas também alterando a atividade da eNOS em células endoteliais.[27] O óxido nítrico, por si só, também inibe a agregação e a adesão plaquetária e de leucócitos, e a proliferação de células da musculatura lisa.

ESTABILIZAÇÃO DA PLACA

Como mencionado anteriormente, por meio de seus efeitos anti-inflamatórios, os ácidos graxos ômega-3 podem não só prevenir o desenvolvimento da placa aterosclerótica, mas também contribuir para sua estabilização.[28] Ensaios clínicos randomizados demonstraram que a suplementação de ácidos graxos ômega-3 aumenta substancialmente os níveis de EPA e DHA teciduais e diminuiu a infiltração de macrófagos, com consequente redução da espessura da capa fibrosa de placas localizadas em artérias carótidas humanas.[29-31]

EFEITOS ANTIARRÍTMICOS

Os ácidos graxos ômega-3 são incorporados nas membranas celulares e afetam a função dos canais iônicos de miócitos. Parecem existir vários mecanismos pelos quais estas ações antiarrítmicas são exercidas. Há uma inibição dos canais de Na^+ dependentes de voltagem, prolongando o período refratário relativo, com aumento de potencial, que são necessários para a despolarização da membrana.[32] Também exibem uma ação moduladora nos canais de cálcio (Ca^{++}) do tipo L, resultando em redução do Ca^{++} livre citosólico e alterando assim a taxa de influxo do Ca^{++}, com ação preventiva durante episódios isquêmicos.[33] O tratamento em longo prazo com EPA reduz a fibrilação ventricular induzida por isquemia em suínos *in vivo*, e acredita-se que a atenuação do encurtamento de duração do potencial de ação monofásico pela supressão de canais de K_{ATP} esteja envolvida.[34] Os efeitos antiarrítmicos de ácidos graxos ômega-3 podem ser mediados em parte por seus efeitos sobre o controle autonômico, especialmente por um aumento do tônus vagal.[35] Por meio destes mecanismos, acredita-se que possam impedir taquiarritmias ventriculares e, portanto, diminuir a morte súbita cardíaca.[36]

ÁCIDOS GRAXOS ÔMEGA-3 E DOENÇA ARTERIAL CORONARIANA EM ESTUDOS DE COORTE

Desde 1985, foram publicados os resultados de muitos estudos de coorte prospectivos sobre o consumo de peixe e DAC, com resultados controversos. A primeira avaliação quantitativa foi publicada em 1999 por Marckmann e Gronbaek[37] e incluiu 11 estudos com 116.764 indivíduos. Selecionaram-se quatro estudos considerados de alta qualidade, dos quais dois foram realizados em populações de alto risco e, os dois outros em populações de baixo risco. Só houve associação protetora nos pacientes de alto risco cardiovascular, concluindo-se, desta forma, que um consumo de 40-60 g de peixe por dia estaria associado a uma mortalidade por DAC significativamente menor.

Em 2004, duas metanálises foram publicadas correlacionando consumo de peixe e a DAC fatal.[38,39] A metanálise de Whelton et al.[38] incluiu dois estudos prospectivos de coorte e estudos caso-controle, e a metanálise de He et al.[39] incluiu apenas estudos de coorte. Somente os resultados dos estudos de coorte são analisados neste capítulo. Quatorze estudos compuseram a metanálise de Whelton et al.[38] e 13 estudos compõem a de He et al.[39] Ambos tinham cerca de 220 mil participantes, que foram seguidos durante um período de 12 anos.

Whelton et al.[38] encontraram uma incidência 17% menor de DAC fatal (RR = 0,83, 95% IC 0,75-0,92) entre aqueles que consumiam peixe pelo menos duas vezes por semana, em comparação àqueles que comiam pouco ou nenhum peixe. Resultado semelhante foi encontrado por He et al.[39] para os indivíduos que consumia peixes pelo menos uma vez por semana (RR = 0,85, IC 95% 0,76-0,96). He et al.[39] observaram uma relação inversa dose-resposta entre o consumo de peixe e morte por DAC, e os indivíduos que consumiam peixe na frequência de cinco ou mais vezes por semana tiveram um risco 38% menor de DAC fatal (RR = 0,62, IC 95% 0,46-,82).

Há menos evidências consistentes de uma relação entre o consumo de peixe e o IAM não fatal. Com base nos resultados de sua metanálise, He et al.[39] concluíram que as evidências para uma associação inversa entre o consumo de peixe e IAM não fatal foi fraca, embora tenha mostrado uma associação significativa para aqueles que comem peixes cinco vezes por semana ou mais. Estas conclusões foram confirmadas por de Goede et al.,[39] ao observarem que o consumo de peixes uma vez por mês até uma vez por semana não esteve associado a uma redução de IAM fatal em um estudo populacional na Holanda.[41] No estudo baseado no Centro de Saúde Pública do Japão, o risco relativo (RR) de infarto do miocárdio não fatal foi 0,43 (IC 95% 0,23-0,81) em participantes com um consumo médio de peixe de 180 g por dia em comparação com os participantes com um consumo diário de 23 g por dia.[41]

PEIXES, ÁCIDOS GRAXOS ÔMEGA-3 E MORTE SÚBITA EM ESTUDOS DE OBSERVAÇÃO

A hipótese de que o consumo de peixe possa ser um fator protetor contra a morte súbita cardíaca é sustentada nos resultados do estudo DART. Este estudo de prevenção secundária, com um acompanhamento de dois anos, demonstrou redução de 33% na mortalidade por DAC em pacientes cardiopatas que consumiam pelo menos duas porções de peixe gordo por semana. Os autores sugeriram que este efeito observado poderia ser decorrente de um mecanismo de prevenção da fibrilação ventricular durante uma crise de isquemia aguda. Esta hipótese foi testada em dois estudos de caso-controle de base populacional.[42,43]

Siscovick et al.[42] avaliaram 334 pacientes com história de parada cardíaca primária e 493 controles populacionais. A ingestão média de 185 mg por dia de EPA-DHA – que corresponde à ingesta de peixes gordos uma vez por semana – foi associada a um risco 50% menor de parada cardíaca primária (OR = 0,5, IC 95% 0,4-0,8). Da mesma forma, uma significativa relação inversa entre os níveis sanguíneos de ácidos graxos ômega-3 de cadeia longa e morte súbita foi observada no Physicians Health Study.[43] O valor RR foi 90% menor nos indivíduos com níveis plasmáticos mais elevados quando comparados com o quartil mais baixo de ácidos graxos ômega-3 (RR = 0,10, IC 95% 0,02-0,48).

Em contraste com estes resultados, a morte súbita cardíaca não esteve significativamente associada com o consumo de peixe no estudo Western Electric.[44] Neste estudo, as informações sobre causas de morte foram obtidas a partir dos atestados de óbito e a morte súbita cardíaca foi definida como a morte que ocorria até 12 horas após o início dos sintomas iniciais. No Physicians Health Study, informações detalhadas estavam disponíveis a partir de parentes próximos, registros médicos e relatórios de autópsia, e a morte súbita foi definida como morte dentro de 1 hora após o início dos sintomas.

Em longo prazo, a associação entre o consumo de peixe, ácidos graxos ômega-3 e morte súbita cardíaca também foi investigada no estudo Zutphen.[45] Houve uma associação inversa entre o consumo de peixe gordo com a morte súbita coronariana, com um risco diminuído em até 54% (RR = 0,46, IC 95% 0,27-0,78), quando comparados àqueles que não comiam peixe gordo. A ingestão de ácidos graxos ômega-3 também foi inversamente relacionada à morte súbita coronariana, embora essa associação não tenha sido significante. O consumo de peixe magro não esteve associado à morte coronariana súbita.

Em resumo, os resultados de estudos de caso-controle de base populacional e os estudos de coorte prospectivos sugerem um efeito protetor do consumo de peixe na parada cardíaca e na morte súbita. Os dois estudos de caso-controle mostraram um efeito mais robusto para os ácidos graxos ômega-3 plasmáticos.

ÓLEOS DE PEIXE E DOENÇAS CARDIOVASCULARES EM ENSAIOS CLÍNICOS RANDOMIZADOS

A hipótese de que o consumo de ácidos graxos ômega-3 poderia reduzir a incidência de doença arterial coronariana e morte súbita cardíaca foi extensamente testada. Uma primeira metanálise foi publicada em 2002,[46] seguida de vários outros estudos.[47-50] No entanto, várias dessas metanálises incluíram, na sua casuística, não só estudos nos quais foi investigado o efeito dos ácidos graxos ômega-3 em óleo de peixe, mas também ensaios nos quais um preparado de peixes ou margarinas enriquecidas com ALA foram utilizadas.[46,47,49] Outra metanálise incluiu também, além de pacientes com infarto do miocárdio, DAC e insuficiência cardíaca, pacientes com doenças vasculares periféricas, hipercolesterolemia e portadores de implantes de desfibriladores/cardioversores (ICD).[49] Esta heterogeneidade de pacientes obviamente se refletiu em uma heterogeneidade de resultados. Somente a metanálise de León et al.[48] avaliou o efeito da EPA-DHA em um grupo homogêneo de pacientes com DAC ou que tiveram IM prévio. O objetivo primário do estudo, bastante relevante, eram DAC fatal, morte súbita cardíaca e arritmias graves.

Em três estudos nos quais os pacientes com desfibriladores/cardioversores foram incluídos, utilizaram-se cápsulas de óleo de peixe com uma quantidade adicional de 0,9-2,8 g de ácidos graxos ômega-3 por dia, e os resultados mostraram redução do risco de arritmias graves em 10% (OR = 0,90, IC 95% 0,55-1,46).[48] No estudo GISSI-Prevenzione[41] houve uma redução de 35% na DAC fatal e de 45% na morte súbita.[48]

QUESTÕES EMERGENTES SOBRE OS EFEITOS DE ÓLEOS DE PEIXE/ÁCIDOS GRAXOS ÔMEGA-3

Resultados de estudos prospectivos, de coorte, observacionais e ensaios clínicos randomizados em indivíduos com ou sem doença cardiovascular, publicados antes do ano 2000, demonstraram que dietas com maiores quantidades de ácidos graxos ômega-3 ou suplementos com ácidos graxos ômega-3 reduziam a mortalidade cardiovascular. Estes resultados serviram de base para recomendações, incluindo as diretrizes da American Heart Association, de que os pacientes com DAC documentada deviam ser aconselhados a fazer uso de 900-1.000 mg de ácidos graxos ômega-3 (EPA-DHA combinado) por dia.[51] No entanto, esta recomendação foi questionada em uma revisão e metanálise publicada por Hooper et al.,[47] em 2006. Estes autores concluíram que não havia nenhum benefício cardiovascular consistente na quantidade adicional de ácidos graxos ômega-3. Além disso, três ensaios publicados recentemente, duplo-cegos, Alpha Omega, OMEGA e SU.FOL.OM3, não mostraram um efeito protetor de um montante adicional de EPA-DHA sobre os principais desfechos cardiovasculares.[52-54] Estes resultados negativos com a suplementação de ácidos graxos omega-3 foram decepcionantes.[53,54]

Além disso, persistem dúvidas acerca da possibilidade de que, em certos subgrupos de pacientes portadores de doença cardiovascular, exista algum efeito pró-arrítmico dessas substâncias. Nos três ensaios clínicos randomizados de pacientes portadores de cardioversores/desfibriladores implantáveis (CDI) e história de taquiarritmias ventriculares, a adição dos ácidos graxos ômega-3 não mostrou um benefício significativo sobre a necessidade de cardioversão.[48,55] Em um outro estudo com pacientes que apresentavam angina estável, sem IM anterior, foi observado um aumento de morte cardíaca entre aqueles que faziam uso dos ácidos graxos ômega-3, sem causa explicada.[56] Assim, mais estudos se fazem necessários para determinar qual população de pacientes pode ou não se beneficiar da suplementação de ácidos graxos ômega-3. As evidências também são insuficientes com relação à dose ideal, fonte (óleo de peixe ou suplementos de óleo de peixe), e formulação de EPA e/ou DHA, a fim de reduzir os eventos cardiovasculares.[57]

Mais recentemente, foi demonstrada uma potencial nova indicação de ácidos graxos ômega-3, que é a insuficiência cardíaca.[31] No estudo GISSI-HF,[58] com aproximadamente 7 mil pacientes com insuficiência cardíaca, em classes funcionais II a IV, randomizaram-se os pacientes para 1 g de ácidos graxos ômega-3 (contendo 850-882 mg de EPA mais DHA), rosuvastatina (10 mg), ambos, ou duplo placebo. Este estudo foi realizado em adição às terapias atuais bem estabelecidas, e os resultados mostraram um benefício significativo dos ácidos graxos ômega-3.[58] No entanto, a dose ótima de ácidos graxos ômega-3 continua a ser determinada de acordo com diferentes fases e/ou etiologias da insuficiência cardíaca e seus mecanismos subjacentes.[57] Evidências crescentes sugerem que estas substâncias podem exercer efeitos anti-inflamatórios, incluindo redução dos níveis circulantes de citocinas inflamatórias e elevação da adiponectina plasmática.[14] Em estudos com animais, o óleo de peixe alterou favoravelmente a função mitocondrial cardíaca.[14] Todos estes efeitos podem contribuir isoladamente ou em conjunto para impedir o desenvolvimento e a progressão da insuficiência cardíaca.

Inúmeras questões ainda precisam ser elucidadas. Até o momento, não foi encontrada nenhuma evidência que caracterizasse consistentemente qual a dosagem ideal, qual a importância da relação de DHA e EPA, e da relação de ômega-3/6. Outro questionamento ainda sem respostas definitivas é sobre qual é melhor fonte de ingesta dos ácidos ômega-3: dieta ou suplementos terapêuticos?

VARIABILIDADE INDIVIDUAL NOS NÍVEIS PLASMÁTICOS DA SUPLEMENTAÇÃO DE ÔMEGA-3

Pelo menos três valores de ômega-3 parecem ter utilidade clínica em predizer o risco ou benefício na DCV. Podem ser classificados por um valor absoluto em microgramas por mililitro, como uma percentagem dos ácidos graxos totais, ou como uma razão, como EPA/AA. Inúmeras incertezas persistem quanto a qual valor utilizar e para que população. Esta questão se complica ainda mais pelo fato de que vários ensaios clínicos têm utilizado diferentes populações com diferentes hábitos alimentares, proporções diversas de suplementos de ácidos graxos ômega-3, doses múltiplas e um tempo de tratamento variável, se traduzindo em uma enorme heterogeneidade de resultados. As diferenças individuais na resposta a uma dose fixa de óleo de peixe podem variar consideravelmente, tornando a previsão da resposta individual a uma dose específica absolutamente incerta.

RELAÇÃO EPA/AA COMO META TERAPÊUTICA

Embora a razão EPA/AA plasmática possa ser um parâmetro relevante, também apresenta uma importante variabilidade individual. Em uma população japonesa estudada, a relação de EPA/AA > 0,75 esteve associada a um número significativamente menor de grandes eventos coronários.[59] Neste estudo, a dosagem sérica aos 28 dias demonstrou uma razão EPA/AA que se elevou de 0,9 para ≈ 0,12,[60] com cerca de 68% dos indivíduos obtendo uma relação entre 0,78 e 1,02, e 16% < 0,78. Na DAC, pacientes tratados com 1,8 g/d de EPA elevaram a razão EPA/AA em média de 0,40 ± 0,20 para 1,34 ± 0,34 ($P < 0,001$).[61] No estudo Lipid Intervention Study (JELIS), o consumo de 1,8 g/d de EPA resultou em um aumento da razão EPA/AA de 0,6 a 1,3 com um DP de 0,3.[62] Estes relatos indicam implicitamente que um grande segmento da população tratada com óleo de peixe (2 a 4 g/dia) não atingiria o objetivo supostamente benéfico da EPA/AA > 0,75.

POLIMORFISMOS GENÉTICOS

Polimorfismos genéticos podem ajudar a explicar, em parte, a variabilidade das respostas individuais observadas nos níveis plasmáticos. O consumo de ácidos graxos ômega-3 também pode afetar a expressão de genes que influenciam os processos inflamatórios e desempenham importante papel no risco de DAC. O impacto dos polimorfismos genéticos no sistema do citocromo P-450 também pode ter relevância clínica no ajuste da terapia antiplaquetária dual. O estudo OMEGA-PCI investigou o efeito da adição de 1 g de ômega-3 em pacientes tratados com ácido acetilsalicílico e clopidogrel.[63] Os investigadores relataram que a adição do ômega-3 reduziu significativamente a agregação plaquetária máxima de 13,3% ($P = 0,026$). Após a avaliação adicional, pelo menos uma variante de perda de função do CYP2C19*2 foi encontrada em 30% dos pacientes e, nestes, a agregação máxima de plaquetas foi reduzida em 21,4% ($P = 0,006$). Não houve diferença na agregação de plaquetas em pacientes com a variante 1*/1*.

CONSIDERAÇÕES FINAIS

Os ácidos graxos ômega-3 exercem efeitos cardiometabólicos pleiotrópicos com uma gama diversificada de ações, a maioria aparentemente benéficas para o sistema cardiovascular. A suplementação de até 1 g de ácidos graxos ômega-3 por dia, habitualmente é bem tolerada, exceto pela disgeusia e não há aumento concomitante no risco de hemorragias. Embora estudos em pacientes com DAC ou após um IM não tenham demonstrado qualquer efeito significativo sobre os principais desfechos cardiovasculares, as diretrizes atuais recomendam seu uso neste contexto de pacientes e até mesmo sem evidências mais consistentes existe um incentivo para seu emprego em pacientes com insuficiência cardíaca.

REFERÊNCIAS BIBLIOGRÁFICAS

1. Burr ML. Lessons from the story of n-3 fatty acids. Am J Clin Nutr. 2000;71(Suppl. 1):397S-8S.
2. Sinclair HM. The diet of Canadian Eskimos. Proc Nutr Soc. 1953;12:69-82.
3. Kromann N, Green A. Epidemiological studies in the Upernavik district, Greenland. Incidence of some chronic diseases 1950–1974. Acta Med Scand. 1980;208:401-6.
4. Bang HO, Dyerberg J. Plasma lipids and lipoproteins in Greenlandic west coast Eskimos. Acta Med Scand. 1972;192:85-94.
5. Bang HO, Dyerberg J, Sinclair HM. The composition of the Eskimo food in north western Greenland. Am J Clin Nutr. 1980;33:2657-61.
6. Sinclair HM. Deficiency of essential fatty acids and atherosclerosis, etcetera. Lancet. 1956;270:381-3.
7. Sinclair HM. Advantages and disadvantages of an Eskimo diet. In: Fumagalli R, Kritchevsky D, Peoletti R, editors. Drugs affecting lipid metabolism. Amsterdam: Elsevier/North-Holland Biomedical Press; 1980. p.363-70.
8. Kromhout D, Bosschieter EB, de Lezenne Coulander C. The inverse relation between fish consumption and 20-year mortality from coronary heart disease. N Engl J Med. 1985;312:1205-9.
9. Burr ML, Fehily AM, Gilbert JF, Rogers S, Holliday RM, Sweetnam PM, et al. Effects of changes in fat, fish, and fibre intakes on death and myocardial reinfarction: Diet and Reinfarction Trial (DART). Lancet. 1989;2:757-61.
10. Shimokawa H. Beneficial effects of eicosapentaenoic acid on endothelial vasodilator functions in animals and humans. In: Hamazaki T, Okuyama H, editors. Fatty acids and lipids – new findings, world review of nutrition and dietetics. V. 88. Basel, Switzerland: Karger; 2001. p.100-8.
11. Calder PC. N-3 polyunsaturated fatty acids and inflammation: from molecular biology to the clinic. Lipids. 2003;38:343-52.
12. Adkins Y, Kelley DS. Mechanisms underlying the cardioprotective effects of omega-3 polyunsaturated fatty acids. J Nutr Biochem. 2010;21:781-92.
13. de Winther MP, Kanters E, Kraal G, Hofker MH. NF-κB signaling in atherogenesis. Arterioscler Thromb Vasc Biol. 2005;25:904-14.
14. Duda MK, O'Shea KM, Stanley WC. Omega-3 polyunsaturated fatty acid supplementation for the treatment of heart failure: mechanisms and clinical potential. Cardiovasc Res. 2009;84:33-41.

15. Swann PG, Venton DL, Le Breton GC. Eicosapentaenoic acid and docosahexaenoic acid are antagonists at the thromboxane A2/prostaglandin H2 receptor in human platelets. FEBS Lett. 1989;243:244-6.

16. Kaminski WE, Jendraschak E, Kiefl R, von Schacky C. Dietary omega-3 fatty acids lower levels of platelet-derived growth fator mRNA in human mononuclear cells. Blood. 1993;81:1871-9.

17. Sampath H, Ntambi JM. Polyunsaturated fatty acid regulation of genes of lipid metabolism. Annu Rev Nutr. 2005;25:317-40. doi:10.1146/annurev.nutr.25.051804.101917.

18. Oi K, Shimokawa H, Hiroki J, Uwatoku T, Abe K, Matsumoto Y, et al. Remnant lipoproteins from patients with sudden cardiac death enhance coronary vasospastic activity through upregulation of Rho-quinase. Arterioscler Thromb Vasc Biol. 2004;24:918-22.

19. Oi K, Shimokawa H, Hirakawa Y, Tashiro H, Nakaike R, Kozai T, et al. Postprandial increase in plasma concentrations of remnant-like particles: an independent risk factor for restenosis after percutaneous coronary intervention. J Cardiovasc Pharmacol. 2004;44:66-73.

20. Nakamura N, Hamazaki T, Ohta M, Okuda K, Urakaze M, Sawazaki S, et al. Joint effects of HMG-CoA reductase inhibitors and eicosapentaenoic acids on serum lipid profile and plasma fatty acid concentrations in patients with hyperlipidemia. Int J Clin Lab Res. 1999;29:22-5.

21. Shimokawa H, Lam JYT, Chesebro JH, Bowie EJW, Vanhoutte PM. Effects of dietary supplementation with cod-liver oil on endothelium-dependent responses in porcine coronary arteries. Circulation. 1987;76:898-905.

22. Shimokawa H, Vanhoutte PM. Dietary ω-3 fatty acids and endothelium-dependent relaxations in porcine coronary arteries. Am J Physiol. 1989;256:H968-H973.

23. Shimokawa H, Aarhus LL, Vanhoutte PM. Dietary ω-3 polyunsaturated fatty acids augment endothelium-dependent relaxation to bradykinin in coronary microvessels of the pig. Br J Pharmacol. 1988;95:1197-203.

24. Shimokawa H, Vanhoutte PM. Dietary cod-liver oil improves endothelium-dependent responses in hypercholesterolemic and atherosclerotic porcine coronary arteries. Circulation. 1988;78:1421-30.

25. Komori K, Shimokawa H, Vanhoutte PM. Endothelium-dependent relaxation to aggregating platelets in porcine femoral veins and its modulation by diets. Circulation. 1989;80:401-9.

26. Tagawa T, Hirooka Y, Shimokawa H, Hironaga K, Sakai K, Oyama J, et al. Long-term treatment with eicosapentaenoic acid improves exercise-induced vasodilation in patients with coronary artery disease. Hypertens Res. 2002;25:823-9.

27. Li Q, Zhang Q, Wang M, Liu F, Zhao S, Ma J, et al. Docosahexaenoic acid affects endothelial nitric oxide synthase in caveolae. Arch Biochem Biophys. 2007;466:250-9.

28. Yasuda S, Shimokawa H. Potential usefulness of fish oil in the primary prevention of acute coronary syndrome. Eur Heart J. 2010;31:15-6.

29. Thies F, Garry JM, Yaqoob P, Rerkasem K, Williams J, Shearman CP, et al. Association of n-3 polyunsaturated fatty acids with stability of atherosclerotic plaques: a randomised controlled trial. Lancet. 2003;361:477-85. doi:10.1016/S0140-6736(03)12468-3.

30. Morishige K, Shimokawa H, Matsumoto Y, Eto Y, Uwatoku T, Abe K, et al. Overexpression of matrix metalloproteinase-9 promotes intravascular thrombus formation in porcine coronary arteries in vivo. Cardiovasc Res. 2003;57:572-85.

31. Matsumoto M, Sata M, Fukuda D, Tanaka K, Soma M, Hirata Y, et al. Orally administered eicosapentaenoic acid reduces and stabilizes atherosclerotic lesions in ApoE-deficient mice. Atherosclerosis. 2008;197:524-33.

32. Billman GE, Kang JX, Leaf A. Prevention of sudden cardiac death by dietary pure omega-3 polyunsaturated fatty acids in dogs. Circulation. 1999;99:2452-7.

33. Hallaq H, Smith TW, Leaf A. Modulation of dihydropyridine-sensitive calcium channels in heart cells by fish oil fatty acids. Proc Natl ADAC Sci USA. 1992;89:1760-4.
34. Tsuburaya R, Yasuda S, Ito Y, Shiroto T, Gao JY, Ito K, et al. Eicosapentaenoic acid reduces ischemic ventricular fibrillation via altering monophasic action potential in pigs. J Mol Cell Cardiol. 2011;51:329-36.
35. Christensen JH, Schmidt EB. Autonomic nervous system, heart rate variability and n-3 fatty acids. J Cardiovasc Med. (Hagerstown) 2007;8(Suppl. 1):S19-S22.
36. GISSI Investigators. Dietary supplementation with n-3 polyunsaturated fatty acids and vitamin E after myocardial infarction: results of the GISSI-Prevenzione trial. Gruppo Italiano per lo Studio della Sopravvivenza nell'Infarto miocardico. Lancet. 1999;354:447-55. doi:10.1016/S0140-6736(99)07072-5.
37. Marckmann P, Gronbaek M. Fish consumption and coronary heart disease mortality. A systematic review of prospective cohort studies. Eur J Clin Nutr. 1999;53:585-90. doi:10.1038/sj.ejcn.1600832.
38. Whelton SP, He J, Whelton PK, Muntner P. Meta-analysis of observational studies on fish intake and coronary heart disease. Am J Cardiol. 2004;93:1119-23.
39. He K, Song Y, Daviglus ML, Liu K, Van Horn L, Dyer AR, et al. Accumulated evidence on fish consumption and coronary heart disease mortality: a meta-analysis of cohort studies. Circulation. 2004;109:2705-11.
40. de Goede J, Geleijnse JM, Boer JM, Kromhout D, Verschuren WM. Marine (n-3) fatty acids, fish consumption, and the 10-year risk of fatal and nonfatal coronary heart disease in a large population of Dutch adults with low fish intake. J Nutr. 2010;140:1023-8.
41. Iso H, Kobayashi M, Ishihara J, Sasaki S, Okada K, Kita Y, et al. Intake of fish and n3 fatty acids and risk of coronary heart disease among Japanese: the Japan Public Health Center-Based (JPHC) Study Cohort I. Circulation. 2006;113:195-202.
42. Siscovick DS, Raghunathan TE, King I, Weinmann S, Wicklund KG, Albright J, et al. Dietary intake and cell membrane levels of long-chain n-3 polyunsaturated fatty acids and the risk of primary cardiac arrest. JAMA. 1995;274:1363-7.
43. Albert CM, Campos H, Stampfer MJ, Ridker PM, Manson JE, Willett WC, et al. Blood levels of long-chain n-3 fatty acids and the risk of sudden death. N Engl J Med. 2002;346:1113-8.
44. Daviglus ML, Stamler J, Orencia AJ, Dyer AR, Liu K, Greenland P, et al. Fish consumption and the 30-year risk of fatal myocardial infarction. N Engl J Med. 1997;336:1046-53.
45. Streppel MT, Ocké MC, Boshuizen HC, Kok FJ, Kromhout D. Long-term fish consumption and n-3 fatty acid intake in relation to (sudden) coronary heart disease death: the Zutphen study. Eur Heart J. 2008;29:2024-30. doi:10.1093/eurheartj/ehn294.
46. Bucher HC, Hengstler P, Schindler C, Meier G. N-3 polyunsaturated fatty acids in coronary heart disease: a meta-analysis of randomized controlled trials. Am J Med. 2002;112:298-304.
47. Hooper L, Thompson RL, Harrison RA, Summerbell CD, Ness AR, Moore HJ, et al. Risks and benefits of omega 3 fats for mortality, cardiovascular disease, and cancer: systematic review. BMJ. 2006;332:752-60.
48. León H, Shibata MC, Sivakumaran S, Dorgan M, Chatterley T, Tsuyuki RT. Effect of fish oil on arrhythmias and mortality: systematic review. BMJ. 2008;337:a2931.
49. Marik PE, Varon J. Omega-3 dietary supplements and the risk of cardiovascular events: a systematic review. Clin Cardiol. 2009;32:365-72.
50. Zhao YT, Chen Q, Sun YX, Li XB, Zhang P, Xu Y, et al. Prevention of sudden cardiac death with omega-3 fatty acids in patients with coronary heart disease: a meta-analysis of randomized controlled trials. Ann Med. 2009;41:301-10.

51. Krauss RM, Eckel RH, Howard B, Appel LJ, Daniels SR, Deckelbaum RJ, et al. AHA Dietary Guidelines: revision 2000: a statement for healthcare professionals from the Nutrition Committee of the American Heart Association. Circulation. 2000;102:2284-99.

52. Kromhout D, Giltay EJ, Geleijnse JM. n-3 Fatty acids and cardiovascular events after myocardial infarction. N Engl J Med. 2010;363:2015-26.

53. Rauch B, Schiele R, Schneider S, Diller F, Victor N, Gohlke H, et al. OMEGA, a randomized, placebo-controlled trial to test the effect of highly purified omega-3 fatty acids on top of modern guideline-adjusted therapy after myocardial infarction. Circulation. 2010;122:2152-9.

54. Galan P, Kesse-Guyot E, Czernichow S, Briancon S, Blacher J, Hercberg S. Effects of B vitamins and omega 3 fatty acids on cardiovascular diseases: a randomised placebo controlled trial. BMJ. 2010;341:c6273.

55. Brouwer IA, Raitt MH, Dullemeijer C, Kraemer DF, Zock PL, Morris C, et al. Effect of fish oil on ventricular tachyarrhythmia in three studies in patients with implantable cardioverter defibrillators. Eur Heart J. 2009;30:820-6.

56. Burr ML, Ashfield-Watt PA, Dunstan FD, Fehily AM, Breay P, Ashton T, et al. Lack of benefit of dietary advice to men with angina: results of a controlled trial. Eur J Clin Nutr. 2003;57:193-200.

57. Lavie CJ, Milani RV, Mehra MR, Ventura HO. Omega-3 polyunsaturated fatty acids and cardiovascular diseases. J Am Coll Cardiol. 2009;54:585-94.

58. Tavazzi L, Maggioni AP, Marchioli R, Barlera S, Franzosi MG, Latini R, et al. Effect of n-3 polyunsaturated fatty acids in patients with chronic heart failure (the GISSI-HF trial): a randomised, double-blind, placebo-controlled trial. Lancet. 2008;372:1223-30.

59. Itakura H, Yokoyama M, Matsuzaki M, Saito Y, Origasa H, Ishikawa Y, Oikawa S, Sasaki J, Hishida H, Kita T, Kitabatake A, Nakaya N, Sakata T, Shimada K, Shirato K, Matsuzawa Y; JELIS Investigators. Relationships between plasma fatty acid composition and coronary artery disease. J Atheroscler Thromb. 2011;18:99-107.

60. Laidlaw M, Holub BJ. Effects of supplementation with fish oil-derived n-3 fatty acids and gamma-linolenic acid on circulating plasma lipids and fatty acid profiles in women. Am J Clin Nutr. 2003;77:37-42.

61. Shintani Y, Kawasaki T. The impact of a pure-EPA omega-3 fatty acid on coronary plaque stabilization: a plaque component analysis with 64-slice multi-detector row computed tomography [abstract]. ACC. 2012;59:E1731.

62. Matsuzaki M, Yokoyama M, Saito Y, Origasa H, Ishikawa Y, Oikawa S, Sasaki J, Hishida H, Itakura H, Kita T, Kitabatake A, Nakaya N, Sakata T, Shimada K, Shirato K, Matsuzawa Y; JELIS Investigators. Incremental effects of eicosapentaenoic acid on cardiovascular events in statin-treated patients with coronary artery disease. Circ J. 2009;73:1283-90.

63. Gajos G, Zalewski J, Nessler J, Zmudka K, Undas A, Piwowarska W. Polyunsaturated omega-3 fatty acids improve responsiveness to clopidogrel after percutaneous coronary intervention in patients with cytochrome P450 2C19 loss-of-function polymorphism. Kardiol Pol. 2012;70:439-45.

64. Shimokawa H, Takeshita A. Rho-quinase is an important therapeutic target in cardiovascular medicine. Arterioscler Thromb Vasc Biol. 2005;25:1767-75.

65. Takemoto M, Sun J, Hiroki J, Shimokawa H, Liao JK. Rho-quinase mediates hypoxia-induced downregulation of endothelial nitric oxide synthase. Circulation. 2002;106:57-62.

66. Yada T, Shimokawa H, Hiramatsu O, Kajita T, Shigeto F, Tanaka E, et al. Beneficial effect of hydroxyfasudil, a specific Rho-quinase inhibitor, on ischemia/reperfusion injury in canine coronary microcirculation in vivo. J Am Coll Cardiol. 2005;45:599-607.

67. Gao JY, Yasuda S, Tsuburaya R, Ito Y, Shiroto T, Hao K, et al. Long-term treatment with eico-sapentaenoic acid ameliorates myocardial ischemia-reperfusion injury in pigs in vivo. Involvement of Rho-quinase pathway inhibition. Circ J. 2011;75:1843-51.

68. De Caterina R, Cybulsky MI, Clinton SK, Gimbrone MA Jr., Libby P. The omega-3 fatty acid docosahexaenoate reduces cytokine-induced expression of proatherogenic and proinflammatory proteins in human endothelial cells. Arterioscler Thromb. 1994;14:1829-36.

69. Kromhout D. N-3 fatty acids and coronary heart disease: epidemiology from Eskimos to Western populations. J Intern Med Suppl. 1989;731:47-51.

70. Ascherio A, Rimm EB, Stampfer MJ, Giovannucci EL, Willett WC. Dietary intake of marine n-3 fatty acids, fish intake, and the risk of coronary disease among men. N Engl J Med. 1995;332:977-82.

71. Hu FB, Bronner L, Willett WC, Stampfer MJ, Rexrode KM, Albert CM, et al. Fish and omega-3 fatty acid intake and risk of coronary heart disease in women. JAMA. 2002;287:1815-21.

72. Albert CM, Hennekens CH, O'Donnell CJ, Ajani UA, Carey VJ, Willett WC, et al. Fish consumption and risk of sudden cardiac death. JAMA. 1998;279:23-8.

73. Yokoyama M, Origasa H, Matsuzaki M, Matsuzawa Y, Saito Y, Ishikawa Y, et al. Effects of eicosapentaenoic acid on major coronary events in hypercholesterolaemic patients (JELIS): a randomised open-label, blinded endpoint analysis. Lancet. 2007;369:1090-8.

74. Moltó-Puigmartí C, Plat J, Mensink RP, Müller A, Jansen E, Zeegers MP, Thijs C. FADS1 FADS2 gene variants modify the association between fish intake and the docosahexaenoic acid proportions in human milk. Am J Clin Nutr. 2010;91:1368-76.

75. Lu Y, Feskens EJ, Dollé ME, Imholz S, Verschuren WM, Müller M, et al. Dietary n-3 and n-6 polyunsaturated fatty acid intake interacts with FADS1 genetic variation to affect total and HDL-cholesterol concentrations in the Doetinchem Cohort Study. Am J Clin Nutr. 2010;92:258-65.

76. Martinelli N, Girelli D, Malerba G, Guarini P, Illig T, Trabetti E, et al. FADS genotypes and desaturase activity estimated by the ratio of arachidonic acid to linoleic acid are associated with inflammation and coronary artery disease. Am J Clin Nutr. 2008;88:941-9.

77. Harris WS. The omega-3 index: clinical utility for therapeutic intervention. Curr Cardiol Rep. 2010;12:503-8.

78. Fuchs B, Süss R, Teuber K, Eibisch M, Schiller J. Lipid analysis by thin-layer chromatography--a review of the current state. J Chromatogr A. 2011;1218:2754–74.

79. Siuzdak G. Mass spectrometry for biotechnology. San Diego, CA: Academic Press; 1996.

10

Orientação e prescrição de exercícios físicos em coronariopatas

Mauricio Milani

REABILITAÇÃO CARDIOVASCULAR

A reabilitação cardiovascular (RCv) é definida como um ramo de atuação da cardiologia que, implementada por uma equipe multiprofissional, permite a restituição, ao indivíduo, de uma satisfatória condição clínica, psicológica e laborativa.[1]

Programas de RCv consistem em uma abordagem individualizada dos pacientes, com objetivos globais, que visam à redução do risco cardiovascular e melhora da qualidade de vida. Esta abordagem deve ser realizada pela equipe multiprofissional e incluir, além da prática de exercícios físicos, orientações nutricionais, psicossociais e estímulos à aderência ao tratamento, com adoção de estilo de vida saudável e abandono de vícios, como o tabagismo.[1-6]

A participação dos pacientes em um programa de RCv, com a prática regular de exercícios físicos, propicia diversos benefícios no controle dos fatores de risco e prevenção de doença arterial coronariana (DAC) em indivíduos saudáveis. Em pacientes portadores de DAC, ocorrem benefícios tanto na melhora da sintomatologia e da isquemia miocárdica quanto no risco cardiovascular.[1,5,7-11]

Além de apresentar benefícios na prevenção e no tratamento da DAC, a prática regular de exercícios físicos em um programa de RCv é extremamente segura e custo-efetiva.[1,4,5,7,12]

ATIVIDADE FÍSICA E EXERCÍCIO NA PREVENÇÃO E TRATAMENTO DA CORONARIOPATIA

Antes de discutir os efeitos e riscos da prática do exercício e da atividade física na prevenção e no tratamento da DAC, é necessária a normatização de algumas nomenclaturas.[9,11]

- Atividade física: definida como qualquer movimento corporal, produzido pelos músculos esqueléticos, que resulte em gasto energético, em uma ampla variedade de atividades, desde as relacionadas ao trabalho profissional até as de lazer.
- Exercício físico: atividade física em que há intencionalidade de movimento, sendo planejada, repetitiva e estruturada, realizada para a manutenção da saúde ou melhora do condicionamento físico, como as atividades realizadas em um programa de RCv.

Benefícios no controle dos fatores de risco cardiovascular

Os exercícios físicos, quando praticados regularmente, apresentam diversos benefícios no controle dos fatores de risco cardiovascular, tanto em indivíduos saudáveis quanto em portadores de cardiopatias, o que auxilia no controle clínico, na prevenção de DAC e na redução do risco cardiovascular.[1,7-10]

Comprovadamente atuam na redução dos valores da pressão arterial em repouso,[13] na melhora do perfil lipídico, principalmente redução de triglicérides e aumento de HDL,[14] e no controle do nível glicêmico,[15] além de auxiliarem na perda ponderal, quando associados a modificações dietéticas.[16]

Benefícios no tratamento da coronariopatia

Diversas evidências científicas demonstraram benefícios da atividade física no prognóstico de pacientes com DAC.[17-20]

Wannamethee et al.[17] realizaram acompanhamento de idosos portadores de DAC por 5 anos e correlacionaram mortalidade total e cardiovascular com intensidade de atividade física. Nesse estudo, a realização de atividades, mesmo de leve intensidade, se correlacionou com melhora prognóstica e redução do risco relativo de mortalidade em aproximadamente 50% em relação aos sedentários. Além disso, demonstraram que atividades recreacionais, como caminhadas de duração acima de 40 minutos e jardinagem de moderada intensidade, se correlacionaram com menor risco de eventos cardiovasculares.

Steffen-Batey et al.[18] realizaram o acompanhamento por 7 anos de pacientes com infarto do miocárdio e relataram maior mortalidade e reinfarto nos indivíduos sedentários, bem como nos que reduziram a atividade física após o evento agudo. Os indivíduos fisicamente ativos antes do infarto que se mantiveram ativos, assim como os que aumentaram a atividade física, apresentaram risco relativo, respectivamente, de 0,40 e 0,22, quanto ao risco de reinfarto, e de 0,21 e 0,11, quanto ao risco de mortalidade geral.

Janssen et al.[19] demonstraram, em acompanhamento por 9 anos de pacientes idosos portadores de DAC, que os que incrementaram o volume de atividade física, após reavaliação no terceiro ano de acompanhamento, apresentaram redução do risco de mortalidade. Já os que reduziram o volume, apresentaram aumento do risco.

A capacidade física apresenta valor prognóstico em indivíduos cardiopatas, com maior mortalidade naqueles com menor capacidade física.[19-22] Em pacientes encaminhados à reabilitação cardiovascular, menores valores de consumo de pico de oxigênio (VO$_2$ pico) identificaram pacientes com maior risco de mortalidade, especialmente aqueles com valores abaixo de 15 mL/kg/min.[21]

Blair et al.[20] realizaram testes ergométricos seriados, com intervalo de 5 anos, e dividiram os pacientes em descondicionados (menor quintil de capacidade física por idade) e condicionados (demais quintis). O grupo condicionado apresentou redução do risco relativo de mortalidade cardiovascular de 78% em relação ao descondicionado. Os indivíduos descondicionados que melhoraram a capacidade física e, no segundo teste, foram classificados como condicionados, apresentaram redução do risco relativo de 44%. Os autores concluíram que um estilo de vida mais ativo poderia levar à melhora da capacidade física e do prognóstico.

Em uma metanálise de 48 estudos randomizados com RCv, com inclusão de 8.940 pacientes, foi evidenciada, no grupo intervenção, redução de 20% na mortalidade geral e 26% na mortalidade cardiovascular. Apesar do impacto na mortalidade, não houve diferença estatística nas taxas de infarto não fatal e revascularização.[23] Em outra metanálise de 10 estudos randomizados de RCV após IM, com inclusão de 4.347 pacientes, também foi evidenciada redução de mortalidade geral em 24% e de mortalidade cardiovascular em 25%. Neste estudo, também não foi documentada redução de infarto não fatal.[24]

Assim, tanto a atividade física quanto os exercícios realizados em um programa de RCv apresentam importante atuação no prognóstico cardiovascular.

Vários estudos demonstraram incremento da capacidade física após participação em programas de RCv, com aumentos documentados da carga pico, que oscilaram de 19 a 33%, e do VO$_2$ pico, com magnitude de 16 a 38%.[25-36] Benefícios na qualidade de vida também foram observados em diversos estudos, com melhora após a participação na RCv.[26,30]

Em contrapartida, as modificações nas variáveis cardiovasculares do pico do esforço são controversas. Alguns estudos não demonstraram modificações da frequência cardíaca (FC) no pico do esforço após a RCv,[26,29,30,34,35] enquanto outros observaram valores maiores após o treinamento físico.[27,28,31-34,37,38] Resultados semelhantes foram observados com o duplo produto (DP) no pico do esforço, com aumento dos valores após a RCv em vários trabalhos,[26,27,29,31,32,34,37,38] porém sem modificações em outros.[25,33,35,39]

Apesar de resultados diferentes em relação às variáveis cardiovasculares no pico do esforço em cargas submáximas, vários trabalhos demonstraram reduções dos valores de FC, pressão arterial sistólica (PAS) e DP para uma mesma carga de esforço após a RCv. Com isso, maiores cargas podem ser atingidas após a RCv, com os mesmos valores de FC e DP. Como o DP tem correlação direta com o consumo miocárdico de oxigênio (MVO_2), ocorre a realização de maiores cargas de esforço com mesmo MVO_2 ou a realização de cargas de mesma intensidade com menor valor desta variável.[5,7-9,29,32-34,36,39,40]

A redução de FC e DP em cargas submáximas, associada ou não a outros mecanismos adaptativos, pode provocar aumento do limiar isquêmico, ou seja, aumento da carga na qual iniciam as alterações isquêmicas, o que leva à redução de episódios clínicos de angina e melhora da sintomatologia.[7,28,29,32,33,39,40]

Hambrecht et al.[28] demonstraram aumento de 30% da carga do limiar isquêmico após 12 meses de RCv, o que foi equivalente ao benefício obtido com a angioplastia coronariana.

Alguns trabalhos demonstraram que reduções de isquemia em cargas submáximas após o treinamento estavam associadas a menores valores de FC e DP nestas cargas. Assim, estas alterações hemodinâmicas reduziriam o MVO_2 nas cargas e justificariam as melhoras obtidas, sem modificações na oferta de oxigênio miocárdico.[32,39]

O aumento do DP no limiar de angina, bem como a redução de manifestações isquêmicas para o mesmo DP, pode representar maior oferta de oxigênio miocárdico durante o esforço, por aumento do fluxo coronariano.[9] Ehsani et al.[29] demonstraram aumento de FC e DP no limiar de angina, redução do desnível do segmento ST para o mesmo DP em carga submáxima e aumento do DP pico com manutenção do desnível de ST no pico do esforço. Estas modificações representariam redução de isquemia por aumento da oferta de oxigênio miocárdico, provavelmente por aumento da perfusão miocárdica.

Em um outro trabalho acompanhando pacientes com angina estável, com avaliação de isquemia pela monitorização eletrocardiográfica ambulatorial de 24 horas, foi demonstrada redução da frequência, duração e magnitude dos episódios de infradesnivelamento do segmento ST, após 1 ano de treinamento físico. Esta redução ocorreu principalmente nos episódios sintomáticos e mediados por aumento de FC.[41]

Vários benefícios foram descritos nos trabalhos mencionados, porém, quais os mecanismos responsáveis por estas modificações favoráveis induzidas pela RCv?

Estudos prospectivos randomizados avaliaram angiograficamente o efeito da atividade física regular associada à dieta e a modificações comportamentais em pacientes portadores de DAC.[25,38,42-46]

Ornish et al.[42] demonstraram, após acompanhamento de 5 anos, regressão de 3,1% na lesão epicárdica no grupo intervenção (dieta vegetariana, redução do tabagismo e exercício físico) e progressão de 11,8% no grupo controle. Estas modificações angiográficas se correlacionaram a um maior número de eventos cardiovasculares no grupo controle durante o período de acompanhamento. É importante ressaltar que modificações mais favoráveis foram observadas nos pacientes com melhor adesão à intervenção.

Haskell et al.[43] e Niebauer et al.[25] realizaram acompanhamentos angiográficos de pacientes com DAC por, respectivamente, 4 e 6 anos. Em ambos os estudos, após o período de observação, houve menor taxa de redução do diâmetro luminal nos grupos em intervenção (exercício físico, dieta e medidas comportamentais), o que demonstrou retardo na progressão da doença nestes grupos.[25,43] Além disso, a regressão de lesões foi correlacionada à maior capacidade física e ao maior volume semanal de atividades físicas.[25]

Vários estudos angiográficos[25,38,42-45] demonstraram que mudanças do estilo de vida, com dieta e exercícios físicos, podem reduzir a progressão ou até regredir lesões coronarianas.[25,42-45] Porém, a modificação no diâmetro luminal é de pequena magnitude e ocorre após um longo tempo de acompanhamento. Assim, estas alterações anatômicas da luz arterial não explicam os benefícios observados na RCv e outros mecanismos devem estar envolvidos.[38,47,48]

Em relação à formação de circulação colateral, os efeitos do treinamento físico ainda são controversos. Foi demonstrado, em animais, aumento da circulação colateral com o exercício físico, mas em humanos o assunto ainda é discutível.[47]

Em um estudo randomizado, Belardinelli et al.[31] observaram melhora da circulação colateral em pacientes com miocardiopatia isquêmica após 8 semanas de exercício físico aeróbico de moderada intensidade supervisionado. Por outro lado, Niebauer et al.[49] obtiveram achados contraditórios, demonstrando, em um estudo angiográfico randomizado com acompanhamento de 1 ano, que o grupo sob intervenção (dieta associada a 3 horas de exercício físico semanal) não apresentou aumento da circulação colateral. Outros autores relataram que esta divergência de achados ocorre pela incapacidade de a angiografia em repouso demonstrar as colaterais, que poderiam ser recrutadas durante o exercício.[48]

Portanto, as modificações anatômicas que ocorrem após um longo período de treinamento são insuficientes para explicar a melhora clínica e da perfusão miocárdica, observadas precocemente durante a RCv. Desta forma, mecanismos funcionais devem estar envolvidos.[38,47,48]

A prática de exercícios físicos aeróbios regulares pode levar a modificações favoráveis do sistema nervoso autônomo, com aumento do tônus parassimpático e redução do tônus simpático, bem como redução da frequência cardíaca intrínseca. Esta modulação autonômica pode reduzir a frequência cardíaca em repouso e em cargas submáximas de esforço. Assim, após o treinamento físico, o paciente poderá realizar uma mesma carga com FC inferior aos valores pré-treinamento.[7,8,36,50]

Além disso, a atividade simpática aumentada parece estar relacionada a um maior risco cardiovascular e as modificações da modulação autonômica, promovidas pelo exercício, poderiam influenciar positivamente o prognóstico da doença.[7,8,36,50]

Os pacientes portadores de DAC podem apresentar disfunção endotelial, com redução da reserva de fluxo coronariano, hipoperfusão coronariana no esforço e consequente isquemia miocárdica. Esta disfunção endotelial pode ser demonstrada pela vasoconstrição paradoxal à infusão intracoronariana de acetilcolina.[47,48]

Em um estudo randomizado, Hambrecht et al.[51] demonstraram atenuação da vasoconstrição à acetilcolina e, com isso, aumento do fluxo coronariano, após 4 semanas de treinamento físico intensivo em pacientes portadores de DAC.

A microcirculação coronariana apresenta regulação do fluxo por mecanismos metabólicos locais, como a adenosina. Hambrecht et al.[51] também demonstraram aumento da resposta da reserva de fluxo coronário à infusão intracoronariana de adenosina, após 4 semanas de intensivo treinamento físico em pacientes portadores de DAC.

Em um outro estudo em pacientes com DAC, Hambrecht et al.[52] demonstraram que os efeitos benéficos do treinamento físico na melhora da função endotelial, com aumento da resposta vasodilatadora endotélio-dependente, estavam associados ao aumento da atividade e expressão da enzima óxido nítrico sintase (NOS) endotelial.

O efeito do treinamento físico no aumento da expressão da NOS endotelial poderia ser estimulado pelo estresse de cisalhamento vascular, mediado pelo aumento do fluxo sanguíneo, desencadeado pelo exercício físico. O estresse oxidativo, com geração de radicais livres, também poderia estimular o aumento da NOS endotelial.[53]

O treinamento físico regular também apresenta efeito antioxidativo, com redução da produção de radicais livres e aumento de enzimas antioxidantes, o que também pode estar relacionado à correção ou atenuação da disfunção endotelial presente em pacientes com DAC.[53]

O aumento da produção de óxido nítrico pelo aumento da NOS e redução de sua inativação pelos radicais livres, decorrente da atividade antioxidante, aumentaria a biodisponibilidade do óxido nítrico e melhoraria a função endotelial após o treinamento físico.[54]

Após revisão dos mecanismos de melhora da perfusão miocárdica com o treinamento físico, Gielen et al.[48] sugeriram que os mecanismos envolvidos a curto prazo (semanas a meses) seriam relacionados à melhora da função endotelial, a médio prazo (meses a anos), a aumento da rede capilar e a longo prazo (anos), a possível regressão de lesões epicárdica e formação de circulação colateral.

Outros mecanismos, ainda não completamente esclarecidos, também podem contribuir para a melhora do fluxo coronariano e o prognóstico de pacientes portadores de DAC, em resposta ao exercício físico regular.

A cintilografia miocárdica de perfusão (CMP) pode documentar alguns desses benefícios, como a melhora da perfusão miocárdica e a redução da isquemia em estresse, conforme demonstrado em diversos trabalhos.[26-28,31,37,38,55]

A maioria destes trabalhos foi realizada com o traçador tálio-201, porém, também há trabalhos com uso do 99mTc-sestamibi.[28,55] O tempo de RCv variou desde 8 semanas[31] a períodos maiores que 1 ano.[37] A análise da CMP foi realizada tanto visualmente[26,27,31,37] quanto por métodos quantitativos.[28,31,38,55]

Schuler et al.[38] observaram melhora da perfusão na CMP com esforço físico após 1 ano de intervenção com dieta e exercícios físicos. A melhora da perfusão ocorreu independentemente da presença de modificações na anatomia das lesões coronarianas epicárdicas.

Em estudo randomizado, comparando a RCv e a angioplastia coronariana, Hambrecht et al.[28] demonstraram aumento da captação do traçador no território da lesão-alvo após 1 ano de RCv. A magnitude da melhora perfusional na RCv foi semelhante à observada no grupo que realizou angioplastia coronariana, apesar de no grupo com RCv não ter ocorrido redução da lesão coronariana, o que demonstrou melhora perfusional independente da anatomia da lesão epicárdica.

Belardinelli et al.[31] também evidenciaram reduções das alterações isquêmicas da CMP com tálio-201. Porém, correlacionaram esta melhora com o aumento da circulação colateral, avaliada pela angiografia coronariana, após 8 semanas de RCv.

Assim, esta discrepância entre os achados cintilográficos e anatômicos sugerem que a melhora perfusional está relacionada a outros mecanismos, provavelmente por modificações favoráveis da função endotelial.[48,55]

Linxue et al.[37] e Kendziorra et al.[55] demonstraram reduções no número de segmentos com alterações isquêmicas, após período de treinamento físico. Kendziorra et al.[55] também evidenciaram aumento da atividade do 99mTc-sestamibi, após a RCv, nos segmentos que apresentaram alterações perfusionais reversíveis na CMP inicial.

Assim, é documentado que a RCv é capaz de proporcionar melhora da perfusão miocárdica, avaliada pela CMP em esforço físico máximo.

Riscos dos exercícios físicos

Em geral, o risco de eventos cardiovasculares durante a prática de exercícios físicos em indivíduos saudáveis é muito baixo.[56-58]

Anualmente a mortalidade durante a prática de exercícios vigorosos é, respectivamente, de 0,75 e 0,13 por 100 mil jovens atletas dos sexos masculino e feminino.[56] Em homens de meia-idade esta taxa se eleva para 6 por 100 mil.[57] Em outro estudo incluindo todo tipo de exercício físico em homens, a mortalidade foi de 1 a cada 11 milhões de horas de exercício na faixa etária de 20 a 39 anos, 1 a cada 1,3 milhão de horas na faixa de 40 a 49 anos e 1 a cada 900 mil horas na faixa de 60 a 69 anos.[58]

Em programas de reabilitação cardiovascular, o risco de complicações cardiovasculares é considerado baixo, com trabalhos demonstrando baixa incidência de complicações, tanto de mortalidade quanto de infarto não fatal.[59-63]

Van Camp et al.[59] relataram ocorrência de infarto do miocárdio de 1 a cada 294 mil pacientes-hora e mortalidade de 1 a cada 784 mil pacientes-hora de exercícios físicos.

Haskell e Peterson,[63] em um estudo mais antigo, relataram taxas um pouco maiores, com 1 complicação cardiovascular (fatal e não fatal) a cada 27 mil pacientes-hora e 1 morte a cada 116 mil pacientes-hora de participação na RCv.

A proteção cardiovascular conferida pela monitorização eletrocardiográfica contínua durante a RCv é controversa. Haskell et al.[63] relataram menor taxa de eventos em programas de RCv com este tipo de monitorização, enquanto Van Camp et al.[59] não observaram diferenças na mortalidade em programas com diferentes tipos de monitorização.

O risco global da prática de exercícios é baixo, porém, os pacientes devem ser individualizados quanto à prescrição do procedimento. Uma adequada avaliação médica é necessária, com eventuais exames subsidiários, conforme a indicação. Entre estes exames, a realização de um teste ergométrico (TE) é necessária para obtenção de adequada estratificação do risco, definição da prescrição do exercício e da necessidade de supervisão inicial.[1,3,7,40,64-67]

PRESCRIÇÃO DOS EXERCÍCIOS FÍSICOS

A partir das informações clínicas e do resultado do TE, são determinados o risco e o tipo de supervisão requerida e prescrevem-se as sessões de reabilitação cardiovascular.[1,12,40,66-68]

Os exercícios com melhor documentação de benefícios e, portanto, preconizados, são os aeróbicos contínuos, envolvendo grandes grupos musculares de membros superiores e/ou inferiores, com intensidade leve a moderada, com duração de 30 a 60 minutos e frequência semanal de 3 a 5 vezes. Fases de aquecimento e desaquecimento devem ser realizadas, antes e após a fase dos exercícios aeróbicos contínuos, para minimizar os riscos cardiovasculares e osteomioarticulares.[1,40,66-68]

A prescrição da intensidade dos exercícios físicos pode ser realizada por diversos métodos, utilizando valores relativos ao VO_2 pico ou FC pico, ou relativos às reservas de VO_2 ou FC pico, além da sensação subjetiva do esforço. Os valores de VO_2 pico e FC pico, utilizados para a prescrição, devem ser os obtidos no TE realizado em uso das medicações habituais.[1,12,40,66-68]

As recomendações da literatura científica em relação à prescrição da intensidade dos exercícios em indivíduos com DAC estão listadas a seguir, segundo a metodologia utilizada. Não há consenso de superioridade de um método em relação ao outro e o mesmo método apresenta grande oscilação da recomendação, na dependência das características clínicas e do tempo de RCv.[1,12,40,66-69]

- Intensidade relativa ao VO_2 pico: 40 a 60%.[1,66]
- Intensidade relativa à reserva de VO_2 pico: mínima de 40%, podendo atingir até 65 a 88%.[40,68,69]
- Intensidade relativa à FC pico: 55 a 90%.[40,69]
- Intensidade relativa à reserva de FC pico: 50 a 70%, com aumento para até 85%, se tolerado.[40,66,67]
- Entre os limiares ventilatórios obtidos no teste cardiopulmonar.

Em indivíduos com alterações isquêmicas no TE, a prescrição da intensidade do exercício físico é realizada conforme descrito anteriormente, porém, abaixo do limiar isquêmico clínico e eletrocardiográfico. O limite superior da FC de treinamento deve estar abaixo de, no mínimo, 10 bpm da FC do limiar.[40,66] Outra metodologia pertinente é a utilização da FC do limiar isquêmico como FC pico no cálculo da intensidade relativa.[67]

As sessões de reabilitação cardiovascular devem ser supervisionadas por fisioterapeutas e/ou educadores físicos especializados neste tipo de atendimento e com conhecimento de técnicas de reanimação cardiopulmonar. Materiais para suporte básico de vida e desfibrilador devem estar facilmente disponíveis em caso de eventos clínicos.[3]

Alguns autores recomendam a monitorização contínua pelo ECG durante as sessões de RCv, principalmente no início do tratamento, visto que alguns trabalhos documentaram menor incidência de morte súbita em programas com este tipo de monitorização, apesar de outros estudos não observarem esta relação.[3,40,59,63,66]

Além dos exercícios aeróbicos, é importante a realização de exercícios de flexibilidade e de resistência muscular localizada, sempre individualizados de acordo com as características clínicas dos pacientes.[12] Portanto, a prática de exercícios físicos é fundamental no tratamento dos pacientes coronariopatas com diversos benefícios documentados, tanto na sintomatologia quanto no prognóstico.

Os exercícios físicos devem ser individualizados e, preferencialmente, acompanhados por uma equipe multiprofissional.

REFERÊNCIAS BIBLIOGRÁFICAS

1. Godoy M, Bellini AJ, Passaro LC, Mastrocolla LE, Sbissa AS, Araujo CGS, et al. I Consenso Nacional de Reabilitação Cardiovascular. Arq Bras Cardiol. 1997 69(4):267-91.
2. Balady GJ, Ades PA, Comoss P, Limacher M, Pina IL, Southard D, et al. Core components of cardiac rehabilitation/secondary prevention programs: A statement for healthcare professionals from the American Heart Association and the American Association of Cardiovascular and Pulmonary Rehabilitation Writing Group. Circulation. 2000;102(9):1069-73.
3. Araujo CGS, Carvalho T, Castro CL, Costa RV, Moraes RS, Oliveira Filho já, et al. Normatização dos equipamentos e técnicas da reabilitação cardiovascular supervisionada. Arq Bras Cardiol. 2004;83(5):448-52.
4. Carvalho T, Cortez AA, Ferraz A, Nobrega ACL, Brunetto AF, Herdy AH, et al. Diretriz de reabilitação cardiopulmonar e metabólica: aspectos práticos responsabilidades. Arq Bras Cardiol. 2006;86(1):74-82.
5. Leon AS, Franklin BA, Costa F, Balady GJ, Berra KA, Stewart KJ, et al. Cardiac rehabilitation and secondary prevention of coronary heart disease: an American Heart Association scientific statement from the Council on Clinical Cardiology (Subcommittee on Exercise, Cardiac Rehabilitation, and Prevention) and the Council on Nutrition, Physical Activity, and Metabolism (Subcommittee on Physical Activity), in collaboration with the American Association of Cardiovascular and Pulmonary Rehabilitation. Circulation. 2005;111(3):369-76.
6. McLeod AA. Later management of documented ischaemic heart disease: secondary prevention and rehabilitation. Br Med Bull. 2001;59:113-33.
7. Moraes RS, Nobrega ACL, Castro RRT, Negrao CE, Stein R, Serra SM, et al. Diretriz de reabilitação cardíaca. Arq Bras Cardiol. 2005;84(5):431-40.
8. Shephard RJ, Balady GJ. Exercise as cardiovascular therapy. Circulation. 1999;99(7):963-72.
9. Thompson PD, Buchner D, Pina IL, Balady GJ, Williams MA, Marcus BH, et al. Exercise and physical activity in the prevention and treatment of atherosclerotic cardiovascular disease: a statement from the Council on Clinical Cardiology (Subcommittee on Exercise, Rehabilitation, and Prevention) and the Council on Nutrition, Physical Activity, and Metabolism (Subcommittee on Physical Activity). Circulation. 2003;107(24):3109-16.
10. Franklin BA, Gordon S, Timmis GC. Amount of exercise necessary for the patient with coronary artery disease. Am J Cardiol. 1992;69(17):1426-32.
11. Milani M, Papa V, Gallo Junior L. Reabilitação cardiovascular. In: Maciel BC, Marin-Neto JA, editors. Manual de condutas clínicas cardiológicas. São Paulo: Segmento Farma, 2005. p.287-95.

12. Herdy AH, Lopez-Jimenez F, Terzic CP, Milani M, Stein R, Carvalho T, et al. South American guidelines for cardiovascular disease prevention and rehabilitation. Arq Bras Cardiol. 2014;103(2 Suppl 1):1-31.
13. Kokkinos PF, Narayan P, Papademetriou V. Exercise as hypertension therapy. Cardiol Clin. 2001;19(3):507-16.
14. Durstine JL, Thompson PD. Exercise in the treatment of lipid disorders. Cardiol Clin. 2001;19(3):471-88.
15. Chipkin SR, Klugh SA, Chasan-Taber L. Exercise and diabetes. Cardiol Clin. 2001;19(3):489-505.
16. Poirier P, Despres JP. Exercise in weight management of obesity. Cardiol Clin. 2001;19(3):459-70.
17. Wannamethee SG, Shaper AG, Walker M. Physical activity and mortality in older men with diagnosed coronary heart disease. Circulation. 2000;102(12):1358-63.
18. Steffen-Batey L, Nichaman MZ, Goff DC, Jr., Frankowski RF, Hanis CL, Ramsey DJ, et al. Change in level of physical activity and risk of all-cause mortality or reinfarction: The Corpus Christi Heart Project. Circulation. 2000;102(18):2204-9.
19. Janssen I, Jolliffe CJ. Influence of physical activity on mortality in elderly with coronary artery disease. Med Sci Sports Exerc. 2006;38(3):418-7.
20. Blair SN, Kohl HW, III, Barlow CE, Paffenbarger RS, Jr., Gibbons LW, Macera CA. Changes in physical fitness and all-cause mortality. A prospective study of healthy and unhealthy men. JAMA. 1995;273(14):1093-8.
21. Kavanagh T, Mertens DJ, Hamm LF, Beyene J, Kennedy J, Corey P, et al. Prediction of long-term prognosis in 12169 men referred for cardiac rehabilitation. Circulation. 2002;106(6):666-71.
22. Blair SN, Kampert JB, Kohl HW, III, Barlow CE, Macera CA, Paffenbarger RS, Jr., et al. Influences of cardiorespiratory fitness and other precursors on cardiovascular disease and all-cause mortality in men and women. JAMA. 1996;276(3):205-10.
23. Taylor RS, Brown A, Ebrahim S, Jolliffe J, Noorani H, Rees K, et al. Exercise-based rehabilitation for patients with coronary heart disease: systematic review and meta-analysis of randomized controlled trials. Am J Med. 2004;116(10):682-92.
24. Oldridge NB, Guyatt GH, Fischer ME, Rimm AA. Cardiac rehabilitation after myocardial infarction. Combined experience of randomized clinical trials. JAMA. 1988;260(7):945-50.
25. Niebauer J, Hambrecht R, Velich T, Hauer K, Marburger C, Kalberer B, et al. Attenuated progression of coronary artery disease after 6 years of multifactorial risk intervention: role of physical exercise. Circulation. 1997;96(8):2534-41.
26. Belardinelli R, Paolini I, Cianci G, Piva R, Georgiou D, Purcaro A. Exercise training intervention after coronary angioplasty: the ETICA trial. J Am Coll Cardiol. 2001;37(7):1891-900.
27. Schuler G, Schlierf G, Wirth A, Mautner HP, Scheurlen H, Thumm M, et al. Low-fat diet and regular, supervised physical exercise in patients with symptomatic coronary artery disease: reduction of stress-induced myocardial ischemia. Circulation. 1988;77(1):172-81.
28. Hambrecht R, Walther C, Mobius-Winkler S, Gielen S, Linke A, Conradi K, et al. Percutaneous coronary angioplasty compared with exercise training in patients with stable coronary artery disease: a randomized trial. Circulation. 2004;109(11):1371-8.
29. Ehsani AA, Heath GW, Hagberg JM, Sobel BE, Holloszy JO. Effects of 12 months of intense exercise training on ischemic ST-segment depression in patients with coronary artery disease. Circulation. 1981;64(6):1116-24.

30. Yu CM, Li LS, Ho HH, Lau CP. Long-term changes in exercise capacity, quality of life, body anthropometry, and lipid profiles after a cardiac rehabilitation program in obese patients with coronary heart disease. Am J Cardiol. 2003;91(3):321-5.

31. Belardinelli R, Georgiou D, Ginzton L, Cianci G, Purcaro A. Effects of moderate exercise training on thallium uptake and contractile response to low-dose dobutamine of dysfunctional myocardium in patients with ischemic cardiomyopathy. Circulation. 1998;97(6):553-61.

32. Detry JM, Bruce RA. Effects of physical training on exertional S-T-segment depression in coronary heart disease. Circulation. 1971;44(3):390-6.

33. Digenio AG, Noakes TD, Joughin H, Daly L. Effect of myocardial ischaemia on left ventricular function and adaptability to exercise training. Med Sci Sports Exerc. 1999;31(8):1094-101.

34. Ades PA, Grunvald MH, Weiss RM, Hanson JS. Usefulness of myocardial ischemia as predictor of training effect in cardiac rehabilitation after acute myocardial infarction or coronary artery bypass grafting. Am J Cardiol. 1989;63(15):1032-6.

35. Pratt CM, Welton DE, Squires WG, Jr., Kirby TE, Hartung GM, Miller RR. Demonstration of training effect during chronic beta-adrenergic blockade in patients with coronary artery disease. Circulation. 1981;64(6):1125-9.

36. Malfatto G, Facchini M, Sala L, Branzi G, Bragato R, Leonetti G. Effects of cardiac rehabilitation and beta-blocker therapy on heart rate variability after first acute myocardial infarction. Am J Cardiol. 1998;81(7):834-40.

37. Linxue L, Nohara R, Makita S, Hosokawa R, Hata T, Okuda K, et al. Effect of long-term exercise training on regional myocardial perfusion changes in patients with coronary artery disease. Jpn Circ J. 1999;63(2):73-8.

38. Schuler G, Hambrecht R, Schlierf G, Grunze M, Methfessel S, Hauer K, et al. Myocardial perfusion and regression of coronary artery disease in patients on a regimen of intensive physical exercise and low fat diet. J Am Coll Cardiol. 1992;19(1):34-42.

39. Clausen JP, Trap-Jensen J. Heart rate and arterial blood pressure during exercise in patients with angina pectoris. Effects of training and of nitroglycerin. Circulation. 1976;53(3):436-42.

40. Franklin BA, Whaley MH, Howley ET, Balady GJ, Berra KA, Golding LA, et al. ACSM's Guidelines for exercise testing and prescription. 6. ed. Baltimore: ACSM; 2000.

41. Todd IC, Ballantyne D. Effect of exercise training on the total ischaemic burden: an assessment by 24 hour ambulatory electrocardiographic monitoring. Br Heart J. 1992;68(6):560-6.

42. Ornish D, Scherwitz LW, Billings JH, Brown SE, Gould KL, Merritt TA, et al. Intensive lifestyle changes for reversal of coronary heart disease. JAMA. 1998;280(23):2001-7.

43. Haskell WL, Alderman EL, Fair JM, Maron DJ, Mackey SF, Superko HR, et al. Effects of intensive multiple risk factor reduction on coronary atherosclerosis and clinical cardiac events in men and women with coronary artery disease. The Stanford Coronary Risk Intervention Project (SCRIP). Circulation. 1994;89(3):975-90.

44. Quinn TG, Alderman EL, McMillan A, Haskell W. Development of new coronary atherosclerotic lesions during a 4-year multifactor risk reduction program: the Stanford Coronary Risk Intervention Project (SCRIP). J Am Coll Cardiol. 1994;24(4):900-8.

45. Gould KL, Ornish D, Kirkeeide R, Brown S, Stuart Y, Buchi M, et al. Improved stenosis geometry by quantitative coronary arteriography after vigorous risk factor modification. Am J Cardiol. 1992;69(9):845-53.

46. Schlierf G, Schuler G, Hambrecht R, Niebauer J, Hauer K, Vogel G, et al. Treatment of coronary heart disease by diet and exercise. J Cardiovasc Pharmacol. 1995;25 Suppl 4:S32-S34.

47. Gielen S, Hambrecht R. Effects of exercise training on vascular function and myocardial perfusion. Cardiol Clin. 2001;19(3):357-68.

48. Gielen S, Schuler G, Hambrecht R. Exercise training in coronary artery disease and coronary vasomotion. Circulation. 2001;103(1):E1-E6.

49. Niebauer J, Hambrecht R, Marburger C, Hauer K, Velich T, von Hodenberg E, et al. Impact of intensive physical exercise and low-fat diet on collateral vessel formation in stable angina pectoris and angiographically confirmed coronary artery disease. Am J Cardiol. 1995;76(11):771-5.

50. Lucini D, Milani RV, Costantino G, Lavie CJ, Porta A, Pagani M. Effects of cardiac rehabilitation and exercise training on autonomic regulation in patients with coronary artery disease. Am Heart J. 2002;143(6):977-83.

51. Hambrecht R, Wolf A, Gielen S, Linke A, Hofer J, Erbs S, et al. Effect of exercise on coronary endothelial function in patients with coronary artery disease. N Engl J Med. 2000;342(7):454-60.

52. Hambrecht R, Adams V, Erbs S, Linke A, Krankel N, Shu Y, et al. Regular physical activity improves endothelial function in patients with coronary artery disease by increasing phosphorylation of endothelial nitric oxide synthase. Circulation. 2003;107(25):3152-8.

53. Kojda G, Hambrecht R. Molecular mechanisms of vascular adaptations to exercise. Physical activity as an effective antioxidant therapy? Cardiovasc Res. 2005;67(2):187-97.

54. Linke A, Erbs S, Hambrecht R. Exercise and the coronary circulation-alterations and adaptations in coronary artery disease. Prog Cardiovasc Dis. 2006;48(4):270-84.

55. Kendziorra K, Walther C, Foerster M, Mobius-Winkler S, Conradi K, Schuler G, et al. Changes in myocardial perfusion due to physical exercise in patients with stable coronary artery disease. Eur J Nucl Med Mol Imaging. 2005;32(7):813-9.

56. Van Camp SP, Bloor CM, Mueller FO, Cantu RC, Olson HG. Nontraumatic sports death in high school and college athletes. Med Sci Sports Exerc. 1995;27(5):641-7.

57. Thompson PD. The cardiovascular complications of vigorous physical activity. Arch Intern Med. 1996;156(20):2297-302.

58. Vuori I. Sudden death and exercise: effects of age and type of activity. Sport Science Review. 1995;(4):46-84.

59. Van Camp SP, Peterson RA. Cardiovascular complications of outpatient cardiac rehabilitation programs. JAMA. 1986;256(9):1160-3.

60. Vongvanich P, Paul-Labrador MJ, Merz CN. Safety of medically supervised exercise in a cardiac rehabilitation center. Am J Cardiol. 1996;77(15):1383-5.

61. Franklin BA, Bonzheim K, Gordon S, Timmis GC. Safety of medically supervised outpatient cardiac rehabilitation exercise therapy: a 16-year follow-up. Chest. 1998;114(3):902-6.

62. Murray PM, Herrington DM, Pettus CW, Miller HS, Cantwell JD, Little WC. Should patients with heart disease exercise in the morning or afternoon? Arch Intern Med. 1993;153(7):833-6.

63. Haskell WL. Cardiovascular complications during exercise training of cardiac patients. Circulation. 1978;57(5):920-4.

64. Andrade J, Brito FS, Vilas-Boas F, Castro I, Oliveira JA, Guimarães JI, et al. II Diretrizes da Sociedade Brasileira de Cardiologia sobre teste ergométrico. Arq Bras Cardiol. 2002;78 Suppl 2:1-17.

65. Gibbons RJ, Balady GJ, Bricker JT, Chaitman BR, Fletcher GF, Froelicher VF, et al. ACC/AHA 2002 guideline update for exercise testing: A report of the American College of Cardiology/American Heart Association Task Force on Practice Guidelines (Committee to Update the 1997 Exercise Testing Guidelines). J Am Coll Cardiol. 2002;40(8):1531-40.

66. Fletcher GF, Balady GJ, Amsterdam EA, Chaitman B, Eckel R, Fleg J, et al. Exercise standards for testing and training: a statement for healthcare professionals from the American Heart Association. Circulation. 2001;104(14):1694-740.

67. Alves GB, Roveda F, Watanabe E, Nunes N, Nery SS. Reabilitação cardiovascular e condicionamento físico. In: Negrao CE, Barretto AC, editores. Cardiologia do exercício. Barueri, SP: Manole; 2005. p.249-59.

68. Franklin BA, Swain DP, Shephard RJ. New insights in the prescription of exercise for coronary patients. J Cardiovasc Nurs. 2003;18(2):116-23.

69. Pollock ML, Welsch MA, Graves JE. Prescrição de exercícios para reabilitação cardíaca. In: Pollock ML, Schmidt DH, editores. Doença cardíaca e reabilitação. Rio de Janeiro, RJ: Revinter; 2003. p.229-60.

11

Considerações práticas e atuais para o tratamento da insuficiência cardíaca com fração de ejeção normal

Augusto Dê Marco Martins
Nasser Sarkis Simão

A despeito da divergência de alguns autores acerca da divisão clássica da síndrome da insuficiência cardíaca (IC) em IC com fração de ejeção normal (ICFEN) e IC com fração de ejeção reduzida (ICFER), o assunto autoriza análises e considerações atuais que são absolutamente pertinentes e contemporâneas.[1,2]

Embora argumentos demográficos, epidemiológicos, de estrutura e função ventricular e até mesmo de eficácia e resposta terapêutica pareçam claramente indicar a existência de duas entidades distintas e complexas, alguns estudiosos acreditam que se trata da mesma doença com fenótipos diferentes de apresentação.[3,4]

Ao se tratar de definir condutas práticas e atuais acerca das alterações da função diastólica dos ventrículos, inicialmente devemos diferenciar a disfunção diastólica da IC diastólica ou ICFEN, como nomearemos neste capítulo.

Disfunção diastólica pode ocorrer na presença ou na ausência IC, assim como pode ocorrer na presença ou não de disfunção sistólica. Assim, disfunção diastólica caracteriza uma dificuldade no enchimento ventricular – propriedade mecânica anormal do coração –, ao passo que a ICFEN é caracterizada pela presença de sinais e sintomas de insuficiência cardíaca (sinais e sintomas clínicos de insuficiência cardíaca com clínica e imagem de congestão pulmonar) com evidência objetiva de função sistólica normal (fração de ejeção > 50%) em até 72 horas dos sintomas. Há, ainda, a obrigatoriedade de afastar outras causas potenciais para os sinais e sintomas, como desordens pulmonares, valvopatia mitral e oclusão venosa pulmonar.

Historicamente a função diastólica ventricular esquerda permaneceu, por longo tempo, pouco estudada em relação à sistólica. Mais recentemente, no entanto, sua importância vem sendo bastante enfatizada. Contudo, observam-se ainda que ainda há poucos grandes estudos acerca da disfunção diastólica, com ou sem quadro clínico de IC, embora algumas características clínicas, como sua interligação com a hipertensão arterial e a doença arterial coronariana (DAC), pareçam estar bem estabelecidas.[5]

Classicamente, a alteração da contratilidade e a disfunção sistólica do ventrículo esquerdo (VE) sempre foram consideradas como fatores fundamentais na gênese da IC. Eventualmente, associavam-se as síndromes de restrição diastólica, determinadas principalmente pelas pericardites agudas ou crônicas, que sabidamente prejudicam a distensibilidade ventricular e dificultam o enchimento diastólico.

A primeira associação entre relaxamento miocárdico e função ventricular foi descrita em 1923, por Yendell Handerson,[6] que afirmou que, do ponto de vista fisiológico, o relaxamento miocárdico era tão importante quanto a contração ventricular. Exemplificou que um paciente idoso, com relaxamento miocárdico retardado, poderia apresentar intolerância aos esforços físicos. Descreveu, pela primeira vez, o que viria a se constituir classicamente, nos dias de hoje, na ICFEN.

Referência específica acerca do enchimento ventricular diastólico só foi feita em 1930, quando Katz,[7] em um artigo no *American Journal of Physiology*, destacava a importância da sucção do VE no débito cardíaco. Cinquenta anos mais tarde, em 1982, Lucchi et al. descreveram alterações do enchimento ventricular diastólico em uma população de pacientes geriátricos hospitalizados por IC aguda.[8]

Ainda na década de 1980, Dougherty et al. mostraram que algumas afecções podiam determinar alterações do enchimento ventricular diastólico, condicionando uma redução do débito cardíaco (DC), ainda que a contratilidade e a função sistólica ventricular permanecessem normais.[9]

Somente no final da década de 1990, um grupo de estudo europeu – European Study Group on Diastolic Heart Failure – definiu classicamente os critérios clínicos diagnósticos para a ICFEN: evidência clínica de ICC, função contrátil sistólica normal ou discretamente alterada e presença de sinal de alteração do relaxamento, do enchimento ou da complacência ventricular.[10]

Pelo menos trinta diferentes estudos – todos com dados internacionais – avaliaram prevalência, taxa de morbidade e taxa de mortalidade em pacientes com ICFEN. Esses estudos variaram importantemente entre si, com relação à seleção de pacientes e aspectos demográficos e epidemiológicos, nos critérios clínicos utilizados para o estabelecimento diagnóstico da IC, assim como no método utilizado para avaliação da fração de ejeção do VE. Obviamente isto se traduziu em uma enorme heterogeneidade de resultados, dificultando ainda mais sua análise. Conforme a constituição da casuística empregada, a prevalência variou amplamente de 13 a 74% dos casos.[11]

Na avaliação prognóstica, embora a ICFEN curse com melhores taxas de sobrevivência que a ICFER, ainda assim contempla intrinsecamente uma significativa carga de morbidade e mortalidade (em 5 anos, a taxa de mortalidade é de cerca de 65%).[12,13] Também não se observaram, nas duas últimas décadas, uma melhora do prognóstico, como ocorreu nos pacientes portadores de IC-FER.[14] Graus de insuficiência renal (IR), classe funcional III ou IV da New York Heart Association (NYHA), sexo masculino e idade avançada são importantes preditores de mortalidade.[14]

Diferentemente da ICFER, a ICFEN não tem seu manejo definido, sendo abordada frequentemente por meio de procedimentos empíricos sustentados em seus estratos etiológico e fisiopatológico. Na síndrome da ICFEN, o objetivo primário do tratamento deve ser orientado para abordar as elevadas pressões de enchimento intracavitárias, que são responsáveis pela sintomatologia e pela descompensação do quadro clínico. Os médicos devem, portanto, estar atentos a um rigoroso controle pressórico, assim como devem fazer uma abordagem correta e eficaz da DAC.[15]

A abordagem não medicamentosa, com todos os desafios nela inseridos, deve ser tentada e estimulada em todos os níveis. A suspensão do fumo, assim como a do álcool, com seus efeitos sobre a pressão arterial (PA), deve ser perseguida. O estímulo à prática de atividades físicas, com efeitos comprovados sobre a função endotelial e sobre a PA, deve ser encorajado e orientado. Também a perda de peso tem papel importante em pacientes diabéticos. O controle do sal também é efetivo no controle da PA.[16] Situações clínicas concomitantes que de alguma forma ajudam a deteriorar a função diastólica (anemia, hipotireoidismo, apneia do sono) devem ser investigadas e adequadamente tratadas.

A escolha da terapia medicamentosa na ICFEN, até o momento, obedece aos seguintes critérios:

- Controle da hipertensão sistólica e diastólica.
- Controle da resposta ventricular em pacientes com fibrilação atrial.
- Controle de congestão pulmonar e edema periférico com o emprego de diuréticos.
- Revascularização coronariana em pacientes com DAC nos quais a isquemia tem um efeito adverso na função diastólica.

Uma abordagem medicamentosa que sabidamente exerça efeito benéfico sobre a hipertrofia ventricular esquerda (HVE) é indicada, já que pode melhorar a função diastólica.[17]

Ainda que faltem dados efetivos e consistentes quanto a uma abordagem terapêutica cientificamente com base em evidências, cabem aqui algumas considerações sobre alguns estudos clínicos farmacológicos de importância que estudaram a ICFEN. Diuréticos, bloqueadores dos canais de cálcio (BCC), inibidores da enzima conversora da angiotensina (IECA), betabloqueadores (BB), bloqueadores dos receptores da angiotensina II (BRA), digitálicos e estatinas foram utilizados em estudos que contemplavam diferentes metodologias e diferentes populações em diferentes contextos.

O antagonista dos canais de cálcio da família das fenilalquilaminas – verapamil – foi testado em dois pequenos estudos observacionais em pacientes com fração de ejeção do ventrículo esquerdo (FEVE) acima de 45%. Foram avaliados desfechos substitutos (sintomas, tolerância ao exercício e o escore da IC) mostrando significativa melhora.[18,19]

Os IECA (enalapril, lisinopril, quinapril) também foram testados em estudos pequenos, em pacientes com FEVE > de 50%, sempre com avaliações de desfechos substitutos (desempenho durante exercícios, teste dos 6 minutos, dispneia, fadiga e qualidade de vida). Nenhum dos estudos demonstrou qualquer diferença significativa entre os grupos submetidos às medicações *versus* placebo.[20-22]

O perindopril foi avaliado em um estudo de maior importância com 850 pacientes portadores de ICFEN com FEVE > 40%, tendo como objetivos primários desfechos duros de mortalidade por todas as causas ou hospitalização por IC. O estudo durou de 12 a 30 meses, com uma média de 26,2 meses. Não foi observada nenhuma diferença significativa entre os tratamentos instituídos, nem nos objetivos primários do estudo nem nos objetivos secundários (componentes do objetivo primário, mortalidade cardiovascular, piora da IC que exigisse hospitalização ou um aumento da necessidade do emprego de diuréticos, hospitalizações de causa cardiovascular, hospitalizações por qualquer causa e classe funcional da NYHA). Houve, na análise dos objetivos secundários, discreta diminuição das hospitalizações e melhora na CF no grupo perindopril durante o primeiro ano. Os pacientes do grupo perindopril também experimentaram melhora no teste de caminhada de 6 minutos.[23]

Sendo a frequência cardíaca um dos principais determinantes do consumo de oxigênio do miocárdio, sua redução se relaciona a uma melhora da isquemia e consequente atenuação da disfunção diastólica. Este é o principal racional para o emprego dos BB neste contexto de pacientes.

Em 1997, foi publicado um estudo que avaliou 158 pacientes com média de idade de 81 anos, história de infarto do miocárdio com onda Q prévio, quadro estabelecido de IC – CF II/III (NYHA) e FEVE ≥ 40%. O propranolol foi titulado para até 90 mg/dia *versus* placebo, se tolerado; todos os pacientes do grupo tratado receberam as doses-alvo. Como objetivo primário do estudo, avaliou-se a mortalidade por todas as causas e mortalidade por todas as causas mais IM não fatal em um período de 32 meses.

Observou-se uma significativa diferença na mortalidade por todas as causas e também no objetivo composto (59% no grupo propranolol *versus* 82% no grupo placebo – p = 0,002).[24]

Entre os betabloqueadores, o carvedilol foi avaliado por um período de 12 meses, com 40 pacientes com idade média de 71,2 anos, portadores de IC, CF II ou III (NYHA), estágio C com FEVE ≥ 45%. Foram titulados para carvedilol 20 mg/dia (dose média de 12,9 mg/dia), se tolerado, *vs* placebo. Os objetivos primários do estudo foram mudança da CF, níveis de BNP plasmático e capacidade de exercício avaliada por atividade específica em escala de METS. Os resultados demonstraram, nos pacientes tratados com carvedilol, uma melhora tanto na CF quanto no desempenho de exercícios (p = 0,01).[25]

O desenvolvimento de um novo betabloqueador de terceira geração – nebivolol – motivou a elaboração de um grande estudo publicado em 2005 – o estudo SENIORS. Este estudo avaliou 752 pacientes com idade média de 76,1 anos, com diagnóstico clínico de IC independente da FEVE ou admissão hospitalar por IC nos últimos seis meses. O objetivo primário era analisar mortalidade por todas as causas ou admissões hospitalares por causas cardiovasculares (tempo para o primeiro evento). Cerca de 29% dos pacientes tinham FEVE ≤ 35% e 50% FEVE ≥ 50%.

O estudo demonstrou uma redução de risco de 14% (*p* = 0,039) no objetivo primário de mortalidade por todas as causas e hospitalizações por doença cardiovascular em um período de 21 meses em pacientes randomizados para receber o nebivolol, comparado com placebo. O melhor resultado no objetivo primário foi observado com a dose de 10 mg/dia. Nos pacientes com ICFEN, a redução de risco (RR) foi de 19%. Embora o estudo não tivesse poder estatístico para mostrar diferenças significativas por níveis de FEVE, os autores ressaltaram que o efeito foi similar nos pacientes com FEVE preservada ou não.[26]

Os bloqueadores dos receptores da angiotensina II sem dúvida foram a classe de medicamentos mais utilizada nos estudos farmacológicos da ICFEN. Em 1999 foram publicados dois pequenos estudos que utilizaram losartana *versus* placebo em pacientes portadores de ICFEN. Ambos os estudos incluíram pequeno número de pacientes, avaliaram desfechos substitutos (tolerância ao exercício e qualidade de vida), e embutiam em seus desenhos enormes limitações metodológicas, de forma que as únicas conclusões extraídas desses estudos foram a imposição de experimentos de maior porte – número de pacientes, tempo de tratamento e metodologia científica – para avaliar adequadamente os efeitos da losartana neste contexto de pacientes.[27]

Em 2003, foi publicado o estudo CHARM-Preserved, um dos mais importantes estudos farmacológicos na abordagem da ICFEN. O estudo contemplava 3.03 pacientes com IC e FEVE > 40%, que podiam ou não estar em uso de um

IECA. Foram randomizados de maneira duplo-cega para receber candesartan (até 32 mg/dia, se tolerado) ou placebo. O objetivo primário para cada estudo foi morte por causas cardiovasculares ou hospitalização por ICC.

Os resultados mostraram que, após um acompanhamento médio de 36,6 meses, ocorreu uma redução não significativa de 11% na mortalidade cardiovascular e hospitalizações por IC com candesartan *versus* placebo (22,0 *versus* 24,3%). Embora neste estudo o risco de morte cardiovascular tenha permanecido inalterado, observou-se uma diminuição significativa no número de pacientes hospitalizados e no número total de hospitalizações.[28]

Dois grandes estudos com irbesartan foram publicados em 2008 – o I-PRESERVE foi um grande estudo internacional, multicêntrico, randomizado e controlado, com um acompanhamento médio de 49,5 meses, que avaliou em mais de 4 mil pacientes com IC classes II, III e IV da NYHA e FE $\geq$ 45%, se o irbesartan (até 300 mg/dia, se tolerado) reduziria a mortalidade por qualquer causa e o número de hospitalizações.

Não houve qualquer benefício do irbesartan nem nos desfechos primários (a combinação de morte por qualquer causa e hospitalização por doença cardiovascular) nem nos desfechos secundários e em todos os subgrupos estudados. Em muitos dos subgrupos houve, inclusive, desfechos mais desfavoráveis no grupo irbesartan, incluindo pacientes com mais de 75 anos, homens, diabéticos, indivíduos com FE $\leq$ 59% ou com hospitalização por IC nos seis meses prévios à inclusão.[29]

O outro estudo utilizando irbesartan avaliou cerca de 4 mil pacientes com idade mínima de 60 anos, CF da NYHA II, III e IV e FE de pelo menos 45%. Os pacientes foram randomizados para receber 300 mg de irbesartan ou placebo por dia. O desfecho primário composto foi morte por qualquer causa ou internação por causas cardiovasculares (insuficiência cardíaca, infarto do miocárdio, angina instável, arritmia ou acidente vascular cerebral). Durante um acompanhamento médio de 49,5 meses, o desfecho primário ocorreu em 742 pacientes no grupo do irbesartan e 763 no grupo placebo. Taxas de eventos primários e taxas gerais de mortalidade não mostraram qualquer diferença significativa nos grupos irbesartan e placebo. As taxas de hospitalização por causas cardiovasculares, que contribuíram para o resultado primário, foram 70,6 e 74,3 por 1.000 pacientes-ano, respectivamente (HR 0,95, IC 95% 0,85-1,08, p = 0,44). Não houve diferenças significativas nos outros desfechos pré-especificados.[30]

Ainda utilizando os bloqueadores dos receptores da angiotensina II, em 2009 foi publicado um ensaio clínico randomizado com valsartan em que foram avaliados a capacidade funcional e sintomas em 152 pacientes com IC-FEN. Ficou constatado que não houve diferença significativa entre os pacientes tratados com valsartan e em pacientes que receberam placebo no tempo de exercício, com os sintomas relacionados com o esforço e os escores de qualidade de vida.[31]

Do ponto de vista fisiopatológico, os benefícios do uso do digital em pacientes com ICFEN poderia estar relacionado ao controle da frequência cardíaca (FC), principalmente nos pacientes com arritmia atrial. Em um subgrupo do estudo Digitalis Investigator's Group (DIG), avaliaram-se 988 pacientes com ICFEN (FE > 45%), empregando-se o digital na premissa de que seu efeito na melhora da sintomatologia clínica em pacientes com ICFER também poderia ser relevante na ICFEN. Observou-se uma tendência não significativa em reduzir internação hospitalar por IC.[32]

Em um estudo multicêntrico e internacional, testaram-se os bloqueadores da aldosterona na abordagem farmacológica de pacientes com ICFEN. O estudo randomizou 3.445 pacientes portadores de IC sintomática e fração de ejeção superior a 45%. O tempo médio de acompanhamento foi de 3,3 anos, com dosagem de até 45 mg/dia, se tolerada. O desfecho primário foi composto por morte cardiovascular, hospitalização por IC e sobrevida à parada cardíaca.

Não houve diferença significativa na redução do desfecho primário. Apesar disso, a espironolactona reduziu significativamente novas hospitalizações por IC, embora com valores considerados discretos, já que, a cada 46 pacientes tratados durante o tempo de acompanhamento do estudo, a medicação diminuiu uma internação hospitalar. Houve ainda significativa ocorrência de hipercalemia, sem eventos fatais relacionados a essa alteração. Também não houve impacto na necessidade de diálise.[33]

Este histórico permite concluir de forma consistente a dificuldade que existe, até o momento, de abordar farmacologicamente a ICFEN sob a égide da medicina com base em evidências.

MEDICAMENTOS DE PREFERÊNCIA

Sustentadas em opiniões de especialistas, casos-controle ou coortes, algumas classes de medicamentos são sugeridas de acordo com a presença de comorbidades. Dessa forma, pacientes com histórico de infarto do miocárdio devem fazer uso dos betabloqueadores e aqueles com histórico de fibrilação atrial, angina e hipertensão devem fazer uso de bloqueadores dos canais de cálcio, por exemplo.[34]

Os resultados do registro francês FAST-MI, apresentado no Congresso Europeu de Cardiologia em 2014, trouxeram uma nova controvérsia acerca do emprego dos betabloqueadores no contexto de pacientes pós-infarto do miocárdio que permanecem com fração de ejeção normal.[35]

O registro acompanhou pacientes atendidos com infarto agudo do miocárdio com e sem supra de ST durante um período de cinco anos – 2005 a 2010 – em 223 hospitais e clínicas que representam 60% dos centros médicos franceses de atendimento ao infarto do miocárdio. Foram analisados apenas os pacientes sobreviventes do IAM sem história de insuficiência cardíaca e FEVE ≥ 40%. Após um ano de acompanhamento houve leve tendência – sem atingir significância estatística – de diminuição de mortalidade naqueles em uso de BB. Depois de cinco anos, no entanto, este padrão se inverteu, com o uso de BB contínuo associado a uma tendência de aumento da mortalidade, também sem atingir significância estatística. Os autores sustentam que, neste grupo de pacientes pós-infarto do miocárdio com fração de ejeção normal, os BB podem ser úteis somente durante o primeiro ano. A suspensão dos BB após o primeiro ano depois da alta hospitalar não foi associada a um aumento da mortalidade em cinco anos, justificando, dessa forma, as mudanças adotadas nas orientações mais recentes das diretrizes europeias.

Em conclusão, na síndrome da ICFEN o foco primário deve estar voltado para diagnóstico e tratamento das elevadas pressões de enchimento intracavitárias, que são responsáveis pela sintomatologia e pela descompensação do quadro clínico. Não existe, até o momento, nenhuma evidência científica consistente que permita a indicação de uma determinada classe terapêutica que seja superior às demais.

REFERÊNCIAS BIBLIOGRÁFICAS

1. Brutsaert DL, De Keulenaer. Diastolic heart failure: a myth. Curr Opin Cardiol. 2006;21(3):240-8.
2. De Keulenaer GW, Brutsaert D. The heart failure spectrum: time for a phenotype-oriented approach. Circulation. 2009;119(24):3044-6.
3. Owan TE, Hodge D, Herges RM, Jacobsen SJ, Roger VL, Redfield MM. Trends in prevalence and outcome of heart failure with preserved ejection fraction. N Engl J Med. 2006;355(3):251-9.
4. Zille MR. Heart failure with preserved ejection fraction: s this DHF? J Am Coll Cardiol. 2003;41(9):1519-22.
5. Zile MR, Brutsaert DL. New concepts in diastolic dysfunction and diastolic heart failure: Part I: Diagnosis, prognosis and measurements of diastolic function. Circulation. 2002;105(11):1387-93.
6. Roelandt JRTC. On-invasive assessment of left ventricular diastolic (dys)function and filling pressure. Heart Views. 2001;2(3).
7. Katz LN. The role played by the ventricular relaxation process in filling the ventricle. Am J Physiol. 1930;95:542-53.
8. Luchi RJ, Snow E, Luche JM. Left ventricular function in hospitalized geriatric patients. J Am Geriatr. 1982;30:700-5.
9. Dougherty AH, Naccarelli GV, Gray EL, Hicks CH, Goldstein RA. Congestive heart failure with normal systolic function. Am J Cardiol. 1984;54:778-82.

10. Paulus WJ, Tschöpe C, Sanderson JE, Rusconi C, Flachskampf FA, Rademakers FE, et al. How to diagnose diastolic heart failure: a consensus statement on the diagnosis of heart failure with normal left ventricular ejection fraction by the Heart Failure and Echocardiography Associations of the European Society of Cardiology. Eur Heart J. 1998;19:990-1003.

11. Vasan RS, Benjamin EJ, Levy D. Prevalence, clinical features and prognosis of diastolic heart failure: an epidemiologic perspective. J Am Coll Cardiol. 1995;26:1565-4.

12. Owan TE, Hodge DO, Herges RM, Jacobsen SJ, Roger VL, Redfield MM. Trends in prevalence and outcome of heart failure with preserved ejection fraction. N Engl J Med. 2006;355:251-9.

13. Hunt SA, Abraham WT, Chin MH, Feldman AM, Francis GS, Ganiats TG, et al. 2009 Focused update incorporated into the ACC/AHA 2005 guidelines for the diagnosis and management of heart failure in adults: a report of the American College of Cardiology Foundation/American Heart Association Task Force on Practice Guidelines: developed in collaboration with the International Society for Heart and Lung Transplantation. Circulation. 2009;119:e391-479.

14. Jones CR, Francis GS, Lauer MS. Predictors of mortality in patients with heart failure and preserved systolic function in the Digitalis Investigational Group Trial. J Am Coll Cardiol. 2004;44:1025-9.

15. Owan TE, Hodge DO, Herges RM, Jacobsen SJ, Roger VL, Redfield MM. Trends in prevalence and outcome of heart failure with preserved ejection fraction. N Engl J Med. 2006;355:251-9.

16. Susic D, Frohlich DE. Optimal treatment of hypertension with diastolic heart failure. Heart Fail Clin. 2008;4:117-24.

17. Desai A, Fang JC. Heart failure with preserved ejection fraction: hypertension, diabetes, obesity/sleep apnea, and hypertrophic and infiltrative cardiomyopathy. Heart Fail Clin. 2008;4:87-97.

18. Klingbeil AU, Schneider M, Martus P, Messerli FH, Schmieder RE. A meta-analysis of the effects of treatment on left ventricular mass in essential hypertension. Am J Med. 2003;115: 41-6.

19. Setaro JF, Zaret BL, Schulman DS, Black HR, Soufer R. Usefulness of verapamil for congestive heart failure associated with abnormal left ventricular diastolic filling and normal left ventricular systolic performance. Am J Cardiol. 1990;66:981-6.

20. Hung MJ, Cherng WJ, Kuo LT, Wang CH. Effect of verapamil in elderly patients with left ventricular diastolic dysfunction as a cause of congestive heart failure. Int J Clin Pract. 2002;56:57-62.

21. Aronow WS, Kronzon I. Effect of enalapril on congestive heart failure treated with diuretics in elderly patients with prior myocardial infarction and normal left ventricular ejection fraction. Am J Cardiol. 1993;71:602-4.

22. Lang CC, McAlpine HM, Kennedy N, Rahman AR, Lipworth BJ, Struthers AD. Effects of lisinopril on congestive heart failure in normotensive patients with diastolic dysfunction but intact systolic function. Eur J Clin Pharmacol. 1995;49:15-9.

23. Zi M, Carmichael N, Lye M. The effect of quinapril on functional status of elderly patients with diastolic heart failure. Cardiovasc Drugs Ther. 2003;17:133-9.

24. Cleland JG, Tendera M, Adamus J, Freemantle N, Polonski L, Taylor J; PEP-CHF investigators. The perindopril in elderly people with chronic heart failure (PEP-CHF) study. Eur Heart J. 2006;27:2338-45.

25. Aronow WS, Ahn C, Kronzon I. Effect of propranolol versus no propranolol on total mortality plus nonfatal myocardial infarction in older patients with prior myocardial infarction, congestive heart failure, and left ventricular ejection fraction > or = 40% treated with diuretics plus angiotensin-converting enzyme inhibitors. Am J Cardiol. 1997;80:207-9.

26. Takeda Y, Fukutomi T, Suzuki S, Yamamoto K, Ogata M, Kondo H, et al. Effects of carvedilol on plasma B-type natriuretic peptide concentration and symptoms in patients with heart failure and preserved ejection fraction. Am J Cardiol. 2004;94:448-53.

27. Flather MD, Shibata MC, Coats AJ, Van Veldhuisen DJ, Parkhomenko A, Borbola J, et al. Randomized trial to determine the effect of nebivolol on mortality and cardiovascular hospital admission in elderly patients with heart failure (SENIORS). Eur Heart J. 2005;26:215-25.

28. Warner JG Jr, Metzger DC, Kitzman DW, Wesley DJ, Little WC. Losartan improves exercise tolerance in patients with diastolic dysfunction and a hypertensive response to exercise. J Am Coll Cardiol. 1999;33:1567-72.

29. Yusuf S, Pfeffer MA, Swedberg K, Granger CB, Held P, McMurray JJ, Michelson EL, Olofsson B, Ostergren J; CHARM investigators and committees. Effects of candesartan in patients with chronic heart failure and preserved left-ventricular ejection fraction: the CHARM-Preserved Trial. Lancet. 2003;362:777-81.

30. Massie BM, Carson PE, McMurray JJ, Komajda M, vMcKelvie R, Zile MR, Anderson S, Donovan M, Iverson E, Staiger C, Ptaszynska A; I-PRESERVE investigators. Irbesartan in patients with heart failure and preserved ejection fraction. N Engl J Med. 2008;359:2456-67.

31. Yip GW, Wang M, Wang T, Chan S, Fung JW, Yeung L, et al. The Hong Kong diastolic heart failure study: a randomized controlled trial of diuretics, irbesartan and ramipril on quality of life, exercise capacity, left ventricular global and regional function in heart failure with a normal ejection fraction. Heart. 2008;94:573-80.

32. Parthasarathy HK, Pieske B, Weisskopf M, Andrews CD, Brunel P, Struthers AD, et al. A randomized, double-blind, placebo-controlled study to determine the effects of valsartan on exercise time in patients with symptomatic heart failure with preserved ejection fraction. Eur J Heart Fail. 2009;1:980-9.

33. The Digitalis Investigation Group. The effect of digoxin on mortality and morbidity in patients with heart failure. N Engl J Med. 1997;336:525-33.

34. Shah SJ, Heitner JF, Sweitzer NK, Anand IS, Kim HY, Harty B, et al. Baseline characteristics of patients in the treatment of preserved cardiac function heart failure with an aldosterone antagonist trial. Circ Heart Fail. 2013 Mar;6(2):184-92.

35. Heart Failure Society of America. 2010 HFSA heart failure practice guidelines. Section 11: evaluation and management of patients with heart failure and preserved left ventricular ejection fraction. J Card Fail. 2010;16:e126-33.

36. Danchin N, Puymirat E, Steg PG, Goldstein P, Schiele F, Belle L, Cottin Y, Fajadet J, Khalife K, Coste P, Ferrières J, Simon T; FAST-MI 2005 Investigators. Five-year survival in patients with ST-segment elevation myocardial infarction according to modalities of reperfusion therapy: the French registry on Acute ST-elevation and non-ST-elevation Myocardial Infarction (FAST-MI) 2005 cohort. Circulation. 2014.

12

Cardiomiopatia dilatada – abordagem com o paciente e com a família

Salvador Rassi

INTRODUÇÃO

A cardiomiopatia dilatada (CMD) é uma condição na qual a massa cardíaca aumenta, acarretando dilatação e distúrbio da função sistólica, na ausência de doença arterial coronariana epicárdica. A manifestação clínica de insuficiência cardíaca (IC) é comum e pode estar associada a arritmias atrial e/ou ventricular e morte súbita. As causas mais comuns de CMD são as viroses (*coxsackie-vírus, parvovírus e herpes-vírus*), mutações genéticas, álcool e, no Brasil, a mais frequente é a doença de Chagas.[1]

Doença cardíaca hipertensiva, doença valvar e doença isquêmica do miocárdio podem cursar com dilatação e/ou disfunção miocárdica. O fenótipo da CMD é o mais frequente entre as cardiopatias e geralmente é visto como via final comum dos vários tipos de agressão miocárdica, sendo fundamental a exclusão de outras cardiopatias que dilatam o coração.

A CMD comumente acomete indivíduos entre os 20 e 60 anos. Sua prevalência estimada é de 1 para 2.500 adultos e a incidência é de 7 a cada 100 mil por ano. Em muitos pacientes, demonstra-se um padrão típico de herança, o que é denominado cardiomiopatia dilatada familiar. A CMD pode ocorrer em idosos e crianças. Uma forma especial é a cardiomiopatia periparto, que pode surgir no período compreendido entre o ultimo mês da gravidez até o 5º mês após o parto.[2]

O curso clínico da CMD varia muito de acordo com a causa básica, podendo, em algumas situações, apresentar normalização da função cardíaca e remodelamento reverso. Isso ocorre particularmente nas CMD periparto e virais. Por outro lado, existem preditores de sobrevida independentes da doença de base, tais como a classe funcional da New York Heart Assotiation (NYHA), fração de ejeção do ventrículo esquerdo (FEVE), grau de disfunção diastólica, bloqueio do ramo esquerdo, nível plasmático do peptídeo natriurético cerebral e o consumo máximo de oxigênio. Portanto, a busca etiológica é um ponto básico na abordagem dos pacientes com fenótipo clínico de CMD, sendo fundamental a combinação da avaliação clínica e laboratorial detalhada com o emprego dos métodos de cardioimagem (ecodopplercardiografia e ressonância magnética). Em casos selecionados, é necessária a utilização de biópsia endomiocárdica e testes genéticos em centros de referência.[3]

ETIOPATOGENIA

A CMD pode ser decorrente de diversos mecanismos fisiopatológicos. Apresenta diferentes causas que podem ser agrupadas em etiologia genética, mista (predominante não genética), adquirida ou secundária a miocardites, induzida pelo estresse (Takotsubo), taquicardiomiopatias e periparto (Quadro 1).

Entre as causas inflamatórias de CMD, as infecções virais são as mais prevalentes, exceto em áreas onde a doença de Chagas é endêmica. Nas duas últimas décadas, os avanços na genética e na biologia molecular têm permitido o diagnóstico de miocardites virais por meio da análise da reação em cadeia da polimerase (PCR) do genoma viral em fragmentos de biópsia endomiocárdica. Atualmente, o parvovírus B19, o adenovírus, o *coxsackie* vírus, o influenzavírus A e o herpes-vírus são os patogênicos mais frequentemente isolados, podendo ocorrer coinfecção, inclusive com micoplasma e clamídia. Novas técnicas de imuno-histoquímica têm ampliado o diagnóstico das miocardites, sendo indispensável seu emprego para confirmar ou excluir sua presença.

Uma forma especial de miocardite autoimune ou autorreativa pode ser ocasionada após quadro infeccioso ou mediação genética. Neste caso, estão presen-

Quadro 1 Mecanismos fisiopatológicos envolvidos nas cardiomiopatias dilatadas
Anormalidade do cardiomiócito:
▪ Mutações gênicas
▪ Infecções virais
▪ Doença de Chagas
▪ Toxicidade por medicamentos e álcool
Apoptose
Autoanticorpos
Disfunção mitocondrial
Ruptura de canais iônicos
Processos infiltrativos
Deficiências nutricionais e metabólicas
Vasoespasmo de microcirculação

tes anticorpos direcionados contra receptores beta-adrenérgicos e outras estruturas do cardiomiócito. Na miocardite autoimune, a presença de genoma viral não é isolada. Existem estudos que demonstram a patogenicidade dos autoanticorpos e a melhora funcional do miocárdio e do quadro clínico após a remoção de anticorpos do sangue de pacientes com CMD por técnica de imunoabsorção.

Os mecanismos fisiopatológicos associados às anormalidades genéticas presentes nas cardiomiopatias estão sendo progressivamente identificados. Esses mecanismos estão relacionados a:

- Geração de força, contração e defeitos de transmissão de contração dos cardiomiócitos.
- Anormalidades mecanossensoriais.
- Homeostase de cálcio.
- Bioenergética do miocárdio.

A maioria dos genes da CMD familiar está relacionada com proteínas do sarcômero ou do citoesqueleto.[4]

DIAGNÓSTICO CLÍNICO LABORATORIAL

O espectro de sintomas e sinais na CMD varia acentuadamente nos diferentes pacientes. Até metade dos pacientes com disfunção sistólica do VE é assintomática.

Entre os pacientes sintomáticos, o sintoma mais comum e mais precoce é a dispneia, em geral aos esforços e que progride na medida em que ocorre o agravamento da função do ventrículo esquerdo (VE).

Fadiga e má tolerância aos esforços são queixas comuns e decorrentes do baixo débito cardíaco.

Palpitação e síncope podem ocorrer em pacientes com arritmia subjacente e necessitam de avaliação imediata.

Anorexia e dor abdominal são sintomas comuns na IC avançada, especialmente na IC direita.

O exame físico de um paciente com CMD instalada, mas compensada, pode não revelar nenhuma anormalidade. Quando há IC, os sinais congestivos predominam:

- Estertores pulmonares decorrentes do acúmulo de líquido no interstício e alvéolos pulmonares.
- Macicez nas bases pulmonares compatível com derrame pleural.
- Distensão venosa jugular, observada com inclinação de 25 graus.

- Edema de membros inferiores, ascite e hepatomegalia.
- Sopro sistólico de regurgitação mitral decorrente de aumento do VE.
- Terceira bulha decorrente do aumento da pressão telediastólica do VE.
- Avaliação dos sinais vitais: taquicardia, taquipneia e pressão arterial convergente são, em geral, sinais de mau prognóstico.

Avaliação laboratorial

A avaliação sanguínea é usada para diagnosticar causas potencialmente reversíveis e problemas corrigíveis relacionados com a síndrome de IC, bem como para identificar comorbidades, monitorar e corrigir anormalidades antes ou durante o tratamento e para avaliar a gravidade da doença de modo a tentar prever o prognóstico em pacientes com CMD.

Deve-se realizar dosagem dos eletrólitos, incluindo fósforo, cálcio, teste de função renal (ureia e creatinina) e a dosagem de hormônio tireoestimulante (TSH). No caso de suspeita de doença autoimune, avalia-se a dosagem do VHS e do anticorpo antinuclear.

Biomarcadores séricos, particularmente os peptídeos (BNP e pró-BNP) e as troponinas cardíacas, podem ser utilizados para o diagnóstico e a avaliação prognóstica. As avaliações sorológicas do vírus da hepatite C, do citomegalovírus, do HIV e da doença de Chagas devem ser solicitadas, embasadas na suspeita clínica.[5]

No eletrocardiograma (ECG) devem ser observados: ritmo cardíaco, sobrecarga de câmaras, presença de ondas Q patológicas e bloqueios de ramo. O Holter pode ser útil na identificação de arritmias assintomáticas e sintomáticas, bem como na análise da frequência cardíaca média.

A ergoespirometria é um método indispensável para análise do impacto funcional e para o prognóstico de portador de CMD.

A ressonância magnética do coração identifica fibrose, necrose, inflamação, depósito miocárdico de amiloide ou ferro e isquemia miocárdica, possibilitando ampliar a definição etiológica de forma não invasiva.

A coronariografia e angiotomografia coronariana são métodos úteis para excluir coronariopatia aterosclerótica como causa de CMD e devem ser utilizados na presença de angina ou de dois ou mais fatores de risco cardiovascular.

O diagnóstico de CMD está apoiado na história do paciente, no exame clínico e na evidência objetiva de dilatação e disfunção sistólica pelo ecodopplercardiograma.

A biópsia endomiocárdica deve ser empregada em situações específicas, quando existe suspeita de miocardite aguda, doenças de depósito, neoplasia e sarcoidose.

A CMD de etiologia alcoólica é uma das condições secundárias mais prevalentes, sendo potencialmente reversível. A história do consumo de álcool deve ser realizada como rotina.

TRATAMENTO

A abordagem terapêutica das CMD está embasada nos seguintes princípios básicos:

- Remoção da causa básica: álcool, medicamentos cardiotóxicos, miocardites (tratamento do agente infeccioso específico e do processo autoimune).
- Terapia direcionada a melhorar os sintomas e aumentar a sobrevida.
- Emprego de dispositivos especiais como marca-passo, ressincronizador, desfibrilador, ventrículo artificial e transplante.

A terapia medicamentosa para IC permanece como orientação básica na CMD, devendo os betabloqueadores e inibidores da enzima conversora da angiotensina II (IECA) ser utilizados mesmo em pacientes assintomáticos com disfunção ventricular esquerda. O uso de diuréticos deve ser recomendado na presença de sinais de sobrecarga volumétrica.

Nas formas sintomáticas, o emprego de inibidores de aldosterona reduz os sintomas e a mortalidade cardiovascular, em adição aos betabloqueadores e IECA.

Nos casos refratários com importante disfunção ventricular (FE < 35%), apesar da terapêutica farmacológica otimizada e com QRS largo (> 140 ms), deve ser considerado o implante de ressincronizador e possivelmente desfibrilador associado.

Os portadores de CMD frequentemente são indivíduos jovens e sem comorbidades, portanto candidatos ideais, nas formas avançadas da doença, para o transplante cardíaco.

O uso de novas terapias emergentes embasadas na etiologia específica – como medicação para o tratamento de viroses cardíacas, agentes imunomoduladores, terapia gênica e terapia celular – representa, juntamente com o ventrículo artificial, terapia definitiva na CMD, importante área de pesquisa nesta década.[6]

ASPECTOS RELACIONADOS À ABORDAGEM FAMILIAR

O envolvimento familiar no tratamento de pacientes com IC muitas vezes é fundamental para manter a estabilidade clínica destes pacientes. Os familiares devem ser orientados pelo médico responsável quanto à gravidade da IC e seu prognóstico. Devem estar cientes das possíveis complicações relacionadas à doença e como proceder diante delas. É importante que sejam ensinados a desenvolver habilidades na monitorização do peso, restrição de sódio e de líquidos, realização de atividade física, uso regular das medicações prescritas, monitorização dos sinais e sintomas de piora da doença e fazer o contato com a equipe assistencial em caso de dúvidas.

Pacientes devem ser orientados e a família deve conferir se não está ocorrendo ganho de peso, medida que deve ser realizada pela manhã, após urinar e antes do café da manhã. Se ocorrer ganho superior a 1,3 kg em dois dias ou 1,3 a 2,2 kg em uma semana, é altamente indicativo de retenção líquida. Deve-se entrar em contato imediato com a equipe médica assistente.

Em razão da grande quantidade de medicações utilizadas e múltiplos horários durante o dia, a família deve monitorar se o uso da medicação está sendo feito de modo correto.

Uma dieta contendo 3 a 4 g de sódio por dia é o mais razoável e uma meta realista para pacientes com IC e a família não descuidarem desse aspecto. Com relação à restrição hídrica, esta deve ficar limitada a 1,5 L/dia para pacientes com formas moderadas a graves de IC.

REFERÊNCIAS BIBLIOGRÁFICAS

1. Maron BJ, Towbin JA, Thiene G, Antzelevitch C, Corrado D, Arnett D, et al. Contemporary definitions and classification of the cardiomiopathies. Circulation. 2006;113:1807-16.
2. Kannel WB. Incidence and epidemiology of heart failure. Heart Fail Rev. 2000;5:167-73.
3. McNamara DM, Starling RC, Cooper LT, Boehmer JP, Mather PJ, Janosko KM, et al. Clinical and demography predictors of outcomes in recent onset dilated cardiomyopathy. J Am Coll Cardiol. 2011;58:1112-8.
4. Kindermann I, Barth C, Mahfoud F, Ukena C, Lenski M, Yilmaz A, et al. Update on myocardites. J Am Coll Cardiol. 2012;59:779-92.
5. Montera MW, Mesquita ET, Colofranceschi AS, Oliveira Junior AM, RAbischoffsky A, I anni BM, et al. Sociedade Brasileira de Cardiologia. I Diretriz Brasileira de Miocardites e Pericardites. Arq Bras Cardiol. 2013;100:1-36.
6. Bocchi EA, Marcondes Braga FG, Bacal F, Ferraz AS, Abuquerque D, Rodrigues D, et al. Sociedade Brasileira de Cardiologia. Atualização da Diretriz Brasileira de Insuficiência Cardíaca Crônica – 2012. Arq Bras Cardiol. 2012;98:1-33.

13

Síncope vasovagal, orientação prática e abordagem inicial

José Sobral Neto
Alinne Katienny Lima Silva Macambira
Lúcia Cristina Dumaresq Sobral

INTRODUÇÃO

Síncope é a perda súbita e transitória da consciência, com incapacidade de manutenção do tônus postural e recuperação espontânea.[1] O mecanismo de base é a hipoperfusão cerebral generalizada e transitória. Na maioria dos casos não existe substrato anatômico intracraniano, já que as circunstâncias patológicas determinantes estão distantes do cérebro.[2]

Aproximadamente 3% da população apresenta síncope, conforme dados do estudo de Framinghan, que acompanhou mais de 5 mil indivíduos por um período de 26 anos.[3] Trata-se de um problema comum em pronto-socorro, representando 3 a 5% dos atendimentos e 1 a 6% das admissões hospitalares. Em torno de um terço dos pacientes tem recorrência da síncope em 3 anos.[4]

A Sociedade Europeia de Cardiologia propõe a classificação indicada na Tabela 1 para diagnóstico da síncope.

A partir da metanálise de cinco estudos populacionais com mais de mil pacientes, Linzer et al. concluíram que as síncopes reflexas eram as mais preva-

Tabela 1   Classificação da síncope pela Sociedade Europeia de Cardiologia

Síncope neuromediada	Hipotensão ortostática	Síncope cardíaca
SVV clássica	Falência autonômica primária	Arritmias cardíacas: bradi ou taquiarritmias
Síncope do seio carotídeo	Falência autonômica secundária	Doença cardíaca estrutural
Síncope situacional	Induzida por drogas	
Formas atípicas	Depleção de volume	

SVV: síncope vasovagal.

lentes – vasovagal: 8 a 37% dos casos, situacional: 1 a 8% e hipersensibilidade do seio carotídeo: 0 a 4% –, seguida das cardiológicas – arritmias: 4 a 38% e cardiopatia estrutural: 1% – e das decorrentes de hipotensão ortostática, que são 4 a 10% dos casos.

Por meio de história clínica detalhada e exame físico é possível definir a causa de síncope em 23 a 50% dos pacientes[5] (Figura 1). Segundo a Sociedade Europeia de Cardiologia, os critérios diagnósticos para síncope vasovagal e hipersensibilidade do seio carotídeo são os descritos na Tabela 2.

O exame complementar para auxiliar no diagnóstico da síncope vasovagal, da hipersensibilidade do seio carotídeo e da hipotensão postural ortostática é o teste de inclinação (*tilt test*).

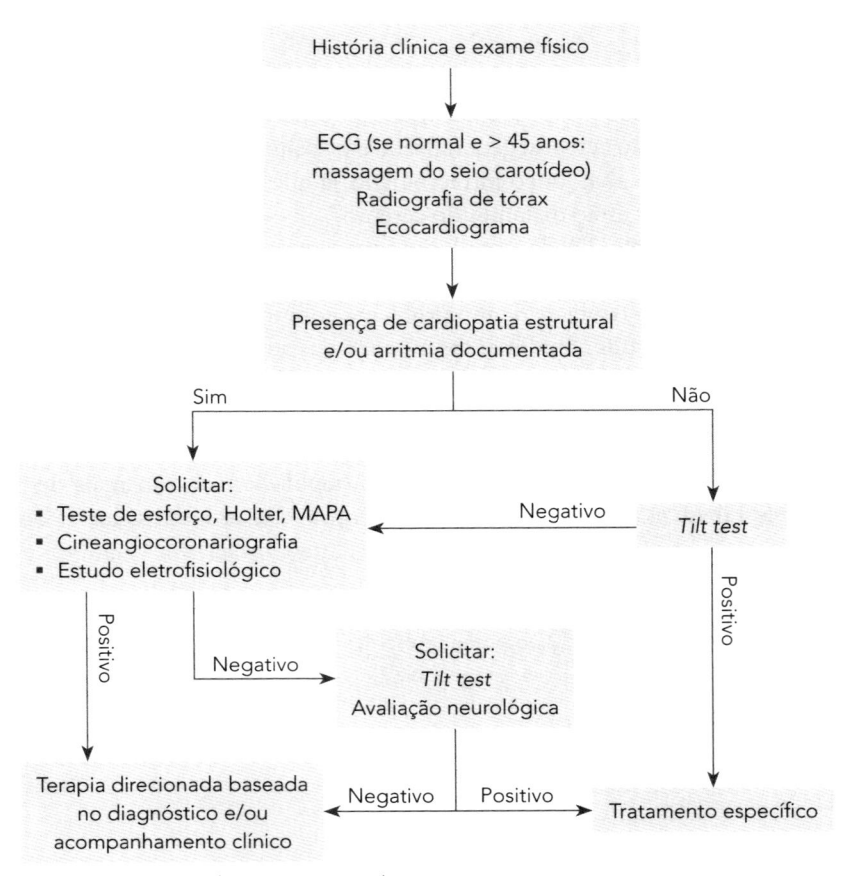

Figura 1   Algoritmo de investigação da síncope.

Tabela 2 Critérios diagnósticos para síncope vasovagal e hipersensibilidade do seio carotídeo – Sociedade Europeia de Cardiologia

Critério diagnóstico para hipersensibilidade do seio carotídeo
Se a síncope é reproduzida na presença de assistolia ≥ 3 segundos e/ou queda da PAS > 50 mmHg
Critérios diagnósticos para síncope vasovagal
Ausência de doença cardíaca
Longa história de síncope recorrente
Síncope inesperada após som, cheiro, dor
Síncope após ficar muito tempo em posição ortostática, lugares fechados e quentes
Síncope associada com náusea e vômitos
Síncope durante uma refeição ou pós-prandial
Síncope com rotação da cabeça ou pressão no seio carotídeo (como tumor, colar ou gravata)
Síncope depois de esforço
Critérios diagnósticos para síncope causada por hipotensão postural
Síncope depois de muito tempo em posição ortostática
Relação da síncope após mudança ou início de drogas hipotensoras
Síncope especialmente em lugares fechados, quentes
Presença de neuropatia autonômica ou parkinsonismo
Síncope após esforço em posição ortostática

As indicações do *tilt test,* segundo a Sociedade Europeia de Cardiologia são:

- Classe I:
  - Avaliação de episódio isolado de síncope em situações de alto risco (trauma físico, acidente com veículo motorizado e profissões de risco, como motorista, piloto de avião, operador de máquinas pesadas etc.) e síncopes recorrentes na ausência de cardiopatia estrutural, ou após exclusão de causas cardíacas quando existir cardiopatia.
  - Avaliação de paciente com síncope na qual há demonstração de mecanismo vasovagal associado para contribuir com o tratamento.
- Classe II:
  - Diagnóstico diferencial entre síncope convulsiva e epilepsia (em pacientes com perdas recorrentes da consciência associadas a movimentos tônicos-clônicos).
  - Avaliação do padrão de resposta hemodinâmica durante a síncope (quando for de importância para orientar o tratamento).

- Avaliação de pré-síncope e tonturas recorrentes.
- Avaliação de pacientes com quedas inexplicadas recorrentes.
▪ Classe III:
  - Avaliação terapêutica.
  - Episódio isolado de síncope sem trauma físico ou situação de risco (vide anterior).
  - História clínica típica de mecanismo vasovagal (quando o resultado de teste não puder modificar o tratamento).
▪ Contraindicações do teste de inclinação:
  - Obstrução da via de saída do VE.
  - Estenose mitral grave.
  - Estenose proximal crítica de artérias coronarianas.
  - Estenose crítica cerebrovascular.

Para realização do teste de inclinação é necessário:

▪ Um laboratório com ambiente calmo.
▪ Que o paciente esteja, no mínimo, 2 horas em jejum.
▪ Que o paciente mantenha-se em repouso na posição horizontal por 5 minutos.
▪ Monitorização contínua da frequência cardíaca e da pressão arterial.
▪ Mesa de inclinação.
▪ Medicações para potencialização do teste (isoproterenol, nitroglicerina ou nitrato).
▪ Recursos humanos e condições de ressuscitação cardiorrespiratória.

Os padrões de resposta ao teste de inclinação são: vasovagal clássica (neurocardiogênica), disautonômica (hipotensão postural), síndrome postural ortostática taquicardizante (POTS) e a psicogênica. De acordo com alterações observadas na PA e na FC, o Grupo de Estudo Internacional de Síncope Vasovagal (VASIS) propôs uma classificação para os diferentes tipos de resposta vasovagal (Tabela 3).

A principal meta de tratamento para pacientes com síncope é prolongar a sobrevida, limitar injúria física e prevenir recorrência. A importância e prioridade dessas diferentes metas são dependentes da causa de síncope. Por exemplo, em pacientes com taquicardia ventricular causando síncope, o risco de mortalidade é claramente predominante, enquanto em pacientes com síncope vasovagal a prevenção de recorrência, melhora na qualidade de vida e/ou a limitação de injúria são as metas principais.

Tabela 3   Tipos de resposta ao *tilt test*

Tipo I: resposta mista	Tipo II: resposta cardioinibitória	Tipo III: resposta vasodepressora
Após elevação da PA e FC, queda da PA > 30 mmHg ou PAS < 80 mmHg com diminuição da FC > 10% do valor basal	Diminuição exagerada da FC < 40 bpm por mais de 10 segundos ou assistolia > 3 segundos	Queda da PA com síncope sem diminuição significativa da FC
	IIA – queda da PA antes da FC IIB – queda da PA durante ou após diminuição abrupta da FC	

TRATAMENTO NÃO FARMACOLÓGICO

O conhecimento da causa da síncope é a chave principal na seleção do tratamento. O tratamento ótimo da síncope deve ser direcionado para causa responsável da hipoperfusão cerebral.

As síncopes neurocardiogênicas ou vasovagais clássicas são desencadeadas por má distribuição da volemia central e deflagração do reflexo Bezold-Jarisch, a partir dos mecanorreceptores intramiocárdicos. Já a síncope do seio carotídeo é causada por hipersensibilidade dos barorreceptores carotidianos e situacionais, por diversos gatilhos situados em diferentes locais do organismo. Por essa razão, o tratamento de cada tipo de síncope neuromediada deve ser individualizado.

Síncope vasovagal clássica

As medidas dietéticas, gerais e comportamentais são suficientes para o controle dos sintomas na maioria dos pacientes, sendo consideradas como classe I no tratamento das síncopes neuromediadas.

Esclarecer os pacientes sobre o bom prognóstico da doença. Os pacientes devem ser aconselhados a evitar fatores predisponentes, como permanecer em ambientes fechados e quentes, desidratações, permanência por tempo prolongado em postura ortostática e uso de medicações que interferem com as respostas barorreflexas (vasodilatadores, diuréticos, etc). Adotar posturas de proteção contra quedas quando vierem os sintomas prodrômicos iniciais. Também é indicado dormir com a cabeceira elevada e usar meias elásticas com compressão de 30 a 40 mmHg nas panturrilhas. Além disso, recomenda-se aumentar ingesta de líquidos e suplementar sal para pacientes normotensos e que tenham excreção de sódio menor que 170 mmol/dia.

As manobras de contrapressão física (cruzar as pernas ou as mãos ou tensionar os braços), permitem abortarem as crises ou retardarem a perda da consciência na maioria dos casos.[6-7] As únicas limitações para o uso das contramanobras são incapacidade motora e sintomas prodrômicos ausentes ou de curta duração.

Tilt training está atualmente recomendado para SVV recorrente como classe II.[8] Aumenta a tolerância a ortostase. O paciente deve ser orientado a realizar uma ou duas sessões diárias de 20 a 40 minutos, ou até o tempo máximo tolerado, sendo recomendado que apóie o dorso sobre uma parede vertical com os pés de 15 a 20 cm de distância da parede, fazer de preferência sob observação de algum familiar. Treinamento físico moderado é recomendado como classe II.[9]

Estimulação cardíaca artificial é indicada somente para pacientes com síncopes recorrentes e resposta cardioinibitória refratária ao tratamento não farmacológico e farmacológico, sem pródromos, em idade maior que 40 anos ou com assistolia documentada.[8]

Ablação ganglionar vagal necessita de estudos prospectivos, randomizados e duplo cegos para comprovação de sua eficácia.

Síncopes situacionais e síncope do seio carotídeo

As medidas dietéticas, gerais e comportamentais, são as mesmas utilizadas para a síncope neurocardiogênica. A identificação do gatilho na síncope situacional é importante, pois o fato de evitá-lo também previne as recorrências na maioria das vezes.

A estimulação cardíaca artificial para hipersensibilidade do seio carotídeo é considerada para pacientes com resposta cardioinibitória, caracterizada por pausas sinusais ou bloqueios atrioventriculares maiores que 3 segundos, acompanhados de sintomas, após afastadas outras causas e que tenham história sugestiva.[8]

TRATAMENTO FARMACOLÓGICO

Embora a síncope vasovagal tenha caráter benigno e bom prognóstico, um terço dos pacientes apresenta síncopes recorrentes e frequentes, com redução na qualidade de vida. A seguir abordaremos diversos tratamentos farmacológicos propostos.

Betabloqueadores adrenérgicos

Os betabloqueadores foram os medicamentos mais utilizados. Acreditava--se que, em razão de seu efeito inotrópico negativo, diminuiriam a ativação dos mecanorreceptores miocárdicos e a deflagração do reflexo vasovagal.[10] Foram estudados os betabloqueadores propranolol, nadolol, pindolol, atenolol e metoprolol.

Inicialmente, os betabloqueadores se mostraram eficazes em prevenir síncope em diversos estudos não controlados e em um estudo randomizado controlado de curta duração, porém, sua eficácia não foi comprovada em vários estudos randomizados controlados de longa duração.[11] Além disso, é importante destacar que os betabloqueadores podem exacerbar a bradicardia em caso de síncope neuromediada do tipo cardioinibitória.

No estudo multicêntrico, prospectivo, randomizado Prevention of Syncope Trial (POST I), que avaliou o metoprolol, observou-se que somente em pacientes com mais de 42 anos houve uma tendência estatística de redução dos eventos sincopais.[12] Talvez existam diferenças relacionadas com a idade quanto ao mecanismo da síncope e à resposta terapêutica.

Concluindo, segundo alguns especialistas, o metoprolol poderia ser considerado no tratamento de pacientes com 42 anos de idade ou mais, excluída a forma cardioinibidora, e principalmente nos que são portadores de HAS. A Diretriz Europeia (ESC, 2009) não recomenda seu uso.[8]

Fludrocortisona

Utilizada frequentemente em nosso meio como primeira opção no tratamento da síncope vasovagal e hipotensão ortostática,[10] a fludrocortisona é um mineralocorticoide que promove retenção de sódio e expansão do volume de líquido circulante, além de produzir vasoconstrição periférica pela sensibilização de receptores adrenérgicos alfa-1. O estudo POTS II que comparou fludrocortisona com placebo não mostrou redução significativa na recorrência de síncope com o uso de fludrocortisona.

Apesar da falta de estudos definitivamente positivos, especialistas sugerem que a fludrocortisona pode ser uma opção terapêutica para os indivíduos mais jovens, sem histórico de insuficiência cardíaca.[13]

Inibidores de recaptação de serotonina

Os inibidores de recaptação de serotonina (IRS) se apresentaram como alternativa interessante, especialmente em razão da associação de transtornos de comportamento e síndrome vasovagal. Existem evidências de que a serotonina desempenha papel importante na regulação da frequência cardíaca e da pressão arterial no sistema nervoso central.

Os estudos que avaliaram o benefício dos IRS não apontam para a existência de um efeito comum à classe farmacológica. O estudo randomizado, controlado e duplo cego, com paroxetina 20 mg/dia *versus* placebo, foi o que demonstrou melhor resultado, sendo esse medicamento eficaz na redução da recorrência de síncope ao final de 2 anos em 66% dos pacientes (185 x 53%, p < 0,0001).[14]

Outros IRS foram testados no tratamento da síncope vasovagal refratária. A sertralina foi avaliada em crianças e adolescentes e a fluoxetina em adultos, com doses variáveis, apresentando cerca de 50% de efeito benéfico em alguns estudos, porém, com resultados contraditórios em outros.[14] Por outro lado, uma metanálise recente de dois estudos randomizados demonstrou benefício significativo dos IRS.

Concluindo, os IRS podem ser utilizados em pacientes selecionados, refratários às terapias habituais, porém, não constituem tratamento de primeira linha para a síncope vasovagal.

Agonistas alfa-adrenérgicos e outros vasoconstritores

Considerando-se a deficiência vasoconstritora dos vasos periféricos como um dos prováveis mecanismos fisiopatológicos na síncope vasovagal e nas disautonomias, o uso de agentes vasoconstritores foi considerado para o tratamento da síncope neuromediada.[15]

Substâncias semelhantes à anfetamina, o metilfenidato e as catecolaminas apresentaram intensos efeitos colaterais por conta da potente ação sobre o sistema nervoso central e foram abandonados. A ioimbina, a efedrina, a pseudoefedrina e a teofilina também foram utilizadas, mas a intolerância a esses medicamentos limitou seu uso.[16]

Os agentes alfaestimulantes etilefrina e midodrina foram avaliados em estudos randomizados. A etilefrina foi avaliada no VASIS e em outros estudos, sem a demonstração de eficácia na recorrência de síncope.[17] A midodrina, um pró-fármaco cujo metabólito ativo é um agonista do receptor alfa-1 adrenérgico periférico, sem penetração da barreira hematoencefálica, aumenta a resistência vascular periférica e diminui a capacitância venosa mediante vasoconstrição arteriolar e venosa.[10] A midodrina parece ter como vantagens poucos efeitos colaterais e eficácia em reduzir os sintomas pré-sincopais.[18] Os agentes vasoconstritores são potencialmente mais eficazes no tratamento de outras formas de intolerância ortostática (p. ex., a hipotensão ortostática causada por disfunção autonômica) do que nas síncopes vasovagais.[15] A midodrina parece ser eficaz em pacientes mais idosos com síncope vasovagal recorrente.[19] Parece ser melhor do que a etilefrina, porém, em alguns estudos não houve redução estatisticamente significativa na recorrência de síncope com uso da midodrina.[20]

O estudo Prevention of Syncope Trial IV (POST IV) que está em andamento estudará a midodrina em 140 pacientes randomizados entre placebo e tratamento ativo. A dose sugerida é de 10 mg 3 vezes dia durante o período de vigília com intervalos de 4 horas entre as tomadas. O tratamento pode ser iniciado com doses de 2,5 mg, com elevação progressiva até a redução dos sintomas.

De acordo com o consenso da Sociedade Europeia de Cardiologia, o uso de midodrina é considerado classe IIb em pacientes refratários ao tratamento não farmacológico.[8]

O agonista do receptor alfa-1 clonidina produz aumento paradoxal da PA em pacientes com falência autonômica associada com significativos distúrbios simpáticos pós-ganglionares. No entanto, deve ser usado com cautela, pois pode piorar a hipotensão. Recentemente, investigadores relataram que o inibidor da acetilcolinesterase piridostigmina foi eficaz para prevenir hipotensão ortostática, sem exacerbar a hipertensão supina em pacientes disautonômicos.[13]

Do ponto de vista prático, sugere-se a seguinte conduta: em jovens com coração estruturalmente normal e resposta vasovagal clássica ou disautonômica, na falha das medidas dietéticas e comportamentais e na ausência de contraindicações (p. ex., hipertensão arterial), a fludrocortisona ou a midodrina são opções interessantes. Em caso de insucesso dessas terapias, acrescentar um IRS. Os betabloqueadores com ação central podem ser úteis na síncope vasovagal associada a quadros disautonômicos cerebrovasculares ou em hipertensos com mais de 42 anos de idade.

Tabela 4 Tratamento farmacológico

Terapia	Dosagem e uso	Limitações
Fludrocortisona	0,1-0,2 mg, VO, uma vez ao dia; dose máxima: 0,4 mg /dia	Hipocalemia, hipomagnesemia, edema periférico, insuficiência cardíaca, ganho ponderal, hipertensão supina e depressão
Midodrina	2,5-10 mg, VO, três vezes ao dia, a cada 3-4 horas	Hipertensão supina, calafrios, parestesia, prurido de couro cabeludo e retenção urinária
Etilefrina	5-10 mg, VO, três vezes ao dia	Cefaleia, insônia, ansiedade, palpitação, taquicardia, tremor, hipertensão supina e sudorese

(continua)

Tabela 4   Tratamento farmacológico (continuação)

Terapia	Dosagem e uso	Limitações
Paroxetina, fluoxetina	20 mg, VO, uma vez ao dia (adultos)	Náusea, ansiedade, agitação, insônia, sonolência, anorexia, perda de peso e diarreia
Sertralina	50-100 mg, VO, uma vez ao dia (crianças e adolescentes)	Náusea, ansiedade, agitação, insônia, sonolência, anorexia, perda de peso e diarreia
Metoprolol	25-50 mg, VO, 2 x ao dia (adultos > 42 anos, HAS)	Hipotensão, bradicardia, BAV 1 grau, broncoespasmo e ICC

BAV: bloqueio atrioventricular; HAS: hipertensão arterial sistêmica; ICC: insuficiência cardíaca congestiva; VO: via oral.

REFERÊNCIAS BIBLIOGRÁFICAS

1. Brignole M, Alboni P, Benditt DG, Bergfeldt L, Blanc JJ, Bloch Thomsen PE, et al; The task force on syncope, European Society of Cardiology. Guidelines on management (diagnosis and treatment) of syncope – update 2004. Europace. 2004;6:467-537.
2. Cosin Aguilar J, Solaz Minguez J, Saez Peres JM, Hernandez Martinez A, Andres Correjas F, Garcia Civera R, et al. Fisiopatologia general del Sincope in Sincope. Editorial MCR, Barcelona; 1989. p. 41-52.
3. Savage DD, Corwin L, McGee DL, Kannel WB, Wolf PA. Epidemiologic features of isolated syncope: The Framingham Study. Stroke. 1985;16:626-9.
4. Brignole M, Alboni P, Benditt DG, Bergfeldt L, Blanc JJ, Bloch Thomsen PE, et al; The task force on syncope, European Society of Cardiology. Guidelines on management (diagnosis and treatment) of syncope. Eur Heart J. 2001;22:1256-306.
5. Ravieli A, Gasparini G, Di Pede F, Delise P, Bonso A, Piccolo E. Usefulness of head – up tilt test in evaluating patients with syncope of unknown origin and negative electrophysiologic study. A J Cardiol. 1990:65:1322-27.
6. Krediet CT, Dijk N, Linzer M, Lieshout JJ, Wieling W. Management of vasovagal syncope: controlling or aborting faints by leg crossing and muscle tensing. Circulation. 2002:106(13):1684-9.
7. Croci F, Brignole M, Menozzi C, Lolli, G. Efficacy and feasibility of isometric arm conterpressure manoeuvers to abort impending vasovagal syncope during real life. Europace. 2004;6(4):287-91.
8. Task Force for the Diagnosis and Management of Syncope; European Society of Cardiology (ESC); European Heart Rhythm association (EHRA); Heart Failure Association (HFA); Heart Rhythm Society (HRS); Moya A, Sutton R, Ammirati F, , Blanc JJ, Brignole M, Dahm JB, et al. Guidelines for the diagnosis and management of syncope (version 2009). Eur Heart J. 2009;30(21):2631-71.
9. Mtinangi BL, Hainsworth R. Incresead orthostatic tolerance following moderate exercise training in patients with unexplained syncope. Heart. 1998;80(6):596-600.

10. Hachul DT, Sá RLMS, Brito Jr HL, Costa MFM, Oliveira B. Síncope neurocardiogênica – Alternativas terapêuticas. In: Martinelli Filho M, Clausell N, eds. Como tratar: Arritmias cardíacas e insuficiência cardíaca. 1.ed. Barueri: Manole, 2008. p.256-72.

11. Ventura R, Maas R, Zeidler D, Schoder V, Nienaber CA, Schuchert A, et al. A randomized and controlled pilot trial of beta-blockers for the treatment of recurrent syncope in patients with a positive or negative response to head – up – tilt test. Pacing Clin Electrophysilol. 2002;25:816-21.

12. Sheldon R. The Prevention of Syncope (POST) results. Paper presented at Late Breaking Trials at Heart Rhythm Society (HRS) Meeting, May 22, 2004; San Francisco, CA.

13. Hilas O, Avena-Woods C. Neurocardiogenic syncope: a focus on the management of vasovagal episodes. EUA Pharm. 2011;36(1):HS2-HS11.

14. Di Girolamo E, Di Iorio C, Sabatini P, Leonzio L, Barbone C, Barsotti A. Effects of paroxetine hydrochloride, a selective serotonina reuptake inhibitor, on refraxtory vasovagal syncope: a randomized, double – blind, placebo – controlled study. J Am Coll Cardiol. 1999;33(5):1227-30.

15. Flevari P, Livanis EG, Theodorakis GN, Zarvalis E, Mesiskli T, Kremastinos DT. Vasovagal Syncope: A prospective, randomized,crossiver evaluation of the effect of propranolol, nadolol and placebo on syncope recurrence na patients well-being. J Am Coll Cardiol. 2002;40(3):499-504.

16. Sheldon R, Connolly S, Rose S, Klingenheben T, Krahn A, Morillo C, et al. Prevention of Syncope Trial (POST) – A randomized, placebo – controlled study of metoprolol in the prevention of vasovagal syncope. Circulation. 2006;113:1164-70.

17. Di Girolamo E, Di Iorio C, Sabatini P, Leonzio L, Barbone C, Barsotti A. Evaluation of the effects of diferente treatments versus no treatment on neurocardiogenic syncope. Cardiologia.1998;43(8):833-7.

18. Perez-Lugones A, Schweikert R, Pavia S, Sra J, Akhtar M, Jaeger F, et al. Usefulness of midodrine in patients with severely symptomatic neurocardiogenic syncope: a randomized control study. J Cardiovasc Electrophysiol. 2001;2:935-8.

19. Sra J, Maglio C, Biehl M, Dhala A, Blanck Z, Deshpande S, et al. Midodrine hydrochloride in the management o folder adults with neurocardiogenic syncope and orthostatic hypotension: A prospective observational study. Eur Ger Med. 2012;3:295-8.

20. Raj SR. Highlights in clinical autonomic neurosciences: vasovagal syncope – insights on diagnosis, pathophysiology and treatment. Auton Neurosci. 2012;168:1-3.

14

Critérios práticos de indicação de ressincronizador e desfibrilador pelo não especialista

INTRODUÇÃO

A estimulação cardíaca artificial faz parte do arsenal terapêutico das arritmias cardíacas há mais de 50 anos, e suas indicações aumentaram nas últimas décadas, com a disponibilidade de novos tipos de dispositivos cardíacos eletrônicos implantáveis (DCEI). Atualmente os pacientes podem receber implantes de marca-passo (MP), MP multissítio (ressincronizadores) e cardiodesfibriladores implantável (CDI), cada um deles com as indicações específicas, bem determinadas por diretrizes nacionais e internacionais. O cardiologista certamente estará em contato com pacientes portadores dessas próteses e seu conhecimento sobre o assunto exercerá influência direta sobre o tratamento desses indivíduos, na identificação de disfunções desses dispositivos, da necessidade de correções com programação e para a melhor interação com o especialista eletrofisiologista ou estimulista que acompanha seus pacientes. Para a correta interpretação da clínica e da eletrocardiografia de portadores de DCEI, é indispensável o entendimento dos modos de funcionamento mais comuns e também dos intervalos de tempo básicos dessas próteses.

FUNÇÕES BÁSICAS E MODOS DE FUNCIONAMENTO

A estimulação cardíaca artificial envolve, resumidamente, dois importantes conceitos: o de estimulação ou captura (do miocárdio) e o de sensibilidade, na qual o dispositivo sente o batimento cardíaco (atrial ou ventricular) espontâneo.

Captura

Os DCEI capturam os átrios ou ventrículos por meio de uma energia aplicada no miocárdio, que é função da voltagem e a duração da estimulação (V × ms). É fundamental que o cardiologista saiba detectar se o estímulo do marca-passo capturou a câmara estimulada, vista no ECG como a ocorrência da espícula seguida pela despolarização atrial ou ventricular (onda P ou QRS estimulados). Quando a energia não é suficiente para causar a despolarização, temos uma falha de captura, que eletrocardiograficamente se manifesta como a visualização da espícula sem a presença de onda P ou QRS consequente (Figura 1).

Na Figura 1, a espícula é facilmente visualizada, pois trata-se de uma estimulação unipolar (espícula grande no ECG). Entretanto, na estimulação bipolar ocorre uma menor corrente iônica a ser detectada pelo ECG, por vezes dificultando sua visualização.

A falha de comando pode ser muito grave se o paciente for dependente do marca-passo. As causas mais comuns são: esgotamento de bateria, aumento de limiar e fratura de eletrodo. A detecção de falhas de comando indica que o paciente deve ser encaminhado para avaliação com o especialista para que o problema seja corrigido.[1]

Sensibilidade

A sensibilidade é uma importante função dos marca-passos, por meio da qual é possível detectar batimentos próprios do paciente (Figura 2). Também é chamada de sensibilidade a capacidade de o marca-passo discriminar batimentos próprios de interferências externas, evitando detecções errôneas por parte dos dispositivos.[2] Assim, o marca-passo pode se inibir caso sinta um batimento

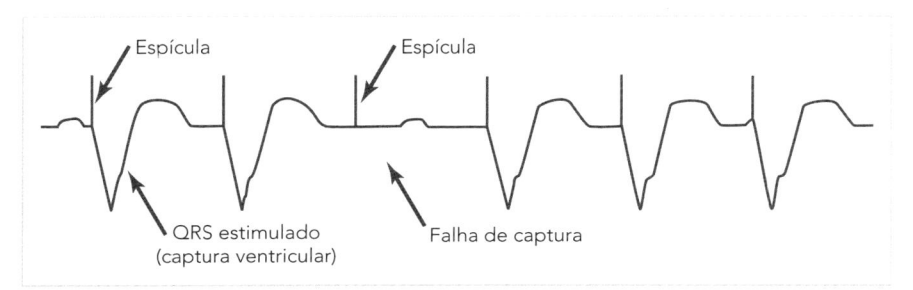

Figura 1 Conceito de captura ventricular: espículas (artefato de estimulação artificial) e consequente despolarização ventricular. Quando a espícula não gera despolarização, temos uma falha de captura.

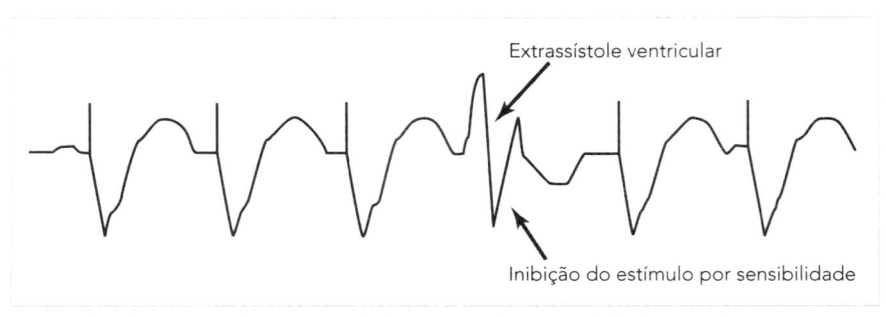

Figura 2   Fenômeno de inibição deflagrado pela sensibilidade da prótese a uma extrassístole ventricular.

espontâneo – portanto, um funcionamento normal e desejável do dispositivo –, ou se inibir erroneamente, por exemplo, sentindo um ruído muscular ou interferência elétrica (como bisturi elétrico), colocando o paciente dependente em risco. A detecção deste tipo de falha exige uma avaliação do marca-passo pelo especialista.

Modos de funcionamento e nomenclatura

A nomenclatura dos dispositivos e dos modos de programação segue as normas da Inter-Society Commission for Heart Disease (ICHD)/NBG ou a nomenclatura dos marca-passos da NASPE/BPEG, que sofreu sua última revisão em 2002.[3,4] São cinco posições utilizadas para descrever a função dos marca-passos (Tabela 1):

- Posicão I (função de estimulação): indica a câmara estimulada, na qual são usadas letras para descrevê-las. "A" para átrio, "V" para ventrículo, "D" para ambas e "O" significa que a função de estimulação está inativada.
- Posição II (função de sensibilidade): indica a câmara sentida. Também são usadas letras para sua descrição. "A" para átrio, "V" para ventículo, "D" para ambas e "O" para designar que o marca-passo não sentirá batimentos espontâneos e a estimulação não estará sincronizada com nenhum batimento.
- Posição III (função de resposta): indica a resposta a um sinal sentido pelo marca-passo. A letra "I" indica que a estimulação será inibida por um evento sentido pelo marca-passo (p. ex., batimento espontâneo do paciente) e "D" indica que o estímulo pode ser liberado ou inibido pelo evento sentido. Ou seja, em um marca-passo dupla câmara, um batimento sinusal pode inibir o estímulo atrial e estimular o ventrículo. A letra "O" na terceira posição

Tabela 1   Código NASPE/BPEG para marca-passos antibradicardia e desfibriladores

Código NASPE/BPEG revisado para marca-passos antibradicardia				
Posição	I	II	III	IV	V
Categoria	Câmara estimulada	Câmara sentida	Resposta à sensibilidade	Resposta de frequência	Multissítio
	O: nenhuma; A: átrio; V: ventrículo; D: dupla (A+V)	O: nenhuma; A: átrio; V: ventrículo; D: dupla (A+V)	O: nenhuma; T: deflagrada; I: inibida; D: dupla (T+I)	O: nenhuma; R: resposta de frequência	O: nenhum; A: átrio; V: ventrículo; D: dupla (A+V)

Código NASPE/BPEG para desfibriladores				
Posição		I	II	III	IV
Categoria		Câmara de choque	Câmara de estimulação antitaqui-cardia	Detecção de taquicardia	Câmara de estimulação antibradi-cardia
		O: nenhuma; A: átrio; V: ventrículo; D: dupla (A+V)	O: nenhuma; A: átrio; V: ventrículo; D: dupla (A+V)	E: eletrograma; H: hemodinâmica	O: nenhuma; A: átrio; V: ventrículo; D: dupla (A+V)

significa que o marca-passo não sente nenhum evento espontâneo e obrigatoriamente deverá estar com o modo "O" também na segunda posição.

- Posição IV (função de programação): na posição IV se descreve a capacidade do marca-passo de responder à necessidade de aumento de frequência cardíaca. Comumente se usa exclusivamente a letra "R", indicando que o marca-passo aumenta a frequência cardíaca conforme a necessidade do paciente. Esta função é usada em pacientes com doença do nó sinusal, que não aumentam sua frequência espontaneamente.
- Posição V (função antitaquicardia e estimulação multissítio): indica funções especiais, disponíveis apenas em dispositivos mais complexos, como o ressincronizador e o desfibrilador.

Portanto, quando se diz que um paciente está com o marca-passo em modo VVIR, significa que o marca-passo está estimulando o ventrículo (primeiro V), sentindo o ventrículo (segundo V), inibindo-se se o paciente assumir ritmo ventricular próprio (I) e aumentando a frequência cardíaca durante atividade física (R).

Uma prótese dupla câmara que tem como resposta a sensibilidade à inibição, ou seja, aquelas em que o modo termina com I (VVI, DDI), não promovem sincronia atrioventricular, quando eventos atriais são intrínsecos, a uma frequência maior que a básica programada. Já uma prótese programada com modo de dupla resposta – aqueles que terminam em D (VDD, DDD) –, têm como principal característica a manutenção da sincronia atrioventricular quando eventos intrínsecos atriais ocorrem. Conhecer os modos de estimulação permite individualizar o funcionamento do marca-passo para determinado tipo de doença (Tabela 2).

Tabela 2 Modos de estimulação de marca-passo

Modo de estimulação	Indicação		Contraindicação
	Primeira opção	Alternativa	
VVI ou VVIR	FA associada à bradicardia sintomática	Pacientes em fase terminal em que o MP é apenas para sustentar a vida	Pacientes com ritmo sinusal em que a relação atrioventricular não deve ser prejudicada
AAI	DNS em que o nó AV é normal		DNS com disfunção do nó AV
AAIR	DNS com nó AV normal, mas sem capacidade de aumentar a FC intrínseca		Inabilidade em obter sensibilidade atrial adequada
VDD	BAVT congênito com nó sinusal normal		DNS, BAV associado à DNS, inabilidade em obter sensibilidade atrial adequada BAVT associado à arrimtia atrial muito frequente ou persistente
DDI	Necessidade de dupla câmara, em pacientes com arritmia atrial muito frequente ou persistente	DNS, sem BAVT e arritmia atrial muito frequente	Pacientes com cronotropismo deprimido e que necessitam de aumento de FC
DDIR	BAV associado à DNS, cronotropismo deprimido ou arrimtia atrial muito frequente	DNS, sem BAVT e arritmia atrial muito frequente	

(continua)

Tabela 2 Modos de estimulação de marca-passo *(continuação)*

Modo de estimulação	Indicação		Contraindicação
	Primeira opção	Alternativa	
DDD	BAV associado à DNS em pacientes que necessitem de sincronismo AV Paciente com síndrome do marca--passo conhecida	Pacientes com taquicardia atrial ou FA paroxísitica, na intenção de prevenir essas arritmias, no caso de doença sinusal, com condução AV preservada e algoritmo de busca de condução intrínseca ligado	Presença de FA ou *flutter* atrial crônico Inabilidade em obter sensibilidade atrial adequada
DDDR	BAV associado à DNS em pacientes com cronotropismo deprimido	Idem ao DDD	Idem ao DDD

BAV: bloqueio atrioventricular; DNS: disfunção do nó sinusal; FA: fibrilação atrial.

Os desfibriladores têm, além da função de marca-passo, a função de terapias antitaquicardia (ATP). As funções antitaquicardias incluem os ATP (estimulação em frequência acima da taquicardia com intuito de interrompê-la – Figura 3) e os choques. Esses dispositivos podem descarregar os choques através de mola no ventrículo, no átrio (veia cava superior) ou em ambas as câmaras. Então, uma prótese VVED diz respeito a um desfibrilador que tem uma mola no ventrículo, faz ATP no ventrículo, detecta arritmias por eletrograma intracavitário e, como tem eletrodo atrial (bicameral), estimula átrio e ventrículo, em caso de bradicardia.

RESPOSTA DE FC E COMPORTAMENTO DE FC MÁXIMA

A resposta de FC nos marca-passos está relacionada com a doença de base, com o tipo da prótese e com o modo de programação escolhido. Os pacientes que possuem dispositivos unicamerais, em sua maioria, estarão programados com modos inibidos (AAI, VVI, AAIR, VVIR), e a única forma de incremento de FC é por meio de sensores. Existem diversos tipos de sensores, mas os mais utilizados detectam vibrações e movimentos do gerador, impedância torácica e impedância miocárdica. Todos têm algoritmos que buscam correlacionar a intensidade da atividade física com o ajuste do IFCB até a FC máxima do sensor. Os dispositivos atrioventriculares podem ter resposta de FC deflagrada pela sensibilidade atrial (VDD ou DDD) ou podem ter atividade inibida (DDI e DDIR). Os dispositivos de dupla câmara com resposta de inibição funcionam

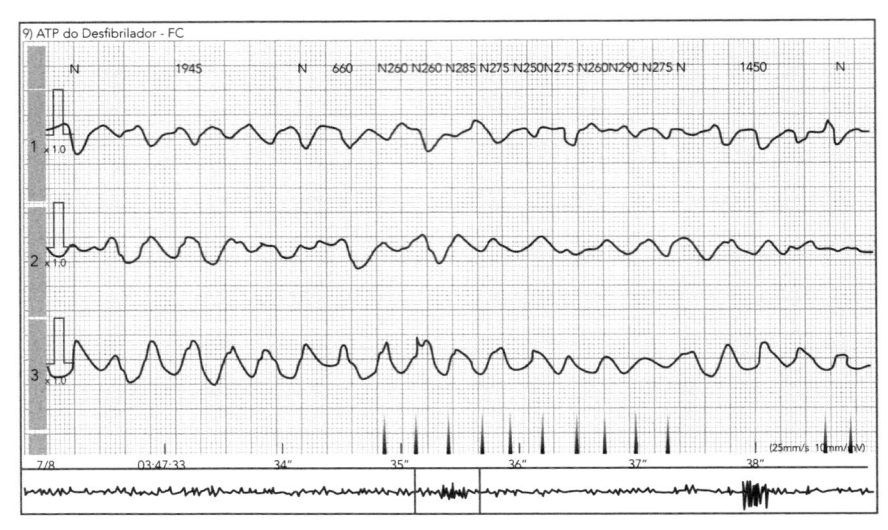

Figura 3   Traçado de Holter mostrando paciente com fibrilação ventricular, no momento em que recebe ATP durante a carga do desfibrilador. Neste caso, os estímulos não reverteram a arritmia e o dispositivo liberou um choque em seguida, não demonstrado nesta figura.

como os unicamerais inibidos em relação à resposta de FC, ou seja, apenas com atividade do sensor que se elevam e fazem à custa do encurtamento do IFCB.

Comportamento de FC em marca-passos em VDD ou DDD

A intenção da resposta à sensibilidade combinada é preservar a atividade atrial e a sincronia atrioventricular e, com isso, obter a resposta de FC mais fisiológica possível, comandada pelo nó sinoatrial. Os dispositivos dependem que a sensibilidade atrial deflagre a resposta ventricular, portanto, que ocorra fora do período refratário atrial total (PRAT = IAV + PRAPV). Os eventos que ocorrerem no período refratário atrial não deflagram resposta ventricular artificial, o que limita a resposta da FC nos dispositivos com resposta combinada.

BAV 2:1 eletrônico

Um dispositivo programado com IAV de 200 ms e PRAPV de 300 ms tem um PRAT de 500 ms, o que significa que o canal atrial estará em cada ciclo refratário por 500 ms, ou seja, quando a atividade atrial atinge mais de 120 bpm, ela cai dentro do PRAT e não deflagra a atividade ventricular. Nessa situação, a FC do paciente cai de 120 a 60 bpm abruptamente, o que pode ocasionar sintomas (Figura 4).

O intervalo de FC máxima e Wenckebach eletrônico

Esse intervalo limita a FC máxima de estimulação ventricular e funciona da seguinte forma: se no paciente acima programarmos um intervalo de FC máxima de 600 ms (100 bpm), ocorre que, até a FC atrial chegar a 100 bpm, existe deflagração de evento ventricular para cada onda P, porém, acima desse valor, a FC atrial acelera e a ventricular fica fixa em 100 bpm, o que eletrocardiograficamente se manifesta com alargamento do intervalo PR, até que uma onda P cai no PRAPV e não deflagra evento ventricular, assemelhando-se ao fenômeno de Wenckebach. Quando a FC atrial for superior a 120 bpm (intervalo < 500 ms), ocorre o fenômeno de 2:1 e a FC de estimulação cairá para 60 ppm. Esse intervalo entre a FC máxima programada e a FC de 2:1 chama-se intervalo de Wenckebach eletrônico (Figura 5).

INTERPRETAÇÃO DE ECG E HOLTER EM PACIENTES COM DISPOSITIVOS DE ESTIMULAÇÃO CARDÍACA

A primeira questão importante para a correta interpretação dos eletrocardiogramas de pacientes com marca-passo ou CDI é o reconhecimento da espícula do MP precedendo a onda P estimulada e/ou a onda R estimulada.

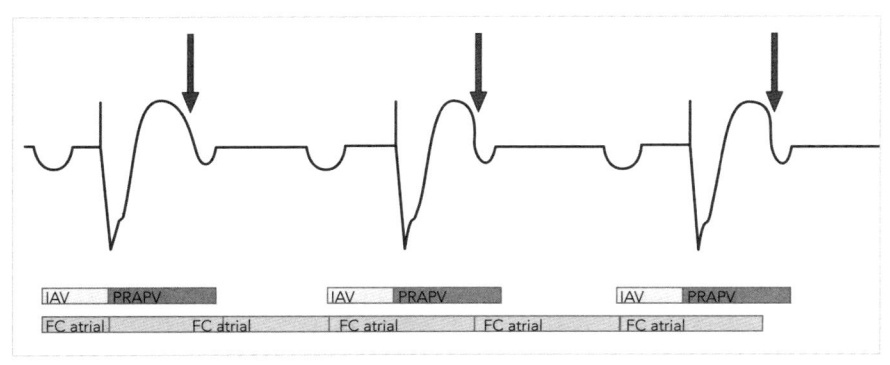

Figura 4 BAV 2:1 eletrônico em marca-passo programado em DDD. O intervalo AV e o PRAPV somados representam o PRAT. A FC atrial está em 480 ms, menor que o PRAT de 500 ms (IAV de 200 ms; PRAPV de 300 ms), que acarreta a ocorrência de eventos atriais dentro do período refratário. As ondas P que ocorrem no período refratário não deflagram a estimulação ventricular. As setas sinalizam as ondas P dentro do PRAT.

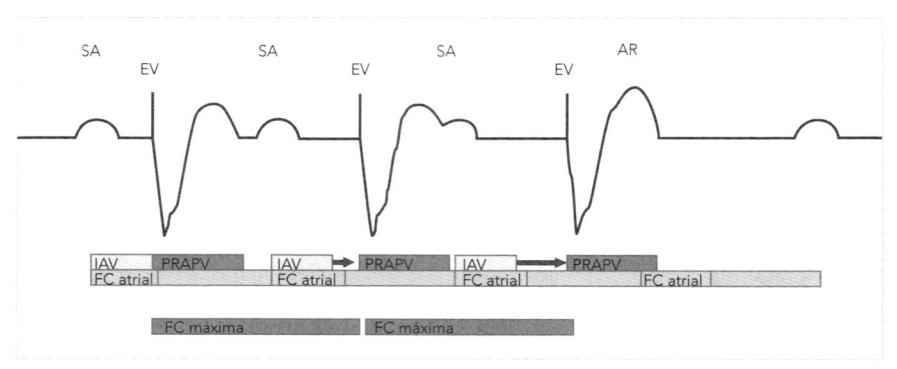

Figura 5 Comportamento de FC máxima, do tipo Wenckebach eletrônico. IAV de 200 ms, PRAPV de 300 ms, que corresponde a PART de 500 ms (120 bpm). A FC atrial está em 109 bpm (550 ms) e o intervalo de FC máxima está programado em 600 ms (100 bpm). Quando a FC atrial está acima de 100 bpm, a programação respeita o intervalo de FC máxima e estimula o ventrículo a FC de 100 bpm, o que leva à extensão do IAV no ECG. As setas demonstram essa extensão, além da programada. A estimulação ventricular é progressivamente "empurrada" em direção à próxima onda P até que uma delas caia no PRAPV e não deflagre estimulação ventricular. O comportamento assemelha-se ao fenômeno de Wenckebach e serve para evitar a queda súbita da FC no esforço. Quando a FC atrial for superior a 120 bpm, ocorre o comportamento de 2:1. AR: átrio refratário; EV: estimulação ventricular; SA: *sense* atrial

Nesse sentido, é preciso lembrar que a programação do dispositivo pode estar em estimulação unipolar ou bipolar. Muitos marca-passos aceitam ambas as programações, outros apenas a estimulação em bipolar. Os desfibriladores só podem ser programados em bipolar. No ECG/Holter, a espícula resultante da estimulação em unipolar é ampla e facilmente visível (Figura 6). Nos casos de estimulação em bipolar, a espícula é de pequena amplitude e às vezes invisível em algumas derivações[5] (Figura 7).

Outra questão importante é que nem todo portador de marca-passo ou CDI apresentará estimulação artificial ao eletrocardiograma. Nos pacientes com marca-passo, a depender da indicação do implante, o paciente precisará da estimulação contínua ou intermitente. Exemplos de uso intermitente, e até raro, são pacientes com síndrome de hipersensibilidade dos seios carotídeos, síndrome vasovagal ou bloqueio atrioventricular intermitente. Nesses pacientes, o marca-passo fica inibido pela presença do ritmo cardíaco intrínseco (MP inibido ou de demanda). Ao contrário, os pacientes com marca-passo multissítio ou ressincronizador, seja o biventricular, seja o bifocal do ventrículo direito, devem apresentar comando ventricular artificial na maior parte dos complexos. Isso pode ser

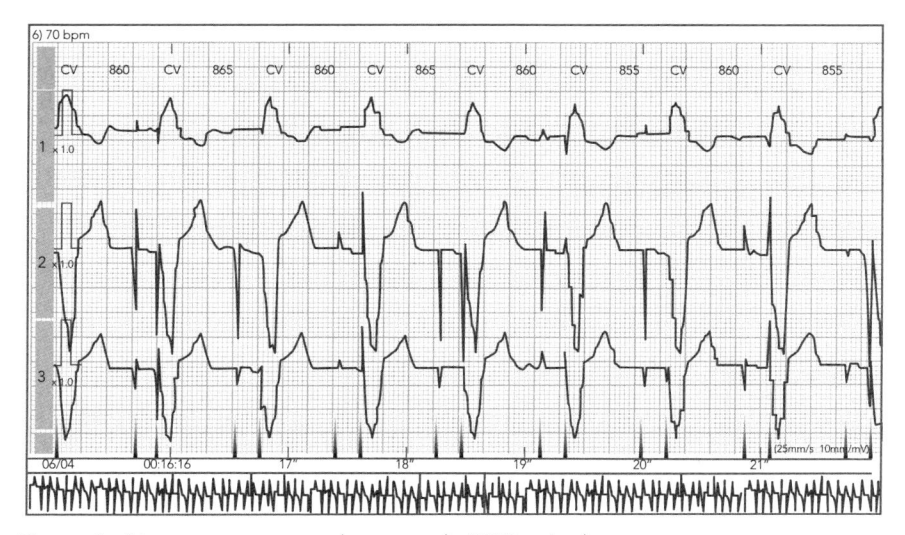

Figura 6   Marca-passo operando em modo DDD unipolar.

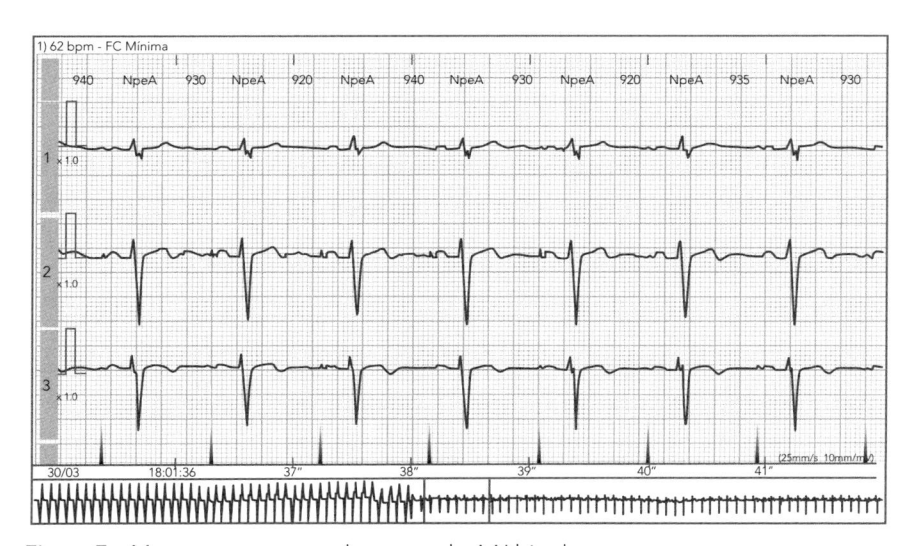

Figura 7   Marca-passo operando em modo AAI bipolar.

mais bem avaliado ao Holter de 24 horas, pois a gravação prolongada permite a análise de diferentes frequências cardíacas. O implante desse dispositivo é indicado para melhorar a função cardíaca pela ressincronização dos ventrículos e, para que isso ocorra, ao menos 90% dos complexos QRS devem estar sendo gerados por despolarização pelo dispositivo. Já nos pacientes com CDI deve haver estimulação artificial apenas se houver disfunção sinusal ou do nó atrioventricular concomitante. Caso haja um grande percentual do Holter sem estimulação, o paciente deve ser encaminhado para avaliação com o especialista.

Marca-passo unicameral

O marca-passo pode ser uni ou bicameral. Em sua maioria, os marca-passos unicamerais são aqueles com cabo-eletrodo apenas no ventrículo direito, e as duas principais indicações são em crianças pequenas e recém-nascidos ou em pacientes com fibrilação atrial permanente.

A Figura 8 exemplifica o funcionamento de um marca-passo unicameral com cabo-eletrodo implantado no ventrículo direito, operando em modo VVI, após pausa extrassistólica. Observa-se espícula única, seguida por inscrição de QRS alargado. No ECG de 12 derivações, a estimulação do ventrículo direito usualmente gera QRS alargado, com morfologia de bloqueio de ramo esquerdo, ou seja, com QRS predominantemente negativo em V1.

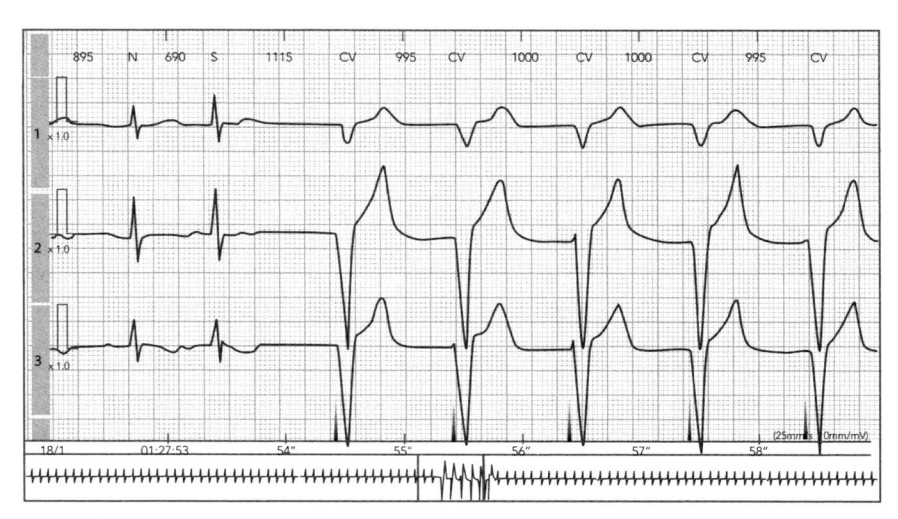

Figura 8 Traçado de Holter mostrando dois batimentos próprios, sendo o primeiro sinusal, seguido de extrassístole supraventricular. Após a pausa extrassistólica, há estimulação exclusivamente ventricular, sem onda P precedente, ou seja, em modo VVI.

Um marca-passo bicameral atrioventricular também pode estar funcionando em modo VVI ou VVIR em casos em que há disfunção do cabo atrial ou quando o paciente apresenta arritmia supraventricular. Quando ocorre QRS intrínseco, o MP é inibido. Quando o ritmo de base é sinusal com BAVT e o MP opera em modo VVI, o ritmo atrial não apresenta qualquer relação com o QRS estimulado.

Marca-passo atrioventricular

O ECG do MP atrioventricular deve ser analisado considerando-se a sincronia das duas câmaras. Primeiro é preciso procurar a onda P. Quando ela não é precedida por espícula, é uma onda P intrínseca, seja sinusal, seja ectópica (p. ex., uma extrassístole atrial). Se é precedida por espícula, observa-se então a onda P estimulada artificialmente. A mesma regra é utilizada para análise do ritmo ventricular. Se não precedido por espícula, é de origem intrínseca, ou seja, resultado da condução atrioventricular normal ou uma extrassístole ventricular. Se precedido por espícula, é resultado da estimulação ventricular artificial. Cabem algumas exceções que serão explicadas mais à frente (fusão e pseudofusão).

Estimulação em modo AAI

Neste modo de estimulação, observa-se onda P precedida por espícula, mas a condução atrioventricular é feita pelo nó AV e, portanto, gera um QRS intrínseco (Figura 7). Apenas o átrio está sendo estimulado artificialmente. Isso é observado em pacientes com disfunção do nó sinusal isoladamente. Quando esse QRS é alargado, pode ser confundido com o QRS estimulado artificialmente. Nesses casos, a presença de uma pequena espícula precedendo o QRS e também a morfologia tipo bloqueio do ramo esquerdo podem auxiliar na detecção de um QRS estimulado em modo bipolar.

Estimulação em modo DDD

Neste modo de estimulação, átrio e ventrículo podem ser estimulados pelo MP, e também ambos os cabos podem ser inibidos diante do ritmo próprio, atrial e/ou ventricular. Quando a função sinusal é normal e o paciente apresenta BAVT, observa-se funcionamento do MP em VAT, ou seja, o ritmo sinusal é sentido e o ventrículo é estimulado artificialmente em sincronia com a onda P. É comum nesses casos a descrição de funcionamento em modo VDD, embora o MP esteja programado em modo DDD (Figura 9).

Quando o paciente apresenta disfunção sinusal e também disfunção ou bloqueio do nó AV, observa-se ao ECG espícula precedendo átrio e ventrículo, como na Figura 10.

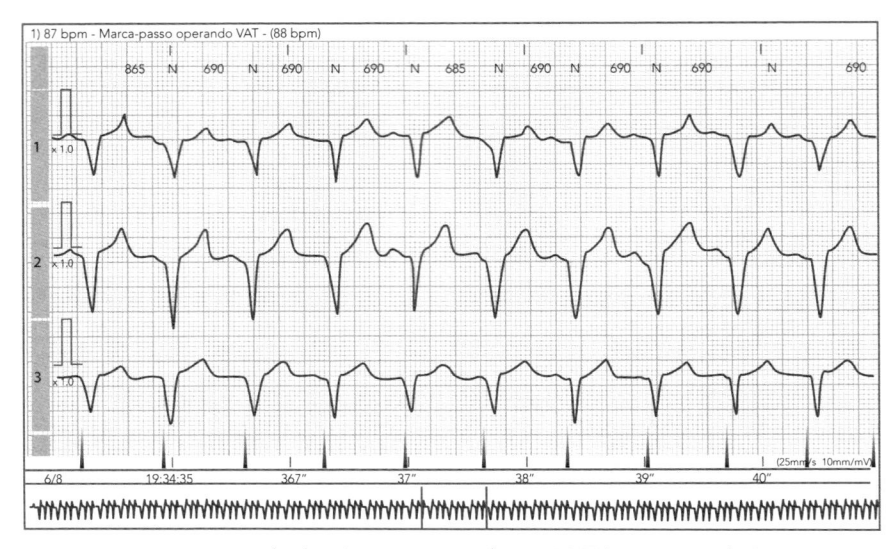

Figura 9 Marca-passo dupla câmara operando em VAT (sente a onda P própria e a condução atrioventricular se dá por estimulação ventricular artificial).

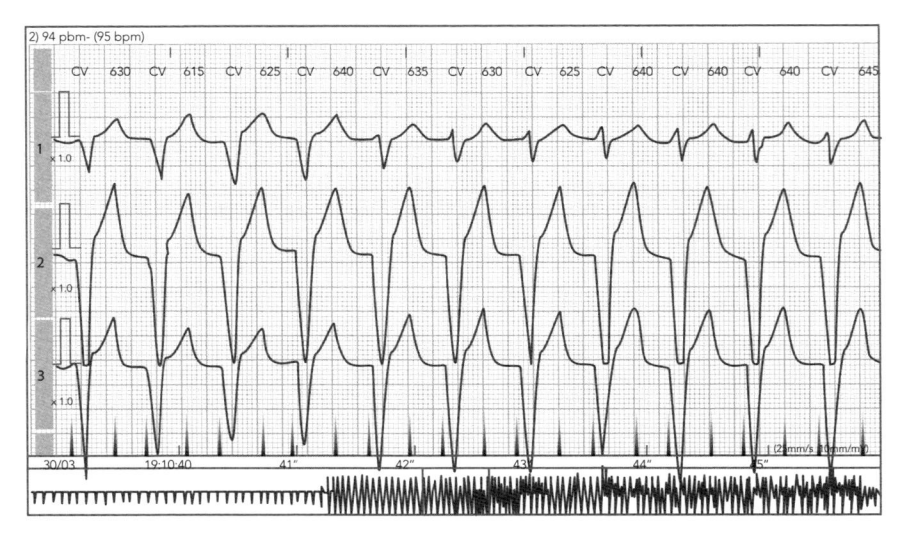

Figura 10 MP/CDI operando em modo DDD com estimulação em bipolar. A partir do quinto complexo, observa-se fusão ventricular.

Eventualmente, o QRS pode ser precedido por espícula e não ser estimulado artificialmente, ou seja, ser um QRS intrínseco. Isso pode acontecer quando a condução atrioventricular é normal ou quase normal e, assim, o intervalo PR é menor que o intervalo programado entre a espícula atrial e a espícula ventricular. Diz-se então que há pseudofusão ventricular. O QRS que aparece após a espícula ventricular tem morfologia idêntica ao QRS que não é precedido por espícula, pois ambos têm origem no sistema His-Purkinje após condução atrioventricular intrínseca. Na fusão ventricular verdadeira, o QRS é resultado da condução AV intrínseca somada à estimulação ventricular artificial, gerando um QRS com morfologia intermediária entre o QRS intrínseco e aquele completamente estimulado (Figura 11).[2]

MP multissítio ou ressincronizador

O ressincronizador pode ser atriobiventricular, atriobifocal no VD ou apenas biventricular ou bifocal (não há cabo implantado no átrio, provavelmente em virtude da presença de fibrilação atrial permanente).

Da mesma forma que no MP atrioventricular, o átrio pode ser sentido (ritmo atrial próprio) ou estimulado artificialmente. A diferença é na estimulação ventricular, que é feita por dois cabos, um no ventrículo direito e outro

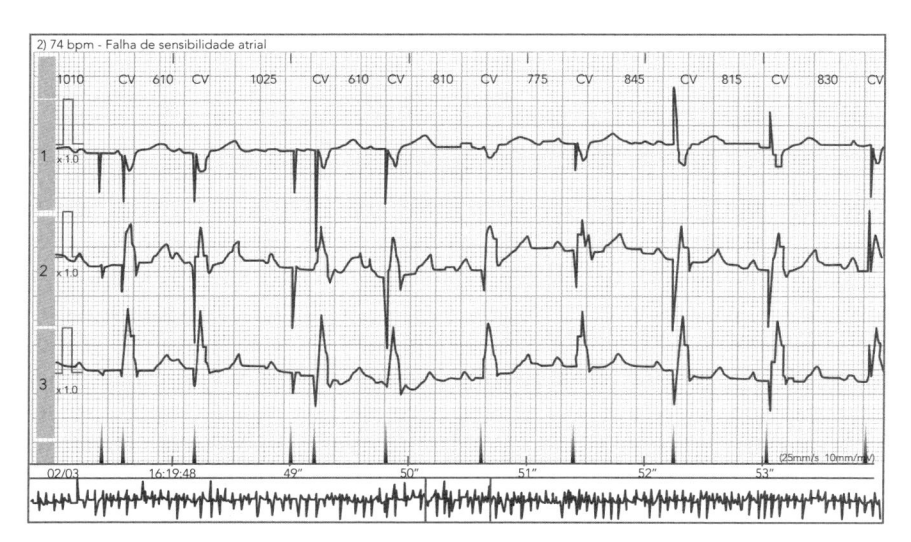

Figura 11   Traçado de Holter de paciente portador de marca-passo dupla câmara: observada falha de sensibilidade (*undersensing*) de onda P própria pelo canal atrial, seguido de estimulação de átrio e ventrículo, aos 49″ do traçado.

no ventrículo esquerdo. No ECG, observam-se duas espículas precedendo o QRS estimulado, de forma simultânea ou com intervalo de até 100 ms entre elas (como o intervalo entre elas pode ser muito curto, ou eventualmente não existir, não é comum identificarmos as duas espículas na prática). Além disso, na estimulação biventricular, o QRS normalmente é mais estreito que o QRS intrínseco do paciente e é positivo em V1, diferentemente da estimulação apenas no ventrículo direito.

HOLTER E A AVALIAÇÃO DO FUNCIONAMENTO DO MARCA-PASSO

No ECG gravado durante o Holter, todos os sinais descritos anteriormente devem ser observados. O reconhecimento da espícula pode ser facilitado utilizando-se softwares específicos para MP que identificam automaticamente as espículas atrial e ventricular. Nos exemplos impressos do exame, elas são marcações verticais registradas abaixo do terceiro canal de eletrocardiograma.

Outras características do funcionamento do MP podem ser mais bem avaliadas ao Holter, em razão da gravação prolongada do eletrocardiograma:

- Sensibilidade atrial e ventricular.
- Resposta ao exercício.
- Resposta a arritmias atriais ou ventriculares.
- Outras disfunções dos dispositivos.

Sensibilidade

A sensibilidade é a capacidade do MP em perceber o ritmo próprio do paciente. Em MP atrioventriculares, é possível que o MP sinta o ritmo próprio atrial e ventricular e, nesse caso, iniba a estimulação artificial nessa câmara. No Holter, o examinador pode detectar diminuição (*undersensing*) ou aumento (*oversensing*) da sensibilidade. No *undersensing*, o MP deixa de sentir a onda P ou o QRS intrínseco e emite a espícula correspondente à câmara não sentida (Figura 10 e Figura 12). Essa disfunção, quando ocorre no ventrículo, pode induzir taquicardia ventricular se houver emissão de espícula ventricular sobre a onda T, raramente sendo fatal.[6] No *oversensing*, o MP sente atividades indesejadas, como a onda T ou potenciais da musculatura esquelética, gerando inibição da estimulação e muitas vezes assistolia em pacientes dependentes do MP[7] (Figura 13). Essas disfunções devem ser comunicadas ao médico especialista para a reprogramação do MP.

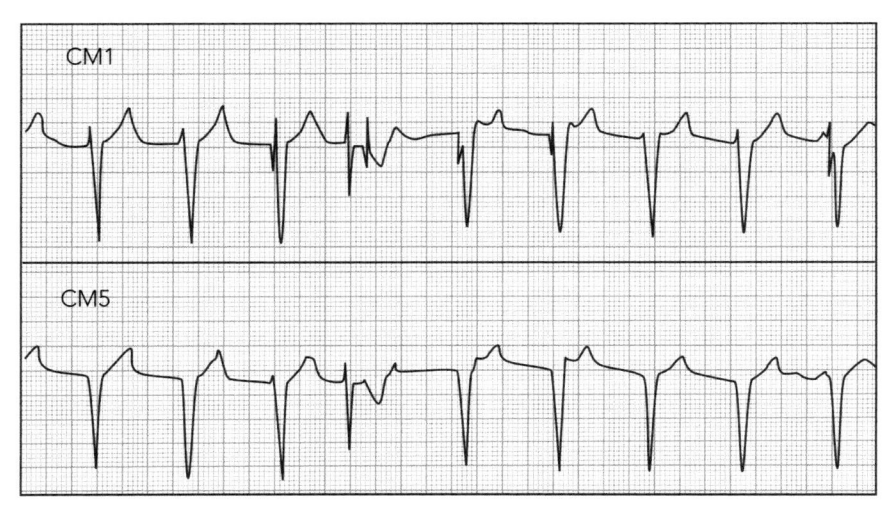

Figura 12 Traçado mostrando *undersensing* no canal ventricular e espícula do marca--passo sobre o intervalo ST (quarto batimento). Fonte: imagem cedida por Biotronik.

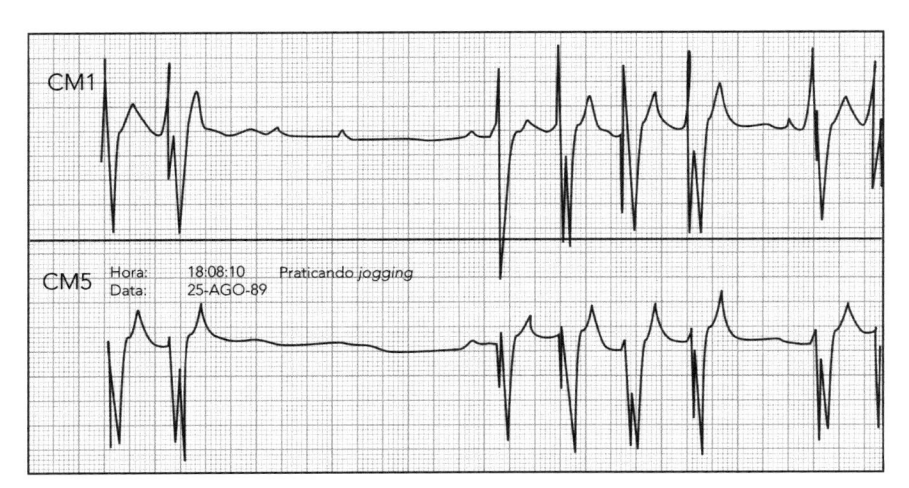

Figura 13 *Oversensing* no canal ventricular desencadeado por miopotências, gerando pausa de 3,2 segundos. Fonte: imagem cedida por Biotronik.

Resposta ao exercício

Quando o paciente apresenta função sinusal normal, observa-se aumento na frequência sinusal durante o exercício. Se o marca-passo for atrioventricular e estiver funcionando normalmente, fará a sincronia entre o ritmo sinusal próprio acelerado e a estimulação ventricular, até a FC máxima programada.

Quando a função sinusal é ruim, o marca-passo pode acionar o sensor e acelerar a frequência do átrio estimulado, se essa função estiver ativada (Figura 14). Neste caso, o ventrículo pode ou não ser estimulado, dependendo da função do nó atrioventricular (p. ex., modo AAIR ou DDDR). Nesse momento, é importante avaliar se há piora da condução AV diante do aumento na frequência de estimulação atrial, com aumento significativo do intervalo PR. Como muitos marca-passos permitem programação que dá preferência à condução AV intrínseca, é possível que ocorra estimulação em modo AAI com PR de até 400 ms, mesmo em frequências de estimulação elevadas. Nesses casos, a espícula atrial aparece no início da onda T, próximo ao QRS anterior. Clinicamente, isso pode se traduzir em dispneia aos esforços, já que, do ponto de vista contrátil, há dissincronia atrioventricular. Neste caso, o paciente deve ser encaminhado para a reprogramação do intervalo atrioventricular do dispositivo.

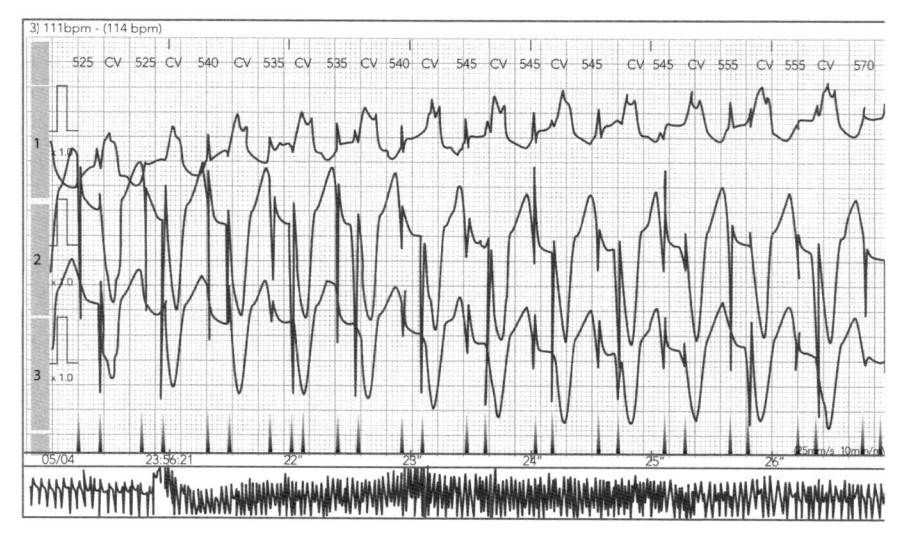

Figura 14   Traçado de Holter de paciente portador de marca-passo atrioventricular, estimulando átrio e ventrículo com sensor de FC ativado (modo DDDR).

Resposta a arritmias atriais ou ventriculares

O MP, quando está funcionando corretamente, deve sentir extrassístoles e taquicardias, e inibir a estimulação na câmara sentida (Figuras 15, 16 e 17). Não é raro observar falha de sensibilidade de taquicardia atrial ou de fibrilação atrial. Nesse caso, o MP mantém o funcionamento em modo DDD, ou seja, emitindo espícula atrial e ventricular, mas sem captura efetiva do átrio. Se o MP sente essas arritmias, mas a função de troca de modo para VVI não está ligada (*mode switch*), pode ocorrer estimulação ventricular em frequências altas (limitada à maior frequência de sincronia atrioventricular programada) e ocorrência de sintomas secundários à taquicardia.

Outra forma de disfunção do MP é a arritmia mediada. Ela ocorre quando existe uma onda P retrógrada que deflagra a estimulação ventricular seguidamente. A primeira onda P retrógrada geralmente aparece após extrassístole ventricular ou após falha de captura atrial pelo MP (Figura 18). A correção depende de reprogramação e o paciente deve ser encaminhado ao especialista.

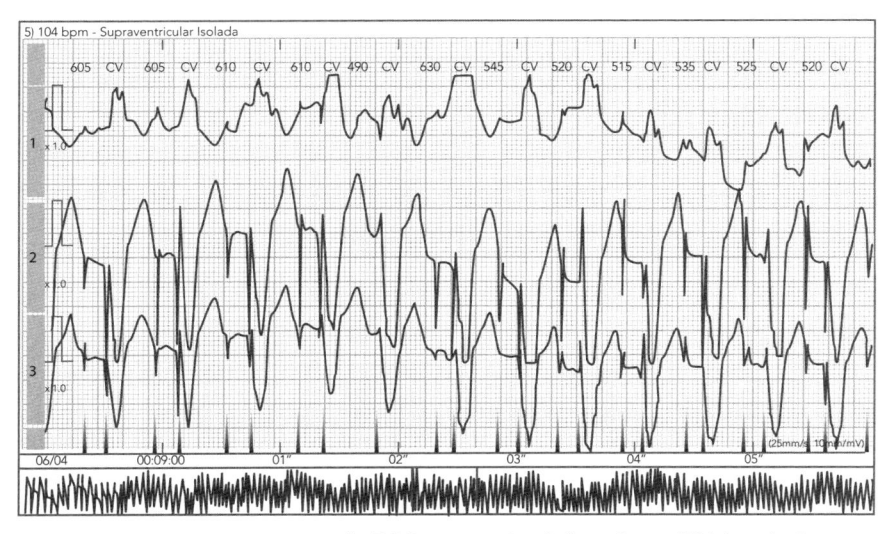

Figura 15   Marca-passo em modo DDD responsivo à frequência (104 bpm). O quinto complexo é resultado de extrassístole supraventricular deflagrando estimulação artificial ventricular.

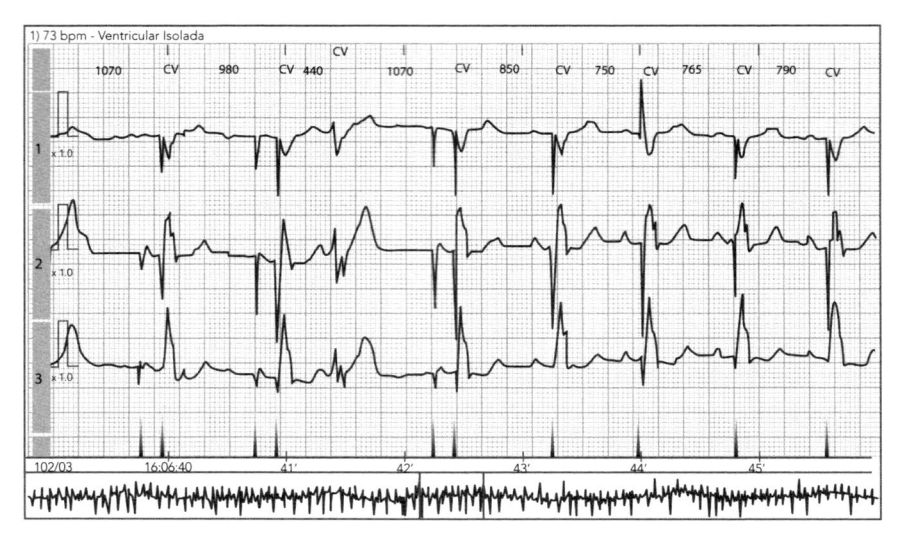

Figura 16 Marca-passo dupla câmara, operando em modo DDD, inibido corretamente após sentir extrassístole ventricular (terceiro batimento do traçado).

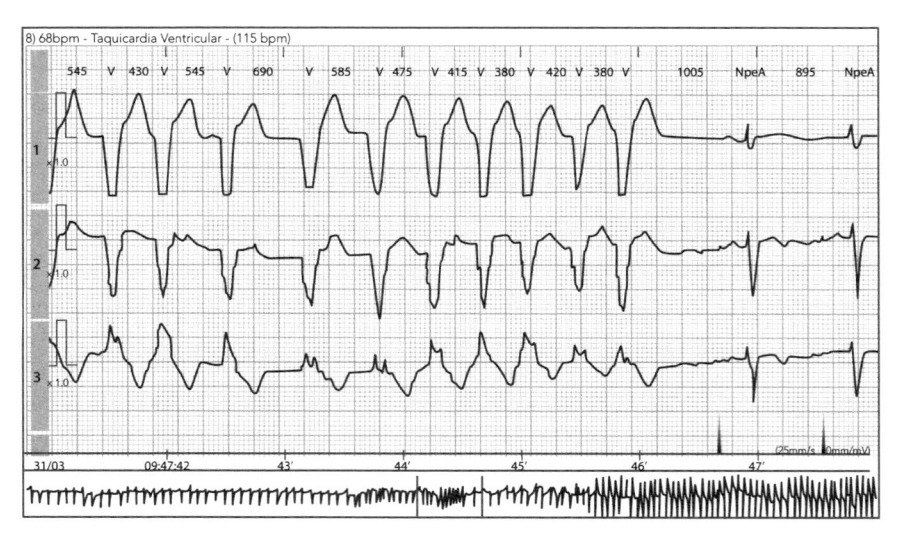

Figura 17 Marca-passo dupla câmara, inibido corretamente nos dois canais, após sentir taquicardia ventricular. Após resolução espontânea da taquicardia, o marca-passo volta a comandar em modo AAI.

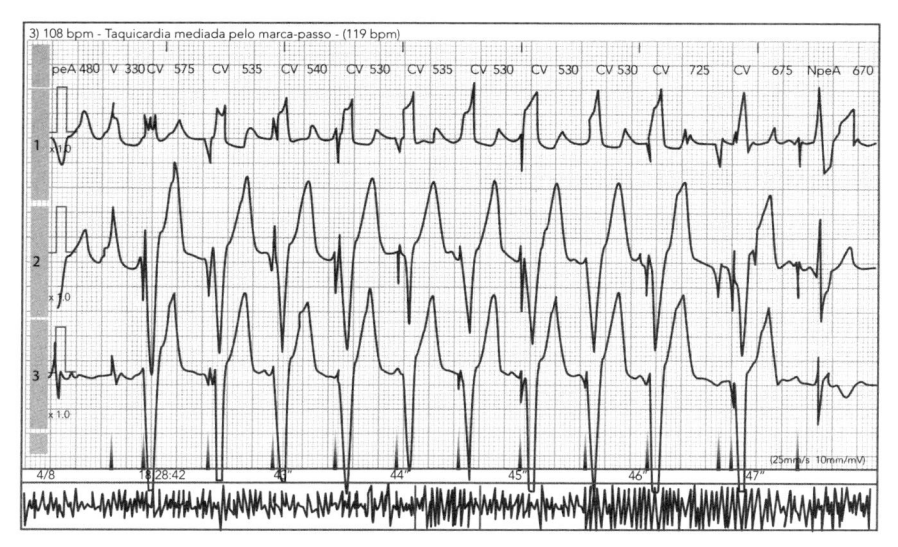

Figura 18 Traçado de Holter evidenciando taquicardia mediada pelo marca-passo: nota-se ectopia ventricular com onda P retrógrada que desencadeia estimulação ventricular, seguida de nova P retrógrada e assim nos próximos 8 complexos.

Outras disfunções

O médico que avalia um traçado de Holter de paciente com marca-passo deve estar a atento a pausas inesperadas e espículas de marca-passo sem comando efetivo (perda de captura). As pausas podem ser secundárias a interferências internas, como o *oversensing*, ou a interferências externas, como a passagem de corrente elétrica oriunda de aparelhos eletrodomésticos não aterrados, por exemplo.[8] A perda de captura pode ocorrer mais frequentemente por: fratura do eletrodo, defeitos na insulação do cabo-eletrodo, desposicionamento do eletrodo e baixa energia de estimulação programada (Figura 19).[9]

POSSÍVEIS INTERFERÊNCIAS EXTERNAS

Os dispositivos cardíacos implantáveis (DCEI) são providos de algoritmos protetores contra ruídos externos e interferência eletromagnética. Apesar disso, níveis altos de energia próximos ao dispositivo ou com frequência similar podem gerar interferências, como inibição da estimulação, reversão para uma frequência fixa, gerar *reset* do programa ou desencadear choques inapropriados.

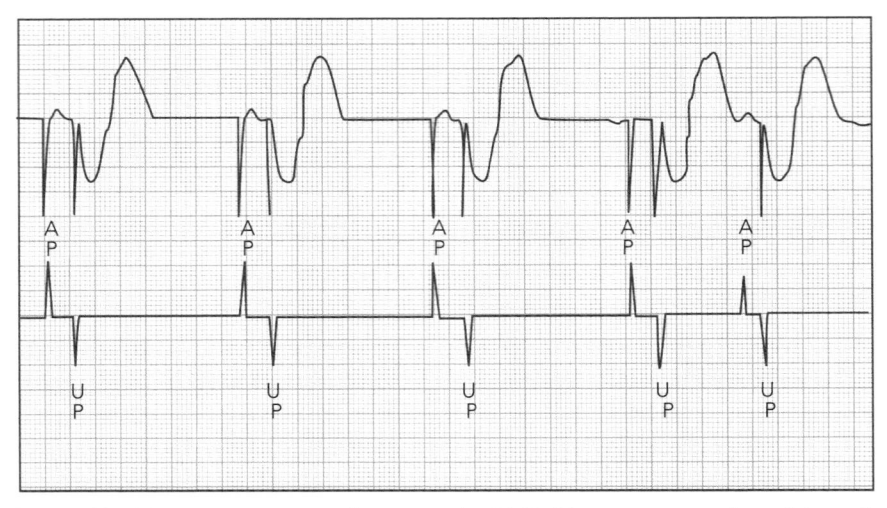

Figura 19   Marca-passo operando em modo DDD. No quarto complexo, há perda de captura atrial. No quinto complexo, uma onda P sentida deflagra a estimulação ventricular.

Interferências eletromagnéticas muito potentes, como eletrocautérios ou desfibrilação externa, podem alterar o modo de funcionamento dos DCEI, levando a uma programação básica distinta tanto de estimulação, terapias de desfibriladores e armazenamento de informações. Nesses casos, a resolução do problema requer comandos de programação específicos, não sendo resolvidos automaticamente. Ainda pode haver ainda lesão à integridade do circuito, desde o gerador até os eletrodos.

Telefones celulares e aparelhos *wireless*

A maioria das pesquisas indica que interações entre os DCEI e aparelhos celulares ou com função *wireless* são raras, especialmente para os marca-passos e desfibriladores mais novos, construídos com uma carcaça de titânio e com eletrodos protegidos. A maioria das interferências observadas ocorreu a uma distância menor que 10 cm e quando o aparelho foi utilizado na orelha ipsilateral ao dispositivo. As interferências foram reversíveis e, na maioria das vezes, foram extintas com ajustes simples de programação.

Dispositivos antifurto

Dispositivos antifurto são muito utilizados em lojas, geralmente dispostos nas portas de entrada e saída, disparando um alarme quando um item marcado é conduzido através dele. Diversas tecnologias são utilizadas na construção desses equipamentos, umas com maior e outras com menor potencial de interação com marca-passos e desfibriladores. Para o cliente desses estabelecimentos, é impossível distinguir qual a tecnologia utilizada em cada um deles.

Pesquisas apontaram para um maior potencial de interação e interferência quando os portadores de DCEI ficam muito próximos ou por tempo prolongado em contato com os dispositivos antifurto. Distâncias maiores que 30 cm e tempo de exposição de até 15 segundos não foram relacionados a interferências clinicamente significativas.

Assim, a recomendação é que os pacientes portadores de DCEI não fiquem parados ou muito próximos a esses equipamentos, passando por eles o mais brevemente possível.

Detectores de metal

Esses detectores são comuns em bancos e aeroportos. Pesquisas com pacientes que passaram por curtos períodos (3 segundos) pelos detectores não mostraram qualquer interferência. Existem relatos de choques inapropriados e desativação de terapias de CDI com detectores de metais manuais. A passagem por detectores de metais parece segura, apesar de poder deflagrar o alarme dos detectores. Em caso do uso de detectores de metais manuais, deve-se solicitar que o equipamento não seja colocado próximo à loja do DCEI ou que o faça pelo menor tempo possível.

Os fabricantes recomendam que o paciente portador do DCEI apresente a carteirinha de identificação ao responsável nesses locais para que seja submetido à revista manual ou ao uso de dispositivos mais adequados e com menor potencial de interferência.

Redes elétricas de alta tensão

Linhas elétricas de alta tensão geram campos magnéticos potentes e podem gerar interferências em marca-passos e desfibriladores em caso de exposição acidental ou ocupacional. Os dispositivos programados em unipolar são mais suscetíveis que os programados em bipolar.[10]

Os dispositivos cardíacos implantáveis são propensos à interferência de sinais de 50 a 60 Hz, típicas de correntes elétricas. Essas frequências geram artefatos que podem ser confundidos com batimentos cardíacos próprios ou ainda com arritmias ventriculares, com risco de assistolia ou terapias inapropriadas pelos CDI. Recomenda-se não entrar em contato com tais locais.

Ambiente médico hospitalar

Cardioversão e desfibrilação externa

A aplicação de choques externos para cardioversão ou desfibrilação leva a grande descarga de energia e tensão ao sistema dos DCEI, podendo causar interferências momentâneas, além de danos permanentes ao circuito e ao tecido cardíaco. Mudanças de modo e aumento de limiares são as alterações mais frequentemente observadas.

O risco de dano ao circuito depende das características do dispositivo, da energia de choque utilizada, do posicionamento e da distância das pás em relação ao gerador e aos cabos. Por isso, a menor energia possível deve ser utilizada e deve-se preferir ondas bifásicas. O posicionamento preferível das pás é o anteroposterior e, quando a posição anteroapical for escolhida, as pás devem estar a pelo menos 10 cm do gerador e em orientação perpendicular a ele.

Em procedimentos eletivos, quando o médico estimulista puder estar presente ou preparar o paciente para o procedimento, o modo de estimulação em assíncrono, energias de estimulação mais elevadas, estimulação bipolar e desativação de terapias antitaquicardia protegem das situações mais comuns, como aumento transitório de limiar. Testes após o procedimento são sempre recomendados.

Ressonância magnética

A ressonância magnética é muito usada por diversas áreas da medicina, inclusive pela cardiologia. Diversas mortes e complicações foram relatadas em pacientes portadores de DCEI durante ou logo após a realização desse método diagnóstico. Mudanças de programação, como estimulação assíncrona, suspensão de terapias, detecção de taquiarritmias e estimulação ventricular rápida, bem como danos ao circuito, dor e lesões teciduais, podem ocorrer durante esse contato.

Dispositivos – geradores e cabos – vêm sendo testados quanto à segurança durante exames de ressonância magnética. Para que seja possível a execução do exame, todo o circuito, incluindo gerador, conectores e eletrodos (inclusive os cabos abandonados), deve ser compatível com ressonância magnética. A maioria dos componentes desenvolvidos até o ano 2000 tem características que impedem sua realização.

As características da máquina de ressonância (quantos teslas – T), o segmento corporal a ser estudado e características do dispositivo (considerando inclusive cabos antigos ou abandonados), devem ser considerados quando se avalia a possibilidade de expor o portador de DCEI a esse método diagnóstico. Uma vez sendo possível a realização do exame, mudanças no modo de estimulação e de detecção e terapias para taquiarritmias devem ser momentaneamente reprogramadas.

Tomografia computadorizada e escopias

São descritas raras interações entre equipamentos radiográficos e DCEI. Alguns dispositivos mais novos podem ter alteração de sensibilidade e reversão assíncrona, mas os relatos são muito raros e mais frequentes quando a radiação incide diretamente sobre o gerador. A interação mais frequente observada com esses equipamentos é a ativação do sensor de frequência cardíaca. Nas situações em que a frequência cardíaca é importante para a realização do exame, como na angiotomografia de coronárias, o dispositivo pode ser reprogramado para a viabilização do exame.

Dispositivos de assistência ventricular esquerda

Dispositivos de assistência ventricular vêm sendo desenvolvidos para tratamento dos pacientes com insuficiência cardíaca refratária, tanto para uso intra hospitalar como ambulatorial. Frequentemente, os pacientes que necessitam desses equipamentos são portadores de DCEI, seja marca-passos, seja ressincronizadores e desfibriladores, pela própria doença de base.

Eletrocautérios

Eletrocautérios geram correntes que atravessam todo o corpo do paciente, podendo levar a interpretações errôneas de sinais intracardíacos e detecção de taquicardia. Essa interação é mais provável e mais intensa quando a placa do eletrocautério é colocada próxima à loja do dispositivo. Uma avaliação rotineira pré-operatória deve ser realizada para avaliação de bateria, testes de limiar e sensibilidade dos eletrodos e determinação da dependência do paciente.

Sensores de frequência e detecção e tratamento de terapias devem ser desativados imediatamente antes da cirurgia. Em pacientes dependentes, deve-se reprogramar para modo assíncrono, com frequência acima da frequência intrínseca. É importante ressaltar que, em alguns dispositivos, a colocação de ímã não resulta em reversão assíncrona, incluindo a maioria dos CDI. A placa do eletrocautério deve ser colocada o mais próximo possível do sítio cirúrgico e o mais distante possível da loja do dispositivo. A energia utilizada deve ser a menor e a aplicação pelo menor tempo possível, utilizando o eletrocautério de maneira intermitente.

Radioterapia

A radioterapia pode induzir diversas respostas e danos aos dispositivos implantáveis. A radiação pode gerar dano permanente ao circuito por causar danos físicos aos seus componentes, como depleção prematura da bateria. Falhas de sensibilidade, variações de limiar e perda de captura são indícios de danos ao sistema. Essas alterações são especialmente importantes quando a irradiação ocorre diretamente sobre o circuito.

A quantidade de radiação e a localização da aplicação em relação ao dispositivo são determinantes no risco de danos e interações. Quando a loja do DCEI estiver na zona de irradiação, deve-se proceder à troca de localização. Deve-se considerar a quantidade de radiação programada e a dependência do paciente à estimulação, realizando avaliações eletrônicas desde semanais até diárias, a depender do risco individual. Para que a melhor estratégia seja adotada, é fundamental o contato entre o médico estimulista e o radioterapeuta, para que sejam discutidas estratégias terapêuticas mais adequadas a cada caso.

Terapias alternativas

Diversos equipamentos médicos e de terapias alternativas podem gerar campos magnéticos e transmissão de corrente elétrica. Choques inapropriados de CDI foram relatados com o uso de acupuntura adicionada à eletroestimulação em tórax, dispositivos vibratórios com propósito de ganho muscular, dentre outros. Antes de iniciar qualquer tratamento que envolva campos magnéticos ou correntes elétricas, o médico estimulista deve ser consultado.

Equipamentos odontológicos

Poucos estudos foram realizados com equipamentos e em ambiente de consultório odontológico, no entanto, não há relatos de alterações relevantes no funcionamento dos dispositivos ou danos ao circuito.

MANEJO PERIOPERATÓRIO DE CIRURGIAS NÃO CARDÍACAS

O número de pacientes portadores de DCEI cresce a cada dia e, obviamente, cada vez mais esses pacientes serão levados a procedimentos cirúrgicos não cardíacos. A equipe cirúrgica e anestésica deve ter ciência sobre qual o fabricante e o tipo de dispositivo do paciente (desfibrilador, ressincronizador ou marca-passo), qual a dependência de estimulação cardíaca, qual a data da última avaliação do dispositivo e a duração estimada de sua bateria.

Recomenda-se, mesmo quando programações especiais não sejam necessárias, que o paciente seja submetido a uma avaliação eletrônica do dispositivo em um período próximo ao procedimento cirúrgico, garantindo que bateria e eletrodos estejam em perfeito funcionamento. Quando o cirurgião ou anestesista solicitar avaliação pré-operatória do dispositivo ao médico marca-passista, é importante especificar qual o tipo de cirurgia e equipamentos a serem utilizados e se o paciente ficará em ambiente de terapia intensiva. Essas informações são cruciais para a avaliação individualizada de cada caso e a otimização da programação eletrônica e de recomendações.

O paciente deve ser orientado a portar a carteirinha de identificação do aparelho no dia da cirurgia, para eventuais necessidades. O gerador só pode ser analisado por um programador de *software* do fabricante específico e essa informação consta nessa carteirinha.

É relevante avaliar o local de implante do aparelho e se existe alguma relação com o sítio cirúrgico em questão. A maioria dos dispositivos está localizada no tórax anterior, do lado esquerdo ou direito, próximo ao peitoral; no entanto, alguns dispositivos podem estar em localização submamária ou abdominal.

Como citado anteriormente, o uso de eletrocautério interfere no funcionamento dos dispositivos. A energia gerada pelo eletrocautério pode ser confundida pelos DCEI com ondas elétricas cardíacas, provocando inibição da estimulação e pausas ou, para os desfibriladores, identificação e tratamento inadvertido de arritmias ventriculares. Quanto mais próximo for o local da cirurgia e o sítio de implante do dispositivo, maior a chance dessas interferências.

Em cirurgias com o uso de eletrocautérios, para pacientes dependentes de estimulação, a programação em modo assíncrono evita interferências externas e falhas de estimulação. Costuma-se programar energia de estimulação com maior margem de segurança nesses pacientes. Essa programação pode ser realizada ambulatorialmente horas a dias antes e depois do procedimento.

Em portadores de desfibriladores e necessidade do eletrocautério, a detecção e a terapia para arritmias ventriculares devem ser desativadas. Esse procedimento, ao contrário do anterior, deve ser feito em ambiente hospitalar, com o paciente monitorizado e com estrutura para tratamento dessas arritmias, caso ocorram. Recomenda-se que seja feito com paciente em unidade de terapia intensiva ou dentro do centro cirúrgico. O retorno da programação e ativação de detecção e terapia das arritmias ventriculares deve ser feito idealmente logo após o procedimento cirúrgico ou, pelo menos, antes da alta da unidade de terapia intensiva.

A placa do eletrocautério deve ser posicionada o mais distante da loja do dispositivo e o mais próximo possível do sítio cirúrgico. A aplicação de energia deve ser feita de modo intermitente e com pulsos curtos.

Os sensores de frequência cardíaca, quando ativados, podem ser acionados inadequadamente pela ventilação mecânica ou por interferências externas. Essa função pode ser desativada no período perioperatório. A frequência basal do paciente pode ser ajustada conforme a estimativa de repercussão hemodinâmica do procedimento proposto – essa proposição pode ser discutida com o marca-passista.

Durante o ato cirúrgico, o paciente deve estar monitorizado, deve haver material disponível para reanimação cardiopulmonar, desfibrilação externa e estimulação cardíaca temporária, independentemente do tipo de dispositivo e da reprogramação prévia ou não. Para pacientes portadores de desfibriladores e/ou dependentes de estimulação artificial, quando o sítio cirúrgico permitir, deve-se considerar instalação das pás do desfibrilador externo no tórax do paciente, facilitando o suporte ou terapia quando necessário. As pás devem ser instaladas em posição anteroposterior ou perpendiculares à loja do dispositivo.

Em cirurgias de urgência, os procedimentos citados devem ser adotados sempre que possível. Quando a avaliação do dispositivo e a reprogramação necessária não podem ser feitas, os cuidados devem ser redobrados durante o ato cirúrgico. A utilização do ímã sobre a loja do aparelho pode ser uma estratégia.

Vale ressaltar que, para marca-passos, a colocação do ímã sobre a loja leva à reversão assíncrona em quase todos os modelos. Em pacientes portadores de desfibriladores, o efeito magnético é a interrupção das terapias antitaquicardia, porém, não há alterações na programação antibradicardia (ou seja, nunca muda para modo assíncrono). Alguns desfibriladores podem emitir um sinal sonoro quando o ímã é colocado sobre sua loja. A programação prévia é automaticamente reestabelecida, em ambos os casos, após a retirada do ímã.

Os portadores de DCEI têm risco aumentado para endocardite infecciosa e infecção do dispositivo, especialmente quando os eletrodos estão endocárdicos. Apesar disso, não existe nenhuma recomendação para que se altere a antibioticoterapia profilática por esse motivo. A recomendação, então, é que se use profilaxia antibiótica convencional, de acordo com o procedimento em questão.

QUANDO ENCAMINHAR O PACIENTE PARA AVALIAÇÃO ELETRÔNICA DO DISPOSITIVO

O acompanhamento dos pacientes portadores de DCEI deve ser rotineiro. A periodicidade das avaliações depende do tipo de dispositivo, da longevidade estimada da bateria, da integridade do circuito, da presença ou não de arritmias e da condição clínica do paciente. Após o implante do aparelho, recomenda-se uma visita em 15 dias para retirada de pontos e avaliação do local de implante e cicatriz, seguida de duas visitas para avaliação eletrônica em um mês e três meses, para checar limiares de estimulação, integridade do circuito e ajustar a programação para as necessidades do paciente.

Após esse período, para pacientes portadores de marca-passos, recomenda-se retornos a cada 6 a 9 meses e para portadores de ressincronizadores e desfibriladores, a cada 4 a 6 meses, desde que não existam intercorrências clínicas. Caso o paciente experimente os sintomas que precederam o implante do marca-passo, receba choque do desfibrilador, apresente síncope ou queda inexplicada ou ainda descompensação de insuficiência cardíaca, a avaliação eletrônica do dispositivo deve ser solicitada, buscando causas para os sintomas e ajustando a programação quando necessário.

Em dispositivos mais modernos, podem ser programados alarmes (sons ou vibrações que partem do gerador), que denotam desde alterações clínicas como congestão pulmonar, alertam para falhas do circuito, como bateria em fim de vida ou alteração da impedância de eletrodos, até falhas nas terapias antitaquicardia, como choques inefetivos. Caso o paciente reporte a percepção desses sons ou vibrações, deve ser orientado a procurar seu médico marca-passista com brevidade. Esses alarmes podem ser ativados ou desativados durante a avaliação eletrônica e há flexibilidade dos horários em que cada tipo de alarme será ativado. O marca-passista pode orientar o paciente a tomar uma ou outra providência, dependendo do alarme acionado e do horário.

Como abordado em itens anteriores, em caso de cirurgias ou procedimentos e exames com risco de interferência eletromagnética, os pacientes devem ser encaminhados para avaliação eletrônica prévia.

REFERÊNCIAS BIBLIOGRÁFICAS

1. Barold SS, Stroobandt R, Sinnaeve AF. Cardiac pacemakers and resynchronization step-by-step: an illustrated guide. 2. ed. Chichester: Wiley-Blackwell; 2010.
2. Melo CS. Marcapasso de A a Z. São Paulo: Casa Leitura Médica; 2010.
3. Parsonnet V, Furman S, Smyth NPD. Implantable cardiac pacemarkers: status report and resource guidelines. Pacemaker Study Group, Inter-Society Commission for Heart Disease Resources (ICHD). Circulation. 1974;50:A21-35.
4. Bernstein AD, Daubert J-Claude, Fletcher RD, Hayes DL, Lüderitz B, Reynolds DW, et al. The revised NASPE/BPEG generic code for antibradycardia, adaptative-rate, and multisite pacing. PACE. 2002;25:260-4.
5. Martinelli Filho M, Siqueira SF, Nishioka SAD (eds.). Atlas de marca-passo – a função através do eletrocardiograma. São Paulo: Atheneu; 2012.
6. Vogelgesang D, Vogelgesang S. Pacemaker-induced ventricular tachycardia. Europace. 2008;10(1):46-7.

7. Gauch PRA, Melo CS. Acompanhamento do paciente portador de marcapasso. In: Melo CS (ed.). Temas de marcapasso. 4. ed. São Paulo: Leitura Médica; 2011. p. 345-58.

8. de Paola AAV, Pimenta J, Mateos JCP, Martinelli Filho M, Brito MR, Greco OT, et al. Orientações a respeito de interferências sobre os marcapassos cardíacos. In: Melo CS (ed.). Temas de marcapasso. 4. ed. São Paulo: Leitura Médica; 2011. p. 313-26.

9. Leão MIDP. Normas para a orientação de portadores de marcapasso. In: Melo CS (ed.). Temas de marcapasso. 4. ed. São Paulo: Leitura Médica; 2011. p. 359-78.

10. Thomas H, Turley A, Plummer C. BHRS Guidelines: British Heart Rhythm Society guidelines for the management of patients with cardiac implantable electronic devices (CIEDs) around the time of surgery [Internet]. Stratford upon Avon, Warwickshire (UK): BHRS; 2016.

11. Ellenbogen KA, Wilkoff BL, Kay GN, Lau CP, Auricchio A. Clinical cardiac pacing, defibrillation and resynchronization therapy. 5. ed. Philadelphia: Elsevier-Saunders; 2015.

12. Hurkmans CW, Knegjens JL, Oei BS, Maas AJ, Uiterwaal GJ, van der Borden AJ, et al; Dutch Society of Radiotherapy and Oncology (NVRO). Management of radiation oncology patients with a pacemaker or ICD: A new comprehensive practical guideline in The Netherlands. Radiat Oncol. 2012;7:198.

15

Uso de antiagregantes plaquetários e anticoagulantes no perioperatório de pacientes cardiopatas

Lázaro Fernandes de Miranda
Lucas Sampaio Valente Fernandes de Miranda

INTRODUÇÃO

O uso de anticoagulantes, antiagregantes plaquetários e trombolíticos interfere na homeostase sanguínea, rompendo o equilíbrio dinâmico vital coagulação *versus* fibrinólise, ora permitindo a trombose de escape, ora causando sangramentos, respectivamente em decorrência de fenômenos de "rebote" ou sobredoses, somados a variabilidades individuais, interações medicamentosas e alimentares. Desta forma, as indicações e doses desses medicamentos devem ser criteriosamente avaliadas e monitoradas, com base nas melhores evidências científicas disponíveis, e que os benefícios dessa terapêutica sejam claros e significativos. Devemos observar a máxima: há indicação precisa, haverá algum risco em suspender.

O paciente, cardiopata ou não, sob homeostase sanguínea artificial, ao ser submetido a procedimento cirúrgico tanto pode estar exposto a sangramento quanto a trombose, esta em razão da mobilização de tecidos e fluidos, resposta geral anestésica, bem como por imobilizações prolongadas. Evidentemente, há que se considerar também o local, o porte e o tipo de cirurgia, bem como os fatores de risco inerentes ao paciente, como cardiovasculopatia, pneumopatia, nefropatia, neuropatia, hepatopatia, neoplasia, doenças metabólicas, idade avançada, terapia de reposição hormonal, trombose prévia e discrasias sanguíneas.

Atualmente, em nível mundial, ainda predominam os dicumarínicos como anticoagulantes orais de uso mais frequente[1] e a heparina de administração parenteral, bem como o ácido acetilsalicílico e/ou o clopidogrel como antiagregantes plaquetários. Os novos anticoagulantes orais dabigatrana, rivaroxabana e apixabana foram disponibilizados recentemente para uso clínico no Brasil, enquanto a edoxabana vem sendo testada, com sucesso, em estudos de fases II e III.[2-4] Em relação aos novos antiplaquetários, foram incorporados o ticagrelor e o prasugrel.

Ao prescrever antiagregantes plaquetários e, principalmente, trombolíticos e anticoagulantes, é preciso exercer elevado grau de suspeição da presença de aneurisma dissecante de aorta, hemorragia intracraniana e/ou raquimedular, sangramentos gastrintestinais ativos, bem como a possibilidade da coexistência de discrasias sanguíneas e plaquetopenias, que são contraindicações formais ao seu emprego. Em contraponto, consolidam-se evidências de que a idade avançada (indivíduos muito idosos) não contraindica seu uso, uma vez que nessa população, embora sujeita à maior incidência de fenômenos hemorrágicos, também se evidenciam também os maiores benefícios líquidos, quando utilizados em doses ajustadas.[5-7]

Da mesma forma, é senso comum que em pacientes sob tripla terapia (ácido acetilsalicílico [AAS] + tienopiridínico ou ciclopentiltriazolopirimidina + anticoagulante), necessária em raras situações, e havendo programação de cirurgia inadiável em horizonte próximo, recomenda-se a retirada de um dos antiplaquetários, o mais breve possível, pelo elevado risco de sangramentos. Neste cenário, se o paciente necessitar de implante de *stent* coronariano, deve-se optar por *stent* metálico, mantendo-se a tripla terapia[5,6] por apenas um mês.

Em localidades nas quais se convive com epidemias de dengue, na vigência da infecção, deve-se realizar monitoramento diário do número de plaquetas e, caso reduzam a 50 mil/mL^3 ou menos, está indicada a imediata suspensão dos antiagregantes plaquetários e/ou anticoagulantes.

Visando proporcionar maior praticidade, este tema será abordade de forma hierarquizada: dos procedimentos cirúrgicos simples aos mais complexos *versus* antiplaquetários, anticoagulantes e associações de ambos.

ANTIAGREGANTES PLAQUETÁRIOS

No Brasil, estão disponibilizados os seguintes fármacos com ação antiplaquetária: AAS, ticlopidina, inibidores da glicoproteína IIb/IIIa, clopidogrel, prasugrel, ticagrelor, cilostazol e dipiridamol. A relação risco/benefício da suspensão desses medicamentos está vinculada à sua indicação de uso, qual seja: nos casos de profilaxia primária de doença aterosclerótica, a antiagregação plaquetária deve ser suspensa 7 dias antes de procedimentos cirúrgicos não cardíacos. Já nos casos de prevenção secundária, o AAS poderá ser mantido (embora pesquisa recente tenha demonstrado neutralidade), exceto nos casos em que pequenos sangramentos podem ser catastróficos (como nas neurocirurgias) e em cirurgias sem hemostasia primária (como na ressecção transuretral de próstata). Em biópsias hepáticas e/ou renais, bem como em grandes cirurgias com previsão de sangramento elevado, também devemos suspendê-la. Os tienopiridínicos e a ciclopentiltriazolopirimidina devem ter seu uso suspenso 7 dias antes dos procedimentos citados.[5,6]

Não há necessidade de suspender a antiagregação plaquetária para a realização de procedimentos odontológicos,[8] facectomias e cirurgias de glaucoma, bem como em cirurgias envolvendo pele e subcutâneo, não estéticas, recomendando-se, entretanto, cuidadosa hemostasia cirúrgica e o emprego de agentes hemostáticos tópicos. A administração de medicação intramuscular, acesso venoso central e punção arterial também podem ser realizados sem a suspensão dos agentes antiplaquetários.[5,6]

Para os pacientes que se submeteram a angioplastia coronariana, recomenda-se aguardar os seguintes prazos para a suspensão da dupla antiagregação plaquetária (DAPt):

- Se foi empregado somente balão: 7 dias.
- Se foi empregado *stent* convencional ou metálico: 30 a 90 dias.
- Se foi empregado *stent* farmacológico ou absorvível: 3 a 6 meses.

Se uma intervenção for necessária antes desses períodos, deve-se manter o AAS 100 mg ao dia durante todo o perioperatório, bem como suspender o tienopiridínico ou ciclopentiltriazolopirimidina 7 dias antes da cirurgia, reintroduzindo-os o mais precocemente possível, de preferência antes que o paciente complete 10 dias de suspensão.

Reitera-se a seguinte observação iminentemente prática para o *heart time* no laboratório de hemodinâmica: caso o paciente seja candidato à cirurgia em curto-médio prazo, deve-se optar pela implantação de *stent* convencional ou metálico. Esta mesma estratégia é recomendada para os pacientes que acumulam doença arterial coronariana com fibrilação atrial e/ou próteses metálicas ou tromboembolismos, gerando a necessidade de associar um anticoagulante à dupla antiagregação plaquetária, até que seja possível suspender um dos antiagregantes plaquetários, já que o anticoagulante é imprescindível pela presença da condição trombogênica.

Há evidências científicas que nos permitem concluir que, em cirurgias de revascularização do miocárdio, a manutenção do AAS pode ser neutra quanto à maior ocorrência de eventos hemorrágicos e também não contribui para a redução de eventos isquêmicos no trans e pós-operatório. O estudo POISE-2[9] evidenciou que a manutenção do AAS em pacientes cardiopatas submetidos a cirurgias não cardíacas aumentou a ocorrência de complicações. Quanto aos outros antiplaquetários, o ticagrelor permitiu a realização de cirurgia de revascularização do miocárdio com apenas 3 dias de suspensão.[10] Entretanto, as nossas diretrizes[5,6] recomendam de 5 a 7 dias sem ticagrelor e 7 dias sem ticlopidina, clopidogrel e prasugrel.

ANTICOAGULANTES

O paciente submetido ao uso de anticoagulante e que necessite se submeter a um procedimento invasivo e/ou cirúrgico tem 3% de risco de sangramentos graves perioperatórios. Entretanto, há consenso de que INR < 1,5 não esteja associado a esse maior risco de sangramento perioperatório. Por outro lado, se o anticoagulante for simplesmente descontinuado, a depender da classificação de risco trombótico prévio, o risco de tromboembolismo será elevado proporcionalmente (notadamente menos frequente que os sangramentos), assim como suas temíveis consequências.[11] A seguir serão apresentados os anticoagulantes mais empregados em nosso meio.

Heparina de baixo peso molecular (HBPM)

Empregada com finalidade terapêutica antitrombótica nas síndromes isquêmicas agudas e em outras condições clínicas, na dose de 1 mg/kg, por via subcutânea, a cada 12 horas. Nos casos específicos de síndrome coronariana aguda, deve ser administrada uma dose de ataque de 30 mg por via intravenosa. Se o paciente tiver mais de 75 anos, não ser administra a dose de ataque e deve-se reduzir a dose de cada aplicação subcutânea para 0,75 mg/kg. Na presença de insuficiência renal (*clearance* de creatinina < 30 mL/min), administra-se a dose de 1 mg/kg, por via subcutânea, somente 1 vez ao dia. Frequentemente é utilizada na prevenção de tromboses venosas, estendendo a zona de segurança aos pacientes por meio de protocolos adaptados às peculiaridades clínico-cirúrgicas de cada situação de risco. Neste particular, a dose média recomendada é 40 mg, por via subcutânea, em aplicação única diária.

A HBPM é empregada no perioperatório como ponte de anticoagulação e está formalmente indicada aos pacientes considerados de alto risco de eventos tromboembólicos (próteses mecânicas ou metálicas, FA com CHADS2-VASC > 5, associada a doença valvar ou com acidente vascular encefálico/ataque isquêmico transitório – AVC/AIT – ou tromboembolismo venoso – TEV – nos últimos 3 meses, ou associada a trombofilia grave com deficiência de proteína C ou S ou de antitrombina, ou presença de anticorpo antifosfolípide).[5]

Nos pacientes classificados como de baixo risco para eventos tromboembólicos, indica-se a suspensão temporária do anticoagulante oral e o emprego de heparina em dose profilática, visando evitar tromboembolismo perioperatório.

Considerando o paciente com síndrome isquêmica aguda (angina instável ou infarto agudo do miocárdio) e candidato à realização de cineangiocoronariografia de imediato ou em até 24 horas, a seguinte estratégia é recomendada: se a opção for pela realização de punção arterial radial, iniciar e manter a HBPM em doses terapêuticas individualizadas. Caso a estratégia recomendada/programada seja a realização por punção arterial femoral, a HBPM deverá ser iniciada somente no laboratório de hemodinâmica. Se já estiver sendo usada, deve-se suspendê-la por pelo menos 18 a 24 horas antes do exame, retornando-a após um período mínimo de 24 horas da conclusão do estudo/terapêutica invasiva. Tal conduta tem por finalidade reduzir as temidas complicações, como grande hematoma, inclusive retroperitoneal, síndrome compartimental e/ou pseudoaneurisma, por vezes fatais.

A heparina não fracionada (HNF), de uso intravenoso, contínuo ou não, é uma opção à HBPM, porém de menor praticidade, e deve ser reservada para os casos de insuficiência renal (ClCr < 30 mL/min), quando se deve evitar o uso de HBPM.

Dicumarínicos

As diretrizes mais recentes[5,6,11] asseguram que não se deve suspender os anticoagulantes orais, mesmo a varfarina, para a realização de procedimentos odontológicos, facectomia ou cirurgia de glaucoma, assim como cirurgias em superfície corporal não estéticas, pelos potenciais riscos de trombose rebote e a exequibilidade de controlar os eventuais 50% (eleva-se de 3,0 para 4,5%) de aumento dos sangramentos/hematomas, com cuidadosa hemostasia cirúrgica e o emprego de agentes hemostáticos tópicos. Aconselha-se, entretanto, realizar o procedimento com INR dentro da faixa terapêutica (entre 2,0 e 3,0, não acima de 3,0).

Em pacientes de alto risco de eventos tromboembólicos, recomendam-se os procedimentos descritos a seguir.[5,6,11]

Em se tratando de cirurgias em cavidades (torácica, abdominal, craniana, medular, articular, tireoide, câmera posterior do globo ocular, ressecção transuretral da próstata) e procedimentos endoscópicos com biópsia, deve-se realizar, se possível, a terapia ponte de anticoagulação:

- Suspender a varfarina nos 5 dias que antecedem a cirurgia; se INR < 1,5 liberar para o procedimento, retornando o dicumarínico em doses habituais a partir do 2º dia de pós-operatório, exceto nos casos de neurocirurgia e/ou em presença de sangramento ativo.

- Iniciar a HBPM em doses terapêuticas a partir dos 4 dias que antecedem o procedimento, mantendo-a até o 3º dia de pós-operatório e/ou quando o INR tiver retornado à faixa terapêutica. Recomenda-se que as doses pré e pós-operatórias de HBPM guardem um intervalo mínimo de 24 horas em relação ao procedimento cirúrgico, e a dose que precede a intervenção deve ser reduzida à metade, pelo risco de hemorragia epidural, em razão da punção anestésica, se for o caso.

Nos procedimentos cirúrgicos com urgência relativa, ou seja, que têm de ser realizados em até 24 a 96 horas, recomenda-se:

- Suspender a varfarina em uso.
- Acrescentar a administração de 2 a 3 mg de vitamina K por via oral (o conteúdo da própria ampola tem boa absorção intestinal), o que reduzirá a INR, possibilitando a realização da cirurgia mais precocemente.

Em se tratando de urgências que exijam cirurgia imediata (< 24 horas) e/ou de acidentes hemorrágicos, recomenda-se:

- Suspender a varfarina em uso.
- Administrar vitamina K na dose de 2,5 a 5 mg por via intravenosa.
- Administrar concentrado de complexo protrombínico ou plasma fresco congelado.
- Na dose de 10 a 15 mL/kg.
- Atuar em equipe (*heart time*) assessorada por hematologista no centro cirúrgico e no transcorrer do pós-operatório imediato, o qual avaliará a indicação de fator recombinante VIIa e plaquetas, entre outros recursos, para casos específicos.

Neste cenário composto por hemorragia × trombose × cirurgia, a Associação Americana de Anestesia Regional particulariza e recomenda que as discrasias sanguíneas e o uso de antitrombóticos (antiagregantes e anticoagulantes) em que INR > 1,5 ou contagem de plaquetas menor que 50.000 por milímetro cúbico são contraindicações para a anestesia e a analgesia neuroaxionais, pelo risco de hemorragias epidurais.

A II Diretriz de Avaliação Perioperatória da Sociedade Brasileira de Cardiologia,[5] considerando o risco tromboembólico *versus* cirurgia, estabelece as recomendações descritas no Quadro 1.

Quadro 1   Recomendações da II Diretriz de Avaliação Perioperatória da Sociedade
Brasileira de Cardiologia

Paciente de baixo risco tromboembólico

Próteses mecânicas aórticas, sem fatores de risco para AVE

FA com CHADS2 de 0 a 2, sem AVE ou AIT prévios

TEV há mais de 12 meses, sem outros fatores de risco

Recomendações:
- Interromper a varfarina 5 dias antes da cirurgia e aguardar INR < 1,5 para a realização do procedimento, reiniciando-a 12 a 14 horas depois
- No pré-operatório, se indicado, pode ser empregada a HBPM ou HNF em doses profiláticas

Paciente de alto risco tromboembólico

Qualquer prótese mecânica em posição mitral, prótese mecânica aórtica antiga ou com história de AVE ou AIT nos últimos 6 meses

Fibrilação atrial com CHADS2 superior a 5, associada a doença valvar ou com AVE ou AIT nos últimos 3 meses

Tromboembolismo venoso recente (últimos 3 meses) ou associado a trombofilia grave (deficiência de proteínas C, S, antitrombina ou presença de anticorpo antifosfolípide)

Recomendações:
- Interromper a varfarina 5 dias antes da operação/intervenção e aguardar INR < 1,5
- Iniciar a ponte de HBPM ou HNF em dose plena quando o INR < 2
- Suspender a HNF intravenosa 4 horas antes do procedimento e a HBPM subcutânea 24 horas antes (última dose à metade), retornando-as no pós-operatório, respectivamente, 12 e 24 horas após a cirurgia, permanecendo até o INR alcançar a faixa terapêutica

Paciente de risco intermediário tromboembólico

Na ausência de evidências fortes e dependendo da avaliação individualizada, a critério do médico assistente, podem ser seguidas orientações tanto para o alto como para o baixo risco, dos itens anteriores

Novos anticoagulantes orais

Os novos anticoagulantes orais (NOAC), recentemente disponibilizados para uso clínico em nosso país, são classificados em: inibidor direto da trombina (dabigatrana) e inibidor direto do fator de coagulação Xa (rivaroxabana, apixabana e edoxabana, Figura 1).

Estão aprovados, até o momento, para prevenção e tratamento de tromboembolismo venoso, bem como para a prevenção de eventos tromboembólicos arteriais sistêmicos em pacientes com fibrilação atrial, na ausência de valvopatia mitral ou cardiomiopatia hipertrófica, como opção à substituição da varfarina, identificando-se as seguintes vantagens em relação a ela:

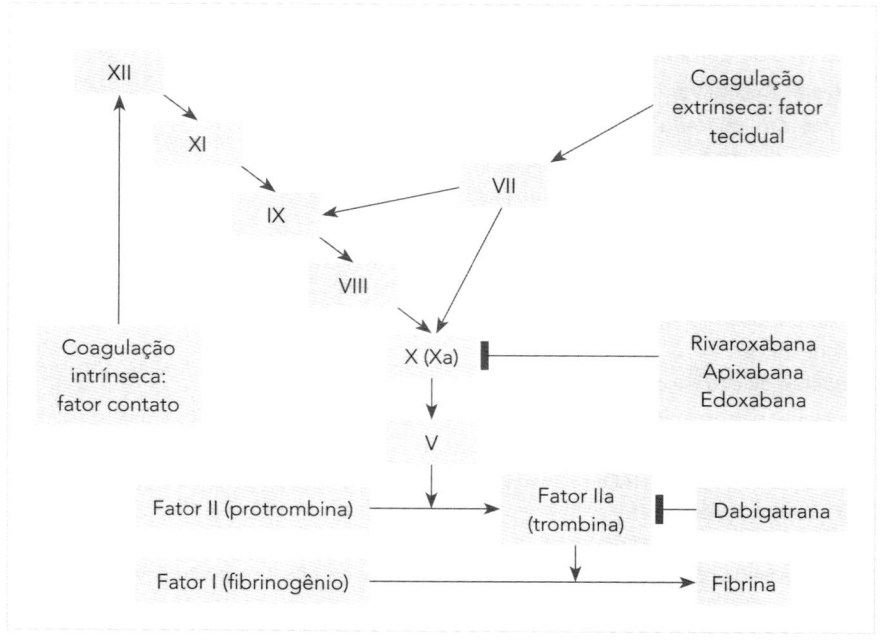

Figura 1   Mecanismo de ação dos NOAC.

- Rápido início de ação (1 a 3 horas).
- Meia-vida curta (12 a 15 horas).
- Farmacocinética previsível, efeito anticoagulante persistente.
- Ampla janela terapêutica.
- Eficácia na redução de AVE isquêmico (AVEi) e também do risco de AVE hemorrágico (AVEh).
- Excreção hepática e/ou renal, preferencialmente.
- Menor interação medicamentosa e alimentar.
- Boa tolerabilidade gástrica.
- Dispensa o controle laboratorial de rotina, disponibilidade de antídotos em breve.

Em contrapartida, registra-se como desvantagens:

- O principal fator limitante ao seu emprego ainda tem sido a ausência de antídoto específico, entretanto, um anticorpo monoclonal antidabigatrana (idarucizumabe) já se encontra em fase de liberação para comercialização. No mesmo sentido, recentemente foram divulgados os resultados de uma pesquisa em fase I, em que um antídoto sintético (andexanet-alfa), em dose única de 100 a 300 mg, retornou ao normal, depois de apenas 10 minutos, o tempo de coagulação alterado por 60 mg de edoxabana.[12] Outro produto em estudo, o ciraparantag, bloqueia imediatamente a ação de todos os NOAC, inclusive a edoxabana.

- Elevada ligação proteica (rivaroxabana e apixabana), tornando-os não dialisáveis.
- Alguns têm meia-vida curta (dabigatrana, apixabana), determinando 2 tomadas ao dia, o que também pode ser visto como vantagem, quando é necessário conter sangramentos.
- Custo ainda elevado.

As interações medicamentosas dos NOAC, sensivelmente menos frequentes que as da varfarina, são: antifúngicos azólicos (cetoconazol, fluconazol, itraconazol), amiodarona, verapamil, quinidina, rifampicina, claritromicina, carbamazepina, gabapentina, fenitoína, antirretrovirais e antidepressivos que atuam sobre a serotonina e a noradrenalina.

Ao se defrontar com a necessidade de realizar um procedimento cirúrgico em paciente em uso de NOAC, deve-se observar, inicialmente, o perfil cardiovascular do paciente, comorbidades e o *clearance* de creatinina, bem como o tipo de cirurgia a ser realizada, se de baixo ou alto risco de sangramento. Em se tratando de cirurgia de urgência, tentar postergar o procedimento por pelo menos 12 horas da ingestão da última dose do NAOC.

Os NOAC deverão ser reintroduzidos normalmente 6 a 8 horas após o procedimento. Entretanto, nos casos de cirurgias com alto risco de sangramento, hemostasia incompleta ou trabalhosa, a anticoagulação plena só deverá ser restabelecida após 48 a 72 horas. Nestes casos, para os pacientes que permanecerão imobilizados, deve-se interpor a administração de HBPM em doses profiláticas.

Na vigência de sangramento agudo em uso de NAOC, considerar, hierarquicamente, as seguintes providências (Figura 2):

- Suspender o NOAC e realizar hemostasia local e compressão mecânica, se possível.
- Administrar líquidos (via oral e intravenosa) para estimular a eliminação renal do medicamento.
- A dabigatrana é reduzida em 60 a 80% por uma sessão de hemodiálise.
- Se dabigatrana, administrar 30 a 50 g de carvão ativado, em até 2 horas após a ingestão do NOAC.
- Drogas vasoativas.
- Hemotransfusão, concentrado de plaquetas.

- Plasma fresco gelado: 10 a 15 mL/kg, observando a expansão volêmica se coexistir insuficiência cardíaca ou renal.
- Concentrado de complexo protrombínico (beriplex, prothromplex): 25 a 50 UI/kg.

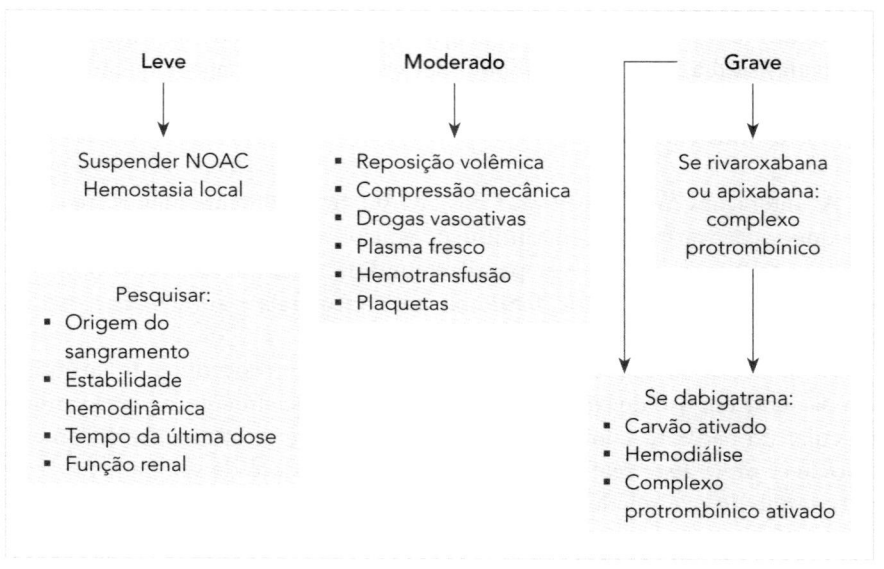

Figura 2   Sangramento agudo: reversão.

A seguir, serão detalhadas as peculiaridades de cada NOAC atualmente em uso no Brasil.

Dabigatrana

O primeiro NOAC a ser aprovado no Brasil foi a dabigatrana, inibidor direto da trombina, inicialmente para a profilaxia de TEV em cirurgias de artroplastia de quadril e joelho. Após a publicação dos resultados do estudo RE-LY,[7,13] sua indicação se estendeu para a profilaxia de tromboembolismo sistêmico, decorrente de fibrilação atrial em paciente sem valvopatia significativa, mostrando-se superior à varfarina, quando empregada na dose de 150 mg 2 vezes ao dia, com redução da mortalidade cardiovascular em 15%. Foi testada, com sucesso, na anticoagulação profilática para a cardioversão elétrica ou química. Alcança o pico plasmático em 2 horas e sua meia-vida é de 12 a 15 horas. Sua excreção é 80% por via renal e não deve ser usada em doses plenas se o *clearance* de creatinina for menor que 30 mL/kg/min. Tem interação medicamentosa com cetoconazol, rifampicina e carbamazepina ao competir pela glicoproteína P no plasma. Está contraindicada em casos de prótese valvar mecânica,[22] AVEi até 14 dias ou AVEh há 6 meses e hepatopatia moderada a grave, bem como em gestantes, nutrizes e crianças. É relativamente frequente a ocorrência de dispepsia (11,3-11,8%), então sugere-se ingerir o comprimido com água gelada e em associação com inibidores da bomba de prótons.

O estudo RE-ALIGN[2] comparou a dabigatrana com a varfarina em pacientes com válvulas mecânicas, tendo sido interrompido precocemente pelo aumento do número de eventos tromboembólicos e também de sangramentos pós-cirúrgicos no grupo da dabigatrana. Assim, até o momento, os NOAC estão contraindicados em pacientes com prótese valvlar não biológica e, por extensão, em portadores de lesão valvar moderada a importante.

As seguintes recomendações se aplicam em caso de necessidade de procedimento cirúrgico:

- Cirurgia de catarata ou glaucoma, odontológica e dermatológica não estética, drenagem de abscesso, endoscopia sem intervenção: não necessitam de suspensão.
- Endoscopia e colonoscopia com biópsia, angiografia, estudo eletrofisiológico e ablação simples, implante de marca-passo ou CDI e demais cirurgias: suspender a dabigatrana 24 horas antes, retornando-a 12 a 24 horas após o procedimento.
- Ressecção transuretral da próstata, ablação complexa, biópsia hepática ou renal requerem suspensão por 48 horas e retorno após 24 a 48 horas.
- Não há necessidade e não se recomenda a realização de terapia-ponte de anticoagulação com heparina.
- Nos casos de alto risco de sangramento ou presença de disfunção renal moderada a grave (ClCr < 50 mL/min), deve-se suspender a dabigatrana 48 horas antes.
- Em pré-cirurgia de urgência, TTPa < 80s sinaliza menor risco de sangramento.

Rivaroxabana

É um inibidor direto do fator X ativado (Xa) da cascata da coagulação. Inibe ao mesmo tempo o Xa livre, o Xa ligado ao complexo protrombinase e o presente no coágulo. Tem pico de ação em torno de 3 horas e meia-vida de 9 a 13 horas. Os rins a eliminam em 33%, porém, não é dialisável, em razão de sua elevada ligação proteica (90%). Permite a administração em apenas uma tomada ao dia, sendo as doses estabelecidas nos estudos clínicos,[6,7,14] levando-se em conta a doença e o uso (se profilaxia ou tratamento), bem como a presença de comorbidades, especialmente a disfunção renal. Assim, temos:

- Prevenção de AVE e embolia sistêmica em adultos com FA não valvular, com um ou mais fatores de risco: 1 comprimido de 20 mg/dia.
- Artroplastia eletiva:
  - Quadril: 1 comprimido de 10 mg/dia/5 semanas.
  - Joelho: 1 comprimido de 10 mg/dia/2 semanas.
  - Iniciar 6-10 horas após a cirurgia.
- Tratamento de trombose venosa profunda (TVP) e prevenção de recorrência de TVP e embolia pulmonar (EP) em adultos: 1 comprimido de 15 mg 2 vezes ao dia, durante 3 semanas. Depois manter com 1 comprimido de 20 mg 1 vez ao dia.
- Podem ocorrer interações medicamentosas com antifúngicos azólicos (cetoconazol, itraconazol, fluconazol), amiodarona, verapamil, quinidina, rifampicina, claritromicina, carbamazepina, gabapentina, fenitoína, antirretrovirais e antidepressivos que atuam sobre a serotonina e a noradrenalina.

Diante da necessidade de intervenção e/ou procedimento cirúrgico, recomenda-se:

- Cirurgia de catarata ou glaucoma, odontológica e dermatológica não estética, drenagem de abscesso, endoscopia sem intervenção: não necessitam de suspensão.
- Endoscopia e colonoscopia com biópsia, angiografia, estudo eletrofisiológico e ablação simples, implante de marca-passo ou CDI e demais cirurgias: suspender a rivaroxabana 24 horas antes, retornando-a 12 horas após o procedimento.
- Iniciar com uma primeira dose de 10 mg e depois manter a dose habitual.
- Ressecção transuretral da próstata, ablação complexa, biópsia hepática ou renal: suspensão por 48 horas e retorno após 24 horas.
- Não há necessidade e não se recomenda a realização de terapia-ponte de anticoagulação com heparina.

Os testes úteis na avaliação do efeito anticoagulante da rivaroxabana são o tempo de trombina (TT) e a atividade antifator Xa, permitindo, em situações de sangramento, avaliar os níveis plasmáticos residuais da rivaroxabana e sua correlação com os desfechos clínicos. Em pré-cirurgia de urgência, um TTPa < 80 s sinaliza menor risco de sangramento.

Não é recomendável o seu emprego como alternativa à heparina não fracionada (HNF) em pacientes com EP hemodinamicamente instáveis e/ou elegíveis para trombólise ou trombectomia pulmonar.

Apixabana

Inibidor potente do fator de coagulação Xa. Com base nos resultados do estudo ARISTOTLE,[13] a apixabana demonstrou superioridade ao ser comparada à varfarina, especialmente em relação à redução dos acidentes vasculares encefálicos hemorrágicos e às hemorragias como um todo, culminando com a redução de 11% na mortalidade geral. As autoridades sanitárias brasileiras aprovaram-na recentemente para uso clínico em nosso país. Tem início de ação em 3 a 4 horas e meia-vida de 12 a 14 horas, exigindo-se 2 tomadas diárias. Sua eliminação ocorre 27% por via renal e 93% pela via biliar.

Em caso de necessidade de procedimento cirúrgico, recomenda-se:[5,6]

- Cirurgia de catarata ou glaucoma, odontológica e dermatológica não estética, drenagem de abscesso, endoscopia sem intervenção: não necessitam de suspensão.
- Endoscopia e colonoscopia com biópsia, angiografia, estudo eletrofisiológico e ablação simples, implante de marca-passo ou CDI e demais cirurgias em cavidades: suspender a apixabana 24 horas antes, retornando-a 12 a 24 horas após o procedimento.
- Ressecção transuretral da próstata, ablação complexa, biópsia hepática ou renal: suspensão por 48 horas e seu retorno após 24 a 48 horas.
- Não há necessidade e não se recomenda a realização de terapia-ponte de anticoagulação com heparina.

A implementação deste novo anticoagulante oral deverá considerar determinadas características clínicas dos pacientes, especialmente a presença de comorbidades (diabetes, insuficiência renal), fatores de risco para acidente vascular cerebral e sangramentos, escore HAS-BLED > 3,0 e pacientes idosos, quando a segurança é fator primordial.

Foi testado, com sucesso, na anticoagulação preparatória para cardioversão.[15]

Edoxabana

É o mais recente NOAC, altamente específico inibidor do fator X ativado. Foi desenvolvido para tratamento e prevenção de tromboembolismo venoso, prevenção de acidente vascular cerebral e embolismo sistêmico em pacientes com fibrilação atrial não valvar. A dose diária é de 30 a 60 mg, em uma única tomada, devendo ser reduzida em 50% se houver insuficiência renal moderada a grave e/ou possibilidade de interação com outras drogas em nível de proteína P do plasma.[3,4] Ainda não está disponível no Brasil.

Ao concluir este relevante tema, apresentam-se as estratégias práticas para a conversão entre os anticoagulantes e outras particularidades desta terapêutica:

- De varfarina para NOAC: suspender a varfarina e iniciar a primeira dose do NOAC quando o INR < 2.
- De NOAC para varfarina: iniciar a varfarina 3 dias antes de descontinuar o NOAC.
- De HBPM para NOAC: iniciar o NOAC 2 horas antes da próxima dose de HBPM.
- De HNF contínua para NOAC: iniciar o NOAC no momento da descontinuação da HNF.
- Dose omitida: não dobrar a dose do dia para compensar dose esquecida.
- Pacientes com nefropatia, hepatopatia, neuropatia e discrasias sanguíneas requerem avaliação especializada dentro do *heart time*.
- AVEh: manter o anticoagulante suspenso por 6 meses.
- AVEi: não realizar trombólise em uso de anticoagulante; não iniciar anticoagulante antes de 10 a 14 dias, devendo ser administrado apenas antiagregante plaquetário, em face do risco de transformação hemorrágica.
- AIT: não contraindica nem pospõe o uso de anticoagulante.

Quadro 2   Resumo das principais recomendações e estratégias do manejo perioperatório de pacientes cardiopatas, em uso de antiagregantes plaquetários e/ou anticoagulantes, candidatos a cirurgias cardíacas e não cardíacas

1. Questionar se a indicação da anticoagulação foi precisa e se seu uso ainda é necessário
2. Cirurgias eletivas: planejar com o cirurgião o melhor momento para a cirurgia
3. Cirurgia de catarata ou glaucoma, odontológica e dermatológica não estética, drenagem de abscesso, endoscopia e colonoscopia sem intervenção não necessitam de suspensão
4. Endoscopia e colonoscopia com biópsia, angiografia, estudo eletrofisiológico e ablação simples, implante de marca-passo ou CDI e demais cirurgias em cavidades e pacientes de alto risco tromboembólico: suspender NOAC 24 a 48 horas antes do procedimento, retornando-o 12 a 24 horas depois. Se se tratar de dicumarínico (somente dicumarínico), empregar a ponte de anticoagulação: • Suspender a varfarina nos 5 dias que antecedem a cirurgia. Se INR < 1,5, liberar para o procedimento, retornando o dicumarínico em doses habituais a partir do segundo dia de pós-operatório, exceto casos de neurocirurgia e/ou em presença de sangramento ativo

(continua)

Quadro 2   Resumo das principais recomendações e estratégias do manejo perioperatório de pacientes cardiopatas, em uso de antiagregantes plaquetários e/ou anticoagulantes, candidatos a cirurgias cardíacas e não cardíacas *(continuação)*

- Iniciar a HBPM em doses terapêuticas a partir dos 4 dias que antecedem o procedimento, mantendo-a até o terceiro dia de pós-operatório e/ou quando o INR estiver na faixa terapêutica. Recomenda-se que as doses pré (metade da dose) e pós-operatórias guardem um intervalo mínimo de 24 horas em relação ao procedimento cirúrgico, pelo risco de hemorragia epidural, em razão da punção anestésica

5. Para cirurgias urgentes:
   - Se em uso de NOAC, suspendê-lo por um período de 12 a 24 horas antes, retornando-o 12 a 24 horas após o procedimento
   - Se em uso de varfarina, suspendê-la e administrar 2 a 3 mg de vitamina K por via oral e/ou 2,5 a 5 mg por via intravenosa
   - Se ainda for necessário, administrar concentrado de complexo protrombínico ou plasma fresco congelado

6. Se em uso de clopidogrel, ticagrelor ou prasugrel, suspendê-los 5 a 7 dias antes do procedimento cirúrgico, obedecendo ainda aos seguintes intervalos de tempo em relação à angioplastia:
   - Se foi empregado somente balão: 7 dias
   - Se foi empregado *stent* convencional: 30 a 90 dias
   - Se foi empregado *stent* farmacológico: 3 a 6 meses

7. Atenção especial às contraindicações e comorbidades, especialmente a insuficiência renal, bem como às interações medicamentosas

8. Pacientes muito idosos podem e devem ser anticoagulados, adequando-se as doses

REFERÊNCIAS BIBLIOGRÁFICAS

1. Stroke Prevention in Atrial Fibrillation Investigators: Stroke Prevention Fibrillation Study. Circulation. 1991;84:527-39.
2. Eikelboom JW, Connolly SJ, Brueckmann M, Granger CB, Kappetein AP, Mack MJ, et al.; for the RE-ALIGN Investigators. Dabigatran versus warfarin in patients with mechanical heart valves. N Engl J Med. 2013;369:1206-14.
3. The Hokusai-VTE Investigators. Edoxaban versus warfarin for the treatment of symptomatic venous thromboembolism. N Engl J Med. 2013;369(15):1406-15.
4. Weitz JI, Connolly SJ, Patel I, Salazar D, Rohatagi S, Mendell J, et al. Randomised, parallel-group, multicenter, multinational phase 2 study comparing edoxaban, an oral factor Xa inhibitor, with warfarin for stroke prevention in patients with atrial fibrillation. Thromb Haemost. 2010;104(3):633-41.
5. Marques AC, Bellen BV, Caramelli B, et al. II Diretriz de Avaliação Perioperatória da Sociedade Brasileira de Cardiologia.
6. Serrano Jr CV, Fenelon G, Soeiro AM, Nicolau JC, Piegas LS, Montenegro ST, et al. Sociedade Brasileira de Cardiologia. Diretrizes Brasileiras de Antiagregantes Plaquetários e Anticoagulantes em Cardiologia. Arq Bras Cardiol. 2013;101(Supl.3):1-93.

7. The EINSTEIN Investigators. Oral rivaroxaban for symptomatic venous thromboembolism. N Engl J Med. 2010;363:2499-510.
8. Aframian D, Lalla R, Peterson D. Management of dental patients taking common hemostasis altering medications. Oral Surg Oral Med Oral Pathol Radiol Endod. 2007;103:1-11.
9. Devereaux PJ, Mrkobrada M, Sessler DI, Leslie K, Alonso-Coello P, Kurz A, et al.; for the POISE-2 Investigators. Aspirin in patients undergoing noncardiac surgery. N Engl J Med. 2014;370:1494-503.
10. Wallentin L, Becker RC, Budaj A, Cannon CP, Emanuelsson H, Held C, et al; PLATO Investigators. Ticagrelor versus clopidogrel in patients with acute coronary syndromes. N Engl J Med. 2009;361(11):1045-57.
11. Nishimura RA, Otto CM, Bonow RO, Carabello BA, Erwin JP, Guyton RA, et al. 2014 AHA/ACC Guideline for the Management of Patients With Valvular Heart Disease. Circulation. 2014;63(22)2438-88.
12. Use of PER977 to reverse the anticoagulant effect of edoxaban. N Engl J Med. 2014;371:2141-2.
13. Granger CB, Alexander JH, McMurray JJ, Lopes RD, Hylek EM, Hanna M, et al.; ARISTOTLE Committees and Investigators. Apixaban versus warfarin in patients with atrial fibrillation. N Engl J Med. 2011;365:981-92.
14. Patel MR, Mahaffey KW, Garg J, Mahaffey KW, Garg J, Pan G, et al.; ROCKET AF Investigators. Rivaroxaban versus warfarin in nonvalvular atrial fibrillation. N Engl J Med. 2011;365(10):883-91.
15. Silvain J, Beygui F, Barthélémy O, Pollack C Jr, Cohen M, Zeymer U, et al. Efficacy and safety of enoxaparin versus unfractionated heparin during percutaneous coronary intervention: systematic review and meta-analysis. BMJ. 2012;344:e553-9.
16. Connolly SJ, Ezekowitz MD, Yusuf S, Eikelboom J, Oldgren J, Parekh A, et al. Randomized Evaluation of Long-term anticoagulant therapY (RE-LY): dabigatran versus warfarin in patients with atrial fibrillation. N Engl J Med. 2009;361:1139-51.
17. Hankey GJ, Eikelboom JW. Dabigatran etexilate: a new oral thrombin inhibitor. Circulation. 2011;123(13):1436-50.
18. Schulman S, Crowthen M. How I treat with anticoagulant in 2012: new and old anticoagulants, and when and how to switch. Blood. 2012;119(13):3016-23.
19. Wiviotti SD, Braunhald E, McCabe CH, Montalescot G, Ruzyllo W, Gottlieb S, et al; TRITON-TIMI 38 Investigators. Prasugrel versus clopidogrel in patients with acute coronary syndromes. N Engl J Med. 2007;357(20):2001-15.
20. Kaatz S, Koides PA, Garcia DA, Spyropolous AC, Crowther M, Douketis JD, et al. Guidance on the emergent reversal of oral thrombin and factor Xa inhibitors. Am J Hematol. 2012;87:S141-5.
21. Siegel MD, Crowther MA. Acute management of bleeding on novel oral anticoagulants. Eur Heart J. 2013;34(7):489-98.
22. Fuster V, Ryden LE, Asinger RW, Cannom DS, Crijns HJ, Frye RL, et al. ACC/AHA/ESC Guidelines for the Management of Patients with Atrial Fibrillation: Executive Summary. J Am Coll Cardiol. 2001;38(4).
23. Hirsh J, Raschke R. Heparin and low-molecular-weight heparin: the Seventh ACCP Conference on Antithrombotic and Thrombolytic Therapy. Chest. 2004;126(3 Suppl):188S-203S.
24. Bonow RO, Carabello BA, Chartterjee K, Leon AC, Faxon DP, Freed MD, et al. ACC/AHA 2006 Guidelines for the Management of Patients with Valvular Heart Disease. Circulation. 2006;114(5):e84-231.
25. Ansell JE. Oral anticoagulant-therapy – 50 years later. Arch Intern Med. 1993;153(5):586-96.

26. Sié P, Samama CM, Godier A, Rosencher N, Steib A, Llau JV, et al.; Working Group on Perioperative Haemostasis; French Study Group on Thrombosis and Haemostasis. Surgery and invasive procedures in patients on long-term treatment with direct oral anticoagulants: thrombin or factor-Xa inhibitors. Recommendations of the Working Group on perioperative haemostasis and the French Study Group on thrombosis and haemostasis. Arch Cardiovasc Dis. 2011;104(12):669-76.
27. Reversal of dabigatran anticoagulant effect with idarucizumab. Clinical Trials. Disponível em: <https://clinicaltrials.gov/ct2/show/NCT02104947>. Acessado em: 17 ago 2016.
28. Eikelboom JW, Quinlan DJ, Van Ryn J, Weitz JL. Idarucizumab: the antidote for reversal of dabigatran. Circulation. 2015;132(25):2412-22.
29. Lopes R, Al-Khatib SM, Wallentin L, Yang H, Ansell J, Bahit MC, et al. Efficacy and safety of apixaban compared with warfarin according to patient risk of stroke and of bleeding in atrial fibrillation: a secondary analysis of a randomised controlled trial. Lancet. 2012;380:1749-58.
30. Giugliano RP, Ruff CT, Braunwald E, Murphy SA, Wiviott SD, Halperin JL, et al. Edoxaban versus warfarin in patients with atrial fibrillation. N Engl J Med. 2013;369:2093-104.
31. Heidbuchel H, Verhamme P, Alings M, Antz M, Hacke W, Oldgren J, et al; European Heart Rhythm Association. European Heart Rhythm Association Practical Guide on the use of new oral anticoagulants in patients with non-valvular atrial fibrillation. Europace. 2013:15:625-51.

16

Avaliação cardiológica perioperatória: a visão do anestesiologista

Edno Magalhães
Cátia Sousa Govêia
Luís Cláudio de Araújo Ladeira

Na década de 1950, já havia uma preocupação grande entre anestesiologistas e cirurgiões sobre a mortalidade em procedimentos cirúrgicos sob anestesia geral. Muitos estudos vinham sendo feitos sobre o assunto. Em 1954, Beecher e Todd,[1] um cirurgião e um anestesiologista, após usarem extenso levantamento envolvendo dez instituições médicas americanas e 599.548 anestesias, publicaram os resultados encontrados sobre causas de mortalidade:

- Anestesia: 1 em 2.680 casos.
- Cirurgia: 1 em 420 casos (erro de diagnóstico, avaliação ou técnica).
- Doença do paciente: 1 em 95 casos.

Os trabalhos subsequentes fixaram-se nos fatores anestesia, cirurgia e doenças do paciente.

Entre 1970 e 1980, houve uma acentuada redução na incidência de infarto do miocárdio perioperatório, que se acreditava ser a causa de 70% da mortalidade perioperatória. À época, alguns acreditavam que a causa real seria a isquemia prolongada não identificada.

Na década seguinte (1980 a 1990), a avaliação da função miocárdica recebeu grande progresso tecnológico, que incluía ECG de 12 derivações, ECG em repouso e no exercício, ecocardiografia transtorácica e sob estresse, ventriculografia, angiografia coronariana, cintilografia e outras. Essas inovações tecnológicas geraram uma extraordinária precisão das avaliações em cardiologia, com grandes benefícios nas avaliações de risco cardiológico perioperatório.

Já em 1996, o Colégio Americano de Cardiologia, com a Associação Americana do Coração, produziram algoritmos para três graus de risco criados por eles próprios: baixo risco (hipertensão arterial não controlada), médio risco (infarto do miocárdio prévio) e alto risco (angina instável).[2]

Os últimos 20 anos presentearam os profissionais médicos envolvidos no manuseio da segurança perioperatória dos pacientes cirúrgicos com grandes possibilidades de melhora e precisão na avaliação do risco cardiológico perioperatório.

A importância atual da avaliação de risco cardiológico perioperatório torna-se maior se for considerado o aumento do grau de envelhecimento da população brasileira. Leve-se em consideração que essa população, com maior frequência nos dias atuais, aparece nos mapas cirúrgicos dos hospitais, sendo esses pacientes, em proporção importante, portadores de doença arterial coronariana.

É necessário destacar que o uso das avaliações cardiológicas perioperatórias destina-se a complementar avaliações gerais das possibilidades de risco em cirurgias não cardíacas e não emergenciais.

Após as primeiras percepções da necessidade de previsões para complicações cardiovasculares perioperatórias, o surgimento dos famosos "índices" ocorreu de forma bastante variada.[3-8] Os índices, na realidade, tentam prever a probabilidade de complicações cardíacas no período perioperatório.

A perspectiva do anestesiologista é que a estimativa de risco avalia apenas a possibilidade de complicações. Os pareceres de especialistas devem, na visão do anestesiologista, ter o nível de informação técnica suficiente capaz de até interferir no manuseio perioperatório. O simples cálculo de um escore não fornece informações suficientes para modificar adequadamente tal manuseio.

Em resumo, para o anestesiologista, a maioria dos índices ou escores significa graus e números – os mais variados, a depender do autor. Muitos indicam a reserva cardiorrespiratória e a capacidade de exercício do paciente. Esses fatores dependem substancialmente do balanço entre oferta e demanda de oxigênio, diuturnamente manipulado por esse profissional em suas atividades práticas.

No Brasil, se faz necessário estabelecer diferenças dos significados de risco cardiológico perioperatório e risco cirúrgico. O risco cardiológico perioperatório é um parecer comparável aos solicitados, a depender do caso, a profissionais outros, como endocrinologistas ou pneumologistas. Esses pareceres devem ser utilizados com outros fatores de uma lista extensa para que a equipe anestésico-cirúrgica estabeleça o risco de complicações perioperatórias em pacientes cirúrgicos. Para que se tenha uma ideia mais aproximada, estabelecer risco cirúrgico exige conhecimentos sobre doenças do paciente, tipo e porte do ato cirúrgico a ser realizado, qualificação da equipe anestésico-cirúrgica envolvida, nível de acreditação e equipamentos do hospital e facilidades oferecidas pela cidade. Como se pode ver, dos diversos índices existentes, possivelmente o índice de Lee atualizado (RCRI – *Revised Cardiac Risk Index*) é o que poderia fornecer melhores subsídios do ponto de vista clínico para a definição do risco cirúrgico. Deve-se lembrar ainda que anestesiologistas e cirurgiões conhecem, com maior possibilidade de acerto, a qualificação técnica da equipe e do hospital, bem como da cidade onde exercem suas atividades.[6]

Idealmente, para que se considerem os potenciais riscos e benefícios da operação proposta e a equipe anestésico-cirúrgica decida sobre o tipo de procedimento e estabeleça a conduta perioperatória mais adequada, a avaliação pré-operatória dos riscos deve basear-se em critérios objetivos e na comunicação clara e concisa entre o clínico, o cirurgião e o anestesiologista. Todavia, há grande variabilidade na análise e definição do risco perioperatório, bem como do modo de comunicação das informações médicas. Um estudo canadense destaca a imprecisão acerca da avaliação dos riscos potenciais em operações eletivas, mostrando que 80% dos profissionais que realizam avaliação pré-operatória informam sobre o risco perioperatório de modo subjetivo, classificando-o apenas como leve, moderado ou alto.[9]

A comunicação interdisciplinar necessária ao preparo pré-operatório deve ser objetiva e voltada a evitar confusões sobre a estratificação do risco e sobre seu efeito no processo de tomada de decisões e manuseio perioperatório do paciente cirúrgico. A identificação antecipada do paciente de alto risco pode favorecer melhores diagnóstico e tratamento das complicações pós-operatórias.

Há, atualmente, inúmeras linhas de recomendações e índices para auxiliar a identificação e o manuseio do paciente cirúrgico. A maioria das escalas para o cálculo do risco perioperatório envolve a combinação de características fisiológicas do paciente com o tipo de procedimento a ser realizado. Tais índices de predição de risco devem ter como características desejáveis simplicidade, objetividade, serem econômicos, de fáceis reprodução e aplicação a todos os pacientes, com bom grau de sensibilidade e especificidade. Além disso, considerando-se que o propósito da avaliação é estratificar o risco antes da operação, sistemas baseados em dados exclusivamente pré-operatórios são mais práticos que os que também consideram fatores intra e pós-operatórios. Infelizmente, dos vários escores já descritos, nenhum é capaz de agrupar todas as características ideais.[10]

Os índices de predição de risco perioperatório podem ser divididos em sistemas de avaliação de risco da população ou individual. Os instrumentos de estratificação de risco individual podem ser classificados em sistemas de avaliação geral e sistemas específicos para órgãos e para procedimentos específicos.[11]

O sistema de avaliação de risco da população mais amplamente difundido é a classificação de estado físico da Sociedade Americana de Anestesiologistas (American Society of Anesthesiologists – ASA), proposta por Saklad em 1941, modificada por Dripps em 1961 e adotada pela Sociedade Americana de

Anestesiologistas em 1963.[12,13] Atualmente, é composta por seis categorias que classificam o paciente, de acordo com seu estado físico (EF), como:[14]

- Sadio (EF I).
- Com doença sistêmica leve (EF II).
- Com doença sistêmica grave, descompensada ou com substancial limitação funcional (EF III).
- Com doença sistêmica grave que é ameaça à vida (EF IV).
- Moribundo, sem expectativa de sobreviver sem a operação (EF V).
- Com morte encefálica, programado para ser doador de órgãos (EF VI).

Criada com o objetivo de servir como um sistema uniforme para análises estatísticas, a classificação de estado físico da ASA não necessariamente representa um preditor do risco perioperatório. Na literatura, a relação da escala com a predição de desfechos é marcada por controvérsias. Apesar de vários estudos mostrarem relação da escala com tempos de operação e de internação hospitalar, infecção pós-operatória e morbidade e mortalidade, ela não considera idade, peso ou estado de gravidez. Tampouco considera a natureza e a complexidade da operação, a experiência da equipe, o grau de preparo pré-operatório a que o paciente foi submetido ou os recursos disponíveis para o cuidado pós-operatório. Todavia, apesar de não fornecer uma estimativa numérica do risco de complicações e de mortalidade, vários estudos mostraram correlação entre esse índice de avaliação e a mortalidade perioperatória. Além disso, o instrumento permite aos anestesiologistas identificar pacientes que necessitarão de maior atenção no perioperatório.[15-18]

A escala de avaliação de estado físico da ASA é amplamente difundida, tendo a simplicidade como principal característica. Porém, é um índice subjetivo e impreciso, que não fornece informações específicas sobre o indivíduo ou o procedimento e, por isso, é sujeito à discordância entre observadores.[19,20] Além disso, apresenta baixas sensibilidade e especificidade para a predição de morbidade e mortalidade individuais.[11,21]

Um sistema de avaliação de risco individual é o índice de comorbidades de Charlson, proposto em 1987. É um instrumento genérico, aplicável no pré-operatório, e capaz de predizer sobrevida de 1 ano. Tem como base a ponderação de 19 condições clínicas com diferentes pesos e, para cada década acima de 50 anos, mais um ponto deve ser acrescentado.[22,23]

É tido como um índice objetivo, mas moderadamente complexo (analisa 19 variáveis); depende de uma avaliação clínica (subjetiva) do paciente e não considera aspectos do período intraoperatório ou outras condições significativas para o paciente cirúrgico, como a presença de anemia. Revisões sugerem ser um instrumento confiável, com excelente correlação com a mortalidade em 1 ano e com desfechos de reinternação e tempo de permanência hospitalar, mas sua aplicabilidade na prática clínica é inferior à relacionada a pesquisas.[11,23]

Os índices de predição de risco perioperatório específicos para órgãos são inúmeros. Atualmente, há instrumentos para avaliação do risco cardiovascular, pulmonar e renal, entre outros. Apesar de serem úteis na predição de disfunção de sistemas isolados, não são capazes de fornecer uma estimativa mais ampla sobre os desfechos do perioperatório. Todavia, o benefício da identificação pré-operatória do paciente sob risco específico para órgãos proporciona não apenas a oportunidade de tratamento prévio, mas também a previsão de monitorização avançada, unidade de terapia intensiva e a alocação de outros recursos específicos.

Para a avaliação do sistema cardiovascular, os índices considerados genéricos, como os índices de Goldman e de Lee, em que os fatores são apenas contabilizados e relacionados à estimativa do risco, são os mais amplamente utilizados.[24]

O índice multifatorial para risco cardíaco proposto por Goldman foi desenvolvido como um escore preditivo para complicações cardíacas perioperatórias para cirurgias não cardíacas. Derivado da análise de histórico de doenças cardíacas, idade, dados do ECG, exames laboratoriais e critérios clínicos subjetivos, o instrumento classifica os pacientes de acordo com a presença de preditores maiores, intermediários ou menores. Todavia, considera-se que o índice seja muito bom para excluir doenças cardíacas, mas não tão eficiente para sua acurada detecção.[25,26]

Em 1999, Lee et al. propuseram novo índice de avaliação de risco cardíaco perioperatório – o *Revised Cardiac Risk Index* (RCRI). A estratificação de risco é feita com base em seis variáveis: operação de alto risco; história de doença arterial coronariana; história de insuficiência cardíaca congestiva; história de doença cerebrovascular; uso de insulinoterapia; valor da creatinina sérica no pré-operatório (> 2 mg/dL). O índice é prático para a rotina clínica, validado e considerado um acurado preditor do risco cardíaco. Mesmo apesar dos avanços das técnicas cirúrgicas e dos testes diagnósticos, cerca de 15 anos depois de sua publicação, ainda é considerado relevante na avaliação do paciente cirúrgico. Porém, entre suas desvantagens, somente avalia risco de órgão único, a avaliação da intensidade da operação é subjetiva, e não é capaz de quantificar o risco individual, apenas alocar o paciente em faixas de risco amplas. Além disso, sua capacidade de discriminação é melhor para designar o paciente de baixo risco que para predizer eventos cardíacos em indivíduos de risco intermediário a alto.[9,11,21,24,27,28]

Além dos índices de predição de risco perioperatório, há também inúmeros algoritmos para orientar sobre a identificação, a estratificação e o manuseio dos pacientes de alto risco. Entre eles, o da European Society of Cardiology, o da Association of Anaesthetists of Great Britain and Ireland, e o mais reconhecido, utilizado e frequentemente atualizado, o algoritmo do American College of Cardiology/American Heart Association (ACC/AHA).[29-32]

O algoritmo do ACC/AHA não é derivado de um estudo prospectivo, como os índices de risco específicos para órgãos, mas sim da interpretação de um comitê de especialistas sobre os diversos estudos publicados sobre a avaliação do risco cardíaco pré-operatório para cirurgias não cardíacas. Ainda são escassos os estudos sobre a eficácia do algoritmo em estratificar o risco cardíaco adequadamente e sobre sua acurácia preditiva em comparação aos outros instrumentos de avaliação do risco perioperatório.[24]

O processo de avaliação segue uma escala progressiva de fatores clínicos, resultados de testes e ponderação da intensidade da agressão cirúrgica. Inicialmente, deve ser determinada a presença de doença cardiovascular instável ou ativa, como síndromes coronarianas instáveis, insuficiência cardíaca descompensada, arritmias significativas ou doença valvar grave. A presença dessas condições leva à necessidade de maiores investigação e preparo pré-operatórios. A pesquisa de outros fatores de risco também deve ser realizada, muitas vezes utilizando-se os índices de estratificação de risco específicos para órgãos, como o escore de Lee modificado (RCRI). A capacidade funcional do paciente também deve ser avaliada, pois é um preditor confiável do risco cardíaco perioperatório e de longo prazo. A definição do estado funcional pode se basear nos critérios da New York Heart Association (NYHA) ou na escala Duke Activity Status.[33] A capacidade funcional é definida com base nos níveis de equivalentes metabólicos (MET). Considera-se que a tolerância do paciente a atividades físicas equivalentes ao nível de 4 a 5 MET representa também boa tolerância ao estresse da fisiologia imposto pela maioria das operações não cardíacas sob anestesia geral.[34] Também podem ser utilizados outros marcadores de disfunção cardíaca, como avaliação da fração de ejeção ou a utilização de marcadores biológicos (proteína C-reativa, peptídeo natriurético cerebral), que auxiliam na elaboração de diagnóstico mais acurado das cardiopatias.[10,28]

A avaliação cardiológica dos pacientes a serem submetidos à anestesia também tem evoluído de modo progressivo, de acordo com a evolução dos conhecimentos médicos. Conforme discutido em seções anteriores, uma das formas que esse tipo de avaliação tem avançado é a composição de diferentes tabelas de estratificação clínica de risco. No entanto, essas tabelas possuem algumas particularidades que acabam por limitar sua utilização clínica em todas as situações em que é necessária uma avaliação perioperatória. Dessa forma, algumas escalas de avaliação de risco foram desenvolvidas para a utilização em tipos específicos de cirurgia ou para desfechos específicos.[35]

A avaliação de isquemia miocárdica e parada cardíaca no período perioperatório serviu de base para a elaboração de uma escala de estratificação de risco baseada em desfecho específico.[36] O trabalho original, após uma análise de regressão logística multivariada, identificou cinco preditores perioperatórios para isquemia miocárdica e parada cardíaca. Esses preditores foram:

- Tipo de cirurgia.
- Capacidade funcional de realizar atividades.
- Dosagem de creatinina anormal.
- Classificação de estado físico da ASA.
- Aumento de idade.

Embora de execução razoavelmente complexa para estimativa de risco perioperatório, essa escala parece ser superior à escala de risco cardíaco revisado.

Alguns estudos mostram modelos de estratificação de risco com base em procedimentos ou especialidades cirúrgicas. A avaliação de risco perioperatório dos pacientes a serem submetidos à cirurgia vascular é um exemplo. Nesses casos, a avaliação do risco relacionado à anestesia poderia ser realizada de modo independente à cirurgia.[37] Mahlmann et al.[37] discutem que os riscos relacionados à anestesia são decorrentes dos inerentes ao procedimento anestésico ou ao manuseio cardiovascular intraoperatório inadequado.

Esses fatores envolvem a possibilidade de via aérea difícil, aspiração de conteúdo gástrico, funcionamento inadequado de equipamentos, monitorização insuficiente ou operações de emergência. Os riscos relacionados à cirurgia deveriam considerar uma avaliação global. Esta deveria abordar a quantificação do equivalente metabólico (MET) e um dos seguintes índices de risco: o índice de risco cardíaco revisado (RCRI) ou o índice de risco cardíaco do grupo de estudo vascular de New England (VSG-CRI).[37] A VSG-CRI considera a idade como fator importante na estratificação do risco cirúrgico e acrescenta outros itens como fator de risco: doença pulmonar obstrutiva crônica, uso crônico de bloqueador beta-adrenérgico e história de revascularização do miocárdio. Difere da RCRI por não considerar o porte cirúrgico.

A avaliação cardiológica pré-operatória em pacientes candidatos à cirurgia torácica também é alvo de estudos acerca de uma melhor estratificação de risco cardiológico. Alguns autores consideram a RCRI insuficiente para avaliação em cirurgia torácica.[38] Ferguson et al.[39] mostraram que o ThRCRI conseguiu estratificar eventos cardiovasculares pós-operatórios de forma bem-sucedida em ressecções pulmonares.

Na anestesia moderna frequentemente é utilizada a técnica balanceada, que consiste no uso de diversas drogas para obter analgesia, amnésia, relaxamento muscular, inconsciência e modulação do sistema nervoso autônomo. Interações medicamentosas são, então, inevitáveis durante a anestesia. Estas felizmente são conhecidas, benéficas e, na sua grande maioria, aditivas e bem manipuladas pelos anestesiologistas. Entretanto, também podem ocorrer interações adversas, quando mais frequentemente são levados às mesas de operações pacientes idosos ou portadores de Aids, neoplasias e doenças cardiovasculares. Nessas situações torna-se comum a polifarmácia, que quase sempre resulta em interações medicamentosas, mais prejudiciais aos pacientes por serem muito frequentemente do tipo farmacologicamente sinergístico.

A anestesia, nas suas ações, atua predominantemente em receptores nos sistemas nervoso central, nervoso autônomo e cardiovascular. Drogas cardiovasculares exercem seus efeitos sobre receptores também situados nesses sistemas. A depender da farmacocinética e da farmacodinâmica, pode ocorrer agonismo ou antagonismo em relação aos receptores.

Algumas drogas anestésicas têm efeitos cardiovasculares bastante conhecidos por anestesiologistas e que podem interagir perigosamente com drogas cardiovasculares. Podem ser citados como exemplos o propofol, que causa vasodilatação mais depressão moderada da contratilidade miocárdica e redução do reflexo barorreceptor, levando à redução da pressão arterial de forma dose-dependente, e o sevoflurano, que pode causar redução do débito cardíaco e vasodilatação dose-dependente, levando à redução da pressão arterial.

Por outro lado, é necessário destacar que a interação entre drogas cardiovasculares e anestesia pode até ser benéfica.

Drogas betabloqueadoras, antagonistas do cálcio e agonistas alfa-2 podem aumentar o conforto pós-operatório do paciente, promover a estabilidade hemodinâmica e melhorar o balanço de oxigênio.[40]

Drogas que limitam de forma importante os mecanismos compensatórios que participam da manutenção do equilíbrio circulatório perioperatório podem não ser benéficas. São exemplos os inibidores da enzima de conversão da angiotensina e os antagonistas de angiotensina II. Pacientes em uso dessas drogas podem apresentar redução do volume intravascular, levando à hipotensão arterial perioperatória. Deve-se destacar ainda a possibilidade de efeito rebote de drogas como clonidina e betabloqueadores, quando manipuladas de forma inadequada.[41]

As considerações e exemplos apresentados visam destacar a importância da história de drogas em uso pelo paciente submetido à consulta cardiológica perioperatória.

As interações possíveis entre anestesia e drogas cardiovasculares devem sofrer avaliação rigorosa no pré-operatório. Ou a interação é favorável à manutenção da homeostasia e deve existir sendo manipulada adequadamente ou, não sendo favorável, deve ser evitada a qualquer custo.

Em geral, espera-se que um parecer cardiológico pré-operatório forneça, no mínimo, informações sobre:

- Presença de doença cardiovascular.
- Capacidade funcional do paciente.
- Medicamentos cardioativos em uso.
- Indicação de uso de dispositivos de suporte.

A visão do anestesiologista sobre o risco cardiológico perioperatório nos dias atuais é a do profissional que espera o melhor em qualidade de comunicação da informação médica (p. ex., paciente em uso de betabloqueador – está betabloqueado?). Essa visão é também aquela que valoriza, acima de tudo, a acurácia preditiva da informação e acata a lógica de que um índice ideal deve dizer algo sobre desfechos de longo prazo.

REFERÊNCIAS BIBLIOGRÁFICAS

1. Beecher HK, Todd DP. A study of the deaths associated with anesthesia and surgery: based on a study of 599,548 anesthesias in ten institutions 1948-1952, inclusive. Ann Surg. 1954;140(1):2-35.
2. Eagle KA, Brundage BH, Chaitman BR, Ewy GA, Fleisher LA, Hertzer NR, et al. Guidelines for perioperative cardiovascular evaluation for noncardiac surgery. Report of the American College of Cardiology/American Heart Association Task Force on Practice Guidelines (Committee on Perioperative Cardiovascular Evaluation for Noncardiac Surgery). J Am Coll Cardiol. 1996;27(4):910-48.
3. Goldman L, Caldera DL, Nussbaum SR, Southwick FS, Krogstad D, Murray B, et al. Multifactorial index of cardiac risk in noncardiac surgical procedures. N Engl J Med. 1977;297:845-50.
4. Detsky AS, Abrams HB, McLaughlin JR, Drucker DJ, Sasson Z, Johnston N, et al. Predicting cardiac complications in patients undergoing non-cardiac surgery. J Gen Intern Med. 1986;1:211-9.
5. Larsen SF, Olesen KH, Jacobsen E, Nielsen H, Nielsen AL, Pietersen A, et al. Prediction of cardiac risk in non-cardiac surgery. Eur Heart J. 1987;8:179-85.
6. Lee TH, Marcantonio ER, Mangione CM, Thomas EJ, Polanczyk CA, Cook EF, et al. Derivation and prospective validation of a simple index for prediction of cardiac risk of major noncardiac surgery. Circulation. 1999;100:1043-9.
7. Gilbert K, Larocque BJ, Patrick LT. Prospective evaluation of cardiac risk indices for patients undergoing noncardiac surgery. Ann Intern Med. 2000;133:356-9.
8. Kumar R, McKinney WP, Raj G, Heudebert GR, Heller HJ, Koetting M, Mcintire DD. Adverse cardiac events after surgery: assessing risk in a veteran population. J Gen Intern Med. 2001;16:507-18.
9. Taher T, Khan NA, Devereaux PJ, Fisher BVV, Ghali WA, McAlister FA; Canadian Perioperative Research Group. Assessment and Reporting of Perioperative Cardiac Risk by Canadian General Internists: Art or Science? J Gen Intern Med. 2002;17:933-36.
10. Barnett S, Moonesinghe SR. Clinical risk scores to guide perioperative management. Postgrad Med J. 2011;87:535-41.

11. Shah N, Hamilton M. Clinical review: Can we predict which patients are at risk of complications following surgery? Crit Care. 2013;17:226.
12. Saklad M. Grading of patients for surgical procedures. Anesthesiology. 1941;2:281-4.
13. Dripps RD, Lamont A, Eckenhoff JE. The role of anesthesia in surgical mortality. JAMA. 1961;178:261-6.
14. ASA Physical Status Classification. Disponível em: <http://www.asahq.org/resources/clinical--information/asa-physical-status-classification-system>. Acesso em: 06 mar 2015.
15. Wolters U, Wolf T, Stützer H, Schröder T. ASA classification and perioperative variables as predictors of postoperative outcome. Br J Anaesth. 1996;77:217-22.
16. Menke H, Klein A, John KD, Junginger T. Predictive value of ASA classification for the assessment of the perioperative risk. Int Surg. 1993;78:266-70.
17. Prause G, Ratzenhofer-Comenda B, Pierer G, Smolle-Jüttner F, Glanzer H, Smolle J. Can ASA grade or Goldman's cardiac risk index predict peri-operative mortality? A study of 16,227 patients. Anaesthesia. 1997;52:203-6.
18. Daabiss M. American Society of Anaesthesiologists physical status classification. Indian J Anaesth. 2011;55:111-5.
19. Mak PH, Campbell RC, Irwin MG, American Society of Anesthesiologists. The ASA-Physical Status Classification: Inter-observer consistency. American Society of Anesthesiologists. Anaesth Intensive Care. 2002;30:633-40.
20. Sankar A, Johnson SR, Beattie WS, Tait G, Wijeysundera DN. Reliability of the American Society of Anesthesiologists physical status scale in clinical practice. Br J Anaesth. 2014;113:424-32.
21. Simpson JC, Moonesinghe SR. Introduction to the postanaesthetic care unit. Perioper Med. 2013;2:5.
22. Charlson ME, Pompei P, Ales KL, MacKenzie CR. A new method of classifying prognostic comorbidity in longitudinal studies: Development and validation. J Chronic Dis. 1987;40:373-83.
23. Hall WH, Ramachandran R, Narayan S, Jani AB, Vijayakumar S. An electronic application for rapidly calculating Charlson comorbidity score. BMC Cancer. 2004;4:94.
24. Devereaux PJ, Goldman L, Cook DJ, Gilbert K, Leslie K, Guyatt GH. Perioperative cardiac events in patients undergoing noncardiac surgery: a review of the magnitude of the problem, the pathophysiology of the events and methods to estimate and communicate risk. CMAJ. 2005;173:627-34.
25. Padma S, Sundaram PS. Current practice and recommendation for presurgical cardiac evaluation in patients undergoing noncardiac surgeries. World J Nucl Med. 2014;13:6-15.
26. Ridley S. Cardiac scoring systems – what is their value? Anaesthesia. 2003;58:985-91.
27. Davis C, Tait G, Carroll J, Wijeysundera DN, Beattie WS. The Revised Cardiac Risk Index in the new millennium: a single-centre prospective cohort re-evaluation of the original variables in 9,519 consecutive elective surgical patients. Can J Anesth. 2013;60:855-63.
28. Biccard BM, Rodseth RN. Utility of clinical risk predictors for preoperative cardiovascular risk prediction. Br J Anaesth. 2011;107:133-43.
29. Poldermans D, Bax JJ, Boersma E, De Hert S, Eeckhout E, Fowkes G, et al. Guidelines for preoperative cardiac risk assessment and perioperative cardiac management in noncardiac surgery: the Task Force for Preoperative Cardiac Risk Assessment and Perioperative Cardiac Management in noncardiac Surgery of the European Society of Cardiology (ESC) and endorsed by the European Society of Anaesthesiology (ESA). Eur Heart J. 2009;30:2769-812.
30. Verma R, Wee MYK, Hartle A, Alladi VR, Rollin A-M, Meakin G, et al. Pre-operative assessment and patient preparation. The role of the anaesthetist. AAGBI. Safety Guideline (2010). Disponível em: <http://www.aagbi.org/sites/default/files/preop2010.pdf>. Acesso em: 06 mar. 2015.

31. Fleisher LA, Fleischmann KE, Auerbach AD, Barnason SA, Beckman JA, Bozkurt B, et al. 2014 ACC/AHA Guideline on Perioperative Cardiovascular Evaluation and Management of Patients Undergoing Noncardiac Surgery: Executive Summary: A Report of the American College of Cardiology/American Heart Association Task Force on Practice Guidelines. Circulation. 2014;130:2215-45.

32. Fleisher LA, Fleischmann KE, Auerbach AD, Barnason SA, Beckman JA, Bozkurt B, et al. 2014 ACC/AHA Guideline on Perioperative Cardiovascular Evaluation and Management of Patients Undergoing Noncardiac Surgery: A Report of the American College of Cardiology/American Heart Association Task Force on Practice Guidelines. Circulation. 2014;130:e278-333.

33. Hlatky MA, Boineau RE, Higginbotham MB, Lee KL, Mark DB, Califf RM, et al. A brief self--administered questionnaire to determine functional capacity (the Duke Activity Status Index). Am J Cardiol. 1989;64:651-4.

34. Freeman WK, Gibbons RJ. Perioperative cardiovascular assessment of patients undergoing noncardiac surgery. Mayo Clin Proc. 2009;84:79-90.

35. Moonesinghe SR, Mythen MG, Das P, Rowan KM, Grocott MP. Risk stratification tools for predicting mobidity and mortality in adult patients undergoing major surgery: qualitative systematic review. Anesthesiology. 2013;119:959-81.

36. Gupta PK, Gupta H, Sundaram A, Kaushik M, Fang X, Miller WJ, et al. Development and validation of a risk calculator for prediction of cardiac risk after surgery. Circulation. 2011;124:381-7.

37. Mahlmann A, Rodionov RN, Ludwig S, Neidel J, Weiss N. How to assess and improve cardiopulmonary risk prior to vascular surgery? Vasa. 2013;42:323-30.

38. Brunelli A, Varela G, Salati M, Jimenez MF, Pompili C, Novoa N, Sabbatini A. Recalibration of the revised cardiac risk index in lung resection candidates. Ann Thorac Surg. 2010;90:199-203.

39. Ferguson MK, Celauro AD, Vigneswaran WT. Validation of a modified scoring system for cardiovascular risk associated with major lung resection. Eur J Cardiothorac Surg. 2012;41:598-602.

40. Pasternack PF, Grossi EA, Baumann FG, Riles TS, Lamparello PJ, Giangola G, et al. Beta blockade to decrease silent myocardial ischemia during peripheral vascular surgery. Am J Surg. 1989;158:113-6.

41. Colson P, Saussine M, Séguin JR, Cuchet D, Chaptal PA, Roquefeuil B. Hemodynamic effects of anesthesia in patients chronically treated with angiotensin-converting enzyme inhibitors. Anesth Analg. 1992;74:805-8.

17

Hipotireoidismo subclínico

Hermelinda Cordeiro Pedrosa
Flaviene Alves do Prado

INTRODUÇÃO

O hipotireoidismo subclínico (HSC) é considerado na atualidade a mais comum dentre todas as alterações da glândula tireoide, com ocorrência em todas as faixas etárias e ambos os gêneros, associado a aumento de morbidade e mortalidade em alguns casos.[1] A definição do HSC é bioquímica, pela presença de níveis elevados do hormônio estimulador da tireoide (TSH) associada a concentrações séricas normais de T4 livre (T4L).[2,3]

Há uma variação estimada de prevalência na população geral entre 4 e 10%, predominando no gênero feminino e, em idosos, com proporção inversa ao conteúdo de iodo na dieta.[4-10] A prevalência encontrada do HSC em estudos como o NHANES III, que envolveu a população americana acima de 12 anos de idade, foi de 4,3%;[4] no estudo Whickham, conduzido no Reino Unido, variou entre 6 e 7,5% para o gênero feminino e 2,4 a 3% para o masculino[5]; e em um estudo realizado no Colorado (EUA), com 25.862 indivíduos, a elevação do TSH acima de 5,1 mU/L encontrada foi de 9,5%.[6]

Na população brasileira, em um estudo na cidade de Bauru (SP), que incluiu 1.110 indivíduos nipo-brasileiros ≥ 30 anos, a prevalência de HSC foi 8,7 e 11,1% para os gêneros masculino e feminino, respectivamente,[7] e em outro, no Rio de Janeiro, com 1.220 mulheres adultas, foi 12,3% e atingiu 19,1% entre aquelas com mais de 70 anos.[8] Em contrapartida, um estudo conduzido em São Paulo (SP) com uma população idosa, a prevalência foi de 6,5% para mulheres e 6,1% para homens; na região metropolitana paulistana, em outro estudo com 1.085 pessoas, o HSC foi 8,0%. Em resumo, em todos os estudos nacionais e internacionais, a prevalência de HSC é maior entre as mulheres e aumenta em pessoas idosas, atingindo aproximadamente 20% (Tabela 1).[4-10]

Tabela 1   Aspectos epidemiológicos do hipotireoidismo subclínico[4-10]

Fonte	Prevalência (%)
NHANES (EUA)[4]	4,3
Whickham (Reino Unido)[5]	6-7,5 em mulheres; 2,4-3 em homens
Colorado (EUA)[6]	9,5
Bauru (SP, Brasil)[7]	11,1 em mulheres, 8,7 em homens
Rio de Janeiro (RJ, Brasil)[8]	12,3 em mulheres ≤ 70 anos; 19,1 em homens > 70 anos
São Paulo (SP, Brasil)[9]	6,5 em mulheres ≥ 60 anos; 6,1 em homens ≥ 60 anos
São Paulo (SP, Brasil)[10]	8

O HSC tem sido um achado frequente nos cenários da rotina de médicos especialistas e clínicos gerais, assim como de outros especialistas, como cardiologistas, ginecologistas e reumatologistas. Sabe-se também que há controvérsias em relação ao valor normal do TSH, quais pacientes devem ser tratados e o nível terapêutico a ser mantido.[1-3] No entanto, poucas recomendações específicas estão disponíveis na literatura com base em disfunções subclínicas. No Brasil, o Consenso Brasileiro para Abordagem Clínica e Tratamento do Hipotireoidismo Subclínico em Adultos, do Departamento de Tireoide da Sociedade Brasileira de Endocrinologia e Metabologia (SBEM) foi publicado recentemente, com base em evidências científicas e recuperações das publicações (MedLine-PubMed, Embase e SciELO-Lilacs), objetivando suprir essa lacuna e disponibilizar recomendações para auxiliar uma intervenção adequada para cada paciente segundo a condição clínica e a faixa etária, bem como evitar procedimentos desnecessários dentro da realidade brasileira.[11] Este capítulo, seguindo as bases das evidências científicas, tem como foco nortear a conduta clínica atual diante dessa entidade, em especial as situações cardiológicas e os possíveis benefícios da reposição hormonal.

DIAGNÓSTICO

Valores de TSH

Diante da dificuldade em obter níveis de TSH definidos para uma população saudável (o que implica, neste cenário específico, um resultado normal a partir de TSH coletado pela manhã, independente do jejum, ausência de histórico pessoal ou familiar de doença tireoidiana, sem bócio ou alterações tireoidianas detectadas por ultrassom e com anticorpos antitireoperoxidase (aTPO) e antitireoglobulina (aTg) negativos), os valores de referência atualmente utilizados advêm de grandes estudos norte-americanos para todas as raças, etnias e gêneros, situados entre 0,4 e 4,5 mU/L. Em uma revisão da análise desses dados, para verificar o efeito de parâmetros como idade, peso corporal, raça/etnia e gênero em indivíduos com ausência de histórico pessoal ou familiar de doença tireoidiana, sem bócio ou uso de hormônios tireoidianos, estrógenos, andrógenos ou lítio, anticorpos negativos, ausência de gravidez e concentração normal de iodo urinário, verificou-se que as médias de TSH normal em 13.296 indivíduos estão entre 1,4 e 1,9 mU/L (intervalo de 0,45 e 4,12 mU/L). Nesse estudo, cujos valores estão mostrados na Tabela 2, também se observou que os brancos têm valores 1 mU/L maiores de TSH quando comparados aos negros e há aumento segundo a faixa etária: de 20 a 29 anos a média é 1,3 mU/L (2,5 e 97,5 de 1,3-3,6 mU/L) e de 70 a 79 anos a média é de 1,74 mU/L (0,47-5,6 mU/L).[12]

Na população brasileira, uma amostra obtida de estudo de Rosário et al., com 960 participantes entre 18 e 60 anos, mulheres não gestantes e homens, saudáveis, sem doença tireoidiana conhecida nem uso de medicamentos interferentes no metabolismo tireodiano, ausência de radioterapia externa de cabeça e pescoço, diabete melito tipo 1 (DM1) ou outra doença autoimune, assim como história familiar negativa de doença tireoidiana, bócio ou nódulos palpáveis, aTPO ausente e T4 livre normal, o valor médio de TSH foi 1,52 mU/L (percentil 2,5 igual a 0,43 e percentil 97,5 de 3,24 mU/L).[13]

Outro dado brasileiro com população idosa entre 60-92 anos verificou uma média do TSH em 1,5 mU/L e havia elevação progressiva de acordo com o aumento da idade[14]. Do ponto de vista cardiológico, a elevação fisiológica do TSH pode representar um fator de proteção cardiovascular[15] e indicar maior longevidade;[16] por isso, o efeito da idade no limite superior do que é interpretado como normal é ressaltado quando se considera a terapia com levotiroxina entre pessoas idosas.

O Consenso da SBEM recomenda, portanto, como TSH sérico normal para adultos valores entre 0,4 e 4,5 mU/L (evidência A) e que a população idosa e pediátrica seja avaliada segundo os valores e intervalos propostos para essas faixas etárias (evidência B); a proposição recomendada para a gravidez é: limites superiores até 2,5 mU/L no primeiro trimestre e até 3,5 mU/L nos dois trimestres finais (evidência B).[11]

Como proceder para confirmar o diagnóstico

Na grande maioria dos pacientes não há sintomas, embora possam surgir queixas leves ou inespecíficas, notadamente na população idosa, ao diagnóstico. Assim, em vez de um rastreamento universal, a recomendação é solicitar exames aos grupos de maior risco (Quadro 1).[1,11]

Tabela 2   Distribuição dos valores de TSH entre os percentis 2,5 e 97,5[12]

Idade (anos)*	Percentil 2,5	Média	Percentil 97,5
Todas as idades	0,42	1,40	4,3
13-19	0,41	1,30	3,78
20-29	0,40	1,30	3,60
30-39	0,38	1,25	3,60
40-49	0,44	1,40	3,90
50-59	0,49	1,50	4,20
60-69	0,46	1,66	4,70
70-79	047	1,74	5,60
80+	0,44	1,90	6,30

* Valores para crianças entre 7 dias e 18 anos são mostrados no Consenso da SBEM.[11] Valores expressos como TSH mU/L.

Quadro 1   Rastreamento em pessoas com risco de HSC

Mulheres ≥ 35 anos a cada cinco anos
Indivíduos com histórico prévio ou familiar de doença tireoidiana
Indivíduos submetidos à cirurgia da tireoide ou terapia com iodo radioativo
Irradiação anterior em pescoço
DM tipo 1
Histórico pessoal ou familiar de doenças autoimunes
Síndrome de Down/síndrome de Turner
Tratamento com carbonato de lítio ou amiodarona
Depressão
Hiperprolactinemia
História de anticorpos antitireoidianos positivos
História de abortos ou partos prematuros

O diagnóstico do HSC é sabidamente laboratorial e deve contemplar a elevação persistente do TSH associada a níveis normais de T4L, por 6 a 12 meses de acompanhamento.[1,11] Valores do TSH ≥ 4,5 mU/L[4,12] e até 20 mU/L[13] são considerados como pontos de corte e máximo, enfatizando-se que não é necessário dosar os hormônios T3 total e T3 livre (T3L).[1,13] A necessidade da reavaliação é obrigatória para o diagnóstico diferencial com outras doenças tireoidianas e também com condições que elevam o TSH transitoriamente, como mostrado no Quadro 2.[1,16]

Além da exclusão das causas transitórias da elevação do TSH, que devem ser afastadas para o diagnóstico de HSC persistente, pacientes com HSC po-

Quadro 2 Causas transitórias de elevação do TSH: diagnóstico diferencial do HSC

Ajustes recentes na dosagem de levotiroxina

Após iodoterapia para tratamento de doença de Graves

Fase de recuperação de tireoidites (subaguda, pós-parto ou silenciosa)

Elevação fisiológica relacionada ao aumento da idade

Uso de TSH recombinante em pacientes com câncer de tireoide

Insuficiência renal, insuficiência adrenal não tratada

Resistência ao hormônio tireoidiano

Hipotireoidismo subtratado com levotiroxina

Síndrome do eutireóideo doente

Adenoma pituitário secretor de TSH

Erro laboratorial

dem normalizar espontaneamente as alterações hormonais entre 2 e 5 anos do acompanhamento (particularmente se o TSH é ≤ 10 mU/L).[17] Isso foi observado por Meyerovitch em 62% dos pacientes de estudo com dados obtidos de clínicos gerais: os níveis de TSH inicialmente elevados estavam normalizados em uma segunda amostra.[18] A taxa de regressão de normalização é maior diante de TSH entre 4 e 6 mU/L e menor entre 10 e 15 mU/L.[17] Portanto, na suspeita de HSC, a repetição do TSH deveria ser feita entre 3 e 6 meses (o que exclui erro laboratorial ou transitoriedade da elevação hormonal).[11]

Em resumo, a recomendação do Consenso da SBEM[11] é de que o HSC é diagnosticado bioquimicamente diante de TSH sérico ≥ 4,5 um/L e com T4L normal (evidência A); devem-se excluir outras causas de elevação de TSH (evidência A); valores até 20 um/L são o limite máximo para o diagnóstico de HSC (evidência D); a solicitação de TSH deve ser efetuada diante da suspeita clínica de HSC (evidência A) ou para rastreamento em grupos de maior risco (evidência D). Para confirmar a persistência do HSC, o TSH deve ser repetido em três meses (evidência D), principalmente diante de TSH ≤ 10 um/L (evidência B), pois a elevação pode se normalizar durante o acompanhamento (evidência A).[11]

EVOLUÇÃO CLÍNICA

Risco de progressão de HSC para hipotireoidismo manifesto

O risco de HSC evoluir para hipotireoidismo franco está diretamente relacionado aos seguintes fatores: presença de autoimunidade e alterações ultrassonográficas sugestivas de doença autoimune (como hipoecogenicidade);

idade do paciente; sexo feminino; ingestão aumentada de iodo; valor basal do TSH.[11] No clássico estudo de Whickham, as mulheres com TSH elevado e com anticorpos antitireoidianos positivos tiveram taxa anual de progressão para o hipotireoidismo de 4,3%, enquanto naquelas com ausência da imunidade, essa taxa foi de 2,6%, também maior nas mulheres quando comparadas aos homens.[5,19]

Além da presença dos anticorpos detectados pelos métodos laboratoriais, a ecografia da tireoide pode evidenciar características representativas de autoimunidade, como marcada hipoecogenicidade e textura heterogênea, as quais têm valor preditivo para o hipotireoidismo manifesto,[20] achado também foi demonstrado por Rosário et al., em estudo no Brasil.[21]

Os valores do TSH ≥ 10 mU/L foram um fator independente para a progressão do hipotireoidismo em um estudo com acompanhamento de quatro anos em 3.996 indivíduos:[22] os níveis de TSH foram estratificados em três grupos, de 5 a 9,9 mU/L; 10 a 14,9 mU/L e 15 a 19,9 mU/L, e verificou-se que a taxa de incidência anual para hipotireoidismo para cada 100 pacientes acima de 55 anos foi, respectivamente, 1,76, 19,67 e 73,47%, evidenciando que a idade é um preditor de evolução para a doença clínica além do valor absoluto do TSH. Além disso, esse nível se associa mais frequentemente à doença arterial coronariana (DAC) e morte.[23]

Dessa forma, o Consenso da SBEM propõe-se a classificar o HSC, com base na taxa de evolução para HSC (evidência B) e risco de DAC e mortalidade (evidência A), em leve a moderado com TSH > 4,5 mU/L e 9,9 mU/L e em grave se ≥ 10 mU/L (evidência D).[11] Sexo feminino, nível do TSH ≥ 10 mU/L, autoimunidade presente – aTPO e alterações ao ultrassom (evidência B) e ingesta aumentada de iodo (evidência A) são fatores de risco para o HSC evoluir para hipotireoidismo manifesto.[11]

Quadro clínico

O hipotireoidismo clínico está claramente associado a sintomas, piora da qualidade de vida e alterações da função cognitiva. Já o HSC pode ser sintomático em um grupo pequeno de pacientes, mas a associação com estas manifestações permanece controversa.[11] Como os sintomas são inespecíficos, eles podem estar presentes até mesmo em indivíduos com função tireoidiana normal e especialmente na população idosa, em que dados apontam para apenas 24% dos indivíduos com HSC classificados com hipotireoidismo clínico.[24] Vários estudos realizados, inclusive no Brasil, com análises de qualidade de vida, escores de ansiedade e depressão mostraram resultados controversos e a maioria mostra que não há associação com menor autoestima, piora da qualidade de vida, escores mais acentuados de ansiedade e deficiência cognitiva em comparação com a população saudável, nem melhora de sintomas de depressão e ansiedade com a reposição hormonal.[25-32]

Dislipidemia e HSC

Vários são os mecanismos envolvidos na dislipidemia que acompanha o hipotireoidismo manifesto, uma vez que hormônios tireoidianos atuam em diferentes vias do metabolismo dos lípides. A elevação do colesterol LDL é a alteração lipídica mais característica, embora também possa se associar à hipertrigliceridemia, decorrente da sub-regulação dos receptores hepáticos de LDL e da baixa atividade da lípase lipoproteica.[33]

No entanto, o efeito do HSC no perfil lipídico permanece controverso.[11] Embora se postule há vários anos que o HSC poderia evoluir com alterações lipídicas semelhantes ao que ocorre no hipotireoidismo estabelecido, os resultados são discrepantes e, em um estudo holandês (Rotterdam), houve associação com risco de IAM e ateroesclerose em mulheres idosas sem alterações lipídicas (CT e colesterol não HDL, porém triglicérides e LDL não foram dosados).[34] Essa associação com dislipidemia também não foi verificada na população dos EUA (NHANES),[35] tampouco na nipo-brasileira.[8]

Por outro lado, outros estudos populacionais mostraram associação positiva com elevação do CT em mulheres negras[36]; na Austrália, LDL elevado (após ajustes para idade e sexo);[37] e no Colorado (embora sem ajustes para idade e sexo).[6] Recentemente, verificou-se que fatores como nível de TSH ≥ 10 mU/L, tabagismo e resistência à insulina (RI) parecem contribuir para a associação de HSC com dislipidemia. Portanto, o Consenso credita à discordância entre os estudos sobre a associação entre HSC e dislipidemia, porém há evidência A para esse nível de TSH e B para tabagismo e RI.[38-41]

Aspectos cardiovasculares: a interferência no endotélio e função cardíaca

Todo o sistema cardiovascular, incluindo micro e macrovasos, é alvo de efeitos dos hormônios tireoidianos, sobretudo na regulação do tônus vascular.[2] As evidências mostram que os receptores de TSH localizados nas células musculares lisas promovem um efeito direto nas células endoteliais.[42] Estudos verificaram a perda dessa regulação diante de HSC,[43,44] que pode melhorar com a reposição hormonal, segundo estudo duplo-cego,[45] e ainda promover reversão da disfunção coronariana.[47] No entanto, a limitação das amostras impede ratificar essa evidência.[11]

Por outro lado, a possibilidade de que o HSC altere a função sistólica e diastólica, como ocorre no hipotireoidismo franco, igualmente sofre de limitações nos desenhos dos estudos[11] e, em outros, de bases populacionais, isso não foi verificado.[46,47] Em contrapartida, há associação com insuficiência cardíaca congestiva (ICC), sobretudo em indivíduos com TSH ≥ 10 mU/L,[15,48-51] especialmente idosos.[15,49-51] Assim, o Consenso ratifica o risco de ICC, especialmente entre idosos e com TSH > 10 mU/L (ambos com evidência A).[11]

Dados a respeito da mortalidade e do risco cardiovascular associado ao HSC são alvo de vários estudos populacionais, tendo resultados contraditórios, possivelmente pela heterogeneidade das definições empregadas no diagnóstico de doença cardiovascular e HSC, populações diferentes, entre outras variáveis.[11,30] Para descartar a maioria desses fatores, em uma metanálise de 11 estudos populacionais, com mais de 55 mil participantes, Rodondi et al.[50] verificaram que o risco de doença arterial coronariana (DAC) e de morte por DAC associado à HSC foi quase duas vezes maior com TSH ≥ 7 mU/L, enquanto o de morte foi 1,5 vez maior; nos participantes com TSH ≥ 10 mU/L, o risco ocorre somente em pacientes abaixo de 65 anos e não há correlação com sexo. Em pacientes com idade superior a 80 anos, entretanto, o nível de TSH até 10 mU/L foi um fator protetor tanto para a mortalidade quanto para a doença cardiovascular, ao contrário do observado em indivíduos mais jovens.[2]

Em um estudo recente com dados de 47.573 adultos de 17 coortes seguidas de 1972 a 2014, entre 3.451 com HSC foi verificado aumento do risco de acidente vascular cerebral fatal para indivíduos menores de 65 anos.[52]

No Brasil, Sgarbi et al.[8] verificaram que entre indivíduos nipo-brasileiros acompanhados por 7,5 anos houve risco de morte por qualquer causa, porém não cardiovasculares. Todavia, esse dado não pode ser extrapolado para a população brasileira em geral.[11] Portanto, o risco de DAC e morte por DAC associado à HSC existe diante de TSH ≥ 10 mU/L, exceto em idosos > 65 anos (evidência A).[11]

ABORDAGEM TERAPÊUTICA DO HSC

O tratamento do HSC está imerso em controvérsias, como se observou diante dos vários estudos relatados e que analisaram diversas variáveis. Somem-se a esse fato as limitações dos desenhos das pesquisas, que nem sempre permitiram a obtenção de evidências robustas. O risco de progressão do HSC para hipotireoidismo franco é um dos aspectos mais importantes a serem considerados e envolve: TSH ≥ 10 mU/L, aTPO positivo e/ou alterações ultrassonográficas sugestivas de doença autoimune da tireoide.[5,17,21,22]

Há evidências positivas de que HSC está associado a maior risco de desenvolvimento e morte por DAC a partir de TSH ≥ 7 mU/L e entre indivíduos

< 65 anos de idade,[15,50] todavia inexistem estudos para avaliar os desfechos entre pessoas com HSC[11]. Os dados disponíveis indiretos obtidos de estudos populacionais mostraram menor risco diante do tratamento com levotiroxina, como os dados de Rodondi et al. no Cardiovascular Health Study;[53] redução de mortalidade no clássico estudo de Whickham;[5] maior mortalidade por todas as causas no estudo PreCIS diante de HSC moderado em indivíduos com TSH ≥ 6-10,0 mU/L, idade < 65 anos que não receberam tratamento com levotiroxina;[54] e por fim, dados britânicos com indivíduos entre 40 e 70 anos e HSC definido como TSH 5,0-10 mU/L tiveram menor risco de DAC e morte por todas as causas, embora sem efeitos positivos acima de 70 anos.[55]

Os demais pontos como efeitos no quadro clínico atribuíveis ao HSC (humor, cognição), dislipidemia (exceto melhora do colesterol total e TSH ≥ 10 mU/L), função endotelial e função cardíaca, são conflitantes, com resultados ora positivos, ora negativos para comprovar correlação.[11]

O Consenso da SBEM recomenda, portanto, tratamento do HSC em situações específicas e mediante julgamento clínico individual (evidência D), apenas diante de HSC persistente confirmado após repetição do TSH entre 3 e 6 meses (evidência A) e TSH ≥ 10 mU/L, pela maior chance de progressão para hipotireoidismo franco (evidência B), e maior risco de DAC e ICC (evidência A). Algumas das situações específicas com TSH < 10 mU/L, mas em elevação progressiva e com risco maior de progressão do HSC são: mulheres com aTPO positivo e/ou alterações ultrassonográficas de tireoidite de Hashimoto (evidência B); pacientes com risco cardiovascular elevado (síndrome metabólica), < 65 anos e TSH ≥ 7 mU/L (evidência A). A Tabela 3 mostra as recomendações do Consenso para o tratamento de HSC persistente.

Por fim, vale ressaltar que um dos riscos do tratamento é a dose suprafisiológica, que pode acarretar hipertireoidismo subclínico. Esse fato foi observado entre 40% dos pacientes nos Estados Unidos[6] e recentemente em 14,4% dos pacientes no Brasil.[56] Uma das complicações dessa condição é a fibrilação atrial,[55] principalmente se > 65 anos, além de piora da massa óssea em mulheres na menopausa.[57]

Outro grupo especial envolve os pacientes com DM1 e DM tipo 2 (DM2). No DM1 há uma clara e frequente associação com DAT, sobretudo a tireoidite de Hashimoto, diante da expressão gênica comum entre essas doenças.[58] A prevalência é 12 a 24% no sexo feminino e 6% no masculino,[57,58] enquanto a positividade de anticorpos varia de 3 a 50% entre diversos países.[59,60] Estudo prospectivo conduzido por Umpierrez et al. mostrou que o aTPO positivo é determinante para hipotireodismo, com 18 vezes mais chance de se desenvolver. No DM2, a frequência varia entre 6 e 15%[60,61] e não parece haver relação entre a presença de anticorpos antitireoidianos, segundo o Freemantle Study.[41] Várias alterações são

Tabela 3   Tratamento do hipotireoidismo subclínico persistente, segundo o Consenso da SBEM[11]

Parâmetro	TSH (≥ 4,5 < 10 mU/L)	TSH (≥ 10 mU/L)
Idade ≤ 65 anos		
Sem comorbidades	Não	Sim
Risco de progressão para hipotireoidismo franco	Considerar tratamento	Sim
Doença cardiovascular prévia ou risco cardiovascular	Tratar se TSH ≥ 7,0 um/L	Sim
Sintomas de hipotireoidismo	Teste terapêutico	Sim
Idade > 65 anos	**Não**	**Sim**
Depressão, ansiedade, alterações cognitivas	Não	Sim
Risco cardiovascular – ICC	Não	Sim
Melhora da qualidade de vida e dos sintomas	Não	Sim

produzidas no metabolismo da glicose diante de disfunção tireoidiana franca, dentre elas aumento da secreção de insulina em resposta ao estímulo glicêmico, o que pode acarretar risco de hipoglicemia diante de HSC.[62]

CONSIDERAÇÕES FINAIS

O HSC no contexto atual tem uma definição bioquímica estabelecida com base em dados adotados globalmente para TSH sérico normal em adultos entre 0,4 e 4,5 mU/L: valores de TSH ≥ 4,5 um/L e T4L normal, excluídas outras causas e confirmados entre 3 e 6 meses, atestam o HSC persistente. Idealmente, devem-se seguir os valores tabelados segundo a faixa etária e presença ou não de gravidez.

A prevalência do HSC é alta na população geral; o sexo feminino é o mais afetado, assim como os idosos. Há várias controvérsias nos resultados dos estudos em relação a alterações no quadro clínico atribuíveis ao HSC (humor, cognição), dislipidemia (exceto melhora do colesterol total e com TSH ≥ 10 um/L), função endotelial e função cardíaca.

O Consenso da SBEM, segundo as atuais evidências, estabelece a classificação do HSC e os fatores de risco para o HSC evoluir para hipotireoidismo franco e risco de DAC, ICC, morte e AVC de acordo com o nível de TSH (≥ 4,5 mU/L a 9,9 mU/L, leve a moderado; ≥ 10 mU/L, grave); sexo feminino, autoimunidade presente – aTPO e alterações ao ultrassom, ingesta aumentada de iodo. O tratamento de reposição hormonal ainda é controverso, todavia, situações de persistência do HSC (TSH $\geq$ 10 mU/L) constituem chance de progressão para o hipotireoidismo franco, maior risco de DAC e mortalidade. Pessoas $\leq$ 65 anos e doenças associadas como DM, HAS, síndrome metabólica, dislipidemia e TSH $\geq$ 7 mU/L são consideradas para tratamento, assim como mulheres com aTPO positivo e achados alterados ao ultrassom compatíveis com tireoidite autoimune.

Em suma, embora haja demonstração indireta de benefícios da reposição hormonal no contexto cardiovascular, ainda são necessários estudos randomizados para melhor avaliar a positividade concreta da intervenção, uma vez que doses suprafisiológicas podem resultar em complicações cardíacas e perda de massa óssea.

REFERÊNCIAS BIBLIOGRÁFICAS

1. Romaldini JH, Villagelin D, Miklos ABPP. Destaques dos novos consensos sobre doenças da tireoide da Sociedade Brasileira de Endocrinologia e Metabologia. Arq Bras Endocrinol Metab. 2013;57(3):163-5.
2. Biondi B, Cooper DS. The clinical significance of subclinical thyroid dysfunction. Endocr Rev. 2008;29(1):76-131.
3. Surkis MI, Ortiz E, Daniels GH, Sawin CT, Col NF, Cobin RH, et al. Subclinical thyroid disease: scientific review and guidelines for diagnosis and management. JAMA. 2004;291:228-38.
4. Hollowell JG, Staehling NW, Flanders WD, Hannon WH, Gunter EW, Spencer CA, et al. Serum TSH, T(4), and thyroid antibodies in the United States population (1988 to 1994): National Health and Nutrition Examination Survey (NHANES III). J Clin Endocrinol Metab. 2002;87(2):489-99.
5. Vanderpump MP, Tunbridge WM, French JM, Appleton D, Bates D, Clark F, et al. The incidence of thyroid disorders in the community: a twenty-year follow-up of the Whickham Survey. Clin Endocrinol (Oxf). 1995;43(1):55-68.
6. Canaris GJ, Manowitz NR, Mayor G, Ridgway EC. The Colorado thyroid disease prevalence study. Arch Intern Med. 2000;160:526-34.
7. Sgarbi JA, Matsumura LK, Kasamatsu TS, Ferreira SR, Maciel RMB. Subclinical thyroid dysfunctions are independent risk factors for mortality in a 7.5-year follow-up: the Japanese–Brazilian thyroid study. European J Endocrinol. 2010;162:569-77.
8. Sichieri R, Baima J, Marante T, de Vasconcelos MT, Moura AS, Vaisman M. Low prevalence of hypothyroidism among Black and Mulatto people in a population-based study of Brazilian women. Clin Endocrinol (Oxf). 2007;66:803-7.
9. Benseñor IM, Goulart AC, Lotufo PA, Menezes PR, Scazufca M. Prevalence of thyroid disorders among older people: results from the São Paulo Aging and Health Study. Cad Saúde Pública. 2011;27:155-61.
10. Camargo RY, Tomimori EK, Neves SC, Rubio IG, Galrão AL, Knobel M, et al. Thyroid and the environment: exposure to excessive nutrional iodine increases the prevalence of thyroid disorders in São Paulo. Eur J Endocrinol. 2008;159:293-9.
11. Sgarbi JA, Teixeira PFS, Maciel LMZ, Mazeto GMFS, Vaisman M, Montenegro Junior RM, et al. Consenso brasileiro para a abordagem clínica e tratamento do hipotireoidismo subclínico

em adultos: recomendações do Departamento de Tireoide da Sociedade Brasileira de Endocrinologia e Metabologia. Arq Bras Endocrinol Metab. 2013;57(3):166-83.

12. Boucai L, Hollowell JG, Surks MI. An approach for development of age-, gender-, and ethnicity-specific thyrotropin reference limits. Thyroid. 2011;21(1):5-11.

13. Rosario PW, Xavier AC, Calsolari MR. TSH reference values for adult Brazilian population. Arq Bras Endocrinol Metabol. 2010;54(7):603-6.

14. Duarte GC, Tomimori EK, Camargo RYA, Rubio IGS, Wajngarten M, Rodrigues AG, et al. The prevalence of thyroid dysfunction in elderly cardiology patients with mild excessive iodine intake in the urban area of São Paulo. Clinics. 2009;64:135-42.

15. Razvi S, Shkoor A, Vanderpump M, Weaver JU, Pearce SH. The influence of age on the relationship between subclinical hypothyroidism and ischemic heart disease: a metaanalysis. J Clin Endocrinol Metab. 2008;93:2998-3007.

16. Atzmon G, Barzilai N, Hollowell JG, Surks MI, Gabriely I. Extreme longevity is associated with increased serum thyrotropin. J Clin Endocrinol Metab. 2009;94(4):1251-4.

17. Díez JJ, Iglesias P, Burman KD. Spontaneous normalization of thyrotropin concentrations in patients with subclinical hypothyroidism. J Clin Endocrinol Metab. 2005;90(7):4124-7.

18. Meyerovitch J, Rotman-Pikielny P, Sherf M, Battat E, Levy Y, Surks MI. Serum thyrotropin measurements in the community: five-year follow-up in a large network of primary care physicians. Arch Intern Med. 2007;167(14):1533-8.

19. Robuschi G, Safran M, Braverman LE, Gnudi A, Roti E. Hypothyroidism in the elderly. Endocr Rev. 1987;8(2):142-53.

20. Pedersen OM, Aardal NP, Larssen TB, Varhaug JE, Myking O, Vik-Mo H. The value of ultrasonography in predicting autoimmune thyroid disease. Thyroid. 2000;10:251-9.

21. Rosário PW, Bessa B, Valadão MM, Purisch S. Natural history of mild subclinical hypothyroidism: prognostic value of ultrasound. Thyroid. 2009;19(1):9-12.

22. Díez JJ, Iglesias PJ. Spontaneous subclinical hypothyroidism in patients older than 55 years: an analysis of natural course and risk factors for the development of overt thyroid failure. Clin Endocrinol Metab. 2004;89(10):4890-7.

23. Somwaru LL, Rariy CM, Arnold AM, Cappola ARJ. The natural history of subclinical hypothyroidism in the elderly: the cardiovascular health study. Clin Endocrinol Metab. 2012;97(6):1962-9.

24. Zulewski H, Müller B, Exer P, Miserez AR, Staub JJ. Estimation of tissue hypothyroidism by a new clinical score: evaluation of patients with various grades of hypothyroidism and controls. J Clin Endocrinol Metab. 1997;82(3):771-6.

25. Bell RJ, Rivera-Woll L, Davison SL, Topliss DJ, Donath S, Davis SR. Well-being, health-related quality of life and cardiovascular disease risk profile in women with subclinical thyroid disease - a community-based study. Clin Endocrinol (Oxf). 2007;66(4):548-56.

26. Vigario P, Teixeira P, Reuters V, Almeida C, Maia M, Silva M, et al. Perceived health status of women with overt and subclinical hypothyroidism. Med Princ Pract. 2009;18:317-22.

27. Almeida C, Vaisman M, Costa AJ, Reis FA, Reuters V, Teixeira P, et al. Are neuropsychological changes relevant in subclinical hypothyroidism? Arq Bras Endocrinol Metabol.Roberts CG, Ladenson PW. Hypothyroidism. Lancet. 2004;363(9411):793-803.

28. Baldini IM, Vita A, Mauri MC, Amodei V, Carrisi M, Bravin S, et al. Psychopathological and cognitive features in subclinical hypothyroidism. Prog Neuropsychopharmacol Biol Psychiatry. 1997;21(6):925-35.

29. Roberts CG, Ladenson PW. Hypothyroidism. Lancet. 2004;363(9411):793-803.

30. Gussekloo J, van Exel E, de Craen AJ, Meinders AE, Frölich M, Westendorp RG. Thyroid status, disability and cognitive function, and survival in old age. JAMA. 2004;292(21):2591-9.

31. Pasqualetti G, Pagano G, Rengo G, Ferrara N, Monzani F. Subclinical hypothyroidism and cognitive impairment: systematic review and meta-analysis. J Clin Endocrinol Metab. 2015;100(11):4240-8.

32. Akintola AA, Jansen SW, van Bodegom D, van der Grond J, Westendorp RG, de Craen AJ, et al. Subclinical hypothyroidism and cognitive function in people over 60 years: a systematic review and meta-analysis. Front Aging Neurosci. 2015;7:150.

33. Hueston WJ, Pearson WS. Subclinical hypothyroidism and the risk of hypercholesterolemia. Ann Fam Med. 2004;2(4):351-5.

34. Hak AE, Pols HÁ, Visser TJ, Drexhage HÁ, Hofman A, Witteman JC, et al. Subclinical hypothyroidism is an independent risk factor for atherosclerosis and myocardial infarction in elderly women: the Rotterdam Study. Ann Inter Med. 2000;132:270-8.

35. Hueston WJ, Pearson WS. Subclinical hypothyroidism and the risk of hypercholesterolemia. Ann Fam Med. 2004;2;351-5.

36. Kanaya AM, Harris F, Volpato S, Perez-Stable EJ, Harris T, Bauer DC. Association of hypothyroidism dysfunction and total cholesterol level in an older biracial population. The Health, Aging and Body Composition Study. Arch Inter Med. 2003;162:773-9.

37. Walsh JP, Bremmer AP, Bulsara MK, O´Leary P, Leedman PJ, Faddema P, et al. Thyroid dysfunction and serum lipids: a community-based study. Clin Endocrinol (Oxf). 2005;63:773-9.

38. Danese MD, Ladenson PW, Meinert CL, Powe NR. Effect of thyroxine therapy on serum lipoproteins in patients with mild thyroid failure: a quantitative review of the literature. J Clin Endocrinol Metab. 2011;58:23-30.

39. Villar HC, Saconato H, Valente O, Atallah AN. Thyroid hormone replacement for subclinical hypothyroidism. Cochrane Database Syst Rev. 2007;3:CD003419.

40. Muller B, Zulwski H, Huber P, Ratcliffe JG, Staub JJ. Impaired action of thyroid hormone associated with smoking in women with hypothyroidism. N Engl J Med. 1995;333:964-9.

41. Chubb SA, Davis WA, Davis TM. Interactions among thyroid function, insulin sensitivity, and sereum lipid concentrations: the Fremantle diabetes study. J Clin Endocrinol Metab. 2005;90:5317-20.

42. Dardano A, Ghiadoni L, Plantinga Y, Caraccio N, Bemi A, Duranti E, et al. Recombinant human thyrotropin reduces endothelium-dependent vasodilation in patients monitored for differentiated thyroid carcinoma. J Clin Endocrinol Metab. 2006;91:4175-8.

43. Lekakis J, Papamichael C, Alevizaki M, Piperingos G, Marafelia P, Mantzos J, et al. Flow-mediated, endothelium-dependent vasodilation is impaired in subjects with hypothyroidism, borderline hypothyroidism, and high-normal serum thyroidism (TSH) values. Thyroid. 1997;7:411-4.

44. Taddei S, Caraccio N, Virdis A, Dardano A, Versari D, Ghiadoni L, et al. Impaired endothelium-dependent vasodilatation in subclinical hypothyroidism: beneficial effect of levothyroxine therapy. J Clin Endocrinol Metab. 2003;88:3731-7.

45. Razvi S, Ingoe L, Keeka G, Oates C, McMillan C, Weaver JU. The beneficial effect of L-thyroxine on cardiovascular risk factors, endothelial function and quality of life in subclinical hypothyroidism: randomized, crossover trial. J Clin Endocrinol Metab. 2007;92:1715-23.

46. Traub-Weidinger T, Grafr S, Beheshti M, Ofluoglu S, Zettining G, Khosand A, et al. Coronary vasoreactivity in subjects with thyroid autoimmunity and subclinical hypothyroidism before and after supplementation with thyroxine. Thyroid. 2012;22:245-51.

47. Iqbal A, Schimer H, Lunde P, Figenschau Y, Rasmussen K, Jorde R. Thyroid stimulating hormone and left ventricular failure function. J Clin Endocrinol Metab. 2007;92:3504-10.

48. Pearce EN, Yang Q, Benjamin EJ, Aragam J, Vasan RS. Thyroid function and left ventricular structure and function in the Framingham Heart Study. Thyroid. 2010;20:369-73.

49. Gencer B, Collet TH, Virgini V, Bauer DC, Gussekloo J, Cappola AR, et al. Thyroid Studies Collaboration. Subclinical thyroid dysfunction and the risk of heart failure events: an individual participant data analysis from 6 prospective cohorts. Circulation. 2012;126:1040-9.

50. Rodondi N, den Elzen WP, Bauer DC, Cappola AR, RAzvi S, Walsh JP, et al; Thyroid Studies Collaboration. Subclinical hypothyroidism and the risk of coronary heart disease and mortality. JAMA. 2010;304:1365-74.

51. Hyland KA, Arnold AM, Lee JS, Cappola AR. Persistent subclinical hypothyroidism and cardiovascular risk in the elderly: the cardiovascular health study. J Clin Endocrinol Metab. 2013;98(2):533-40.

52. Chaker L, Baumgartner C, den Elzen WP, Ikram MA, Blum MR, Collet TH, et al; Thyroid Studies Collaboration. Subclinical hypothyroidism and the risk of stroke events and fatal stroke: an individual participant data analysis. J Clin Endocrinol Metab. 2015;100(6):2181-91.

53. Rodondi N, Bauer DC, Cappola AR, Cornuz J, Robbins J, Fried LP, et al. Subclinical thyroid dysfunction, cardiac function, and the risk of heart failure. The Cardiovascular Health Study. J Am Coll Cardiol. 2008;52:1152-9.

54. McQuade C, Skugor M, Brennan DM, Hoar B, Stevenson C, Hogwerf BJ. Hypothyroidism and moderate subclinical hypothyroidism are associated with increased all-cause mortality independent of coronary heart disease risk factors: a PreCIS database study. Thyroid. 2011;21:837-43.

55. Ravzi S, Weaver JU, Butler TJ, Pearce SH. Levothyroxine treatment of subclinical hypothyroidism, fatal and non-fatal cardiovascular events, and mortality. Arch Intern Med. 2012;172(10):811-7.

56. Vaisman F, Coeli CM, Ward LS, Graf H, Carvalho G, Montenegro R Jr, et al. How good is the levothyroxine replacement in primary hypothyroidism patients in Brazil? Data of a multicentre study. J Endocrinol Invest. 2013;36(7):485-8.

57. Faber J, Galloe AM. Changes in bone mass during prolonged subclinical hyperthyroidism due to L-thyroxine treatment: a meta-analysis. Eur J Endocrinol. 1994;130:350-6.

58. Murphy E, Williams GR. The thyroid and the skeleton. Clin Endocrinol (Oxf). 2004;61:285-98.

59. Radetti G, Paganini C, Gentili L, Bernasconi S, Betterle C, Borkenstein M, et al. Frequency of Hashimoto's thyroiditis in children with type 1 diabetes mellitus. Acta Diabetol. 1995;32:121-4.

60. Burek CL, Rose NR, Guire KE, Hoffmann WH. Thyroid autoantibodies in black and white children and adolescents with type 1 diabetes mellitus and their first-degree relatives. Autoimmunity. 1990;7:157-67.

61. Umpierrez GE, Latif KA, Murphy MB, Lambeth HC, Stentz F, Bush A, et al. Thyroid dysfunction in patients with type 1 diabetes. A longitudinal study. Diabetes Care. 2003;26:1181-5.

62. Vondra K, Vrbikova J, Dvorakova K. Thyroid gland diseases in adult with diabetes mellitus. Minerva Endocrinol. 2005;30(4):217-36.

63. Kahaly GJ, Dillmann WH. Thyroid hormone action in the heart. Endoc Rev. 2005;26:704-28.

64. Nanchensen D, Gusseklo J, Westendorp RG, Sott DJ, Jukema JW, Trompet S, et al. Subclinical thyroid dysfunction and the risk of heart failure in older persons at high cardiovascular risk. J Clin Endocrinol Metab. 2012;97:852-61.

65. Sawin CT, Geller A, Wolf PA, Belanger AJ, Baker E, Bacharach P, et al. Low serum thyrotropin concentrations as a risk factor for atrial fibrillation in older persons. N Engl J Med. 1994;331:1249-52.

66. Perros P, McCrimmon RJ, Shaw G, Frier BM: Frequency of thyroid dysfunction in diabetic patients: value of annual screening. Diabet Med. 1995;12:622-7.

67. Duckworth WC, Badlissi J, Kitabchi AE. Thyroid function in diabetes. In: Vanmiddleworth L (ed.). The thyroid gland. Chicago: Year Book Medical; 1986. p. 247-61.

18

Anti-inflamatórios não esteroidais e seus reais riscos de eventos cardiovasculares

Rodrigo Aires Corrêa Lima
Francisco Aires Corrêa Lima
Mariana Castilho Rassi

INTRODUÇÃO

Os anti-inflamatórios não esteroidais (AINE) são, provavelmente, a classe de medicamentos mais utilizada no Brasil e no mundo. Sua ação analgésica, antipirética e anti-inflamatória faz com que estas drogas se prestem às necessidades de alívio sintomático de uma infinidade de condições clínicas, que podem causar grande morbidade e, muitas vezes, constituem-se na principal queixa dos pacientes que procuram atendimento médico. Por outro lado, em vários países há uma facilidade de acesso a estas drogas por falta de exigência da prescrição médica. Assim, o uso indiscriminado e o desconhecimento da população sobre os possíveis efeitos adversos desta classe de medicamentos ainda é um problema de saúde pública desafiador, com um elevado custo socioeconômico em razão de suas altas morbidade e mortalidade. No Brasil, atualmente, apenas se exige receita médica dos AINE inibidores seletivos da COX-2 (cicloxigenase-2).

Os AINE são eficazes no controle das dores musculoesqueléticas, abdominais, orodentais, cefaleias e outras. São mais utilizados, sobretudo, em várias doenças reumáticas, como osteoartrite, espondiloartites, artrite reumatoide, artrites microcristalinas, nas tendinopatias e nas lesões musculares traumáticas. A osteoartrite afeta aproximadamente 15% da população acima dos 60 anos e tem sido a principal doença que motiva o uso, especialmente indiscriminado, desta classe de medicamento. Em pessoas acima de 65 anos Talley observou que 70% utilizavam um AINE pelo menos uma vez na semana e que 34% dessas pessoas o faziam diariamente.[1]

Nos Estados Unidos, calcula-se que aproximadamente 17 milhões de pessoas ingiram diariamente um AINE. Na Europa, em 2001, estas drogas representaram 7,7% de todas as prescrições médicas, predominando nas doenças musculoesqueléticas. Neste continente, entre 2002 e 2007 houve um aumento de 25,1% em seu consumo. Nos Estados Unidos foram cerca de 111 milhões de prescrições em 2004, com custo de 4,8 bilhões de dólares e de adicionais 3 bilhões em vendas sem prescrição médica.

Os AINE estão diretamente associados a aumento de mortalidade. Um estudo de veteranos americanos acima de 65 anos observou uma mortalidade de 5,5/1.000 pessoas/ano após sangramento gastrintestinal, de 17,7/1.000 pessoas/ano após infarto agudo do miocárdio e 21,8/1.000 pessoas/ano após acidente vascular cerebral. Os preditores de mortalidade desse estudo foram idade avançada, presença de comorbidades, aumento do uso de AINE (COX-2) e a falha no uso de gastroprotetores. O uso de analgésicos como paracetamol em substituição aos AINE poderia minimizar sua prescrição e, assim, os seus riscos. A despeito da recomendação do uso inicial e preferencial de analgésicos para alívio da dor, observamos uma preferência da maioria dos pacientes pelos AINE em relação aos analgésicos. Uma pesquisa com 1.799 pacientes com doenças reumáticas (osteoartrite, artrite reumatoide e fibromialgia) identificou que 37% dos pacientes apontaram o analgésico acetaminofeno como moderadamente e altamente efetivo no controle da dor, e 63% não perceberam melhora dos sintomas álgicos. Sessenta por cento dos pacientes relataram preferência pelos AINE ao acetaminofeno para controle da dor e em cerca de 25% dos casos, os pacientes notaram a mesma eficácia analgésica em ambos.[2,3]

Um dos desafios para o uso de AINE em pacientes com doenças reumáticas, sobretudo em uma das mais frequentes, a osteoartrite, é a alta prevalência de pacientes com aumento de risco gastrintestinal e cardiovascular, muitas vezes observados concomitantemente. Em um estudo observacional transversal multicêntrico espanhol que analisou 3.293 pacientes com osteoartrite candidatos para o uso de AINE, constatou-se que 86,6% dos pacientes possuíam aumento de risco gastrintestinal, dos quais 22,3% se encontravam no grupo de alto risco. Em relação ao risco cardiovascular, 44,2% estavam no grupo de alto risco, 28,5% no grupo de risco moderado e 27,3% no grupo de risco baixo. Percebeu-se ainda que 15,5% possuíam elevado risco gastrintestinal e cardiovascular concomitante e que esses fatores de risco não influenciaram na escolha do tipo de AINE prescrito.[4]

Além do aumentado risco cardiovascular associado a esta classe de medicamentos, seus efeitos gastrintestinais adversos, sobretudo relacionados ao sangramento, figuram entre a terceira maior causa de mortalidade. Por outro lado, sua eficácia analgésica e o impacto na qualidade de vida dos pacientes, assim como sua capacidade de modificar a progressão de algumas doenças reumáticas, como a espondilite anquilosante, devem ser considerados. Portanto, a decisão sobre o uso ou não dos AINE deve ser compartilhada entre o médico e o paciente, sempre avaliando seu risco e benefício. Considerando-se que, em relação à eficácia, todos os AINE têm efeitos semelhantes, a prescrição destas drogas deve ser ponderada pela experiência prévia de seu uso, conhecimento da molécula escolhida e, principalmente, por questões relacionadas à segurança demonstrada nos estudos e fatores de risco em potencial personalizado para cada paciente.[3,5]

MECANISMO DE AÇÃO

As prostaglandinas são sintetizadas pela ação inicial de uma endoperoxidase (PGH2 sintase), ou cicloxigenase (COX), sobre o ácido araquidônico, este liberado dos fosfolipídeos da membrana celular sob ação da fosfolipase A2. As cicloxigenases possuem dois sítios catalíticos: o primeiro converte o ácido araquidônico no endoperóxido PGG2 e o segundo converte este endoperóxido em outro, o PGH2. Por meio de sintases específicas, o PGH2 se transforma em prostaglandinas e tromboxanos, conforme o exposto nas Figuras 1 e 2. As duas principais prostaglandinas inflamatórias são a PGE2 e a prostaciclina (PGI2).

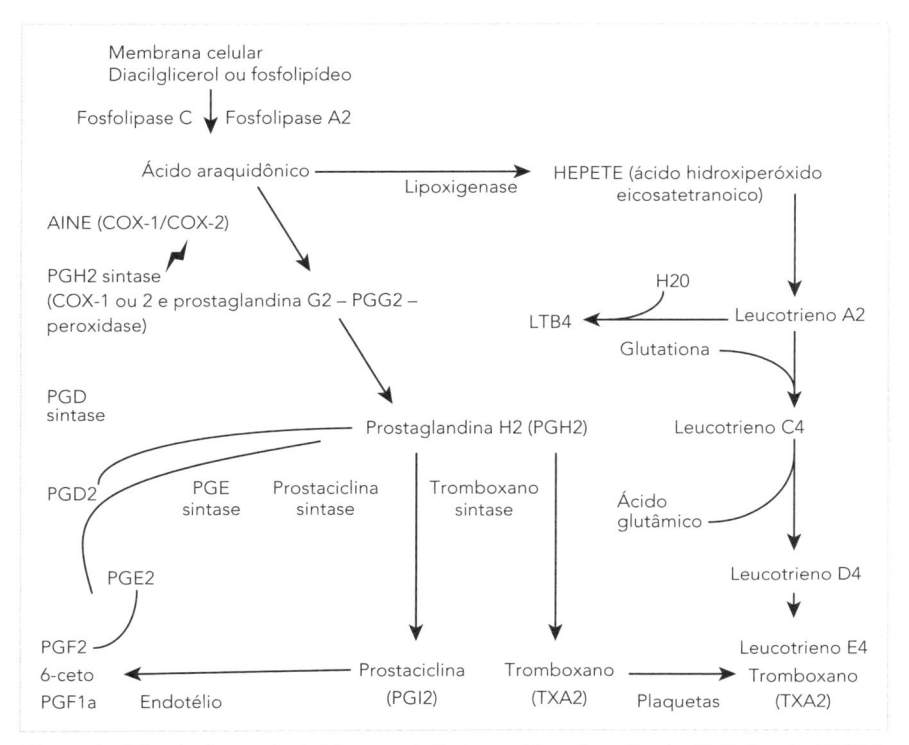

Figura 1   Metabolismo do ácido araquidônico e sítios da ação da COX-1 e da COX-2.

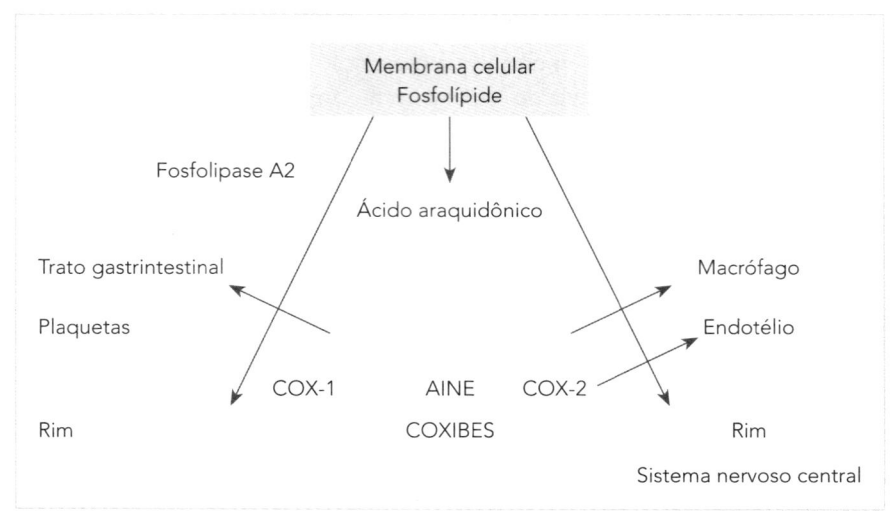

Figura 2 Metabolismo do ácido araquidônico. Prostaglandinas indutíveis, ressaltando os sítios onde são produzidas constitucionalmente e a ação dos inibidores de COX-1 e COX-2. Os inibidores de COX-1 inibem a atividade enzimática da COX-1 e, em menor extensão, da COX-2.

São conhecidas três isoformas de cicloxigenases, de acordo com seu sítio de ação e susa características estruturais: a COX-1, a COX-2 e a COX-3.

Constitutivamente expressa em vasos no rim e no estômago, a COX-1 e a COX-2 são responsáveis por diversas atividades biológicas de acordo com seu sítio de ação e com o endoperóxido produzido; assim, nos vasos a PGI2 promove vaso dilatação e o TX2, agregação plaquetária. Estudos *in vitro* demonstram que o endotélio é a maior fonte tecidual de PGI2, que nele a COX-2 é a maior produtora deste endoperóxido e que sua expressão endotelial pode ser modulada por alteração de fluxo sanguíneo, pelo cisalhamento endotelial, como demonstrado em camundongos.[6] Por outro lado, a expressão de COX-2 está aumentada em pacientes com arteriosclerose grave.[7] Uma visão dos efeitos da PGI2 no sistema cardiovascular e renal é visualizada na Figura 3. No rim, a PGE2 e a PGI2, sintetizadas na medula e no córtex, induzem a vasodilatação e a redistribuição do fluxo sanguíneo do córtex renal para os néfrons justamedulares, responsáveis pelo volume principal da filtração glomerular.[8,9] A COX-2 aí é constitutivamente expressa nas células da mácula densa, na alça ascendente do túbulo distal e nas células intersticiais da medula mais próximas das papilas, em estreita relação com as células dos ductos coletores.[10]

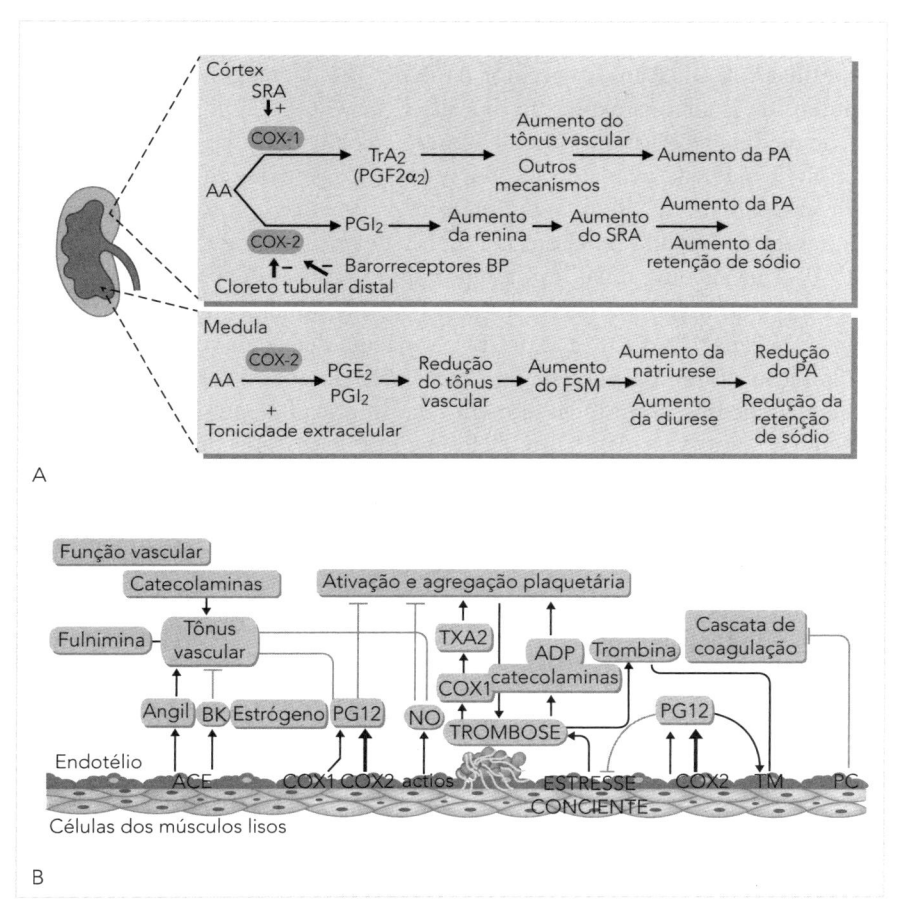

Figura 3 Papel das isoenzimas COX na biologia do sistema vascular e renal. ACE: enzima conversora da angiotensina; ADP: adenosina difosfato; aPC: proteína C ativada; BK: bradicinina; EcNOS: NOS sintase do óxido nítrico da célula endotelial; TM: trombomodulina; FSM: fluxo sanguíneo medular; SRA: sistema renina-angiotensina. As setas pretas indicam ativação. As linhas significam bloqueio ou redução da ativação. Adaptada de Grosser, 2006.[19]

A COX-2 é diferencialmente regulada no córtex e na medula renal. A restrição de sódio aumenta a expressão cortical da COX-2 e reduz a expressão medular, enquanto a ingesta aumentada deste elemento leva a um correspondente aumento da COX-2, na medula e redução no córtex. Esta expressão divergente reflete distintas funções, isto é, a produção medular contribuindo para a reabsorção de sal e de água, além da regulação do fluxo sanguíneo medular, enquanto a COX-2 cortical modula a liberação de renina e a hemodinâmica glomerular.[11] A ativação do receptor da PGE2 (EP1) antagoniza os efeitos da angiotensina II sobre a expressão dos alfa ENa+C (*alfa Epithelial Na+ Channel*), na medula renal, assim como o aumento da atividade das subunidades do alfa ENaC, mediada pela aldosterona, reduzindo elevação da pressão arterial decorrente do sistema renina-angiotensina.[12] Estes receptores EP1 são mais abundantes na medula renal em condições normais. A inibição da atividade da COX-2 na medula renal leva à hipertensão arterial dependente do sódio, indicando que a COX-2 exerce uma influência protetora anti-hipertensiva na medula renal.[13] A COX-2 expressa na mácula densa é a maior reguladora da liberação de renina por esta, em particular durante a restrição de sódio, consequentemente levando ao aumento da produção de angiotensina II, que aumenta o tônus vascular.[14] Este efeito é contrabalançado pelos produtos liberados por meio da ativação da COX-2, em particular a PGE2, que induzem a vasodilatação.[15] Os efeitos vasodilatadores da elevação da COX-2 superam os vasoconstritores decorrentes da ativação do sistema renina-angiotensina.[16] Assim, durante a inibição crônica de COX-2 (AINE), predominam os sintomas vasoconstritores do sistema renina-angiotensina, reduzindo os fluxos plasmáticos renal e plasmático glomerular.

Os AINE possuem ação periférica e central consequentes à inibição das cicloxigenases, seguidas da diminuição da síntese de endoperóxidos e prostaglandinas, mediadores da inflamação e da hiperalgesia.

No estômago a COX-1, por meio da produção de PGE2 e PGI2, confere proteção fisiológica à mucosa gástrica contra ácidos ali secretados, mantendo o fluxo sanguíneo da mucosa e induzindo a produção de bicarbonato.

Os AINE de primeira geração inibem tanto a COX-1 constitutiva quanto a COX-2 produzida pelo endotélio e pelo macrófago e induzida durante a inflamação, enquanto os AINE mais modernos (coxibes) bloqueiam mais seletivamente a COX-2. O ácido acetilsalicílico (AAS), conforme demonstrado por Vane, em 1971, acetila e inibe, de forma irreversível, o primeiro sítio catalítico da endoperóxido sintase PGG2, o resíduo serina 529 na COX-1 e o resíduo 516 na COX-2, não afetando o segundo sítio catalítico, permitindo a ação da peroxidase PGH2. Isso leva a um bloqueio irreversível da síntese do tromboxano A2 (TXA2), pelas plaquetas com AAS aderido, e reduzindo o risco de trombose. As plaquetas expressam somente COX-1, portanto, não são influenciados pela ação dos COX-2. O contato do AAS com as plaquetas se faz no sistema porta, antes de sua metabolização hepática. Como o tempo de sobrevida das plaquetas varia entre 8 a 10 dias, é necessário o uso continuado da droga para a manutenção da atividade antitrombótica de plaquetas recém-formadas.[17] Embora a COX-2 seja induzida nos processos inflamatórios, ela tem caráter constitutivo nos vasos, no sistema nervoso central e no rim. Em 2002, foi descrita uma terceira isoforma, COX-3 (derivada da COX-1), cuja ação aparentemente é inibida seletivamente por dipirona, fenacetina e paracetamol. É encontrada no sistema nervoso central.[18]

Apesar do nome, essa classe de medicamentos tem ação anti-inflamatória limitada, uma vez que não interfere na produção ou na ação de outros mediadores inflamatórios, como bradicinina, leucotrienos, PAF, TNFa, IL-1 etc. O efeito analgésico se deve principalmente à diminuição da hipersensibilidade dos nociceptores periféricos e no corno posterior da medula. São mais eficientes, portanto, nos processos inflamatórios dependentes de prostaglandina.

Em virtude de um mecanismo de ação comum, os AINE têm um perfil farmacodinâmico, terapêutico e toxicológico semelhante.

Como são semelhantes em sua eficácia, o que os diferencia são as reações adversas, que estão relacionadas predominantemente à intensidade da inibição da COX-1 e COX-2 de cada uma das moléculas dessa classe (Figura 2).

CLASSIFICAÇÃO

Os anti-inflamatórios não hormonais são classificados, de acordo com suas ações biológicas, em inibidores de cicloxigenase 1 (COX-1), inibidores de cicloxigenase 2 (COX-2), inibidores da lipoxigenase (LOX) e uma nova categoria: os inibidores da cicloxigenase 3 (COX-3). A diferença entre a COX-1 e a COX-2 está localizada na posição 523 da cadeia de aminoácidos, onde a isoleucina, aminoácido de maior volume, é substituído pela pequena valina na COX-1, permitindo que naquele local haja uma bolsa lateral onde se ligam os inibidores da COX-2. Ambas têm peso molecular de 71 kDa e mais de 600 aminoácidos, dos quais 63% têm sequências idênticas e espacialmente se assemelham a um prendedor de cabelos (Figura 4).

Considerando que todos os AINE têm ação na inibição de COX-1 e COX-2, podemos classificá-los, em relação à sua seletividade, em: inibidores seletivos da COX-1; inibidores não seletivos da COX-1; inibidores seletivos da COX-2 e inibidores altamente seletivos da COX-2 (Tabela 1).

RISCO GASTRINTESTINAIS E CARDIOVASCULARES

Risco gastrintestinal

Os AINE levam a dano da mucosa gástrica, tanto por seus efeitos epiteliais diretos, como o aumento da difusão do H+, mediado pela inibição das prostaglandinas, que leva ao aumento da secreção de ácidos e diminuição da

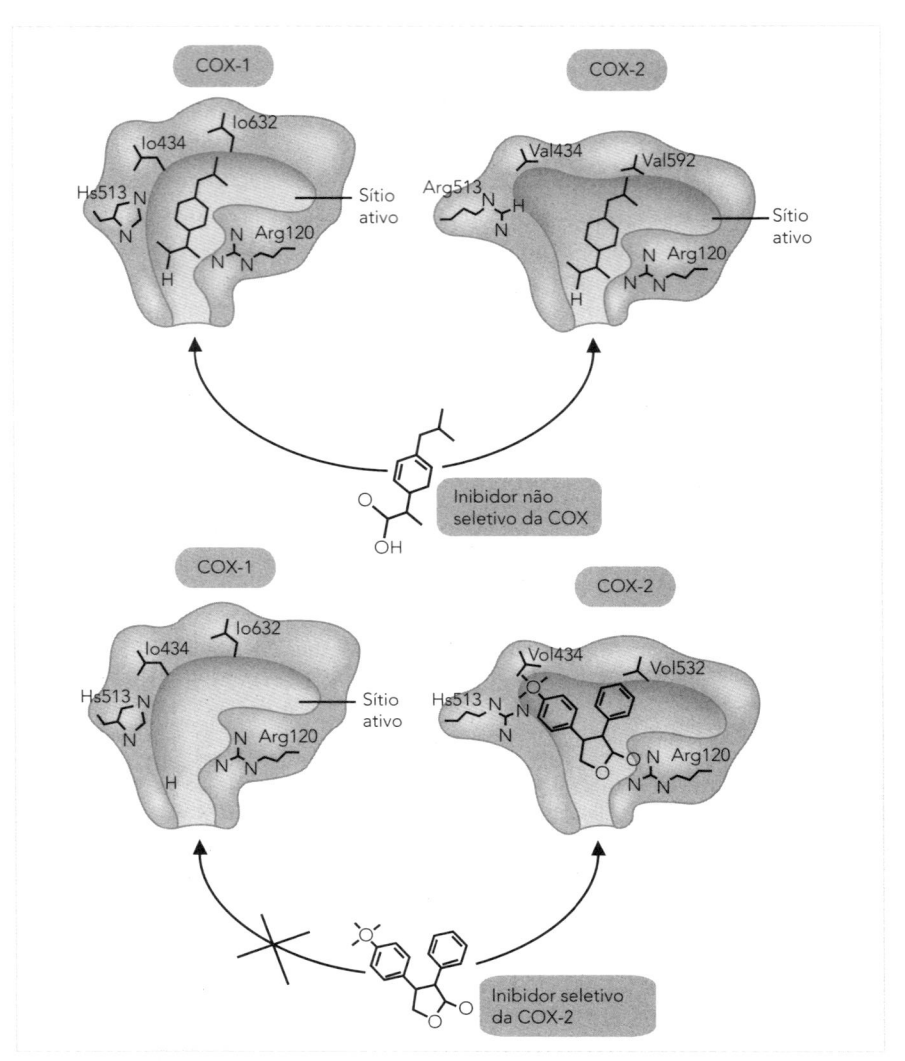

Figura 4   Desenho esquemático mostrando as diferenças entre os canais de acesso com os substratos da COX-1 e da COX-2. Inibição da COX-1 e da COX-2 pelos AINE. As duas moléculas diferem em estrutura na posição 523. Neste local, o volumoso aminoácido isoleucina é substituído pela pequena valina e, com os resíduos dos aminoácidos Val 434, Arg 513 e Val 523, formam uma bolsa lateral na COX-2, onde se ligam os inibidores seletivos da COX-2. Alguns inibidores de COX-1, ao ligarem-se à arginina presente na COX-1 e na COX-2 na posição 123, bloqueiam, de acordo com seu volume, o acesso dos inibidores seletivos da COX-2 e assim podem impedir sua ação sobre seu substrato, resultando, assim, em um efeito anti-COX-2 por um AINE anti-COX-1. Modificada de Grosser, 2006.[19]

Tabela 1   Seletividade dos AINE

Inibidores seletivos da COX-1	AAS (em baixas doses)
Inibidores não seletivos da COX-1	AAS (em altas doses), piroxicam; indometacina; diclofenaco, ibuprofeno, aceclofenaco, naproxeno
Inibidores seletivos da COX-2	Meloxicam, etodolaco, nimesulida
Inibidores altamente seletivos da COX-2	Celecoxibe, etoricoxibe

produção de muco, quanto por seus efeitos na microvascularização da mucosa gástrica, também mediada pelos efeitos da inibição das prostaglandinas e isquemia da microcirculação, além do aumento na produção de leucotrienos e seus efeitos nas moléculas de adesão e liberação de radicais livres.

Apesar dos AINE estarem associados a uma série de efeitos adversos no sistema cardiovascular, rins, fígado, pulmão e pele, o trato gastrintestinal sem dúvida é o mais afetado pelo uso dessa classe de medicamentos e implicado em maior risco de mortalidade, associado a sangramentos e perfuração, conforme mencionado anteriormente. Portanto, muito mais importante que aliviar os possíveis sintomas dispépticos leves associados ao uso dos AINE, é fundamental avaliar e minimizar os riscos de sangramento e perfuração do trato gastrintestinal nos pacientes que fazem uso desses medicamentos. A Tabela 2 descreve os principais fatores de risco gastrintestinais associados ao uso dos AINE e seu respectivo risco relativo.

Um estudo observou que a presença de mais de um dos fatores de risco: idade > 75 anos, história de úlcera péptica, histórico de sangramento gastrintestinal e doença cardiovascular confere risco adicional de complicação gastrintestinal associada ao uso de AINE, conforme ilustra a Tabela 3.

Tabela 2   Fatores de risco gastrintestinais associados ao uso de AINE

Fatores de risco	Risco relativo ajustado (*odds ratio*)
Úlcera péptica prévia complicada	13,5
Uso de vários AINE	8,9
Uso de alta dose de AINE	7,0
Tratamento com anticoagulante	6,4
Úlcera péptica prévia não complicada	6,1
Idade de 70 a 80 anos	5,6
Infecção pelo *Helicobacter pylori*	3,5
Uso de corticosteroides orais	2,2

Adaptada de Lanas.[20]

Tabela 3   Incidência média em 6 meses de complicações gastrintestinais associadas ao uso de AINE

Número de fatores de risco	Incidência média
0	0,38%
1	0,87%
2	1,95%
3	4,32%
4	9,24%

Adaptada de Silverstein et al.[21]

Estratégias para redução do risco gastrintestinal

Existem quatro estratégias para reduzir o risco de lesão da mucosa gastrintestinal relacionado ao uso de anti-inflamatórios: uso de AINE não seletivos associados aos bloqueadores de bomba de prótons ou misoprostol (este último menos utilizado, pela maior incidência de reações adversas), uso de AINE seletivo da COX-2, uso de AINE seletivo da COX-2 associados aos bloqueadores de bomba de prótons ou misoprostol e a erradicação do *Helicobacter pylori* (sobretudo quando associado à úlcera).

Os inibidores de bomba de prótons se mostraram superiores aos antagonistas dos receptores de H2 tanto na prevenção quanto no tratamento da lesão do trato gastrintestinal associada ao uso de AINE, não havendo evidência suficiente que suporte o uso dos antagonistas dos receptores de H2 nessas situações.

Mesmo em pacientes com alto risco de sangramento gastrintestinal e com sangramento recente, a adoção dessas estratégias para redução de complicações diminui consideravelmente a taxa de ocorrências, conforme observado na Tabela 4.

Tabela 4   Estratégias de redução de risco de sangramento gastrintestinal

Risco	Estratégia adotada	Taxa de sangramento por 100 pacientes/ano
Sem sangramento prévio	Uso de AINE não seletivo	1,4
Com sangramento gastrintestinal recente	Uso de AINE não seletivo	37,6
	Uso de AINE não seletivo + uso de inibidor de bomba	12,8
	Uso de AINE COX-2 seletivo	9,8
	Uso de AINE COX-2 seletivo + uso de inibidor de bomba	0

Fonte: adaptada de Scarpignato, 2010.[22]

Apesar da grande maioria dos sangramentos gastrintestinais ser de origem gastroduodenal, existe uma preocupação crescente com os sangramentos de origem mais baixa induzidos pelos AINE onde os inibidores da bomba de prótons não atuam. Nessa situação específica, para prevenção de sangramento intestinal baixo, os inibidores da COX-2 seletivos podem ser mais seguros.

AAS e associação com COX e antiagregantes plaquetários

É necessário que seja produzida inibição da ação da COX-1 e da COX-2 para que haja lesão gástrica, conforme demonstrado em camundongos.[22] Neste contexto, pacientes usando AAS (primariamente um inibidor de COX-1) como prevenção de riscos cardiovasculares são suscetíveis ao desenvolvimento de úlcera gástrica, quando ingerem concomitantemente um AINE inibidor de COX-2 por causa de dor crônica.[23] Fatores de crescimento derivados da agregação plaquetária promovem a angiogênese, que é crítica para o reparo da mucosa gástrica. Antagonistas do receptor da adenosina difosfato (clopidrogrel) inibem a liberação de fator de crescimento do endotélio vascular pelas plaquetas, o que pode dificultar a cicatrização de úlcera gástrica.[24] Pelo exposto, o uso de inibidores da agregação plaquetária (AAS, antagonistas do receptor da adenosina difosfato), em associação com um inibidor de COX-1 ou de COX-2, é um fator de risco para o desenvolvimento de úlcera gástrica. Um consenso de expertise do American College of Cardiology Foundation (ACCF), da American College of Gastroenterology (ACG) e da American Heart Association (AHA) alerta para o risco do uso desta associação e recomenda a ingesta concomitante de inibidores de bomba de prótons.[25] Conforme conclusão do estudo VIGOR, que comparou a toxicidade gástrica do naproxeno e do rofecoxibe em pacientes com artrite reumatoide, 1 em cada 20 usuários destes AINE apresentaram sintomas do trato gastrintestinal superior (úlcera sintomática ou complicada).[26] A incidência anual de eventos sintomáticos do trato gastrintestinal superior é de 2 a 4,5%, e o risco de perfuração, sangramento ou obstrução é de 0,2 a 1,9%.[27] AINE contribuem para 10-20/1000 hospitalizações, e estão associados com 4% no aumento da mortalidade.[28] Nos Estados Unidos, dados extrapolados indicam que os AINE são responsáveis por 107 mil internações e por 16.500 mortes/ano em pacientes com artrite reumatoide.[29] O uso concomitante de drogas antiagregantes plaquetárias pode aumentar o risco de sangramento.[30] O uso de AINE com AAS (conforme referido)[31] confere um risco anual de sangramento de 5,6%, mesmo com os coxibes.[32] Neste contexto, a escolha do uso de um inibidor de COX-1 ou COX-2 tem mínima significância clínica na possibilidade de um evento adverso no trato gastrintestinal superior.

O uso cardioprofilático de AAS aumenta em 2 a 4 vezes o risco de eventos adversos do trato gastrintestinal superior, que não se modifica com as formulações de absorção entérica.[33] Os resultados são conflitantes quanto ao risco de eventos gastrintestinais, quando são comparadas doses baixas (entre 75 e 162,5 mg/dia) e doses maiores (de 162,5 a 325 mg/dia), usadas em cardioprofilaxia;[34] no entanto, em pacientes idosos a razão de chance de sangramento com dose diária de AAS de 75, 150 e 300 mg é de 2,3, 3,2 e 3,9, respectivamente.[35] O estudo Current-Oasis 7 não encontrou diferença nos desfechos primários de morte, infarto do miocárdio e AVC em 30 dias, tampouco na incidência de sangramento gastrintestinal, nos 25.086 pacientes com síndrome coronariana aguda, tratados com AAS nas doses de 75 a 100 ou de 300 a 325 mg/dia.[36]

Efeitos gastrintestinais da combinação de AAS com anticoagulante

Segundo recomendação de 2008, ainda vigente, da ACCF, do ACG e da AHA, o uso de AAS com terapia anticoagulante (incluindo heparina não fracionada, heparina de baixo peso molecular e varfarina) está associado a um expressivo e significativo aumento do risco de eventos hemorrágicos maiores extracranianos, uma grande proporção no trato gastrintestinal. Esta combinação pode ser usada em: valvopatias ou arritmias. Quando varfarina for adicionada ao AAS e ao clopidogrel, o INR deve ficar entre 2 e 2,5".[25] Por outro lado, em algumas circunstâncias, como nas síndromes coronarianas agudas, a combinação de terapia antiplaquetária e anticoagulante precoce e de longa duração é superior ao tratamento antiplaquetário isolado, mas seu uso deve ter em mente o risco aumentado de sangramento gastrintestinal, superior em até 50% quando é usada heparina não fracionada, conforme metanálise publicada em 1996.[37,38] Para heparina de baixo peso molecular em combinação com AAS, o risco de sangramento também está aumentado.[39,40]

Efeitos gastrintestinais do clopidogrel

Segundo recomendação de 2008, ainda vigente, da ACCF, do ACG e da AHA, "a substituição do clopidogrel por AAS não é uma estratégia recomendada para reduzir o sangramento recorrente de úlcera em pacientes de alto risco, mas é inferior à combinação de AAS e inibidores de bomba de prótons".[25] O clopidogrel tem grau de recomendação 1 com nível de evidência A para pacientes hospitalizados com síndrome coronariana aguda incapazes de tomar AAS, por causa da intolerância gastrintestinal. A análise comparativa realizada em estudo randomizado e duplo cego (CAPRIE) entre pacientes com arteriosclerose que sofreram recente episódio de acidente vascular isquêmico, infarto do miocárdio ou doença arterial vascular isquêmica sintomática mostrou que o uso de clopidogrel, quando comparado ao AAS, reduziu o número de reinternações por eventos isquêmicos (1.502 *vs.* 1.673, p = 0,10), em média de 1,6 ano de tratamento. Também quando comparado ao AAS, o clopidogrel reduziu em 7,9% o risco relativo de morte por doença vascular, acidente vascular cerebral, infarto do miocárdio ou sangramento (15,1 para 13,7% em 1 ano; p = 0,11). Ajustado para variáveis prognósticas básicas, o clopidogrel foi um preditor independente de redução de morte por doença vascular, acidente vascular cerebral e infarto do miocárdio, bem como de reinternações hospitalares (clopidrogrel 0,7% *vs.* AAS 1,1%, p = 0,012) e de sangramento (clopidogrel 0,52% *vs.* AAS 0,72%, p < 0,05).[41-44] Tais dados demonstram claramente que, combinado com o AAS, o clopidogrel aumenta significativamente a incidência de sangramento digestivo alto, que diminui quando as drogas são usadas de forma isolada.[45] Por outro lado, em 12 meses um estudo demonstrou que a incidência de sangramento digestivo alto é menor nos pacientes que usam a associação de esomeprazol e AAS (0,7%), comparado scom aqueles sob regime de clopidogrel isolado (8,6%).[46] Estudos adicionais têm demonstrado que a associação de clopidogrel com inibidor de bomba de prótons reduz os efeitos gastrintestinais do clopidogrel isolado.

Efeitos gastrintestinais da combinação de clopidogrel com anticoagulante

Segundo recomendação de 2008, ainda vigente, da ACCF, do ACG e da AHA, a associação de clopidogrel com varfarina aumenta a incidência de sangramento gastrintestinal alto, quando comparado com a monoterapia isolada. O uso combinado de terapia antiagregante plaquetária e de terapia anticoagulante deve ser considerado somente em casos em que os benefícios superam significativamente os riscos. O INR nestes casos deve ser mantido entre 2,0 e 2,5. Esta combinação é por vezes usada, associada com AAS, em fibrilação atrial, doença vascular periférica isquêmica e doença coronariana com intervenção percutânea.

O estudo WAVE (Warfarin and Vascular Evaluation),[37] realizado em 2.161 pacientes com doença vascular periférica e que receberam varfarina e terapia antiplaquetária (ASA ou tienopiridina), não demonstrou diferença nos desfechos primários propostos: infarto do miocárdio, acidente vascular cerebral ou morte; no entanto, eventos hemorrágicos que requereram intervenção cirúrgica ou transfusão estiveram presentes em maior número nos pacientes com terapia combinada (RR 3,4 IC: 1,8 a 6,4). Aproximadamente 30% dos pacientes foram retirados da terapia combinada por causa de sangramento.

RISCOS CARDIOVASCULARES

Os prostanoides (prostaciclinas, tromboxano A2, prostaglandinas D2, E2 e F2) influenciam os sistemas cardiovascular, imunológico, gastrintestinal, renovascular, pulmonar, nervoso central e reprodutivo. No sistema cardiovascular os produtos da COX, especialmente a PGI2 e o TXA2, regulam a complexa interação entre a parede dos vasos e as plaquetas. A PGI2 interage com os receptores IP das plaquetas, antagonizando sua ação agregante, induzida pelo tromboxano A2, sintetizado pela ação enzimática da COX-1 (única cicloxigenase contida nas plaquetas), sobre o ácido araquidônico. Os inibidores seletivos da COX-2, ao inibirem a produção de PGI2, deixam a produção de TXA2 intacta, podendo desequilibrar a relação entre estes dois prostanoides e aumentar o risco de eventos trombóticos (Figura 5).[47] Inibidores de COX-2, à semelhança dos AINE tradicionais, elevam a pressão arterial e aumentam significativamente a incidência de insuficiência cardíaca quando comparados com placebo.[48] A COX-2 é expressa em células endoteliais normais e produzida em resposta ao estresse de cisalhamento. Em condições de normalidade, a PGI2 circulante é largamente derivada da COX-2 secretada pelas células endoteliais e musculares dos vasos, induzida pelo fluxo sanguíneo. Vale notar que a excreção urinária do principal metabólito da PGI2, o PGIM (2,3-dinor 6-ceto PGF1 alfa), está aumentada nos pacientes com arteriosclerose, resultante da expressão aumentada de COX-2, consequente à ativação plaquetária e à circulação de citocinas inflamatórias (Figura 5).[6] Os anti-inflamatórios não esteroidais estão entre as drogas mais usadas no tratamento de dor, especialmente em pacientes com osteoartrite. Estima-se que eles representam 5% das drogas prescritas em consultas médicas no Estados Unidos.[49,50] O uso destas drogas tem trazido aumento de risco de doenças cardiovasculares e, por este motivo, em 2004 o rofecoxibe, um inibidor seletivo da COX-2, foi retirado do mercado,[51,52] e em 2006 o etoricoxbe não obteve aprovação para ser comercializado pelo US Food and Drug Administration, em razão de ter um perfil inadequado entre riscos e benefícios.[53] Uma metanálise publicada em 2011[54] analisou 116.429 pacientes em 31 estudos envolvendo naproxeno, ibuprofeno, diclofenato, rofecoxibe, celecoxibe, lumiracoxibe e placebo encontrou evidências que demonstram maior risco de infarto do miocárdio nos que usaram coxibes, em comparação com AINE convencionais e com placebo. A taxa de risco para o desenvolvimento de doenças cardiovasculares foi de 2,12 (IC 1,26-3,56) para o rofecoxibe, seguida de 2,0 para o lumiracoxibe (IC

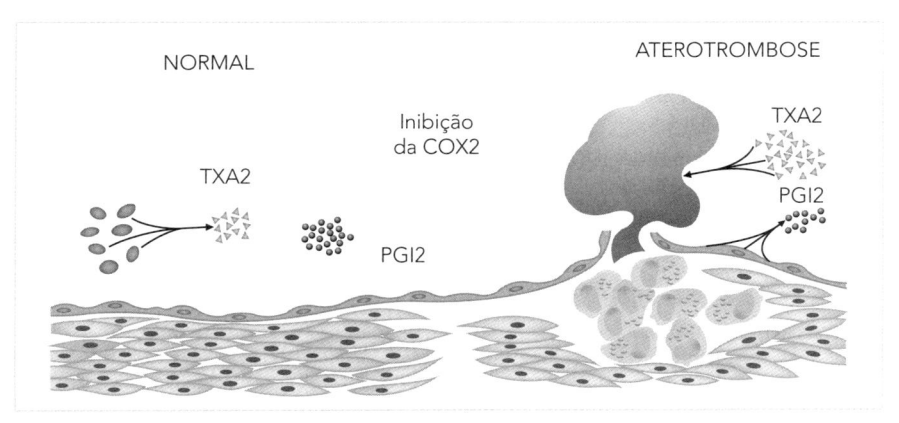

Figura 5 Consequência da inibição da COX pela prostaciclina e tromboxano A2 em artérias normais e em artérias ateroscleróticas. As células endoteliais são mostradas como a origem das prostaciclinas PGI2 e as plaquetas, como a origem do TXA2. Em condições normais, a produção de PGI2 depende da atividade enzimática da COX-1. Contudo, na vigência de aterosclerose, a PGI2 é produzida principalmente pela COX-2, quando mais TXA2 também é formado. A inibição de COX-2 nestas circunstâncias pode favorecer o efeito trombogênico do TXA2.

0,71-6,21), comparada àqueles que usaram placebo. O ibuprofeno se associou com maior risco de acidente vascular cerebral, com 3,37 de risco relativo (IC 1-11,6), seguido pelo diclofenaco 2,86 (IC 1,09-8,36). O etoricoxibe 4,07 (IC 1,23-15,7) e o diclofenaco 3,98 (IC 1,48-12,7) foram associados com maior número de mortes por doença cardiovascular; assim, o perfil de segurança de cada droga varia consideravelmente de acordo com o desfecho analisado. Os resultados de todos os estudos estão especificados na Figura 6 e de forma mais detalhada na Figura 7.

O infarto do miocárdio ocorreu 554 vezes em 29 estudos. Comparando com placebo, a taxa de risco estimada foi maior que 1,3 para o ibuprofeno (1,61, IC 0,50-5,77), celecoxibe (1,35, IC 0,71-2,72), rofecoxibe (2,12, IC 1,26-3,56), lumiracoxibe (2,00, IC 0,71-6,21); faltam evidências para o aumento do risco de infarto com naproxeno, diclofenaco e etoricoxibe. Houve 337 eventos de acidente vascular cerebral em 26 estudos. Todas as drogas demonstraram risco aumentado quando comparadas ao placebo. A taxa de risco estimada foi maior que 1,3 para naproxeno (1,76, IC 0,81-3,33), ibuprofeno (3,36, IC 1-11), diclofenaco (2,86, IC 1,09-8,36), etoricoxibe (2,67, IC 0,82-8,72) e lumiracoxibe (2,81, IC 1,05-7,48). Para as mortes decorrentes de eventos cardiovasculares, aconteceram 312 eventos em 26 estudos. Estes eventos foram responsáveis por 46% de todas as mortes. A taxa de risco estimada para as mortes foi maior que

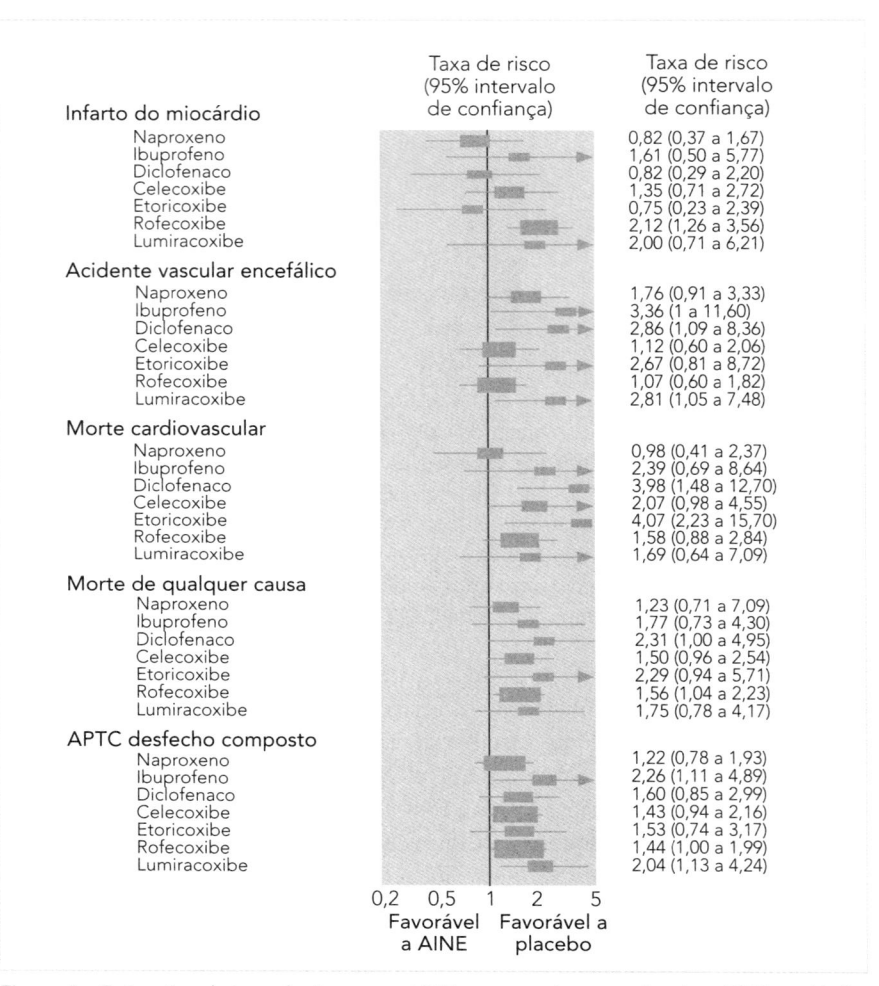

Figura 6 Estimativa de taxa de risco para AINE comparados com placebo. AINE: anti-inflamatórios não esteroidais; APTC: colaboração dos participantes dos estudos antiplaquetários. Adaptada de Syen Trelle.[55]

1,3 para ibuprofeno (2,39, IC 0,69-8,64), celecoxibe (2,07, IC 0,98-4,55), etoricoxibe (4,07, IC 1,23-15,70), rofecoxibe (1,58, IC 0,88-2,84) e lumiracoxibe (1,89, IC 0,64-7,09).

Os autores concluem que, em relação a danos cardiovasculares, existe pouca evidência de que qualquer uma das drogas analisadas seja segura. O naproxeno foi considerado a droga potencialmente menos danosa para este sistema.

Nesta metanálise foi realizada análise comparativa das drogas entre si e em relação ao placebo (Figura 6).

Uma comparação em bases biológicas entre alguns inibidores de COX-1 e de COX-2 foi realizada por Grosser.[19] O uso de inibidores de COX-2 induziu uma redução na produção de PGI2, analisada pela excreção urinária de seu principal metabólito, o PGIM (2,3-dinor 6-ceto PGF1 alfa), deixando livre a

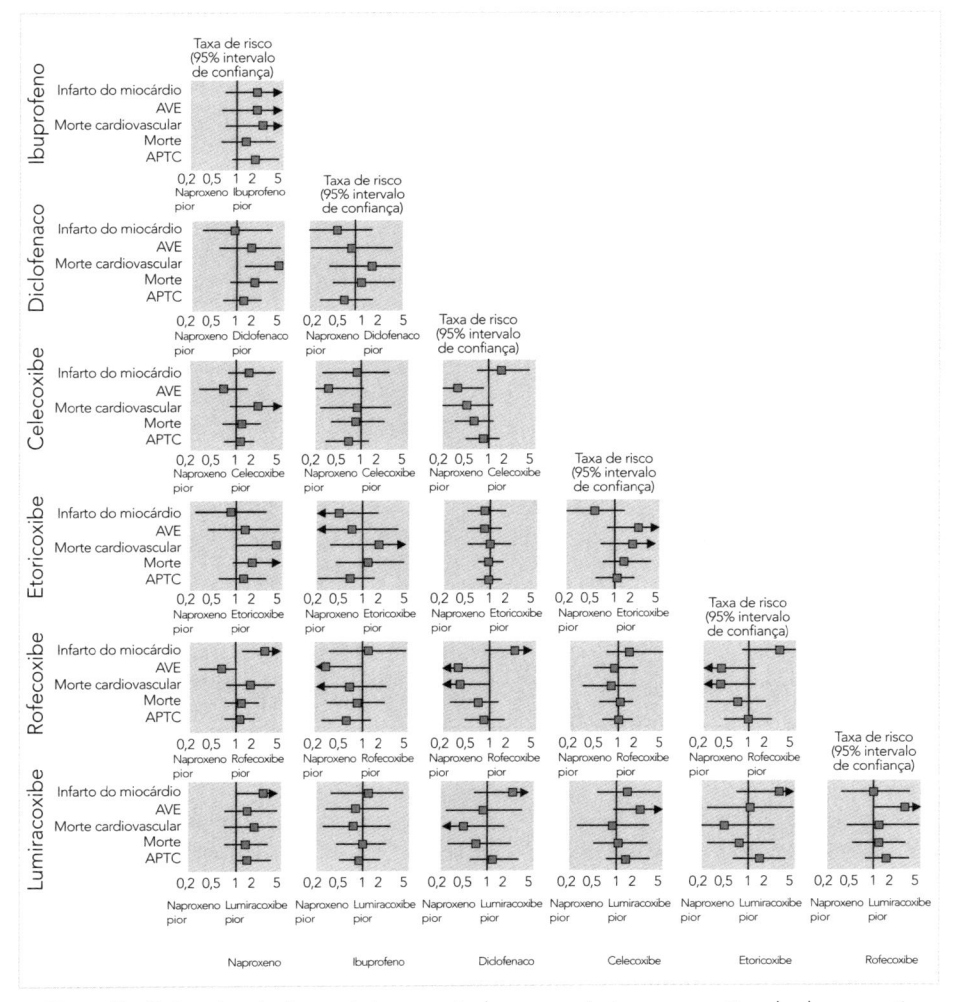

Figura 7   Estimativa de risco relativo para todas as possíveis comparações de drogas anti-inflamatórias não esteroidais. APTC: Antipilet Triallists Collaboration composite outcome; AVE: acidente vascular encefálico. Adaptada de Syen Trelle.[55]

produção de TXA2 e aumentando os riscos de trombose cardiovascular, efeito esperado, compatível com a ausência de COX-2 nas plaquetas.[56] Infelizmente não existem trabalhos, RTC controlados com placebo, com força estatística suficiente para permitir uma clara certeza da segurança dos riscos cardiovasculares dos AINE, especialmente agora, em razão das informações contidas nos trabalhos que analisaram os inibidores de COX-1, quando comparados aos inibidores de COX-2, VIGOR (rofecoxibe *versus* naproxeno), CLASS (celecoxibe *versus* ibuprofeno *versus* diclofenaco), EDGE (etoricoxibe *versus* diclofenaco) (Figura 8). No estudo VIGOR (Vioxx Gastrointestinal Outcome Research), foi constatada a primeira evidência de riscos cardiovasculares do

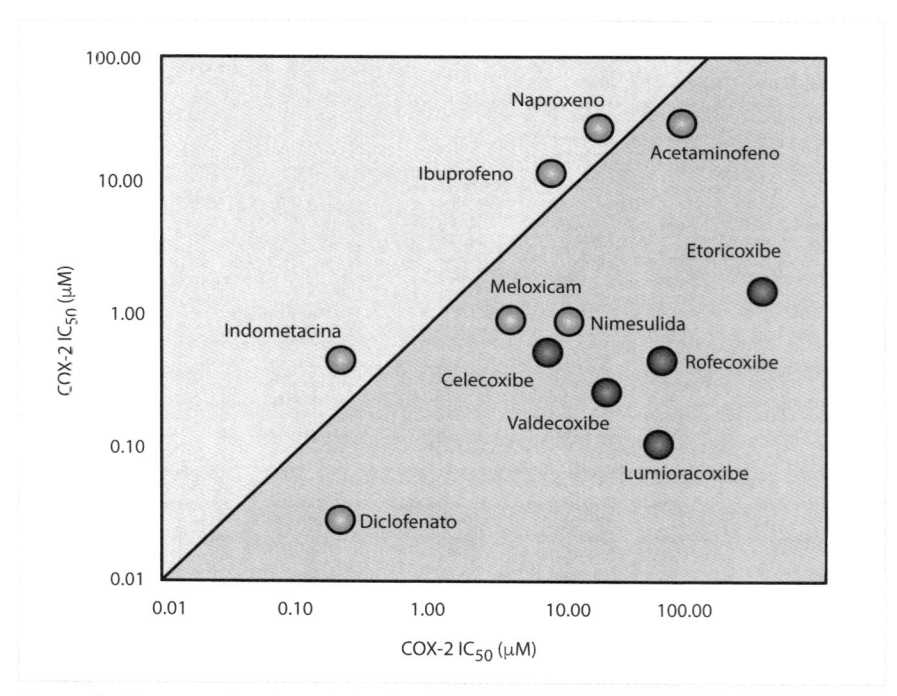

Figura 8   Espectro da seletividade da inibição da COX. Afinidades relativas dos AINE (círculos cinza) e dos coxibes (círculos roxos). Concentração usada para inibir 50% da COX-1 e da COX-2 (IC_{50}). Linhas diagonais indicam as equivalentes inibições da COX-1 e da COX-2. Drogas abaixo da linha diagonal (área à direita) são mais potentes inibidores de COX-2 que drogas acima desta, à esquerda. A distância entre a diagonal mede a seletividade. O lumiracoxibe é, assim, a droga inibidora da COX-2 mais seletiva. Diclofenaco e celecoxibe têm seletividade semelhante; contudo, o diclofenaco colocado mais à esquerda é ativo em baixas concentrações. Adaptada de FitzGerald.

rofecoxibe quando comparado com o naproxeno: 2 vezes mais eventos gastrintestinais com o naproxeno e 5 vezes mais eventos cardiovasculares com o rofecoxibe. Os pacientes no estudo tinham artrite reumatoide, cuja razão de possibilidade de ocorrer infarto do miocárdio é 50% maior que naqueles com osteoartrite ou sem artrite.[57] No estudo CLASS (Celecoxib Long-term Arthritis Safety Study), embora os resultados imediatos não tenham mostrado diferença de eventos cardiovasculares entre um inibidor menos seletivo que o rofecoxibe o celecoxibe e o ibuprofeno, uma análise retrospectiva demonstrou que estas complicações foram mais frequentes nos que fizeram uso do celecoxibe, mesmo considerando que 20% dos pacientes que tomaram o inibidor seletivo usaram AAS concomitantemente. Uma observação adicional mostrou que foram similares os eventos gastrintestinais e cardiovasculares do diclofenaco.[58] Os estudos comparativos entre lumiracoxibe, ibuprofeno e naproxeno com duração de um ano, TARGET (Therapeutic Arthritis Research and Gastrointestinal Event Trial), favorecem uma elevada tendência para aumento de riscos cardiovasculares com o lumiracoxibe. Os trabalhos não têm força estatística suficiente para permitir uma clara conclusão dos resultados.[59] Os estudos APPROVe (Adenomatous Polyp Prevention on Vioxx) e APC (Adenoma Prevention with Celecoxib), nos quais foram usados rofecoxibe e celecoxibe na intenção de prevenir adenoma de cólon, demonstraram, após um ano, aumento da incidência de eventos cardiovasculares para ambas as drogas.[48] Vários AINE têm semelhança *in vitro* à seletividade do celecoxibe. Estes incluem o diclofenaco, o AINE mais consumido no mundo, e o meloxicam.[60] Na prática clínica, o diclofenaco em maiores doses e o celecoxibe, conforme o estudo CLASS, diferem pouco com relação aos desfechos cardiovasculares (Figura 9). O estudo EDGE, braço do MEDAL, que comparou a administração de 90 mg/dia de etoricoxibe contra 150 mg/dia de diclofenaco, não encontrou diferença de eventos cardiovasculares entre as duas drogas (Figura 9); no entanto, a descontinuação por intolerância gastrintestinal foi maior no grupo do diclofenaco e por hipertensão arterial no grupo que usava o etoricoxibe.[61] A outra droga, o meloxicam na dose de 15 mg/dia, tem ação similar à do diclofenaco, mas ainda não existem estudos que definam com clareza os riscos cardiovasculares desta droga. O outro grupo de inibidores de COX-1, ibuprofeno, flubiprofeno e indometacina, ao interagir farmacodinamicamente com o AAS, pode bloquear sua ação cardioprotetora.[62]

Um estudo populacional de coorte que avaliou 99.187 pacientes da Dinamarca, internados em decorrência de infarto do miocárdio e que sobreviveram após 30 dias, observou que 44% dos pacientes receberam pelo menos uma prescrição de AINE. Durante o acompanhamento e a avaliação com 1 ano e 5 anos após o infarto, 37% dos pacientes faleceram e 29% tiveram morte co-

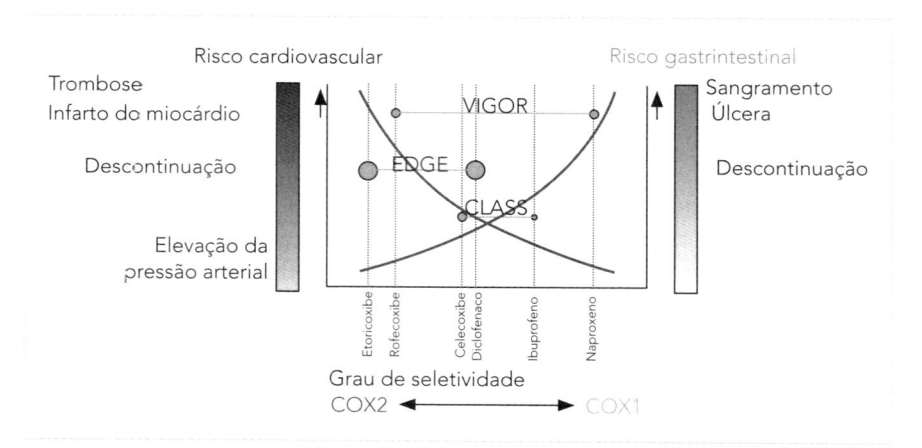

Figura 9 Implicações do grau relativo de seletividade. Aumento do grau de seletividade para COX-2 está associado com o aumento do risco cardiovascular, enquanto o aumento do grau de seletividade para a COX-1 está associado com o aumento do risco de manifestações gastrintestinais. O estudo VIGOR comparou rofecoxib com naproxeno. O estudo EDGE (braço do MEDAL) analisou comparativamente o diclofenaco e o etoricoxibe. O CLASS, entre o ibuprofeno e o celecoxibe. Adaptada de FitzGerald.

ronariana ou novo infarto não fatal. O uso dos AINE não seletivos, incluindo o naproxeno, assim como o uso dos COX-2 seletivos, esteve associado a um aumento do risco de morte (após 1 ano do infarto, *hazard ratio* – HR – 1,30, 95% IC 1,22-1,39; após 5 anos, HR 1,41, IC 1,28-1,55). O naproxeno foi associado a um aumento de risco após 1 ano, porém, diferente dos demais AINE, não esteve associado a um aumento de risco após 5 anos de avaliação (HR 1,70, IC 95%1,27-2,27 com 1 ano e HR 1,02 IC 95% 0,70-1.47 após 5 anos). Este estudo indica que, apesar de um certo efeito adverso mais favorável ao uso do naproxeno, em pacientes com risco cardiovascular todos os AINE devem ser utilizados com cautela, sobretudo quanto maior for a proximidade do uso com o evento cardiovascular.[63]

O menor risco cardiovascular, porém, ainda existente, associado ao naproxeno observado em alguns estudos, pode ser atribuído a sua ação semelhante à do AAS em inibir sustentadamente a síntese de tromboxano A2 (TXA2) plaquetário e, portanto, o bloqueio de suas ações em estimular agregação plaquetária, vasoconstrição e adesão de leucócitos. Por outro lado, diferente do AAS, cuja ação é mínima na inibição da COX-2 e, portanto, na prostaciclina (PGI2), o naproxeno inibe também a PGI2 via inibição da COX-2 e logo suas ações vasodilatadoras, antiagregantes e inibitórias na adesão de leucócitos. Essas são importantes para proteção cardiovascular, uma vez que a produção da PGI2 é induzida pela expressão da COX-2, sobretudo no endotélio vascular aterosclerótico.[64]

Risco-benefício gastrintestinal e cardiovascular

A Tabela 5 apresenta proposições para a decisão sobre o uso de AINE com base nos riscos cardiovascular e gastrintestinal do paciente. Existem ainda plataformas na internet e aplicativos médicos que podem ajudar na tomada de decisão de forma mais ágil.[65] Uma estratégia muitas vezes esquecida, que não está associada a aumento do risco cardiovascular e gastrintestinal, é o uso de AINE tópico. Uma metanálise dos estudos que compararam o uso de AINE por via oral e tópica em osteoartrite observou um efeito analgésico comparável entre as duas vias de administração, mesmo quando a aplicação do AINE tópico é realizada em articulações maiores como o joelho, sem identificar efeitos adversos cardiovasculares ou gastrintestinais. Contudo, a duração do efeito analgésico do AINE tópico comparável ao AINE sistêmico foi semelhante apenas nas primeiras duas semanas de uso, perdendo eficácia após esse período.[66,67]

1. Risco gastrintestinal – fatores de risco:
   - Sangramento gastrintestinal prévio.
   - Idade > 65 anos.
   - Uso de AINE contínuo.
   - Uso concomitante de corticosteroide, AAS e anticoagulante.
2. Risco cardiovascular – risco de evento cardiovascular fatal em 10 anos:
   - Baixo: < 10%.
   - Alto: >10%.

Tabela 5   Algumas recomendações para o uso de AINE na prática clínica diária

Risco gastrintestinal - 1	Risco cardiovascular - 2	
	Baixo	Alto
Baixo	AINE não seletivo - 3	Naproxeno +/- inibidor de BP
Intermediário	COX-2 altamente seletivo - 4 AINE não seletivo -1 + inibidor BP	Naproxeno + inibidor de BP
Alto	Ibuprofeno/diclofenaco + inibidor BP COX-2 altamente seletivo + inibidor BP	Evitar o uso de AINE Se necessário: Ibuprofeno/diclofenaco+ inibidor BP COX-2 altamente seletivo - 4 + inibidor BP

Adaptada de Burmester et al.[65]

3. Ibuprofeno/diclofenaco/naproxeno.
4. Celecoxibe/etoricoxibe: bomba de prótons (BP).

OUTRAS REAÇÕES ADVERSAS

Hepatotoxicidade

A hepatotoxicidade associada ao uso de AINE, por ser considerada um evento raro (necessidade de uso em cerca de 30 mil indivíduos para conseguir poder estatístico na detecção do evento com IC de 95%), os estudos clínicos não têm poder para informar dados seguros sobre ela. Os dados que existem, portanto, são de estudos pós-comercialização que, a despeito de suas limitações em relação aos confundidores, conseguem observar um maior número de pacientes para detectar eventos adversos raros como os hepáticos. A incidência de lesão hepática grave associada ao uso de AINE, levando à hospitalização, varia de 3,1 a 23,4 por 100 mil pacientes/ano de exposição. Porém, existem vários confundidores nesses estudos observacionais. Neles não há registros como consumo de álcool, infecções pelo vírus C e sobre o uso de medicações concomitantes. Calcula-se que o risco adicional de hepatotoxicidade relacionado ao uso de AINE seja de 4,8 a 8,6 por 100 mil pacientes/ano de exposição. Apesar de ser um evento raro, em razão do uso dos AINE em grande escala, essa classe de medicamentos contribui de forma significativa dentre as causas de dano hepático. Apesar da disponibilidade de transplante de fígado, 26% (IC 95% 13-43%) das pessoas que desenvolvem icterícia por grave hepatotoxicidade induzida por AINE vão a óbito. A importância de detectar que um medicamento pode ser causa da lesão hepática não reside no número total de casos, mas na gravidade de algumas reações. A identificação precoce de lesão hepática e a suspensão imediata do AINE podem ser cruciais para evitar um desfecho mais grave em determinados casos. Em geral, lesões hepáticas induzidas por AINE têm um mecanismo idiossincrásico. A síndrome de Reye (hipotensão, choque, coagulopatia, encefalopatia, hipoglicemia, azotemia e acidose com discreta elevação de enzimas hepáticas e bilirrubinas) está associada ao uso específico do AAS em crianças. Cada vez menos observada, parece ser relacionada à combinação de uma infecção viral, disfunção mitocondrial hepática no metabolismo do AAS mediada por citocinas. Dentre os AINE, a nimesulida e o diclofenaco foram associados aos maiores índices de hepatotoxicidade. A nimesulida é um AINE COX-2 preferencial; foi suspensa e não é comercializada em alguns países como Estados unidos, Finlândia e Espanha. Na Finlândia, um estudo de relato espontâneo de reações adversas identificou mais de 100 reações adversas hepáticas por 100 mil pessoas/ano associadas ao uso de nimesulida contra cerca de 1 reação por 100 mil pessoas/ano associadas ao uso dos outros AINE. Na Espanha, o número de casos de hepatotoxicidade relacionada ao uso da nimesulida foi de 9,37 casos por milhão. Um estudo populacional conduzido no Reino Unido encontrou uma prevalência de hepatotocicidade séria relacionada ao diclofenaco de 6,3 por 100.000 (IC 95%, 3-12) com 85% dos casos ocorrendo nos primeiros 6 meses de uso, sendo raros após 1 ano (3%). Contudo, há relatos de casos e série de casos de lesão hepática séria envolvendo outros AINE. O Quadro 1 lista alguns dos fatores de risco já relacionados à hepatotoxicidade dos AINE.[68]

Toxicidade renal

A toxicidade renal associada aos AINE é dose-dependente e ocorre principalmente no primeiro mês de uso. Os usuários de AINE têm um risco de 2 a 4 vezes maior de ser internado por insuficiência renal aguda. Outras formas de envolvimento renal, como a nefrite intersticial e a acidose tubular tipo 4, também podem ser induzidas pelos AINE e devem ser lembradas. Assim como a hepatotoxicidade, a nefrotoxicidade induzida pelos AINE é uma reação adversa rara em indivíduos adultos saudáveis (< 1%) com estudos observacionais não indicando que seu uso é um risco para o desenvolvimento de doença renal terminal nessa população. Porém, quando seu uso está associado a fatores de risco, como idade avançada, hipovolemia, insuficiência cardíaca congestiva, diabetes, cirrose, insuficiência renal crônica e uso de anti-hipertensivos (betabloqueadores, diuréticos e inibidores da enzima conversora de angiotensina – IECA) o risco de nefrotoxicidade aumenta (Quadro 2). Vários estudos observacionais comprovam que o uso de AINE ainda é muito alto em pacientes mesmo com contraindicação para essa classe, como pacientes com insuficiência renal crônica, e que esta classe de medicamento, na maioria dos casos, está sendo prescrita para o tratamento de doenças reumáticas.[69-72]

Quadro 1 Fatores de risco para hepatotoxicidade associada ao uso de AINE
Consumo de álcool
Artrite reumatoide
Comorbidades
Uso de medicações potencialmente hepatotóxicas concomitantes
Obesidade
Primeiros 6 meses de uso

Quadro 2 Fatores de risco associados à nefrotoxicidade com o uso de AINE

Idade avançada
Insuficiência renal crônica (sobretudo com *clearance* < 30 mL/kg/min)
Hipovolem a
Insuficiência cardíaca congestiva
Diabetes
Cirrose
Hipoalbuminemia
Uso de anti-hipertensivos (diuréticos, IECA e betabloqueadores)

Reações de hipersensibilidade

As reações de hipersensibilidade associadas ao uso de AINE, diferente das reações adversas mais esperadas descritas anteriormente, são imprevisíveis e, apesar de também ocorrerem na população geral, alguns indivíduos são muito mais suscetíveis a elas. Podem ser classificadas como alérgicas, nas quais existe um mecanismo imunológico mediado por IgE, celular ou de hipersensibilidade tardia, ou não alérgica, em que não há um mecanismo imunológico associado, mas ocorre pelos efeitos na maior inibição da COX-1.

A prevalência da reação de hipersensibilidade na população geral é alta, variando de 0,5% a 5,7%. Contudo, em populações de alto risco a prevalência pode chegar a 20% em asmáticos com polipose nasal e parasinusite (sobretudo em asmáticos mais graves) e em 30% de pacientes com urticária crônica. Essas reações de hipersensibilidade podem afetar órgãos sólidos, mas predominam na pele (urticária, angioedema e eritema multiforme) e no sistema respiratório (rinite, espasmo das cordas vocais e crises de asma), variando em intensidade e tempo de aparecimento, podendo ocorrer imediatamente ou mais tardiamente, como semanas após o uso. Grupos de risco mais suscetíveis e o aparecimento de reações de hipersensibilidade também devem considerados no manejo da prescrição de AINE. Os dados são limitados para segurança do uso de COX-2 seletivos em pacientes com asma ou com asma induzida por AINE não seletivo.[73]

ESTRATÉGIA DE ANALGESIA EM CANDIDATOS PARA O USO DE AINE: MINIMIZAÇÃO DOS RISCOS

- Considerar o uso de analgésicos como primeira linha.
- Considerar o uso de AINE tópicos por até 2 semanas antes dos AINE sistêmicos.

- Usar a menor dose necessária e pela menor quantidade de tempo.
- Considerar uso preferencial de COX-2 altamente seletivos e uso de inibidores de bomba de prótons em pacientes com alto risco gastrintestinal.
- Considerar uso de protetores gástricos quando em uso de medicamentos concomitantes que possam elevar o risco gastrintestinal, como corticosteroides, AAS, clopidogrel e anticoagulantes.
- Preferencialmente não utilizar nenhum AINE, sobretudo durante e nos primeiros 5 anos após um evento cardiovascular e utilizar naproxeno somente após 5 anos.
- Considerar uso de naproxeno em pacientes com maior risco cardiovascular ou não utilizar AINE.
- Considerar outras terapias para alívio da dor.
- Considerar outras reações adversas hepáticas e renais em pacientes de maior risco.
- Considerar a possibilidade de reações alérgicas, sobretudo de pele e respiratória, em pacientes de risco (asmáticos, com pólipos nasais e com urticária).

CONSIDERAÇÕES FINAIS

O risco cardiovascular parece ser maior com o uso de inibidores de COX-2, embora os estudos analisados não sejam claros quanto a isso. Em geral, o naproxeno parece ser o AINE mais seguro para o uso em pacientes com osteoartrite e riscos cardiovasculares; no entanto, há mais chance de esse inibidor de COX-1 produzir eventos gastrintestinais que os inibidores de COX-2, sendo, assim, necessário associar o uso de bomba de prótons. Uma dose de 400 mg de celecoxibe pode ser a melhor opção dos inibidores de COX-2, quando da existência de riscos gastrintestinais, sem riscos cardiovasculares significativos.

Em resumo, para o tratamento da dor crônica em doenças musculoesqueléticas, considerando que o paracetamol tem efeito analgésico levemente superior ao placebo e que o uso de opioides também pode trazer efeitos colaterais diversos, deve-se analisar individualmente o estado dos aparelhos renais, cardiovasculares e digestivos antes da prescrição de AINE, inibidores de COX-1 ou de COX-2.

A Tabela 6 apresenta recomendações para o uso de AINE na prática clínica diária.

O nível de evidência é baseado no escore da Oxford Centre for Evidence-Based Medicine (http://www.cebm.net/levels of evidene.asp):

- 1a: revisão sistemática (com homogeneidade) de RTC.
- 1b: RTC individual (com intervalo de confiança estreito).
- 1c: todos ou nenhum RTC.

Tabela 6 Considerações sugeridas para opções de tratamento (nível de evidência A)

Inibidores de COX com eficácia cardioprotetora comprovada	Baixas doses de AAS (1a)
Inibidores de COX com eficácia cardioprotetora potencial	Naproxeno (3a)
Inibidores de COX com potencial para substituir os efeitos cardioprotetores de baixas doses de AAS	Ibuprofeno (3a)
	Flubiprofeno (5)
	Indometacina (5)
	Naproxeno (5)
Inibidores de COX-2 de comprovada gastroproteção	Rofecoxibe retirado (1b)
	Lumiracoxibe (1b)
Opções de tratamento para o uso crônico de AINE	
Em pacientes com baixo risco cardiovascular e gastrintestinal	Naproxeno (2b, 2a)
	Ibuprofeno (2b, 2a)
Em pacientes com baixo risco cardiovascular e alto risco gastrintestinal	Naproxeno + inibidor de bomba de prótons (2b, 2a)
	Ibuprofeno + inibidor de bomba de prótons (2b, 2a)
	Diclofenaco + inibidor de bomba de prótons (2b, 2a)
Em pacientes com alto risco cardiovascular e baixo risco gastrintestinal	Naproxeno + clopidogrel (evitar interação com doses baixas de AAS. No entanto, a toxicidade desta combinação é similar à de AINE + baixas doses de AAS com um inibidor de bomba de prótons)
Em pacientes com alto risco cardiovascular e gastrintestinal	Ibuprofeno + clopidogrel
	Naproxeno + clopidogel + inibidor de bomba de prótons
	Ibuprofeno + clopidogrel + inibidor de bomba de prótons

AAS: ácido acetilsalicílico.

- 2a: revisão sistemática (com homogeneidade) ou estudos de coorte.
- 2b: estudos de coorte individuais, ou RTC de baixa qualidade.
- 2c: *outcomes research*, estudos ecológicos.
- 3a: revisão sistemática (com homogeneidade) de estudos de casos-controles.
- 3b: estudo individual de casos-controles.
- 4: série de caso (e coortes de pobre qualidade e estudos de caso-controle; opiniões de especialistas baseados em fisiologia, pesquisa de beira de leito).

REFERÊNCIAS BIBLIOGRÁFICAS

1. Talley NJ, Evans JM, Fleming KC, Harmsen WS, Zinsmeister AR, Melton LJ 3rd. Nonsteroidal anti-inflammatory drugs and dyspepsia in the elderly. Dig Dis Sci. 1995;40:1345-50.
2. Wolfe F, Zhao S, Lane N. Preference for nonsteroidal antiinflammatory drugs over acetaminophen by rheumatic disease patients: a survey of 1,799 patients with osteoarthritis, rheumatoid arthritis, and fibromyalgia. Arthritis Rheum. 2000;43(2):378-85.
3. Courtney P, Doherty M. Key questions concerning paracetamol and NSAIDs for osteoarthritis. Ann Rheum Dis. 2002;61:767-73.
4. Lanas A, Tornero J, Zamorano JL. Assessment of gastrointestinal and cardiovascular risk in patients with osteoarthritis who require NSAIDs: the LOGICA study. Ann Rheum Dis. 2010;69:1453-8.
5. Wanders A, Heijde Dv, Landewé R, Béhier JM, Calin A, Olivieri I, et al. Nonsteroidal antiinflammatory drugs reduce radiographic progression in patients with ankylosing spondylitis: a randomized clinical trial. Arthritis Rheum. 2005; 52:1756-65.
6. Topper JN, Cai J, Falb D, Gimbrone MA Jr. Identification of vascular endothelial genes differentially responsive to fluid mechanical stimuli: cyclooxygenase-2, manganese superoxide dismutase, and endothelial cell nitric oxide synthase are selectively up-regulated by steady laminar shear stress. Proc. Natl. Acad Sci USA.1996;93:10417-22.
7. Oates JA, FitzGerald GA, Branch RA, Jackson EK, Knapp HR, Roberts LJ 2nd. Clinical implications of prostaglandin and thromboxane A2 formation. N Engl J Med. 1988;319(11):689-98.
8. Hao C-M, Breyer MD. Physiologic and pathophysiologic roles of lipid mediators in the kidney. Kydney Int. 2007;71:1105-15.
9. Qi Z, Hao CM, Langenbach RI, Breyer RM, Redha R, Morrow JD, Breyer MD. Opposite effects of cyclooxygenase-1 and -2 activity on the pressor response to angiotensin II. J Clin Invest. 2002;110:61-9.
10. Vio CP, Cespedes C, Gallardo P, Masferrer JL. Renal identification of cyclooxygenase-2 in a subset of thick ascending limb cells. Hypertension. 1997;30 (part2):687-92.
11. Harris RC. An update on cyclooxygenase-2 expression and metabolites in the kidney. Curr Opin Nephrol Hypertens. 2008;17:64-9.
12. Gonzalez AA, Céspedes C, Villanueva S, Michea L, Vio CP. E Prostanoid-1 receptor regulates renal medullary alphaENaC in rats infused with angiotensin II. Biochem Biophys Res Commun. 2009;389:372-7.
13. Jia Z, Aoyagi T, Kohan DE, Yang T. mPGES-1 deletion impairs aldosterone escape and enhances sodium appetite. Am J Physiol. 2010;299:F155-F166.
14. Yang T, Singh I, Pham H, Sun D, Smart A, Schnermann JB, Briggs JP. Regulation of cyclooxygenase expression in the kidney by dietary salt intake. Am J Physiol. 1998;274:F481-F489.
15. Araujo M, Welch WJ. Tubuloglomerular feedback is decreased in COX-1 knockout mice after chronic angiotensin II infusion. Am J Physiol Renal Physiol. 2010;298:F1059-F1063.
16. Salazar FJ, Llinas MT. Renal hemodynamic effects elicited by acute cyclooxygenase-2 inhibition are not related to angiotensin II levels. Am J Physiol Renal Physiol. 2010;299:F952-F953.
17. Vane JR. Inhibition of prostaglandin synthesis as a mechanism of action for aspirin-like drugs. Nature (New Biology). 1971;231:232-5.
18. Chandrasekharan, Dai H, Roos KL, Evanson NK, Tomsik J, Elton TS, Simmons DL. COX-3, a cyclooxygenase-1 variant inhibited by acetaminophen and other analgesic/antipyretic drugs: cloning, structure, and expression. Proc Natl Acad Sci U S A. 2002;99:13926-31.
19. Grosser T, Fries S, FitzGerald GA. Biological basis for the cardiovascular consequences of COX-2 inhibition: therapeutic challenges and opportunities. J Clin Invest. 2006;116:4-15.

20. Lanas A. A review of the gastrointestinal safety data - a gastroenterologist's perspective. Rheumatology (Oxford). 2010;49(Suppl 2):ii15.
21. Scarpignato C, Hunt RH. Antiinflammatory drug-related injury to the gastrointestinal tract: clinical picture, pathogenesis, and prevention. Gastroenterol Clin N Am. 2010:433-64.
22. Silverstein FE, Graham DY, Senior JR, Davies HW, Struthers BJ, Bittman RM, Geis GS. Misoprostol reduces serious gastrointestinal complications in patients with rheumatoid arthritis receiving nonsteroidal anti-inflammatory drugs. A randomized, double-blind, placebo-controlled trial. Ann Intern Med.1995;123:241-9.
23. Abraham NS, El-Serag HB, Hartman C, Richardson P, Deswal A. Cyclooxygenase-2 selectivity of non-steroidal anti-inflammatory drugs and the risk of myocardial infarction and cerebrovascular accident. Aliment Pharmacol Ther. 2007;25:913-24.
24. Ma L, Elliott SN, Cirino G, Buret A, Ignarro LJ, Wallace JL. Platelets modulate gastric ulcer healing: role of endostatin and vascular endothelial growth factor release. Proc Natl Acad Sci U S A. 2001;98:6470-5.
25. Bhatt DL, Scheiman J, Abraham NS, Antman EM, Chan FKL, Furberg CD, et al. ACCF/ACG/AHA 2008 Expert Consensus Document on Reducing the Gastrointestinal Risks of Antiplatelet Therapy and NSAID Use. JACC 2008;52:1502-17.
26. Bombardier C, Laine L, Reicin A, Shapiro D, Burgos-Vargas R, Davis B, et al.; VIGOR Study Group. Comparison of upper gastrointestinal toxicity of rofecoxib and naproxen in patients with rheumatoid arthritis: VIGOR Study Group. N Engl J Med. 2000;343:1520-8.
27. Ofman JJ, MacLean CH, Straus WL, Morton SC, Berger ML, Roth EA, Shekelle P. A meta-analysis of severe upper gastrointestinal complications of nonsteroidal anti-inflammatory drugs. J Rheumatol. 2002;29:804-12.
28. Griffin MR, Ray WA, Schaffner W. Nonsteroidal anti-inflammatory drug use and death from peptic ulcer in elderly persons. Ann Intern Med. 1988;109:359-63.
29. Singh G, Triadafilopoulos G. Epidemiology of NSAID induced gastrointestinal complications. J Rheumatol Suppl. 1999;56:18-24.
30. Hallas J, Dall M, Andries A, Andersen BS, Aalykke C, Hansen JM, et al. Use of single and combined antithrombotic therapy and risk of serious upper gastrointestinal bleeding: population based case-control study. BMJ. 2006;333:726.
31. Wallace JL, McKnight W, Reuter BK, Vergnolle N. NSAID-induced gastric damage in rats: requirement for inhibition of both cyclooxygenase 1 and 2. Gastroenterology. 2000;119:706-14.
32. de Abajo FJ, Rodríguez LAG. Risk of upper gastrointestinal bleeding and perforation associated with low-dose aspirin as plain and enteric-coated formulations. BMC Clin Pharmacol. 2001;1:1.
33. Lanas A, Bajador E, Serrano P, Fuentes J, Carreño S, Guardia J, et al. Nitrovasodilators, low-dose aspirin, other nonsteroidal antiinflammatory drugs, and the risk of upper gastrointestinal bleeding. N Engl J Med. 2000;343:834-9.
34. McQuaid KR, Laine L. Systematic review and meta-analysis of adverse events of low-dose aspirin and clopidoossel in randomized controlled trials. Am J Med. 2006;119:624-38.
35. Weil J, Colin-Jones D, Langman M, Lawson D, Logan R, Murphy M, et al. Prophylactic aspirin and risk of peptic ulcer bleeding. BMJ. 1995;310:827-30.
36. CURRENT-OASIS 7 Investigators, Mehta SR, Bassand JP, Chrolavicius S, Diaz R, Eikelboom JW, Fox KA, Granger CB, Jolly S, Joyner CD, Rupprecht HJ, Widimsky P, Afzal R, Pogue J, Yusuf S. Dose comparisons of clopidogrel and aspirin in acute coronary syndromes. CURRENT-OASIS-7. N Engl J Med. 2010;363:930-42.
37. Eikelboom JW, Hirsh J. Combined antiplatelet and anticoagulant therapy: clinical benefits and risks. J Thromb Haemost. 2007;5 Suppl 1:255-63.

38. Collins R, MacMahon S, Flather M, Baigent C, Remvig L, Mortensen S, et al. Clinical effects of anticoagulant therapy in suspected acute myocardial infarction: systematic overview of randomised trials. BMJ. 1996;313:652-9.

39. Low-molecular-weight heparin during instability in coronary artery disease, Fragmin during Instability in Coronary Artery Disease (FRISC) study group. Lancet. 1996;347:561-8.

40. Yusuf S, Mehta SR, Xie C, Ahmed RJ, Xavier D, Pais P, Zhu J, Liu L; CREATE Trial Group Investigators. Effects of reviparin, a low-molecular weight heparin, on mortality, reinfarction, and strokes in patients with acute myocardial infarction presenting with ST-segment elevation. JAMA. 2005;293:427-35.

41. Bhatt DL, Hirsch AT, Ringleb PA, Hacke W, Topol EJ. Reduction in the need for hospitalization for recurrent ischemic events and bleeding with clopidogrel instead of aspirin. CAPRIE investigators. Am Heart J. 2000;140:67-73.

42. Yusuf S, Zhao F, Mehta SR, Chrolavicius S, Tognoni G, Fox KK; Clopidogrel in Unstable Angina to Prevent Recurrent Events Trial Investigators. Effects of clopidogrel in addition to aspirin in patients with acute coronary syndromes without ST-segment elevation. N Engl J Med. 2001;345:494-502.

43. Diener HC, Bogousslavsky J, Brass LM, Cimminiello C, Csiba L, Kaste M, Leys D, Matias-Guiu J, Rupprecht HJ; MATCH investigators. Aspirin and clopidogrel compared with clopidogrel alone after recent ischaemic stroke or transient ischaemic attack in high-risk patients (MATCH): randomised, double-blind, placebo-controlled trial. Lancet. 2004;364:331-7.

44. Bhatt DL, Fox KA, Hacke W, Berger PB, Black HR, Boden WE, et al.; CHARISMA Investigators. Clopidogrel and aspirin versus aspirin alone for the prevention of atherothrombotic events. N Engl J Med. 2006;354:1706-17.

45. Lanas A, García-Rodríguez LA, Arroyo MT, Bujanda L, Gomollón F, Forné M, et al.; Investigators of the Asociación Española de Gastroenterología (AEG). Effect of antisecretory drugs and nitrates on the risk of ulcer bleeding associated with nonsteroidal anti-inflammatory drugs, antiplatelet agents, and anticoagulants. Am J Gastroenterol. 2007;102:507-15.

46. Chan FK, Ching JY, Hung LC, Wong VW, Leung VK, Kung NN, et al. Clopidogrel versus aspirin and esomeprazole to prevent recurrent ulcer bleeding. N Engl J Med. 2005;352:238-44.

47. Fitzgerald FA. Coxibs and cardiovascular disease. N Engl J Med. 2004;351:1709-11.

48. Bresalier RS, Sandler RS, Quan H, Bolognese JA, Oxenius B, Horgan K, et al.; Adenomatous Polyp Prevention on Vioxx (APPROVe) Trial Investigators. Cardiovascular events associated with rofecoxib in a colorectal adenoma chemoprevention trial. N Engl J Med. 2005;352:1092-102

49. Dai C, Stafford RS, Alexander GC. National trends in cyclooxygenase-2 inhibitor use since market release: nonselective diffusion of aselectively cost-effective innovation. Arch Intern Med. 2005;165:171-7.

50. Kaufman DW, Kelly JP, Rosenberg L, Anderson TE, Mitchell AA. Recent patterns of medication use in the ambulatory adult population of the United States: the Slone survey. JAMA. 2002;287:337-44.

51. Bresalier RS, Sandler RS, Quan H, Bolognese JA, Oxenius B, Horgan K, et al.; Adenomatous Polyp Prevention on Vioxx (APPROVe) Trial Investigators. Cardiovascular events associated with rofecoxib in a colorectal adenoma chemoprevention trial. N Engl J Med. 2005;352:1092-102.

52. Jüni P, Nartey L, Reichenbach S, Sterchi R, Dieppe PA, Egger M. Risk of cardiovascular events and rofecoxib: cumulative meta-analysis. Lancet. 2004;364:2021-9.

53. Avorn J. Keeping science on top in drug evaluation. N Engl J Med. 2007;357:633-5.

54. Trelle S, Reichenbach S, Wandel S, Hildebrand P Tschannen B, Villiger PM, et al. Cardiovascular safety of non-steroidal anti-inflammatory drugs: network meta-analysis. BMJ. 2011;342:1-11.

55. Syen Trelleitz

56. Patrignani, P, Sciulli MG, Manarini S, Santini G, Cerletti C, Evangelista V. COX2 is not involved in thromboxane biosynthesis by activated human platelets. J. Physiol Pharmacol.1999;50:661-7.

57. Watson DJ, Rhodes T, Guess HA. All-cause mortality and vascular events among patients with rheumatoid arthritis, osteoarthritis, or no arthritis in the UK General Practice Research Database. J. Rheumatol. 2003;30:1196-202.

58. FitzGerald GA. COX-2 and beyond: approaches to prostaglandin inhibition in human disease. Nat Rev Drug Discov. 2003;2:879-90.

59. Schnitzer T, Burmester GR, Mysler E, Hochberg MC, Doherty M, Ehrsam E, et al.; TARGET Study Group. Comparison of lumiracoxib with naproxen and ibuprofen in the Therapeutic Arthritis Research and Gastrointestinal Event Trial (TARGET), reduction in ulcer complications: randomised controlled trial. Lancet. 2004;364:665-74.

60. FitzGerald GA, Patrono C. The coxibs, selective inhibitors of cyclooxygenase-2. N Engl J Med. 2001;345:433-42.

61. Cannon CP, Curtis SP, Bolognese JA, Laine L; MEDAL Steering Committee. Clinical Trial design and patient demographics of the Multinational Etoricoxib and Diclofenac Arthritis Lon-term (MEDAL) Study Program: Cardiovascular outcomes with etoricoxib versus diclofenac in patients with osteoarthritis and rheumatoid arthritis. Am Heart. J. 2006;152:237-45.

62. Catella-Lawson F, Reilly MP, Kapoor SC, Cucchiara AJ, DeMarco S, Tournier B, et al. Cyclooxygenase inhibitors and the antiplatelet effects of aspirin. N Engl J Med. 2001;345.1809-17.

63. Olsen AM, Fosbøl EL, Lindhardsen J, Folke F, Charlot M, Selmer C, et al. Long-term cardiovascular risk of nonsteroidal anti-inflammatory drug use according to time passed after first-time myocardial infarction: a nationwide cohort study. Circulation. 2012;126:1955-63.

64. Mendes RT, Stanczyk CP, Sordi R, Otuki MF, Santos FA, Fernandes D. Inibição seletiva da ciclo-oxigenase-2: riscos e benefícios. Rev Bras Reumatol. 2012;52:767-82.

65. Burmester G, Lanas A, Biasucci L, Hermann M, Lohmander S, Olivieri I, et al. The appropriate use of non-steroidal antiinflammatory drugs in rheumatic disease: opinions of a multidisciplinary European expert panel. Ann Rheum Dis. 2011;70:818-22.

66. Lin J, Zhang W, Jones A, Doherty M. Efficacy of topical non-steroidal anti-inflammatory drugs in the treatment of osteoarthritis: meta-analysis of randomised controlled trials. BMJ. 2004;329:324-7.

67. Moore RA, Derry S, McQuay HJ. Topical agents in the treatment of rheumatic pain. Rheum Dis Clin N Am. 2008;34:415-32.

68. Aithal GP, Day CP. Nonsteroidal anti-inflammatory drug-induced hepatotoxicity. Clin Liver Dis. 2007;11:563-75.

69. Musu M, Finco G, Antonucci R, Polati E, Sanna D, Evangelista M, et al. Acute nephrotoxicity of NSAID from the foetus to the adult. Eur Rev Med Pharmacol Sci. 2011;15:1461-72.

70. Ingrasciotta Y, Sultana J, Giorgianni F, Fontana A, Santangelo A, Tari DU, et al. Association of individual non-steroidal anti-inflammatory drugs and chronic kidney disease: a population-based case control study. PLoSONE. 2015;10:1-14.

71. Nderitu P, Doos L, Jones PW, Davies SJ, Kadam UT. Non-steroidal anti-inflammatory drugs and chronic kidney disease progression: a systematic review. Fam Pract. 2013;30:247-55.

72. Moon KW, Kim J, Kim JH, Song R, Lee EY, Song YW, Lee EB. Risk factors for acute kidney injury by non-steroidal anti-inflammatory drugs in patients with hyperuricaemia. Rheumatology. 2011;50:2278-82.

73. Kowalski ML, Stevenson DD. Classification of reactions to nonsteroidal antiinflammatory drugs. Immunol Allergy Clin N Am. 2013;33;135-45.

19

Abordagem do consumo de bebidas alcoólicas e possível prevenção cardiovascular

Nasser Sarkis Simão
Augusto Dê Marco Martins

INTRODUÇÃO

O consumo de bebidas alcoólicas tem sido parte integrante de muitas culturas desde o início da história da humanidade. O álcool pode ser simbolizado pela figura mitológica do deus Janus, um ser com duas faces, simbolizando o antagonismo: o início e o fim, o passado e o futuro, o bem e o mal, dois lados de uma moeda,[1] trazendo este dualismo para os efeitos tóxicos ou os efeitos benéficos. Segundo a Organização Mundial da Saúde, o álcool mata cerca de 2,5 milhões de pessoas por ano em todo o mundo, contribuindo para 4% de todas as mortes por violência, aids ou tuberculose.[2] O etilismo é um dos principais fatores de risco para óbito entre homens entre 15 e 59 anos, principalmente em decorrência de mortes por violência e por causa cardiovascular. O consumo excessivo de álcool tem sido associado a cirrose, convulsões, acidente vascular cerebral, intoxicações, acidentes, violência e muitas doenças malignas, incluindo câncer de cólon e reto, mama, laringe e fígado.[2] Os cuidados de saúde e custos econômicos associados ao álcool são surpreendentes, superando 234 bilhões de dólares somente nos Estados Unidos.[3] Em contraste com a devastação provocada pelo consumo excessivo de álcool estão os benefícios associados à ingestão leve a moderada, incluindo reduções substanciais na prevalência de doenças cardiovasculares,[4] assim como associação a menores riscos de diabete melito (DM), acidente vascular encefálico (AVE), insuficiência cardíaca (IC) e mortalidade total.[5]

Será realizada uma descrição dos dados de literatura quanto a estes dualismos, por meio da descrição dos riscos cardiovasculares e benefícios associados com o álcool, de um detalhamento dos mecanismos de ação pelo quais o álcool confere proteção e/ou danos e, por fim, recomendações sobre padrões de consumo ideais de bebidas e quantidades para maximizar a probabilidade de benefício e minimizar o risco de dano no consumo de álcool.

HÁBITOS POPULACIONAIS

Em alguns estudos, cerca de dois terços dos indivíduos estudados relatam que consomem álcool esporadicamente e 44% são bebedores regulares, definidos como indivíduos que ingerem pelo menos um drinque por semana.[6] Estes etilistas regulares consomem em média 4,2 doses de bebidas alcoólicas por semana. Os homens ingerem em média 6,2 doses por semana, em comparação com 2,2 doses ingeridas por mulheres. Os brancos são mais propensos a consumir álcool que os não brancos e, em média, os bebedores brancos consomem 4,5 doses por semana, em comparação com 3,3 doses entre os não brancos. A bebida preferida dos homens é a cerveja, enquanto a maioria das mulheres prefere vinho. Um em cada cinco bebedores admite que por vezes a ingestão de álcool é excessiva, com taxas de consumo maiores entre os homens e os adultos mais jovens.

PREVENÇÃO PRIMÁRIA

Estudos observacionais relatam consistentemente que indivíduos com ingestão etílica leve a moderada apresentam menor risco de doenças cardiovasculares quando comparados aos abstêmios, sendo os bebedores pesados os que estão em maior risco. Metanálise envolvendo 1 milhão de indivíduos constatou que o consumo leve a moderado de álcool foi associado a uma diminuição altamente significativa de mortes durante o acompanhamento, tendo como ponto de corte para estes benefícios o hábito de uma bebida diária para as mulheres (queda de 18% na mortalidade total; IC 99% 13-22%) e 1 a 2 doses por dia para os homens (benefício máximo), com diminuição da mortalidade total de 17% (IC 95% 15-19%). No entanto, a ingestão acima de 2,5 drinques por dia em mulheres e quatro drinques por dia em homens esteve associada a taxas de mortalidade progressivamente maiores, com uma relação dose-dependente. Em outro estudo de grande amostragem e estatisticamente rigoroso, avaliando a ingestão alcoólica de 245 mil adultos norte-americanos, a ingestão leve (3 drinques por semana ou menos) e a moderada (4-7 drinques por semana para as mulheres, 4-14 drinques por semana para os homens) foram associadas a níveis menores de mortalidade cardiovascular tanto em comparação com os usuários pesados (> 7 drinques por semana em mulheres ou > 14 drinques por semana em homens) ou abstêmios durante a vida.

A relação risco-benefício do consumo de álcool moderado habitual parece ser mais favorável para as pessoas de meia-idade e mais idosas em comparação com indivíduos mais jovens. Em uma análise conjunta de oito estudos prospectivos na América do Norte e na Europa, incluindo 192.067 mulheres e 74.919 homens, foi encontrada uma associação inversa entre o consumo de álcool e o risco de doença arterial coronariana (DAC) e eventos. No entanto, as reduções absolutas na DAC não foram clinicamente significativas para as pessoas com menos de 50 anos de idade. Além disso, em um estudo de coorte com 2.074 jovens (com idades entre 25 e 39 anos), assintomáticos, sem doença cardiovascular clinicamente manifesta, a espessura da carótida íntima-média (um marcador substituto de risco cardiovascular) aumentou diretamente na proporção da quantidade de álcool ingerida. Os indivíduos mais jovens estão em um risco muito menor para DAC, mas são mais propensos a se envolver em consumo excessivo de álcool e, consequentemente, mais suscetíveis a acidentes relacionados com o álcool, violência e overdoses.[2,3] Assim, os riscos da ingestão regular podem superar os benefícios para muitos jovens, homens e mulheres. Em contrapartida, estudos com indivíduos de meia-idade e mais idosos geralmente mostram maiores reduções de risco cardiovascular absoluto, associadas com a ingestão moderada.

O benefício do álcool na prevenção primária da DAC também foi observado em homens de baixo risco. No Health Professionals Follow-Up Study, um subgrupo de participantes foi identificado como de baixo risco para DAC por apresentar todos os seguintes critérios: peso normal, fisicamente ativos, não fumantes e com uma dieta saudável. Outro estudo relatou que o consumo moderado de álcool foi identificado como o fator mais robusto para a longevidade conferida pela dieta mediterrânea tradicional, representando 25% do benefício total de diminuição de mortalidade associada com a cozinha mediterrânea, sendo mais importante que a ingestão de vegetais, frutas, azeite de oliva e peixes.

PREVENÇÃO SECUNDÁRIA

A ingestão de álcool leve a moderada também demonstrou melhorar os resultados em pacientes com doença cardiovascular estabelecida. Em uma recente metanálise de oito estudos prospectivos envolvendo 16.351 pacientes com história de doença cardiovascular, a curva em forma de J foi observada uma proteção máxima pelo álcool com aproximadamente 26 g/dia (ou cerca de 2 drinques por dia). Os estudos de avaliação dos efeitos do álcool sobre os pacientes que tiveram infarto agudo do miocárdio (IAM) também relataram a relação típica em forma de J entre ingestão alcoólica e eventos adversos ou mortalidade total.

Em um grande estudo envolvendo 45 hospitais dos Estados Unidos com um período de acompanhamento médio de 3,8 anos, foi observada uma taxa reduzida quanto ao risco de mortalidade pós-IAM para pacientes que eram etilistas antes do infarto, quando comparados com os abstêmios. A ingestão leve a moderada também tem sido correlacionada com menor progressão da doença aterosclerótica em indivíduos em enxertos pós-cirurgia de revascularização e menor risco de doença arterial periférica e suas complicações.

ÁLCOOL E ARRITMIAS

Os apelidos *coração de férias, coração de fim de semana, coração de festa* etc. foram sugeridos por arritmias cardíacas agudas, principalmente fibrilação atrial (FA), observados comumente em indivíduos que bebem muito durante momentos de festa. Sem dúvida, o uso abusivo de álcool, de curto ou de longo prazo, pode precipitar arritmias. No Copenhagen City Heart Study, o consumo de mais de 35 doses por semana foi correlacionado com maior risco de fibrilação atrial em homens. Acima de um limite "seguro" de cerca de 1 drinque por dia, o risco relativo de fibrilação atrial aumenta aproximadamente 10% para cada dose por dia.

A ingestão excessiva de álcool, seja de forma aguda, seja em longo prazo, também pode ocasionalmente estimular arritmias ventriculares e morte súbita cardíaca. Os efeitos pró-arrítmicos do consumo excessivo de álcool podem ser devidos à sua tendência para causar aumento do intervalo QT e encurtamento do período refratário efetivo atrial, além do efeito direto sobre o miocárdio. O aumento da atividade simpática cardíaca e a redução da variabilidade da frequência cardíaca e da sensibilidade do barorreflexo são distúrbios autonômicos fortemente ligados a arritmias cardíacas.

ÁLCOOL E DISFUNÇÃO VENTRICULAR

Etanol em doses mais elevadas tem um efeito cardiotóxico; o consumo abusivo de álcool pode resultar em uma doença cardíaca específica, conhecida como cardiomiopatia alcoólica, que responde por cerca de um terço de todos os casos de cardiomiopatia dilatada não isquêmica nos Estados Unidos. Indivíduos que consomem mais de 90 g de álcool por dia, o que corresponde a cerca de 7 drinques por dia, durante pelo menos 5 anos, estão em alto risco para o desenvolvimento de cardiomiopatia alcoólica e insuficiência cardíaca congestiva (ICC). Nestes indivíduos, a taxa de mortalidade em 4 anos em decorrência da cardiomiopatia alcoólica pode chegar a 50%, e é uma causa comum de morte em longo prazo. É importante ressaltar que a cessação do consumo de álcool e o tratamento da ICC melhoram drasticamente tanto a função quanto o prognóstico cardíaco.

Paradoxalmente, em longo prazo a ingestão de álcool de modo leve a moderado parece estar associada a um risco significativamente reduzido de ICC. Esta diminuição no risco de ICC é independente de outros fatores, incluindo

DAC, e é vista mesmo entre coortes de idosos e em pacientes hipertensos. Em uma recente metanálise, o consumo moderado de álcool reduziu o risco de ICC de 10 a 20%.

ÁLCOOL E HIPERTENSÃO

O consumo habitual de álcool eleva a pressão arterial (PA) de um modo dependente da dose. Beber pesado em longo prazo é uma das causas reversíveis mais comuns de hipertensão arterial sistêmica (HAS); o consumo excessivo de álcool é responsável por aproximadamente 16% dos casos de hipertensão arterial reversível.[7] A Sociedade Americana de Hipertensão adverte que o consumo de mais de dois drinques por dia aumenta o risco de hipertensão arterial.[8] Após os dois drinques por dia, cada uma dose alcoólica adicional aumentará a PA em aproximadamente 1,5 mmHg. Dentro de 2 a 4 semanas de abstinência ou redução substancial do consumo, a elevação da pressão arterial induzida pelo álcool geralmente se normaliza.

Outra metanálise envolvendo estudos dos Estados Unidos, Japão e Coreia do Sul relataram uma relação dose-resposta linear entre o álcool e a PA em que o risco relativo para elevação de PA foi de 1,7 para 50 g de etanol por dia (cerca de 4 drinques por dia) e 2,5 a 100 g/dia (8 drinques por dia).[9] O consumo de álcool em quantidades superiores a 14 drinques por semana é um fator de risco independente para a elevação da PA e, entre a população dos Estados Unidos, os homens negros parecem ser o grupo de maior risco.[10] As pessoas que vivem na Ásia também foram particularmente propensas a aumento de PA com o consumo excessivo de álcool.[9]

Um estudo com 28.848 mulheres no Women's Health Study e 13.455 homens no Physicians' Health Study, acompanhados por uma média de 11 e 22 anos, respectivamente, avaliaram as associações de doses crescentes de álcool com a PA ao longo do tempo.[11] Nas mulheres, observou-se uma curva em forma de J, ao passo que, para os homens, o aumento das doses de álcool foi linearmente associado com a elevação de PA. O limiar acima do qual o álcool aumentou significativamente o risco de elevação de PA nas mulheres foi de 4 ou mais drinques por dia, enquanto o aumento do risco de incremento na PA surgiu nos homens com uma ou mais doses por dia.[11]

Em um estudo com uma população mediterrânea, o consumo de cerveja ou bebidas destiladas, mas não vinho, foi associado a um maior risco de HAS.[12] Embora o vinho tinto tenha sido relacionado a aumentos discretos na PA braquial, esta bebida parece reduzir a PA aórtica central.[13,14] Por outro lado, se o vinho é consumido em uma refeição, o aumento da PA parece ser em grande parte eliminado.[14]

ÁLCOOL E ACIDENTE VASCULAR ENCEFÁLICO

Etilismo grave e alcoolismo crônico são fortes fatores de risco independentes para o AVE.[15-17] Mesmo assim, a maioria dos estudos mostra associação em forma de J entre álcool e AVE isquêmico, com um efeito protetor para a ingestão leve a moderada e um elevado risco de AVE com o consumo excessivo.[18-20] Um estudo recente de 47 mil mulheres japonesas, seguidas por uma média de 17 anos, descobriu que o consumo de etanol de 300 g/semana ou mais (21 ou mais drinques por semana) aumentou o risco total por cerca de 2 vezes.[21]

As diretrizes da American Stroke Association recomendam que os bebedores severos com histórico de AVE isquêmico ou ataque isquêmico transitório devem eliminar ou reduzir o consumo de álcool. Eles também definiram o consumo de álcool razoável como não mais que dois drinques por dia para homens e um drinque por dia para mulheres.[22]

ÁLCOOL E DIABETE MELITO

Dados consistentes indicam que o consumo leve a moderado está associado com reduções substanciais no DM tipo 2, de cerca 30 a 40%, independentemente da bebida alcoólica consumida.[23-25] No Physicians' Health Study, a ingestão leve a moderada de álcool foi associada a uma diminuição do risco de DM tipo 2 durante 12 anos de acompanhamento.[26] No entanto, a proteção que a ingestão moderada fornece contra diabetes de início recente é atenuada ou suprimida com doses mais elevadas (mais de 4 doses por dia).[27] Como na população em geral, o consumo moderado de álcool parece proteger indivíduos diabéticos contra DAC.[28]

Esta relação em forma de J também é aparente para o risco de síndrome metabólica (SM),[29] com uma menor prevalência em pessoas que consomem regularmente de modo leve a moderado.[30] Estes resultados também foram observados em uma população de idosos italianos[31] e foram confirmados por uma metanálise que relatou efeitos metabólicos favoráveis em mulheres que consomem menos de 20 g/dia e os homens com menos de 40 g/dia de ingestão.[32] A American Diabetes Association sugere limites de não mais que dois drinques por dia para homens diabéticos e não mais que um drinque por dia para as mulheres diabéticas.[33]

MECANISMOS DE AÇÃO CARDIOPROTETORA

O principal ingrediente ativo de qualquer bebida alcoólica é o etanol, e inúmeras evidências indicam que este composto é o principal fator para ambos os aspectos, conferindo benefícios e malefícios para a saúde, dependendo do padrão de consumo e dosagem.[34,35] Acúmulo de evidências científicas sugere que o consumo leve a moderado de álcool pode aumentar a sensibilidade à insulina, elevar a lipoproteína de alta densidade (HDL), reduzir a inflamação, aumentar a adiponectina e melhorar a função endotelial.[35-37] Em um gráfico de forma linear dose-dependente, a ingestão de álcool aumenta o colesterol HDL (especialmente a subfração 2) e a apolipoproteína AI.[38] A ingestão de álcool também está linearmente relacionada com o tamanho da partícula de lipoproteína (LDL maiores e as partículas de HDL); no entanto, uma associação em forma de U é vista com o tamanho das partículas, em que os consumidores de 7 a 13 drinques por semana tinham partículas menores que os abstêmios ou bebedores pesados.[39]

O consumo leve a moderado de álcool não parece proteger contra cálcio nas artérias (CAC) e, embora o consumo pesado de bebidas destiladas ou cerveja tenha sido associado a uma maior deposição de CAC, o consumo de vinho foi neutro para o CAC.[40] No Cardiovascular Risk Survey, um estudo multiétnico, coorte transversal de 14.618 pessoas, o consumo de 60 g/dia esteve ligado a menor aterosclerose periférica, enquanto o consumo de 60 g/dia ou mais foi associado a maior grau de aterosclerose.[41]

No Pravastatin Inflammation/CRP Evaluation Study, os níveis de proteína C-reativa foram menores em pessoas com consumo moderado de álcool *versus* nenhuma ingestão ou ingestão mínima de álcool. Este efeito anti-inflamatório persistiu após o ajuste para múltiplos fatores de risco cardiovasculares tradicionais, sugerindo que o consumo moderado pode conferir cardioproteção em parte, agindo como um agente anti-inflamatório.[42]

É importante notar que o consumo moderado de álcool (um ou dois drinques) aumenta a sensibilidade à insulina e o metabolismo de glicose para as 12 a 24 horas subsequentes.[43] O mecanismo pelo qual o álcool melhora a sensibilidade à insulina parece envolver a supressão da liberação de ácidos graxos a partir do tecido adiposo e elevação dos níveis de adiponectina.[44,45] Esta redução de ácidos graxos diminui a competição pelo substrato no ciclo de Krebs, facilitando assim o metabolismo da glicose.[46] Uma ou duas doses por dia reduzirá os triglicerídeos modestamente (7-10%) e reduzirá a obesidade visceral.[47] Posteriormente, tanto a obesidade visceral como os níveis de triglicerídeos aumentam em proporção direta com a quantidade de álcool consumida.[46,48]

O vinho tinto é rico em polifenóis, que possuem antioxidantes, anti-inflamatórios e atividade antiagregante plaquetária.[49] De fato, diversos estudos pequenos randomizados constataram que o vinho tinto apresenta resultados superiores na resistência à insulina, perfil lipídico e na função endotelial em comparação com outras bebidas alcoólicas.[49] Em um estudo recente, a ingestão diária de 275 mL/dia de vinho tinto sem álcool diminuiu a pressão arterial

(PA) sistólica e diastólica, aumentando os níveis de óxido nítrico.[50] Outro estudo recente comparou os efeitos de três bebidas alcoólicas (vinho tinto, cerveja e vodca) sob o estresse oxidativo.[51] Só o vinho tinto trouxe proteção contra o estresse oxidativo e a rigidez transitória induzida por hipóxia.

INCONSISTÊNCIA DE CARDIOPROTEÇÃO ENTRE DIVERSAS ETNIAS

O efeito cardioprotetor da ingestão leve a moderada de álcool não tem sido consistentemente replicado entre todas as etnias e nações que têm sido estudadas.[12,52,53] O estudo INTERHEART,[54] um marco nos estudos epidemiológicos internacionais, com 27 mil pacientes, demonstrou que a ingestão regular de álcool esteve associada a uma diminuição no risco de infarto do miocárdio em ambos os sexos e em todos os grupos de idade adulta. Indivíduos de 50 diferentes nações foram incluídos nesse estudo, que constatou que a ingestão regular de álcool reduziu o risco de infarto do miocárdio em 14%; no entanto, esta cardioproteção não era evidente entre a coorte da Índia.[54] Estes resultados foram replicados em um novo estudo realizado naquele país, envolvendo 4.465 participantes, em que o grupo de etilistas teve um maior risco de DAC em comparação com os abstêmios.[53] Do mesmo modo, a ingestão leve a moderada não tem sido consistentemente associada com cardioproteção em populações chinesas.[55,56]

PADRÕES DE CONSUMO IDEAIS, DOSES E BEBIDAS

A definição padrão de ingestão leve a moderada é de até um drinque por dia para mulheres e até dois drinques por dia para homens. Entre as várias bebidas alcoólicas, vinho tinto, provavelmente pelas características de seus componentes não alcoólicos, é geralmente associado com os melhores resultados para a saúde, especialmente para as questões cardiovasculares.[50,51,57-59] Bebedores frequentes ou a ingestão de modo compulsivo, geralmente definida como episódios de excessiva ingestão de álcool (≥ 5 drinques dentro de algumas horas), muitas vezes com a intenção de se embriagar, está associada a risco de mortalidade 2 vezes maior.[60,61] A ingestão severa ocasional atenua a proteção oferecida por outra forma de ingestão leve a moderada regular. Hábitos e comportamentos culturais, como a dieta mediterrânea tradicional, em que o álcool é consumido antes ou durante a maior refeição diária, parecem obter o maior benefício.[62,63] As vantagens desse padrão de beber na hora do jantar podem ser decorrentes da eficácia de baixas a moderadas doses de álcool, nos picos de glicose pós-prandial e consequente inflamação,[64] ou podem estar relacionadas a uma maior ligação social, com ênfase na moderação, geralmente defendida por esta tradição.[63] Finalmente, os benefícios de beber, assim como os benefícios obtidos pelo exercício,[65] são mais bem alcançados quando o hábito é praticado diariamente e com moderação.[5,65] Isto provavelmente decorre do fato de que muitos dos benefícios da ingestão etílica leve a moderada são transitórios, geralmente se dissipando em 24 horas.[5]

ADVERTÊNCIAS E PRECAUÇÕES

O Atherosclerosis Risk in Communities (ARIC) constatou que, entre os indivíduos considerados de baixo risco para a dependência, o consumo leve/moderado de álcool era seguro e não levaria a resultados adversos relacionados ao problema com a bebida.[66] No entanto, outros estudos indicam que, entre os abstêmios, não é possível prever com segurança quem poderia estar em risco aumentado para cair em um padrão de ingestão perigosamente elevado de álcool.[3,5] Na verdade, a ingestão habitual de álcool parece ser uma fronteira que muitas pessoas não podem andar com segurança; assim, a American Heart Association adverte às pessoas para não começar a beber, se elas não consomem álcool.[67] Além disso, entre os 16 milhões de americanos que reúnem os critérios diagnósticos para abuso ou dependência de álcool, apenas 1,5 milhão buscam e recebem tratamento formal, geralmente com baixas taxas de abstinência a longo prazo.[56] O uso regular e intenso do álcool em longo prazo aumenta o risco de muitas doenças malignas, particularmente cânceres do trato gastrintestinal e no fígado.[68] Além disso, para as mulheres, até mesmo a ingestão leve a moderada está associada com aumento do risco de câncer de mama.[69] Até que tenhamos mais dados sobre os resultados randomizados e ferramentas para prever a suscetibilidade ao problema com a bebida, parece prudente incentivar os médicos e pacientes a se concentrar em intervenções mais inócuas para prevenir a doença cardiovascular.

REFERÊNCIAS BIBLIOGRÁFICAS

1. Ménard R. Mitologia greco-romana. São Paulo: Opus; 1991. Volumes I, II, III.
2. World Health Organization Management of Substance Abuse Team. Global Status Report on Alcohol and Health. Genebra: World Health Organization; 2011. p. 85.
3. Rehm J, Mathers C, Popova S, Thavorncharoensap M, Teerawattananon Y, Patra J. Global burden of disease and injury and economic cost attributable to alcohol use and alcohol-use disorders. Lancet. 2009;373:2223-33.
4. Heidenreich PA, Trogdon JG, Khavjou OA, et al.; American Heart Association Advocacy Coordinating Committee, Stroke Council, Council on Cardiovascular Radiology and Intervention, Council on Clinical Cardiology, Council on Epidemiology and Prevention, Council on Arteriosclerosis, Thrombosis and Vascular Biology, Council on Cardiopulmonary, Critical Care, Perioperative and Resuscitation, Council on Cardiovascular Nursing, Council on the Kidney in Cardiovascular Disease, Council on Cardiovascular Surgery and Anesthesia; and

Interdisciplinary Council on Quality of Care and Outcomes Research. Forecasting the future of cardiovascular disease in the United States: a policy statement from the American Heart Association. Circulation. 2011;123(8):933-44.

5. O'Keefe JH, Bybee KA, Lavie CJ. Alcohol and cardiovascular health: the razor-sharp double--edged sword. J Am Coll Cardiol. 2007;50:1009-14.

6. Saad L. Majority in U.S. drink alcohol, averaging four drinks a week: beer edges out wine by 39% to 35% as drinkers' beverage of choice. GALLUP Well-Being website. Disponível em: <http://www.gallup.com/poll/156770/majority-drink-alcohol-averaging-four-drinks-week.aspx>. Acessado em: 18 out 2013.

7. Puddey IB, Beilin LJ. Alcohol is bad for blood pressure. Clin Exp Pharmacol Physiol. 2006;33:847-52.

8. Zilkens RR, Burke V, Hodgson JM, Barden A, Beilin LJ, Puddey IB. Red wine and beer elevate blood pressure in normotensive men. Hypertension. 2005;45:874-9.

9. Taylor B, Irving HM, Baliunas D, Roerecke M, Patra J, Mohapatra S, Rehm J. Alcohol and hypertension: gender differences in dose-response relationships determined through systematic review and meta-analysis. Addiction. 2009;104:1981-90.

10. Fuchs FD, Chambless LE, Whelton PK, Nieto FJ, Heiss G. Alcohol consumption and the incidence of hypertension: the Atherosclerosis Risk in Communities Study. Hypertension. 2001;37:1242-50.

11. Sesso HD, Cook NR, Buring JE, Manson JE, Gaziano JM. Alcohol consumption and the risk of hypertension in women and men. Hypertension. 2008;51:1080-7.

12. Núñez-Cordoba JM, Martínez-González MA, Bes-Rastrollo M, Toledo E, Beunza JJ, Alonso A. Alcohol consumption and the incidence of hypertension in a Mediterranean cohort: the SUN study. Rev Esp Cardiol. 2009;62:633-41.

13. Karatzi KN, Papamichael CM, Karatzis EN, Papaioannou TG, Aznaouridis KA, Katsichti PP, et al. Red wine acutely induces favorable effects on wave reflections and central pressures in coronary artery disease patients. Am J Hypertens. 2005;18:1161-7.

14. Stranges S, Wu T, Dorn JM, Freudenheim JL, Muti P, Farinaro E, et al. Relationship of alcohol drinking pattern to risk of hypertension: a population-based study. Hypertension. 2004;44:813-9.

15. Gill JS, Zezulka AV, Shipley MJ, Gill SK, Beevers DG. Stroke and alcohol consumption. N Engl J Med. 1986;315:1041-6.

16. Hillbom M, Numminen H, Juvela S. Recent heavy drinking of alcohol and embolic stroke. Stroke. 1999;30:2307-12.

17. Klatsky AL, Armstrong MA, Friedman GD, Sidney S. Alcohol drinking and risk of hospitalization for ischemic stroke. Am J Cardiol. 2001;88:703-6.

18. Sacco RL, Elkind M, Boden-Albala B, Lin IF, Kargman DE, Hauser WA, et al. The protective effect of moderate alcohol consumption on ischemic stroke. JAMA. 1999;281:53-60.

19. Berger K, Ajani UA, Kase CS, Gaziano JM, Buring JE, Glynn RJ, Hennekens CH. Light-to--moderate alcohol consumption and risk of stroke among U.S. male physicians. N Engl J Med. 1999;341:1557-64.

20. Iso H, Baba S, Mannami T, Sasaki S, Okada K, Konishi M, Tsugane S; JPHC Study Group. Alcohol consumption and risk of stroke among middle-aged men: the JPHC Study Cohort I. Stroke. 2004;35:1124-9.

21. Ikehara S, Iso H, Yamagishi K, Kokubo Y, Saito I, Yatsuya H, Inoue M, Tsugane S; JPHC Study Group. Alcohol consumption and risk of stroke and coronary heart disease among Japanese women: the Japan Public Health Center-based prospective study. Prev Med. 2013;57:505-10.

22. Furie KL, Kasner SE, Adams RJ, Albers GW, Bush RL, Fagan SC et al.; American Heart Association Stroke Council, Council on Cardiovascular Nursing, Council on Clinical Cardiology, and Interdisciplinary Council on Quality of Care and Outcomes Research. Guidelines for the prevention of stroke in patients with stroke or transient ischemic attack: a guideline for healthcare professionals from the American Heart Association/American Stroke Association. Stroke. 2011;42:22776.

23. Djoussé L, Biggs ML, Mukamal KJ, Siscovick DS. Alcohol consumption and type 2 diabetes among older adults: the Cardiovascular Health Study. Obesity (Silver Spring). 2007;15:1758-65.

24. Baliunas DO, Taylor BJ, Irving, H, Roerecke M, Patra J, Mohapatra S, Rehm J. Alcohol as a risk factor for type 2 diabetes: a systematic review and meta-analysis. Diabetes Care. 2009;32:2123-32.

25. Liu C, Yu Z, Li H, Wang J, Sun L, Qi Q, Lin X. Associations of alcohol consumption with diabetes mellitus and impaired fasting glycemia among middle-aged and elderly Chinese. BMC Public Health. 2010;10:713.

26. Ajani UA, Hennekens CH, Spelsberg A, Manson JE. Alcohol consumption and risk of type 2 diabetes mellitus among US male physicians. Arch Intern Med. 2000;160:1025-30.

27. Koppes LL, Dekker JM, Hendriks HF, Bouter LM, Heine RJ. Moderate alcohol consumption lowers the risk of type 2 diabetes: a meta-analysis of prospective observational studies. Diabetes Care. 2005;28:719-25.

28. Tanasescu M, Hu FB, Willett WC, Stampfer MJ, Rimm EB. Alcohol consumption and risk of coronary heart disease among men with type 2 diabetes mellitus. J Am Coll Cardiol. 2001;38:1836-42.

29. Husemoen LL, Jørgensen T, Borch-Johnsen K, Hansen T, Pedersen O, Linneberg A. The association of alcohol and alcohol metabolizing gene variants with diabetes and coronary heart disease risk factors in a white population. PLoS One. 2010;5:e11735.

30. Djoussé L, Arnett DK, Eckfeldt JH, Province MA, Singer MR, Ellison RC. Alcohol consumption and metabolic syndrome: does the type of beverage matter? Obes Res. 2004;12:1375-85.

31. Buja A, Scafato E, Sergi G, Maggi S, Suhad MA, Rausa G, Coin A, Baldi I, Manzato E, Galluzzo L, Enzi G, Perissinotto E; ILSA Working Group. Alcohol consumption and metabolic syndrome in the elderly: results from the Italian Longitudinal Study on Aging. Eur J Clin Nutr. 2010;64:297-307.

32. Alkerwi A, Boutsen M, Vaillant M, Barre J, Lair ML, Albert A, et al. Alcohol consumption and the prevalence of metabolic syndrome: a meta-analysis of observational studies. Atherosclerosis. 2009;204:624-35.

33. American Diabetes Association. Food & Fitness: Alcohol. Disponível em: <http://www.diabetes.org/food-and-fitness/food/what-can-i-eat/alcohol.html>. Acessado em: 18 out. 2013.

34. Mukamal KJ, Jensen MK, Grønbaek M, Stampfer MJ, Manson JE, Pischon T, Rimm EB. Drinking frequency, mediating biomarkers, and risk of myocardial infarction in women and men. Circulation. 2005;112:1406-13.

35. Krenz M, Korthuis RJ. Moderate ethanol ingestion and cardiovascular protection: from epidemiologic associations to cellular mechanisms. J Mol Cell Cardiol. 2012;52:93-104.

36. Perissinotto E, Buja A, Maggi S, Enzi G, Manzato E, Scafato E, Mastrangelo G, Frigo AC, Coin A, Crepaldi G, Sergi G; ILSA Working Group. Alcohol consumption and cardiovascular risk factors in older lifelong wine drinkers: the Italian Longitudinal Study on Aging. Nutr Metab Cardiovasc Dis. 2010;20:647-55.

37. Wakabayashi I. Associations between alcohol drinking and multiple risk factors for atherosclerosis in smokers and nonsmokers. Angiology. 2010;61:495-503.

38. De Oliveira e Silva ER, Foster D, McGee Harper M, Seidman CE, Smith JD, Breslow JL, Brinton EA. Alcohol consumption raises HDL cholesterol levels by increasing the transport rate of apolipoproteins A-I and A-II. Circulation. 2000;102:2347-52.

39. Mukamal KJ, Mackey RH, Kuller LH, Tracy RP, Kronmal RA, Mittleman MA, Siscovick DS, Alcohol consumption and lipoprotein subclasses in older adults. J Clin Endocrinol Metab. 2007;92:2559-66.

40. McClelland RL, Bild DE, Burke GL, Mukamal KJ, Lima JA, Kronmal RA; Multi-Ethnic Study of Atherosclerosis. Alcohol and coronary artery calcium prevalence, incidence, and progression: results from the Multi-Ethnic Study of Atherosclerosis (MESA). Am J Clin Nutr. 2008;88:1593-1601.

41. Xie X, Ma YT, Yang YN, Li XM, Liu F, Huang D, et al. Alcohol consumption and ankle-to--brachial index: results from the Cardiovascular Risk Survey. PLoS One. 2010;5:e15181.

42. Albert MA, Glynn RJ, Ridker PM. Alcohol consumption and plasma concentration of C-reactive protein. Circulation. 2003;107:443-7.

43. Greenfield JR, Samaras K, Hayward CS, Chisholm DJ, Campbell LV. Beneficial postprandial effect of a small amount of alcohol on diabetes and cardiovascular risk factors: modification by insulin resistance. J Clin Endocrinol Metab. 2005;90:661-72.

44. Ebrahim S, Lawlor DA, Shlomo YB, Timpson N, Harbord R, Christensen M, et al. Alcohol dehydrogenase type 1C (ADH1C) variants, alcohol consumption traits, HDL-cholesterol and risk of coronary heart disease in women and men: British Women's Heart and Health Study and Caerphilly cohorts. Atherosclerosis. 2008;196:871-8.

45. Sierksma A, Patel H, Ouchi N, Kihara S, Funahashi T, Heine RJ, et al. Effect of moderate alcohol consumption on adiponectin, tumor necrosis factor-alpha, and insulin sensitivity. Diabetes Care. 2004;27:184-9.

46. Greenfield JR, Samaras K, Jenkins AB, Kelly PJ, Spector TD, Campbell LV. Moderate alcohol consumption, estrogen replacement therapy, and physical activity are associated with increased insulin sensitivity: is abdominal adiposity the mediator? Diabetes Care. 2003;26:2734-40.

47. Davies MJ, Baer DJ, Judd JT, Brown ED, Campbell WS, Taylor PR. Effects of moderate alcohol intake on fasting insulin and glucose concentrations and insulin sensitivity in postmenopausal women: a randomized controlled trial. JAMA. 2002;287:2559-62.

48. Dorn JM, Hovey K, Muti, P, Freudenheim JL, Russell M, Nochajski TH, Trevisan M. Alcohol drinking patterns differentially affect central adiposity as measured by abdominal height in women and men. J Nutr. 2003;133:2655-62.

49. Li H, Förstermann, U. Red wine and cardiovascular health [editorial]. Circ Res. 2012;111:959-61.

50. Chiva-Blanch G, Urpi-Sarda M, Ros E, Arranz S, Valderas-Martínez P, Casas R, et al. Dealcoholized red wine decreases systolic and diastolic blood pressure and increases plasma nitric oxide: short communication. Circ Res. 2012;111:1065-8.

51. Krnic M, Modun D, Budimir D, Gunjaca G, Jajic I, Vukovic J, et al. Comparison of acute effects of red wine, beer and vodka against hyperoxia-induced oxidative stress and increase in arterial stiffness in healthy humans. Atherosclerosis. 2011;218:530-5.

52. Halanych JH, Safford MM, Kertesz SG, Pletcher MJ, Kim YI, Person SD, et al. Alcohol consumption in young adults and incident hypertension: 20-year follow-up from the Coronary Artery Risk Development in Young Adults Study. Am J Epidemiol. 2010;171:532-9.

53. Roy A, Prabhakaran D, Jeemon P, Thankappan KR, Mohan V, Ramakrishnan L, et al.; Sentinel Surveillance in Industrial Populations Study Group. Impact of alcohol on coronary heart disease in Indian men. Atherosclerosis. 2010;210:531-5.

54. Yusuf S, Hawken S, Ounpuu S, Dans T, Avezum A, Lanas F, et al, INTERHEART Study Investigators. Effect of potentially modifiable risk factors associated with myocardial infarction in 52 countries (the INTERHEART study): case-control study. Lancet. 2004;364:937-52.

55. Ronksley PE, Brien SE, Turner BJ, Mukamal KJ, Ghali WA. Association of alcohol consumption with selected cardiovascular disease outcomes: a systematic review and meta-analysis. BMJ. 2011;342:d671.

56. Schooling CM, Sun W, Ho SY, Chan WM, Tham MK, Ho KS, et al. Moderate alcohol use and mortality from ischaemic heart disease: a prospective study in older Chinese people. ([published correction appears in PLoS ONE. 2008;3(6). http://dx.doi.org/10.1371/annotation/d27238c8-7f54-4bbb-afa4-b99443f1b9f0])PLoS One. 2008;3:e2370.

57. Marfella R, Cacciapuoti F, Siniscalchi M, Sasso FC, Marchese F, Cinone F, et al. Effect of moderate red wine intake on cardiac prognosis after recent acute myocardial infarction of subjects with Type 2 diabetes mellitus. Diabet Med. 2006;23:974-81.

58. Chiva-Blanch G, Urpi-Sarda M, Ros E, Valderas-Martinez P, Casas R, Arranz S, et al. Effects of red wine polyphenols and alcohol on glucose metabolism and the lipid profile: a randomized clinical trial. Clin Nutr. 2013;32:200-6.

59. Di Castelnuovo A, Costanzo S, Donati MB, Iacoviello L, de Gaetano G. Prevention of cardiovascular risk by moderate alcohol consumption: epidemiologic evidence and plausible mechanisms. Intern Emerg Med. 2010;5:291-7.

60. Mukamal KJ, Maclure M, Muller JE, Mittleman MA. Binge drinking and mortality after acute myocardial infarction. Circulation. 2005;112:3839-45.

61. Ruidavets JB, Ducimetière P, Evans A, Montaye M, Haas B, Bingham A, et al. Patterns of alcohol consumption and ischaemic heart disease in culturally divergent countries: the Prospective Epidemiological Study of Myocardial Infarction (PRIME). BMJ. 2010;341:c6077.

62. Bagnardi V, Zatonski W, Scotti L, La Vecchia C, Corrao G. Does drinking pattern modify the effect of alcohol on the risk of coronary heart disease? Evidence from a meta-analysis. J Epidemiol Community Health. 2008;62:615-9.

63. Trichopoulou A, Bamia C, Trichopoulos D. Anatomy of health effects of Mediterranean diet: Greek EPIC prospective cohort study. BMJ. 2009;338:b2337.

64. O'Keefe JH, Gheewala NM, O'Keefe JO. Dietary strategies for improving post-prandial glucose, lipids, inflammation, and cardiovascular health. J Am Coll Cardiol. 2008;51:249-55.

65. O'Keefe JH, Patil HR, Lavie CJ, Magalski A, Vogel RA, McCullough PA. Potential adverse cardiovascular effects from excessive endurance exercise [published correction appears in Mayo Clin Proc. 2012;87(7):704]. Mayo Clin Proc. 2012;87:587-95.

66. Eigenbrodt ML, Mosley TH Jr., Hutchinson RG, Watson RL, Chambless LE, Szklo M. Alcohol consumption with age: a cross-sectional and longitudinal study of the Atherosclerosis Risk in Communities (ARIC) study, 1987-1995. Am J Epidemiol. 2001;153:1102-11.

67. American Heart Association. Alcohol and heart disease. American Heart Association website. Disponível em: <http://www.heart.org/HEARTORG/Conditions/More/MyHeartandStroke-News/Alcohol-and-Heart-Disease_UCM_305173_Article.jsp>. Acessado em: 18 out. 2013.

68. Poli A, Marangoni F, Avogaro A, Barba G, Bellentani S, Bucci M, et al. Moderate alcohol use and health: a consensus document. Nutr Metab Cardiovasc Dis. 2013;23:487-504.

69. Park SY, Kolonel LN, Lim U, White KK, Henderson BE, Wilkens LR. Alcohol consumption and breast cancer risk among women from five ethnic groups with light to moderate intakes: the Multiethnic Cohort Study. Int J Cancer. 2014 Mar 15;134(6):1504-10.

70. Rethinking drinking: alcohol and your health. National Institutes of Health, National Institute on Alcohol Abuse and Alcoholism website. Disponível em: <http://rethinkingdrinking.niaaa.nih.gov/toolsresources/DrinkSizeCalculator.asp>. Acesso em: 18 out. 2013.

71. MyDrinkaware: alcohol unit and calorie calculator. Drinkaware website. Disponível em: <www.drinkaware.co.uk>. Acessado em: 18 out. 2013.

72. Di Castelnuovo A, Costanzo S, Bagnardi V, Donati MB, Iacoviello L, de Gaetano G. Alcohol dosing and total mortality in men and women: an updated meta-analysis of 34 prospective studies. Arch Intern Med. 2006;166:2437-45.

73. Mukamal KJ, Chen CM, Rao SR, Breslow RA. Alcohol consumption and cardiovascular mortality among U.S. adults, 1987 to 2002. J Am Coll Cardiol. 2010;55:1328-35.

74. Hvidtfeldt UA, Tolstrup JS, Jakobsen MU, Heitmann BL, Grønbaek M, O'Reilly E, et al. Alcohol intake and risk of coronary heart disease in younger, middle-aged, and older adults. Circulation. 2010;121:1589-97.

75. Juonala M, Viikari JS, Kähönen M, Laitinen T, Taittonen L, Loo BM, et al. Alcohol consumption is directly associated with carotid intima-media thickness in Finnish young adults: the Cardiovascular Risk in Young Finns Study. Atherosclerosis. 2009;204:e93–e98.

76. Rizzuto, D, Orsini N, Qiu C, Wang HX, Fratiglioni L. Lifestyle, social factors, and survival after age 75: population based study. BMJ. 2012;345:e5568.

77. Mukamal KJ, Chiuve SE, Rimm EB. Alcohol consumption and risk for coronary heart disease in men with healthy lifestyles. Arch Intern Med. 2006;166:2145-50.

78. Costanzo S, Di Castelnuovo A, Donati MB, Iacoviello L, de Gaetano G. Alcohol consumption and mortality in patients with cardiovascular disease: a meta-analysis. J Am Coll Cardiol. 2010;55:1339-47.

79. Carter MD, Lee JH, Buchanan DM, Peterson ED, Tang F, Reid KJ, et al. Comparison of outcomes among moderate alcohol drinkers before acute myocardial infarction to effect of continued versus discontinuing alcohol intake after the infarct. Am J Cardiol. 2010;105:1651-4.

80. Mukamal KJ, Maclure M, Muller JE, Sherwood JB, Mittleman MA. Prior alcohol consumption and mortality following acute myocardial infarction. JAMA. 2001;285:1965-70.

81. Mukamal KJ, Girotra S, Mittleman MA. Alcohol consumption, atherosclerotic progression, and prognosis among patients with coronary artery bypass grafts. Am Heart J. 2006;151:368-72.

82. Camargo CA Jr., Stampfer MJ, Glynn RJ, Gaziano JM, Manson JE, Goldhaber SZ, Hennekens CH. Prospective study of moderate alcohol consumption and risk of peripheral arterial disease in US male physicians. Circulation. 1997;95:577-80.

83. Athyros VG, Liberopoulos EN, Mikhailidis DP, Papageorgiou AA, Ganotakis ES, Tziomalos K, et al. Association of drinking pattern and alcohol beverage type with the prevalence of metabolic syndrome, diabetes, coronary heart disease, stroke, and peripheral arterial disease in a Mediterranean cohort. Angiology. 2007;58:689-97.

84. Vliegenthart R, Geleijnse JM, Hofman A, Meijer WT, van Rooij FJ, Grobbee DE, Witteman JC. Alcohol consumption and risk of peripheral arterial disease: the Rotterdam study. Am J Epidemiol. 2002;155:332-8.

85. Ettinger PO, Wu CF, De La Cruz C Jr., Weisse AB, Ahmed SS, Regan T.J. Arrhythmias and the "holiday heart": alcohol-associated cardiac rhythm disorders. Am Heart J. 1978;95:555-62.

86. Menezes AR, Lavie CJ, DiNicolantonio JJ, O'Keefe J, Morin DP, Khatib S, Milani RV. Atrial fibrillation in the 21st century: a current understanding of risk factors and primary prevention strategies. Mayo Clin Proc. 2013;88:394-409.

87. Mukamal KJ, Tolstrup JS, Friberg J, Jensen G, Grønbaek M. Alcohol consumption and risk of atrial fibrillation in men and women: the Copenhagen City Heart Study. Circulation. 2005;112:1736-42.

88. Samokhvalov AV, Irving HM, Rehm J. Alcohol consumption as a risk factor for atrial fibrillation: a systematic review and meta-analysis. Eur J Cardiovasc Prev Rehabil. 2010;17:706-12.

89. Kodama S, Saito K, Tanaka S, Horikawa C, Saito A, Heianza Y, et al. Alcohol consumption and risk of atrial fibrillation: a meta-analysis. J Am Coll Cardiol. 2011;57:427-36.

90. Albert CM, Manson JE, Cook NR, Ajani UA, Gaziano JM, Hennekens CH. Moderate alcohol consumption and the risk of sudden cardiac death among US male physicians. Circulation. 1999;100:944-50.

91. Rossinen J, Sinisalo J, Partanen J, Nieminen MS, Viitasalo M. Effects of acute alcohol infusion on duration and dispersion of QT interval in male patients with coronary artery disease and in healthy controls. Clin Cardiol. 1999;22:591-4.

92. George A, Figueredo VM. Alcohol and arrhythmias: a comprehensive review. J Cardiovasc Med (Hagerstown). 2010;11:221-8.

93. Bär KJ, Boettger MK, Koschke M, Boettger S, Grotelüschen M, Voss A, Yeragani VK. Increased QT interval variability index in acute alcohol withdrawal. Drug Alcohol Depend. 2007;89:259-66.

94. Laonigro I, Correale M, Di Biase M, Altomare E. Alcohol abuse and heart failure. Eur J Heart Fail. 2009;11:453-62.

95. Sidorenkov O, Nilssen O, Nieboer E, Kleshchinov N, Grjibovski AM. Premature cardiovascular mortality and alcohol consumption before death in Arkhangelsk, Russia: an analysis of a consecutive series of forensic autopsies. Int J Epidemiol. 2011;40:1519-29.

96. Djoussé L, Gaziano JM. Alcohol consumption and risk of heart failure in the Physicians' Health Study I. Circulation. 2007;115:34-9.

97. Abramson JL, Williams SA, Krumholz HM, Vaccarino V. Moderate alcohol consumption and risk of heart failure among older persons. JAMA. 2001;285:1971-7.

98. Djoussé L, Gaziano JM. Alcohol consumption and heart failure in hypertensive US male physicians. Am J Cardiol. 2008;102:593-7.

99. Padilla H, Gaziano JM, Djoussé L. Alcohol consumption and risk of heart failure: a meta-analysis. Phys Sportsmed. 2010;38:84-9.

20

Cuidados cardiológicos e orientações na prescrição de medicamentos para a disfunção erétil

Marcelo Magalhães Xavier
José Carlos de Almeida

INTRODUÇÃO

A preservação da função sexual é de grande importância para a qualidade de vida de pacientes portadores de doença cardiovascular (DCV) e seus parceiros, inclusive para os mais idosos. É bastante comum o surgimento de disfunção erétil (DE) nesta população, o que acarreta ansiedade, depressão e vários distúrbios psicossociais.

A definição de DE segundo o National Institutes of Health Consensus Development Conference on Impotence (NIH) é a incapacidade de conseguir ou manter a ereção o suficiente para um desempenho sexual satisfatório. Esta é a definição mais precisa, pois difere da queixa de queda da libido, ejaculação precoce ou dificuldade em atingir o orgasmo. Enquanto na DE os fatores neurovasculares estão envolvidos em sua origem, nestes últimos ocorre predomínio de fatores psicológicos e hormonais, entre outros.

Por tratar-se de distúrbio vasculogênico, sabemos que a DE compartilha com as DCV diversos fatores de risco, como idade, hipertensão, tabagismo, diabete, obesidade e síndrome metabólica. Além disso, atualmente discute-se bastante se a própria DE poderia ser um fator de risco e um alerta precoce pra uma DCV subjacente.[1,2]

A incidência da DE aumenta com a idade, chegando a 20-40% entre os 50 e 69 anos, e 50-90% nos homens acima dos 70 anos, dependendo da definição do distúrbio nos diversos estudos.[3] Um dos grandes estudos epidemiológicos sobre DE, o Massachusetts Male Aging Study (MMAS), mostrou uma prevalência de 52% em homens entre 40 e 70 anos, sendo a prevalência específica por gravidade de 17,2%, 25,2% e 9,6% para DE leve, moderada e severa, respectivamente. A taxa de incidência neste mesmo estudo aponta para 26 novos casos para cada mil homens anualmente.[4] Outro trabalho, realizado em Salvador, apontou uma taxa de incidência global de 65,6 novos casos para cada mil homens/ano e taxas de 33,3, 53,7 e 189,5 casos para cada mil homens/ano nas faixas etárias de 40 a 49, 50 a 59 e 60 a 69 anos, respectivamente.[5]

A Figura 1 ilustra a prevalência do grau de DE em relação à idade.

A compreensão da importância desses fatores e do impacto desse distúrbio pelos cuidadores de saúde nos leva à discussão de como lidar com este tipo de paciente. Devemos ter em mente que pacientes com DE podem realmente apresentar limitações, mas cabe a nós melhorar seu estado clínico, não apenas fisicamente, mas também psicossocialmente.

EFEITOS DO ATO SEXUAL SOBRE O SISTEMA CARDIOVASCULAR

Alguns estudos avaliam a resposta cardiovascular na excitação e no ato sexual, a maioria avaliando a resposta do homem à penetração vaginal. Nas preliminares, as pressões sistólica e diastólica e a frequência cardíaca aumentam moderadamente. Aumentos um pouco maiores acontecem durante o intercurso e de forma intermitente. O maior aumento ocorre durante os 10 a 15 segun-

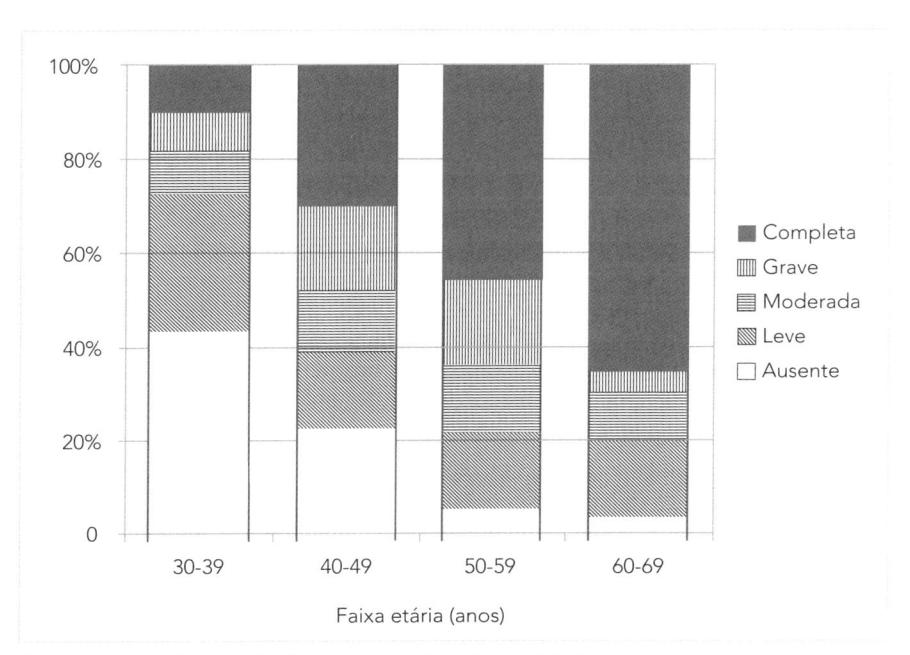

Figura 1   Prevalência de disfunção erétil conforme idade.[2]

dos do orgasmo, com um rápido retorno aos níveis basais nos segundos que se seguem. Homens e mulheres têm uma resposta semelhante ao ato sexual.[6,7]

Outros estudos em homens casados e mantendo relações com parceira fixa mostram que o ato sexual é comparável à realização de atividade física moderada equivalente a 3 ou 4 METS (o que corresponde a subir dois lances de escada) por um curto período de tempo. A frequência cardíaca dificilmente excede 130 batimentos por minuto (bpm) e a pressão sistólica raramente passa de 170 mmHg. No entanto, como a maioria dos trabalhos são realizados em indivíduos jovens e saudáveis, esses resultados são uma generalização que pode não corresponder a todos os indivíduos, em especial àqueles mais idosos ou que apresentam DCV. Por isso, é razoável pensar que a atividade sexual corresponde à realização de uma atividade física leve a moderada na faixa de 3 a 5 METS, levando em conta a capacidade de cada indivíduo.[8,9] É importante lembrar que o paciente mais idoso e com DCV pode ter dificuldades em atingir o orgasmo por diversas razões, sejam elas emocionais ou por medicações em uso e, assim, exigir mais do seu sistema cardiovascular para chegar a este ponto.

É interessante citar, ainda, que estudos demonstram uma associação inversamente proporcional entre frequência e qualidade da atividade sexual com o risco de DCV e doenças em geral.[10,11] Em uma análise com 1.165 homens, observou-se que uma baixa frequência de atividade sexual (uma vez por mês ou menos *versus* pelo menos duas vezes por semana) está associada com 1,45 vez maior risco de DCV (IC = 1,04-2,01).[11] No entanto, a crítica para esses estudos reside no fato de que indivíduos que praticam o ato sexual com maior frequência são mais jovens e menos frequentemente sofrem de DE.

DISFUNÇÃO ERÉTIL COMO FATOR DE RISCO PARA DOENÇA CARDIOVASCULAR

Já está bem estabelecido que DE e DCV compartilham muitos fatores de risco em comum. Um grande estudo prospectivo avaliando o impacto de fatores de risco cardiovascular sobre a função erétil, em um período de 25 anos, mostrou claramente que idade, índice de massa corporal (IMC), colesterol e triglicérides associavam-se com o surgimento de DE. A Tabela 1 ilustra o resultado deste trabalho ao comparar a gravidade da DE com os fatores de risco analisados.[2]

Outros fatores de risco são demonstrados em outros trabalhos. Tabagismo praticamente dobra o risco de ocorrência de DE durante o acompanhamento (24% *versus* 14%, ajustado para idade e outras variáveis, p = 0,01), assim como a exposição passiva à fumaça de cigarro. Obesidade (IMC $\geq$ 28 kg/m^2), hipertensão, consumo de colesterol alimentar e gorduras insaturadas também associaram-se com a ocorrência de DE.[1]

Tabela 1   Fatores de risco para disfunção erétil em 25 anos de acompanhamento[2]

	Tipo de disfunção erétil					
	Ausente (n = 129)	Leve (n = 119)	Moderada (n = 70)	Grave (n = 72)	Sem atividade sexual (n = 180)	
Idade (anos)	38,1 ± 0,6	43,4 ± 0,9	46,7 ± 1,2	46,5 ± 1,0	51,5 ± 0,7	p < 0,05
Glicemia em jejum (mmol/L)	6,0 ± 0,1	6,0 ± 0,1	5,8 ± 0,1	5,8 ± 0,1	6,0 ± 0,1	NS
Colesterol total (mmol/l)	5,2 ± 0,1	5,4 ± 0,1	5,5 ± 0,1*	5,3 ± 0,1	5,3 ± 0,1	NS
Triglicérides (mmol/L)	1,2	1,2	1,3	1,4*	1,4*†	p < 0,01
PAS (mmHg)	123,3 ± 1,3	122,7 ± 1,3	123 ± 1,6	123,2 ± 1,6	121,2 ± 1,1	NS
PAD (mmHg)	77,8 ± 0,9	78,1 ± 0,9	78,5 ± 1,2	78,8 ± 1,1	77,1 ± 0,8	NS
IMC (kg/m²)	25,3 ± 0,3	25,5 ± 0,2	25,7 ± 0,3	26,1 ± 0,3*	26 ± 0,2*	p < 0,05

*Comparado ao grupo ausente; † comparado ao grupo leve.
NS: não significante; PAD: pressão arterial diastólica; PAS: pressão arterial sistólica.

Diabete melito (DM) também aumenta o risco de DE.[12,13] A prevalência de DE entre pacientes com mais de 60 anos e diabéticos é maior que 75% e aumenta proporcionalmente com a gravidade da doença.[12] Disfunção endotelial, aterosclerose dos vasos penianos e neuropatia autonômica podem justificar tal associação. É interessante notar que apesar de a associação entre DE e DM aumentar o risco de DCV, ela pode melhorar o rastreamento de DCV em pacientes diabéticos, onde a doença coronariana é muitas vezes silenciosa.[12]

Não apenas DE e DCV compartilham de fatores de risco, mas cada vez mais comprova-se a associação de DE com a ocorrência de DCV, ou seja, DE sendo um fator de risco para DCV. Um dos maiores e mais importantes trabalhos sobre esse assunto mostra que 50% dos pacientes com precordialgia aguda e doença coronariana comprovada pela angiografia já apresentavam DE.[13] A disfunção sexual precedeu a DCV em cerca de 70% dos casos, sendo clinicamente detectável pelo menos 3 anos antes do evento cardiovascular.[13] Com isso, levantam-se as hipóteses de que ambas condições apresentem a mesma fisiopatologia e que a DE seria um marcador para posterior DCV sintomática.

Uma grande metanálise de estudos coorte avaliando o papel da DE como fator preditor de eventos cardiovasculares reuniu mais de 92 mil casos com um acompanhamento médio de 6 anos. Os trabalhos avaliaram eventos cardiovasculares em geral (90 mil casos), mortalidade por DCV (34 mil casos), infarto do miocárdio (35 mil casos), eventos cerebrovasculares (27 mil casos) e mortalidade geral (17 mil casos), sendo que idade e outros fatores de risco foram controlados na maioria dos estudos reunidos. A Tabela 2 mostra os resultados encontrados.[14]

Além disso, parece que DE é preditor ainda mais potente de DCV em homens entre 40 e 49 anos do que em homens mais idosos, e que a incidência de eventos cardiovasculares em homens com menos de 40 anos com DE foi mais do que 7 vezes a da população controle em comparação à população geral de homens.[15,16] Ainda, o grau de gravidade da DE também influenciou maior risco cardiovascular em um trabalho com 1.165 homens sem DCV inicialmente, a incidência de DCV (ajustada para a idade) foi de 17,9/1000 pessoas/ano contra 12,5/1000 pessoas-ano para DE moderada/severa e DE leve/ausente, respectivamente.[11]

Vê-se, com isso, que DE é realmente um fator de risco para eventos cardiovasculares em geral, infarto do miocárdio e acidentes vasculares cerebrais, além de ter impacto na mortalidade geral e apresentar tendência a impactar a mortalidade por DCV, com magnitudes comparáveis a outros fatores como hipertensão e dislipidemia. Portanto, é importante o diagnóstico precoce de DE e uma investigação cuidadosa desses pacientes sob risco.

AVALIAÇÃO DO PACIENTE COM DISFUNÇÃO ERÉTIL E MANEJO DO RISCO CARDIOVASCULAR

Já está bem estabelecido que os pacientes diagnosticados com DE merecem uma avaliação cardiológica específica, não apenas ao compartilhar fatores de risco mas por ser, este mesmo, um marcador de evento cardiovascular.[17,18] O diagnóstico de DE torna-se, assim, uma oportunidade de se reduzir o risco de DCV.

O Consenso de Princeton III (2012)[18] define risco cardiovascular como o risco de ocorrer evento mórbido entre 3 e 5 anos do início dos sintomas de DE

Tabela 2   Risco relativo (RR) para eventos cardiovasculares por disfunção erétil[14]

	Número de casos	RR	IC = 95%	
RR para eventos cardiovasculares em geral	91.831	1,42	1,22-1,65	p < 0,001
RR para infarto do miocárdio	35.523	1,62	1,34-1,96	p < 0,001
RR para eventos cerebrovasculares	27.689	1,39	1,23-1,57	p < 0,001
RR para mortalidade por DCV	34.761	1,19	0,97-1,46	p = 0,089
RR para mortalidade geral	17.869	1,25	1,12-1,39	p < 0,001

e fornece recomendações para avaliação e manejo do risco em pacientes com DE sem DCV conhecida. De uma forma mais abrangente, o risco refere-se à experiência de um evento cardiovascular maior, como infarto do miocárdio, síndromes coronarianas agudas, anginas, insuficiência cardíaca, eventos vasculares periféricos e morte.[18]

O Quadro 1 apresenta os itens que devem estar presentes na avaliação cardiológica mínima recomendável.[18]

Quadro 1   Avaliação cardiológica mínima do paciente com disfunção erétil[18]

Anamnese
Idade
Comorbidades: • Obesidade • Hipertensão • Dislipidemia • Diabete • Apneia do sono
História familiar de evento cardiovascular precoce: • Pai < 55 anos • Mãe < 65 anos
Estilo de vida: • Dieta • Tabagismo • Etilismo • Sedentarismo
Gravidade e tempo de duração da disfunção erétil
Exame físico
Pressão arterial
Circunferência abdominal
Índice de massa corporal
Alterações de fundo de olho
Ausculta cardíaca
Sopros carotídeos
Pulsos periféricos
Exames complementares
Eletrocardiograma em repouso
Glicemia em jejum
Creatinina sérica e relação albumina/creatinina
Testosterona total sérica
Lipidograma completo

Sabe-se que sedentarismo, dieta, tabagismo, etilismo e obesidade são fatores de risco para eventos cardiovasculares.[19] O DM associa-se com prevalência duas vezes maior de DCV e filtração glomerular < 60 mL/min e relação albumina/creatinina > 10 mg/g estão associados a risco maior de mortalidade cardiovascular, independente de quaisquer outros fatores.[20,21] Por isso esse levantamento em pacientes com DE é tão importante.

A recomendação de dosagem sérica de testosterona, especialmente nos pacientes em que o tratamento com inibidores da 5-fosfodiesterase (I5PDE) falhar, baseia-se em evidências recentes que parecem conectar níveis baixos do hormônio com DE e DCV, por se tratar de modulador central e periférico da função sexual.[22,23] Em uma série de estudos que reúne 7 mil homens com DE, níveis de testosterona < 300 ng/dL chegaram a 12%, sendo 4% antes e 15% após os 50 anos.[24] Além disso, estudos tentam demonstrar a associação de hipogonadismo com mortalidade geral e cardiovascular.[25,26] Uma metanálise de dez estudos demonstrou maior mortalidade geral e cardiovascular em indivíduos com valores de testosterona sérica menores, se comparados a controles, o que não ocorre com a incidência de DCV, no entanto.[25] Hipogonadismo também associa-se com resistência à insulina, síndrome metabólica, DM tipo 2 e maior deposição de gordura visceral, o que deixa a noção de que indivíduos com baixos níveis de testosterona têm uma condição geral de saúde pior.[26]

Quando indicado, podem ser necessários exames mais específicos para o diagnóstico da doença cardiovascular – como testes de estresse para isquemia ou avaliação anatômica não invasiva com angiotomografia das coronárias ou medida da espessura da íntima-média carotídea – após a avaliação inicial. Por fim, a angiografia coronariana, por ser exame mais invasivo, deve ser reservada para pacientes que após toda esta investigação apresentam risco para DAC muito elevado.

TRATAMENTO DA DISFUNÇÃO ERÉTIL NO PACIENTE COM DOENÇA CARDIOVASCULAR

A primeira medida a ser realizada no tratamento são as modificações nos hábitos de vida: interrupção do tabagismo, exercícios físicos regulares, perda de peso associada a uma dieta mais saudável (rica em fibras, em especial) e consumo moderado de álcool. Uma metanálise que estuda o impacto dessas medidas e o uso de estatinas sobre o International Index of Erectile Dysfunction-5 (IIEF-5), um questionário que avalia a qualidade da ereção, reuniu seis trabalhos e 740 pacientes.[27] Observou-se que o tratamento melhorou em 2,66 pontos este índice (IC 95%; 1,86-3,47) e que, mesmo excluindo-se a intervenção com estatinas, os valores do índice melhoraram em 2,4 pontos (IC 95%;

1,19-3,61) levando em conta apenas modificações do estilo de vida.[27] Observamos os principais resultados desse levantamento na Figura 2.

A importância das modificações nos hábitos de vida reside no fato de que além de efetivamente melhorar a qualidade da ereção, tem impacto sobre os demais riscos cardiovasculares e diminui a necessidade do uso e efeitos colaterais das medicações direcionadas à DE e aos distúrbios cardiovasculares.

Ainda é muito discutido, mas há grandes consensos que recomendam a terapia de reposição de testosterona (TRT) em indivíduos com níveis séricos do hormônio abaixo de 200-230 ng/dL e sintomáticos (mesmo quando existirem queixas exclusivas de DE ou queda da libido).[18,28] Deve-se discutir os riscos e benefícios da TRT quando os níveis séricos encontram-se entre 230 e 350 ng/dL – pode ser indicado o tratamento por 6 meses e este ser continuado apenas se houver melhora clínica.[28] De maneira geral, cuidado especial deve ser tomado em pacientes com insuficiência cardíaca, pelo risco de retenção de líquidos, e os pacientes devem ser avaliados quanto ao hematócrito e o risco de câncer de próstata antes da reposição.

Diversos trabalhos mostram associação entre eventos cardiovasculares agudos e a prática de exercícios físicos/atividade sexual (tanto a frequência quanto a capacidade em sua realização), sendo que aqueles que têm prática mais habitual de ambos apresentam menor risco de sofrer um evento agudo. Para o tratamento medicamentoso específico da DE, recomenda-se estratificação do risco cardiovascular baseado na capacidade que o indivíduo tem em praticar exercícios físicos, o que dá uma estimativa do impacto que a prática sexual tem

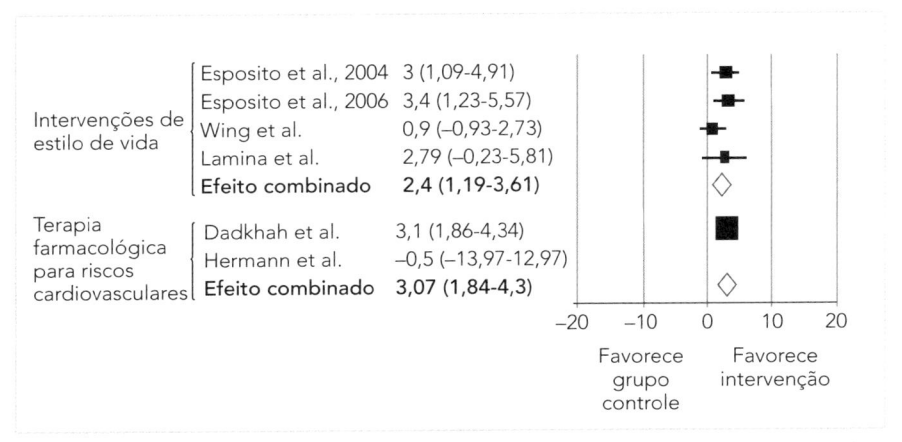

Figura 2   Impacto de modificações do estilo de vida e tratamento farmacológico sobre disfunção erétil.[27]

sobre este. Portanto, todo paciente candidato à terapia farmacológica para DE deve ter sua tolerância para exercícios físicos avaliada.[18,29] O Quadro 2 ilustra a estratificação de risco para atividade sexual.

De maneira geral, os pacientes classificados como baixo risco podem ser submetidos ao tratamento da DE sem maiores riscos de eventos cardiovasculares decorrentes do uso das medicações. Os pacientes classificados como alto risco não devem receber tratamento para DE, devem fazer acompanhamento cardiológico e receber tratamento específico conforme cada caso. Esses indivíduos podem eventualmente ser tratados caso possam ser reclassificados como de baixo risco em uma nova avaliação, após compensação clínica.[18]

Quadro 2 Estratificação de risco cardiovascular para tratamento da disfunção erétil[18]

Baixo risco
Atividade sexual não representa risco significante
Pacientes que realizam atividades de moderada intensidade sem sintomas
Pacientes revascularizados com sucesso
Hipertensos controlados
Doença valvar leve
ICC NYHA classes I e II
Alto risco
Condições graves ou instáveis o bastante em que a atividade sexual representa risco significante
Angina instável ou refratária
Hipertensão não controlada
IAM recente (< 2 semanas)
Arritmias de alto risco
Cardiomiopatia hipertrófica obstrutiva
Doença valvar moderada a grave
ICC NYHA classe IV
Risco indeterminado
Condições que não se encaixam em baixo ou alto risco
Angina estável leve a moderada
Hipertensão não controlada
IAM recente (2-8 semanas), sem intervenção
História de eventos vasculares periféricos
ICC NYHA classe III

IAM: infarto agudo do miocárdio; ICC: insuficiência cardíaca congestiva; NYHA: New York Heart Association.

Pacientes de risco indeterminado devem ser avaliados com testes de estresse antes de ser liberados para a atividade sexual. Levando em conta que o ato sexual equivale a 3-4 METS, a realização dos testes com 4 minutos de exercício usando o protocolo de Bruce (5-6 METS), sem sintomas, arritmias ou queda da pressão sistólica identifica o paciente sem risco associado ao tratamento para DE.[8,9,18] Os resultados dos testes podem servir também para reestratificar cada caso e tratar de acordo.

É importante lembrar que o tratamento da DE deve ser sempre considerado secundário, ou seja, as drogas usadas para DE não devem afetar a função cardiovascular do paciente. No entanto, também é interessante reconsiderar drogas usadas para DCV que afetam a função erétil. Nebivolol, por exemplo, causa menos DE associada ao uso de outros betabloqueadores. Inibidores do receptor de angiotensina também causam menos DE que outras drogas anti-hipertensivas, como os diuréticos.[18] O uso de estatinas ainda é controverso, diversos trabalhos mostram uma melhora nos questionários de função sexual em homens que usam estatinas com ou sem tratamento específico para DE.[30] No entanto, certos trabalhos não mostram benefícios, enquanto outros sugerem haver até uma associação positiva entre estatinas e início de DE.[31]

DROGAS PARA DISFUNÇÃO ERÉTIL E SEGURANÇA CARDIOVASCULAR

As drogas mais utilizadas no tratamento da DE são os I5PDE, como dildenafila, vardenafila e tadalafila. O mecanismo de ação se deve à inibição da enzima 5PDE, que é responsável pela degradação do GMPc do músculo liso nos sinusoides cavernosos, este secundário à liberação de óxido nítrico (NO). Com a maior disponibilidade de GMPc intracelular há um estado de maior vasodilatação, acarretando maior influxo de sangue responsável pela ereção.

Estudos demonstram que não ocorre aumento na incidência de IAM ou morte além do esperado em homens usando essas drogas. Pacientes com doença coronariana ou insuficiência cardíaca que usam essas medicações não apresentam piora da isquemia, vasoconstrição coronariana ou piora da hemodinâmica demonstrados em exames de estresse ou angiografia coronariana. O uso dessas medicações pode levar a pequenos decréscimos da pressão arterial, o que pode ser potencializado se houver uso concomitante de outras drogas. Apenas a vardenafila não é recomendada em pacientes com arritmias envolvendo o intervalo QT, pois ela pode alongar este intervalo, enquanto os outros I5PDE não causam a mesma alteração.[32,33]

A Tabela 3 demonstra as alterações hemodinâmicas que ocorrem após o uso de 100 mg de sildenafila.[33]

Tabela 3   Hemodinâmica antes e após o uso de sildenafila[33]

Variável	Patamar	Após sildenafila	Valor de P
Pressão aórtica			
Sistólica	141,6 ± 22,5	132,1 ± 25,4	0,01
Diastólica	75,8 ± 9,6	71,4 ± 10,3	0,01
Média	100,6 ± 10,6	95,1 ± 12,2	0,01
Pressão pulmonar capilar (mmHg)	9,5 ± 2,5	8,9 ± 1,8	0,24
Pressão pulmonar arterial (mmHg)			
Sistólica	26,3 ± 4,8	23,9 ± 3,8	0,03
Diastólica	12,6 ± 3,2	11,5 ± 2,6	0,12
Média	18,1 ± 3,8	16,5 ± 2,6	0,03
Pressão atrial direita (mmHg)	9,2 ± 2,6	9,5 ± 3	0,39
Frequência cardíaca (bpm)	66,6 ± 8,3	65,9 ± 9,8	0,63
Índice cardíaco (L/min/m²)	2,6 ± 0,5	2,6 ± 0,5	0,74
Índice de resistência sistêmica vascular (dyn.s.cm⁻⁵/m²)	707,6 ± 278,7	684,9 ± 311,6	0,39
Índice de resistência pulmonar vascular (Woods/m²)	0,8 ± 0,3	0,8 ± 0,4	0,63
Frequência cardíaca × pressão sanguínea sistólica (mmHg/min)	9.435 ± 1.739	8.641 ± 1.700	0,02

É contraindicação absoluta o uso concomitante de nitratos, pois essas drogas aumentam a produção de GMPc no meio intracelular, o que, somado ao efeito dos I5PDE, pode levar a uma vasodilatação com hipotensão grave e imprevisível, potencialmente fatal. O uso de nitratos por mais de 2 semanas não é contraindicação para o uso de I5PDE e caso o paciente sofra angina durante a relação sexual, recomenda-se interromper o ato e repousar por 5 a 10 minutos; caso a dor persista, deve-se procurar auxílio médico. Após o uso de sildenafila e vardenafila, um período de 24 horas é mínimo para a administração de nitratos; para tadalafila, por outro lado, este período é de 48 horas. Em caso de IAM, a terapia padrão é a recomendada, exceto o uso de nitratos, e os pacientes devem ser colocados na posição de Trendelenburg, receber hidratação venosa e alfa-agonistas, como fenilefrina, de acordo com a necessidade.[29,34]

Não é contraindicação, mas deve-se ter cuidado com o uso concomitante de I5PDE e alfabloqueadores como a doxazosina e tamsulosina, muito usados em pacientes com hiperplasia prostática benigna, pois pode haver quedas da pressão arterial, embora discretas. O mesmo cuidado deve ser tomado em pacientes em uso de anti-hipertensivos, como diuréticos, betabloqueadores, inibidores da enzima conversora de angiotensina, bloqueadores do receptor da angiotensina e bloqueadores dos canais de cálcio.[29,34]

Outras medicações utilizadas no tratamento da DE incluem as prostaglandinas injetáveis intracavernosas. Estas drogas induzem vasodilatação direta dos sinusoides cavernosos, porém não foram observados efeitos sistêmicos significativos, sem queda da pressão com relevância clínica ou outras alterações hemodinâmicas.[35]

Por fim, é importante exaltar a importância do manejo mais ativo e cuidadoso da DE, pois esta encontra-se em íntima relação com o estado cardiovascular do paciente, tornando-se uma oportunidade de diagnosticar e tratar doenças silenciosas e melhorar a autoconfiança do indivíduo, assim como sua qualidade de vida.

REFERÊNCIAS BIBLIOGRÁFICAS

1. Feldman HA, Johannes CB, Derby CA, Kleinman KP, Mohr BA, Araujo AB, et al. Erectile dysfunction and coronary risk factors: prospective results from the Massachusetts male aging study. Prev Med. 2000;30:328.38.
2. Fung MM, Bettencourt R, Barrett-Connor E. Heart disease risk factors predict erectile dysfunction 25 years later: the Rancho Bernardo Study. J Am Coll Cardiol. 2004;43:1405-11.
3. Lewis RW, Fugl-Meyer KS, Corona G, Hayes RD, Laumann EO, Moreira ED Jr, et al. Definitions/epidemiology/ risk factors for sexual dysfunction. J Sex Med. 2010;7:1598-607.
4. Feldman HA, Goldstein I, Hatzichristou DG, Krane RJ, McKinlay JB. Impotence and its medical and psychosocial correlates: results of the Massachusetts Male Aging Study. J Urol. 1994;151(1):54-61.
5. Moreira ED Jr, Lbo CF, Diament A, Nicolosi A, Glasser DB. Incidence of erectile dysfunction in men 40 to 69 years old: results from a population-based cohort study in Brazil. Urology. 2003;61(2):431-6.
6. Carmichael MS, Warburton VL, Dixen J, Davidson JM. Relationships among cardiovascular, muscular, and oxytocin responses during human sexual activity. Arch Sex Behav. 1994;23:59-79.
7. Exton NG, Truong TC, Exton MS, Wingenfeld SA, Leygraf N, Saller B, et al. Neuroendocrine response to film-induced sexual arousal in men and women. Psychoneuroendocrinology. 2000;25:187-99.
8. Bohlen JG, Held JP, Sanderson MO, Patterson RP. Heart rate, ratepressure product, and oxygen uptake during four sexual activities. Arch Intern Med. 1984;144:1745-8.
9. Cheitlin MD. Sexual activity and cardiac risk. Am J Cardiol. 2005;96:24M-8M.
10. Jannini EA, Fisher WA, Bitzer J, McMahon CG. Is sex just fun? How sexual activity improves health. J Sex Med. 2009;6:2640-8.
11. Hall SA, Shackelton R, Rosen RC, Araujo AB. Sexual activity, erectile dysfunction and incident cardiovascular events. Am J Cardiol. 2010;105:192-7.
12. Gandaglia G, Salonia A, Passoni N, Montorsi P, Briganti A, Montorsi F. Erectile dysfunction as a cardiovascular risk factor in patients with diabetes. Endocrine. 2013;43:285-92.
13. Montorsi F, Briganti A, Salonia A, Rigatti P, Margonato A, Macchi A, et al. Erectile dysfunction prevalence, time of onset and association with risk factors in 300 consecutive patients

with acute chest pain and angiographically documented coronary artery disease. Eur Urol. 2003;44:360-4, discussion 364-5.

14. Vlachopculos CV, Terentes-Printzios DG, Ioakeimidis NK, Aznaouridis KA, Stefanadis CI. Prediction of cardiovascular events and all-cause mortality with erectile dysfunction – a systematic review and meta-analysis of cohort studies. Circ Cardiovasc Qual Outcomes. 2013;6:99-109.

15. Inman BA, Sauver JL, Jacobson DJ. A population-based, longitudinal study of erectile dysfunction and future coronary artery disease. Mayo Clin Proc. 2009;84(2):108-13.

16. Chew KK, Finn J, Stuckey B. Erectile dysfunction as a predictor for subsequent atherosclerotic cardiovascular events: findings from a linked-data study. J Sex Med. 2010;7(1):192-202.

17. Miner M, Nehra A, Jackson G, Bhasin S, Billups K, Burnett AL, et al. All men with vasculogenic erectile dysfunction require a cardiovascular workup. Am J Med. 2014;127:174-82.

18. Nehra A, Jackson G, Miner M, Billups KL, Burnett AL, Buvat J, et al. The Princeton III Consensus recommendations for the management of erectile dysfunction and cardiovascular disease. Mayo Clin Proc. 2012;87(8):766-78.

19. Mozaffarian D, Kamineni A, Carnethon M, Djousse L, Mukamal KJ, Siscovick D. Lifestyle risk factors and new-onset diabetes mellitus in older adults: the cardiovascular health study. Arch Intern Med. 2009;169(8):798-807.

20. Sarwar N, Gao P, Seshasai SR. Diabetes mellitus, fasting blood glucose concentration, and risk of vascular disease: a collaborative meta-analysis of 102 prospective studies. Lancet. 2010;375(9733):2215-22.

21. Van der Velde M, Matsushita K, Coresh J. Lower estimated glomerular filtration rate and higher albuminuria are associated with all-cause and cardiovascular mortality: a collaborative meta-analysis of high-risk population cohorts. Kidney Int. 2011;79(12):1341-52.

22. Traish AM, Park K, Dhir V, Kim NN, Moreland RB, Goldstein I. Effects of castration and androgen replacement on erectile function in a rabbit model. Endocrinology. 1999;140(4):1861-8.

23. Morelli A, Filippi S, Mancina R. Androgens regulate phosphodiesterase type 5 expression and functional activity in corpora cavernosa. Endocrinology. 2004;145(5):2253-63.

24. Buvat J, Bou Jaoude G. Significance of hypogonadism in erectile dysfunction. World J Urol. 2006;24(6):657-67.

25. Ruige JB, Mahmoud AM, De Bacquer D, Kaufman JM. Endogenous testosterone and cardiovascular disease in healthy men: a meta-analysis. Heart. 2011;97(11):870-5.

26. Osuna JA, Gomez-Perez R, Arata-Bellabarba G, Villaroel V. Relationship between BMI, total testosterone, sex hormone-binding-globulin, leptin, insulin and insulin resistance in obese men. Arch Androl. 2006;52(5):355-61.

27. Gupta BP, Murad MH, Clifton MM, Prokop L, Nehra A, Kopecky SL. The effect of lifestyle modification and cardiovascular risk factor reduction on erectile dysfunction: a systematic review and meta-analysis. Arch Intern Med. 2011;171(20):1797-803.

28. Wang C, Nieschlag E, Swerdloff R. Investigation, treatment, and monitoring of late-onset hypogonadism in males: ISA, ISSAM, EAU, EAA, and ASA recommendations. Eur Urol. 2009;55(1):121-30.

29. Kostis JB, Jackson G, Rosen R. Sexual dysfunction and cardiac risk (the Second Princeton Consensus Conference). Am J Cardiol. 2005;96(2):313-21.

30. Gokkaya SC, Ozden C, Levent Ozdal O, Hakan Koyuncu H, Guzel O, Memis A. Effect of correcting serum cholesterol levels on erectile function in patients with vasculogenic erectile dysfunction. Scand J Urol Nephrol. 2008;42(5):437-40.

31. Solomon H, Samarasinghe YP, Feher MD. Erectile dysfunction and statin treatment in high cardiovascular risk patients. Int J Clin Pract. 2006;60(2):141-5.

32. Pomara G, Morelli G, Pomara S, Taddei S, Ghiadoni L, Dinelli N, et al. Cardiovascular parameter changes in patients with erectile dysfunction using Pde-5 inhibitors: a study with sildenafil and vardenafil. J Androl. 2004;25:625-9.

33. Hermann HC, Chang G, Klugherz BD, Mahoney PD. Hemodynamic affects of sildenafil in men with severe coronary artery disease. N Engl J Med. 2000;342:1622-6.

34. Cheitlin MD, Hutter AM Jr, Brindis RG, Ganz P, Kaul S, Russell RO Jr, et al. ACC/AHA expert consensus document use of sildenafil (Viagra) in patients with cardiovascular disease. American College of Cardiology/American Heart Association. J Am Coll Cardiol. 1999;33:273-82.

35. Porst H. Transurethral alprostadil with MUSE (Medicated Urethral System for Erections) vs intracavernous Alprostadil— A comparative study in 103 patients with erectile dysfunction. Int J Impotence Res. 1999;9:187-92.

21

Vitamina D: conhecer o passado para não errar no presente e acertar no futuro*

Márcia C. Introcaso

Luis Introcaso

O PASSADO

No século II, Sorano de Éfeso (98-138 d.C.) descrevia como crianças tortas as crianças romanas portadoras de deformações ósseas, relacionando-as causas à pobreza, à falta de higiene e a deficiências dietéticas. Como tratamento, recomendava a inclusão progressiva de vários suplementos dietéticos e também enfaixar vigorosamente os bebês durante os primeiros 3 meses de vida, para evitar e corrigir as deformidades.[1,2]

Estavam, assim, registradas as primeiras observações do raquitismo e suas tentativas de tratamento. Embora essas condutas tenham extrapolado o império romano, nada mais foi escrito até o século XVII.

Em 1634 surgiu o termo raquitismo, derivado do inglês antigo *wrickken* (torcer), utilizado em uma *Bill of Mortality*.[3]

Nas décadas seguintes, Daniel Whistler (1619-1684) e Francis Glisson (1597-1677) fizeram as primeiras publicações sobre a então chamada doença inglesa, uma verdadeira epidemia de raquitismo. Em 1645, Whistler publicou sua monografia de doutoramento – *Inaugural medical disputation on the disease of English children which is popularly termed the rickets,* na qual fez a primeira descrição sucinta dos sinais e sintomas do raquitismo. Essa foi sua primeira e única publicação.

* Agradecimento a Eduardo Bonilha Rolim Junior, agente administrativo e responsável pelo serviço de comutação bibliográfica da biblioteca do Ministério da Saúde, pela precisa e exaustiva pesquisa bibliográfica que tornou este capítulo viável.

Em 1650, Glisson publicou seu clássico tratado – *De Rachitide* (*On rickets*, em inglês), na qual descreveu com detalhes as bases clínicas e anatômicas do raquitismo.[4,2]

Com base nas descobertas de Isaac Newton (1643-1727), que em 1704 decompôs a luz visível (branca) através de um prisma de vidro e constatou que era constituída de várias cores (espectros),[5,6] em 1855, segundo Silva,[7] Johann Wilhelm Ritter (1776-1810) descreveu os raios químicos ultravioleta (UV) (Figura 1).

Novamente mais dois séculos se passaram sem nada de relevante ser acrescentado ao conhecimento do raquitismo.

Em 1822, segundo Mozolowski,[8] Jedrzej Sniadecki (1768-1838) sugeriu que a exposição ao sol deveria ser considerada o método mais eficiente para a prevenção e cura da doença inglesa.

Em 1861, Armand Trousseau (1801-1867), baseado em estudos alemães sobre os benefícios do óleo de fígado de bacalhau no tratamento do raquitismo, postulou que o raquitismo em crianças e a osteomalacia em adultos poderiam ser curados com o consumo de óleo de fígado de bacalhau (ou qualquer outro óleo de peixe) e exposição ao sol.[9,10]

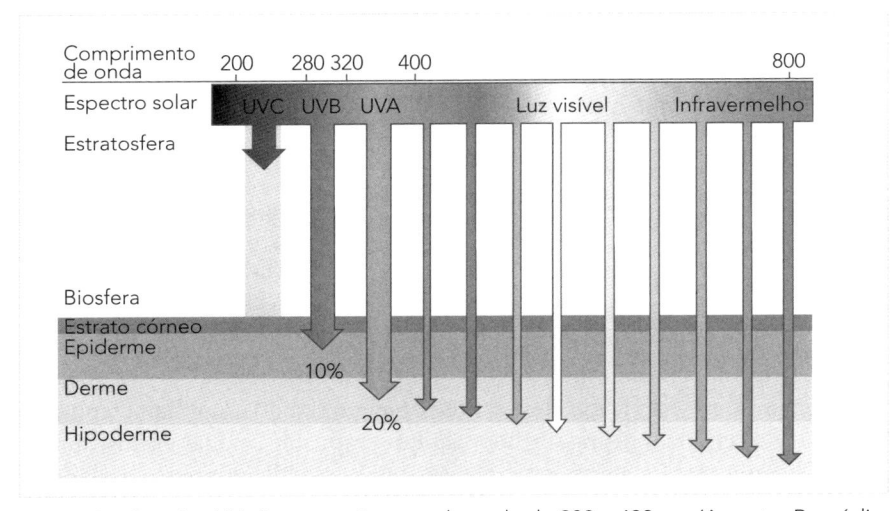

Figura 1   Os raios UV têm comprimento de onda de 200 a 400 nm (A: curta; B: média; C: longa) e não são visíveis. Noventa por cento dos raios UV-B, com comprimento de onda de 280 a 315 nm, são retidos na camada de ozônio. Apenas 10% chegam à superfície terrestre (variável com as estações do ano e latitude) e podem atingir as camadas mais profundas da epiderme. Quanto mais longo o comprimento de onda, maior é o poder de penetração e mais calor é gerado.

Em 1890, o missionário inglês Theobald Adrian Palm (1848-1928) observou que no Japão, na China e na Índia, o raquitismo era raro, ao contrário do norte da Inglaterra, onde a doença inglesa assolava a população. Ele concluiu que, quanto maior a latitude (menor irradiação e maior horizontalidade dos raios solares), maior a ocorrência do raquitismo, estabelecendo sua distribuição geográfica.[11]

Em 1911, Casimir Funk (1884-1967) isolou um concentrado de arroz polido que curava polineurite em pombos e criou o termo *vitamine*, pois parecia ser vital à vida (*vita*) e provavelmente se tratava de uma amina (*amine*).

Em 1912, Frederick Gowland Hopkins (1861-1947), prêmio Nobel de Fisiologia e Medicina em 1929, descreveu substâncias vitais para o crescimento e a nutrição, às quais nominou *accessory food factors*.

Como no termo *vitamine*, proposto por Funk, o sufixo *amine* é exclusivamente relacionado à química, e também porque não se sabia ser exatamente uma amina, Jack Cecil Drummond (1891-1952) propôs, em 1920, trocar a terminação *ine* por *in*, caracterizando, assim, uma substância neutra de composição indefinida. Drummond recomendou ainda que a nomenclatura vigente de substâncias lipossolúveis A, hidrossolúveis B e hidrossolúveis C deveria ser excluída, passando a referi-las como vitaminas A, B, C etc., "até que suas verdadeiras naturezas sejam identificadas".[12,13]

A partir de 1909, Elmer Verner McCollum (1879-1967) e Marguerite Davis (1887-1967) induziram, em colônias de ratos tratados com dietas específicas, xeroftalmia e raquitismo e constataram que o óleo de fígado de bacalhau não só curava, mas também prevenia estas condições. Esse componente foi nominado na época como nutriente lipossolúvel A, posteriormente vitamina A. Estava, assim, descoberta a vitamina A.

Em 1917, Alfred Fabian Hess (1875-1933), avaliando crianças negras em um bairro de Nova York cognominado mancha negra, pela péssima qualidade de vida, encontrou altíssimos índices de mortalidade infantil (314/1000) e raquitismo (90%). As crianças tinham entre 1 e 17 meses quando iniciaram o consumo de óleo de fígado de bacalhau em 3 doses diárias. Ao fim de 6 meses, 94% das que não faziam reposição tiveram raquitismo, contra 7% das que usavam a maior dose. Isso levou Hess a interromper o estudo e ampliar a reposição para todas as crianças negras, inclusive as que eram alimentadas exclusivamente pela amamentação, pois o leite materno, embora valioso, era desprovido de um fator protetor do raquitismo. Este fato já era bem conhecido:[14] tanto o colostro quanto o leite materno contêm pequenas quantidades de vitamina D, em média 15,9 ± 8,6 UI/L.[15]

Em 1918, Edward Mellanby (1884-1955) propôs que o fator protetor contra o raquitismo, contido em certas gorduras e óleos, deveria ser atribuído à vitamina A.

Em 1922, McCollum publicou suas experiências, nas quais o óleo de fígado de bacalhau previamente aquecido a 100°C e administrado a ratos só tinha ação no raquitismo e não na xeroftalmia e na queratomalacia. Isso porque, com o calor, a vitamina A era oxidada e perdia toda sua ação. Assim, o que curava o raquitismo não era exatamente a vitamina A, mas outro componente, que passou a ser chamado de vitamina D, por ser o quarto descrito, segundo a sequência proposta por Drummond. Com isso, a vitamina D passou a ser prescrita largamente para bebês e crianças, levando a um rápido desaparecimento virtual do raquitismo em todo o mundo.[16,17]

A observação secular de que a luz solar curava o raquitismo levou Kurt Huldschinsky, (1883-1940) em 1919, a postular que a luz solar artificial poderia fazer o mesmo. Expondo crianças com raquitismo grave à irradiação de raios UV gerada por lâmpadas de mercúrio-vapor quartzo, constatou grande melhora em 2 meses. Observou que a aplicação feita em um braço também melhorava o outro.[18]

Vários pesquisadores obtiveram sucesso terapêutico no combate ao raquitismo com a irradiação de rações e alimentos, cabendo a Harry Steenbock (1886-1967), em 1924, o registro da patente deste processo. Todo benefício financeiro desta patente foi utilizado em pesquisas na Universidade de Wisconsin. A partir, daí o raquitismo foi considerado erradicado nos Estados Unidos.[2]

Conhecidos os nutrientes naturais e os que adquiriam concentrações terapêuticas com irradiações UV, a pergunta seguinte era: o quê, quando irradiado, passava a ter ação antirraquítica?

Inúmeros pesquisadores de diferentes centros marcaram a década de 1920 à procura desta resposta. Várias tentativas com irradiação UV de dezenas de substâncias não obtiveram sucesso em torná-las antirraquíticas, inclusive com o colesterol purificado.

Em 1926, Adolf Otto Reinhold Windaus (1876-1959) e Hess conseguiram essa resposta irradiando o colesterol não purificado. Isso os levou a inferir que havia uma substância que não estava presente na forma pura do colesterol e, portanto, seria um contaminante. Esta foi identificada como sendo um esteroide fúngico derivado do ergot: o ergocalciferol. Estava, então, descoberta a vitamina D2 ou a tão procurada provitamina D.

Em 1928, Windaus recebeu o prêmio Nobel de Química pela identificação estrutural dos esteroides e suas conexões com as vitaminas. O prêmio foi repartido com Hess.[18]

Ian Morris Heilbron (1886-1959) conseguiu obter a vitamina D fotossintetizada, irradiando o ergosterol com raios UV com comprimentos de onda de 269, 280 e 293 nm, dando início à fototerapia.[18]

Em 1852, Richard Owen (1804-1892) descobriu as paratireoides ao realizar autopsia em um rinoceronte. Em humanos, esta descoberta é atribuída a Ivar Viktor Sandström (1852-1889), em 1880.[19]

Observações de tetania fatal em humanos e animais paratireoidectomizados, acidental ou experimentalmente, se sucederam com frequência nas primeiras décadas do século XX. Embora a causa já fosse conhecida, vários pesquisadores não conseguiam controlá-la com extrato de paratireoide solúvel em água, mas apenas com administração de cálcio. Em 1925, James Bertrand Collip (1892-1965), o mesmo que havia purificado extrato de pâncreas para o tratamento do diabetes, conseguiu a prevenção e cura da tetania paratireopriva com extrato de paratireoide de boi preparado em solução ácida (*hydrolysis acid*), o qual nominou *parathyrin*. Estava, assim, descoberto o paratormônio (PTH).[20,21]

Em 1934, James Waddell constatou maior eficácia antirraquítica nas formas de vitamina D obtidas por irradiação dos esteroides de origem animal que de origem vegetal, em razão de estes terem menor absorção intestinal.

Então, além do ergosterol, haveria uma outra forma de provitamina D.[22] Em 1935, citado por Silva,[7] Windaus identificou o 7-di-hidrocolesterol na pele de vários animais, que, quando irradiado, produzia a vitamina D ou colecalciferol. Assim, havia duas substâncias lipossolúveis: as provitaminas D, o colecalciferol ou vitamina D3 (animal) e o ergosterol ou vitamina D2 (vegetal).

Seguiram-se intensas investigações de como a pele exposta ao sol ou à luz artificial levaria à formação da vitamina D3.

Em 1949, Velluz mostrou *in vitro* que o 7-di-hidrocolesterol, ao absorver energia de um fóton de radiação UVB (290-320 nm), era transformado em provitamina D. Portanto, a vitamina D3 ativa não é formada durante a reação fotoquímica, apenas a provitamina D.[23]

Desde então não houve grandes avanços. Em 1966, Lund, administrando 500 UI VO de vitamina D3 marcada (^{3}H) a ratos, mostrou que, 24 horas depois, seus metabólitos hidrossolúveis não tinham atividade metabólica antirraquítica, enquanto os outros metabólitos as tinham parcialmente. Destes, foi identificado e sua estrutura estabelecida, que o colecalciferol (até então considerada a forma ativa) após hidroxilação no fígado dava origem a 25(OH) vitamina D3 (calcidiol) tornando-se a forma biologicamente ativa da vitamina D da época. Isto levou Lund a questionar se a vitamina D3 seria verdadeiramente uma vitamina.[24] A comunicação oficial foi feita em 1968.[25]

Em 1970, Fraser descobriu experimentalmente, *in vitro*, que em ratos anéfricos não havia formação da forma ativa da vitamina D3 (calcitriol) e que, portanto, o processo ocorria nos rins.[26]

Em 1971, DeLuca, Lawson e Norman, trabalhando em laboratórios diferentes, participaram de uma acirrada disputa na identificação da forma ativa da vitamina D. No entender de Norman deu empate, pois eles publicaram, no espaço de 6 semanas, a descoberta de que a forma ativa da vitamina D era o 1,25 di-hidroxicolecalciferol.[27]

Coube a Holick sua identificação,[28] a Lawson, o reconhecimento de que era hidroxilada nos rins antes de agir como hormônio,[29] e a Norman, sua estrutura química.[30]

Em 1973, Brumbaugh identificou os receptores da vitamina D (RVD) na mucosa intestinal responsáveis pela absorção e pelo transporte do cálcio.

A literatura é extremamente rica em histórias do raquitismo e da vitamina D. Independentemente de ter a palavra história no título, a maioria das publicações faz, em sua introdução, longas ou breves referências históricas.

Conhecida a cronologia do passado histórico/fisiológico, temos conhecimentos, no presente, para detalhar a formação e as funções da vitamina D.

O PRESENTE

Pele

Como vimos, na epiderme o 7-di-hidrocolesterol, sob radiação UVB (comprimento de onda 290-315 nm), dá origem à provitamina D, que, após isomerização térmica dependente, dá origem à vitamina D3 (colecalciferol). Este processo é dependente do calor local e dura em média 18 horas para transformar 50% do 7-di-hidrocolesterol irradiado. Entra na circulação venosa e segue para o fígado, onde se junta à vitamina D2 proveniente da alimentação. Caso haja exposição prolongada ao sol, o acúmulo de provitamina D é limitado a 10 a 15% do conteúdo original de 7-di-hidrocolesterol, uma vez que a provitamina D se fotoisomeriza a dois fotoprodutos inertes (lumisterol e taquisterol).[23]

Nesta condição, o colecalciferol, por si só sensível aos raios UVB, pode ser inativado a suprasterol e 5,6-transvitamina D3 (Figura 1).[32]

A pigmentação da pele é determinante fundamental na sensibilidade aos raios UVB. Quanto mais melanina, menor formação de vitamina D3, ou maior necessidade de exposição solar; ou seja, a melanina age como filtro solar.

Absorção

Tanto a vitamina D3 (colecalciferol) quanto a vitamina D2 (ergocalciferol) e outros compostos esteroides da família da vitamina D absorvidos no intestino delgado são incorporados a quilomícrons e levados por estes ao fígado. Todos são idênticos ao colecalciferol formado na pele e também são desprovidos de atividade biológica ou esta é discreta. A bile é essencial para suas absorções, sendo o colecalciferol absorvido com mais eficiência por ser de origem animal. No fígado, o colecalciferol é hidroxilado a 25-hidroxicolecalciferol vitamina D3 (calcidiol ou calcifediol) e o ergocalciferol a 25 hidroxiergocalciferol vitamina D2 (calciferol). Podem ser armazenados no próprio fígado ou nos tecidos adiposos por alguns meses, ou seguem para os rins.[27,33]

Nos túbulos proximais, mediados pelo PTH, sofrem uma segunda hidroxilação para formar a 1-alfa,25-di-hidroxivitamina D3 (calcitriol), ou 1-alfa,25--di-hidroxivitamina D2, constituindo as formas de vitamina D ativadas. Seus níveis séricos são bastante variados e sua meia-vida é de aproximadamente 6 horas. A 1-alfa,25di-hidroxivitamina D tem uma concentração plasmática de 100[32] a 1.000[34] vezes menor que a 25 hidroxivitamina D, porém, sua capacidade de ligação aos RVD é 100 vezes maior.[35] A vitamina D assim formada tem ação essencialmente endócrina. Muitos tecidos periféricos também têm capacidade de formar sua própria vitamina D.[32] Também dá origem a outros 33 metabólitos sem atividade biológica definida. Na ausência de PTH, quase nenhuma vitamina D é formada. Nos túbulos distais, aumenta a reabsorção de cálcio e inibe a reabsorção de fósforo, podendo ocasionar fosfatúria (Figura 2).[24]

O colecalciferol tem um potente mecanismo de retroalimentação inibitório à sua conversão, e o excesso de provitamina D e também da vitamina D formada pela exposição ao sol pode ser degradado na pele, pela própria radiação UVB, em fotoprodutos inativos. Além disso a 1,25(OH)2 vitamina D estimula sua própria destruição, aumentando a expressão da 25(OH) vitamina D 24 hidroxilase (CYP24R), que vai metabolizar tanto a 25(OH) vitamina D quanto a 1,25(OH)2 vitamina D em formas hidrossolúveis inativas, evitando assim níveis plasmáticos excessivos e consequente intoxicação. A maior forma de vitamina D circulante é a 25(OH) vitamina D e, por manter níveis plasmáticos constantes e ter meia-vida de 2 a 3 semanas, é referência para determinar os níveis plasmáticos da vitamina D.[38,39] A cromatografia líquida de alta performance (HPLC) é considerada o melhor método laboratorial para dosar a vitamina D.

A vitamina D3 (calcitriol) absorvida circula no sangue em associação à proteína de ligação da vitamina D, uma alfaglobulina, podendo ser também associada à albumina. Tem meia-vida plasmática de 20 a 30 horas, podendo persistir no corpo por apenas algumas semanas. Mais de 95% da necessidade diária de vitamina D é proveniente da síntese epidérmica por exposição ao sol, e o restante, de fontes dietéticas.[40]

Excreção

A 1,25(OH)2 vitamina D3 aumenta a expressão da 25(OH)vitamina D-24--hidroxilase para ser catabolizada a ácido calcitroico que é eliminado pela bile.[38]

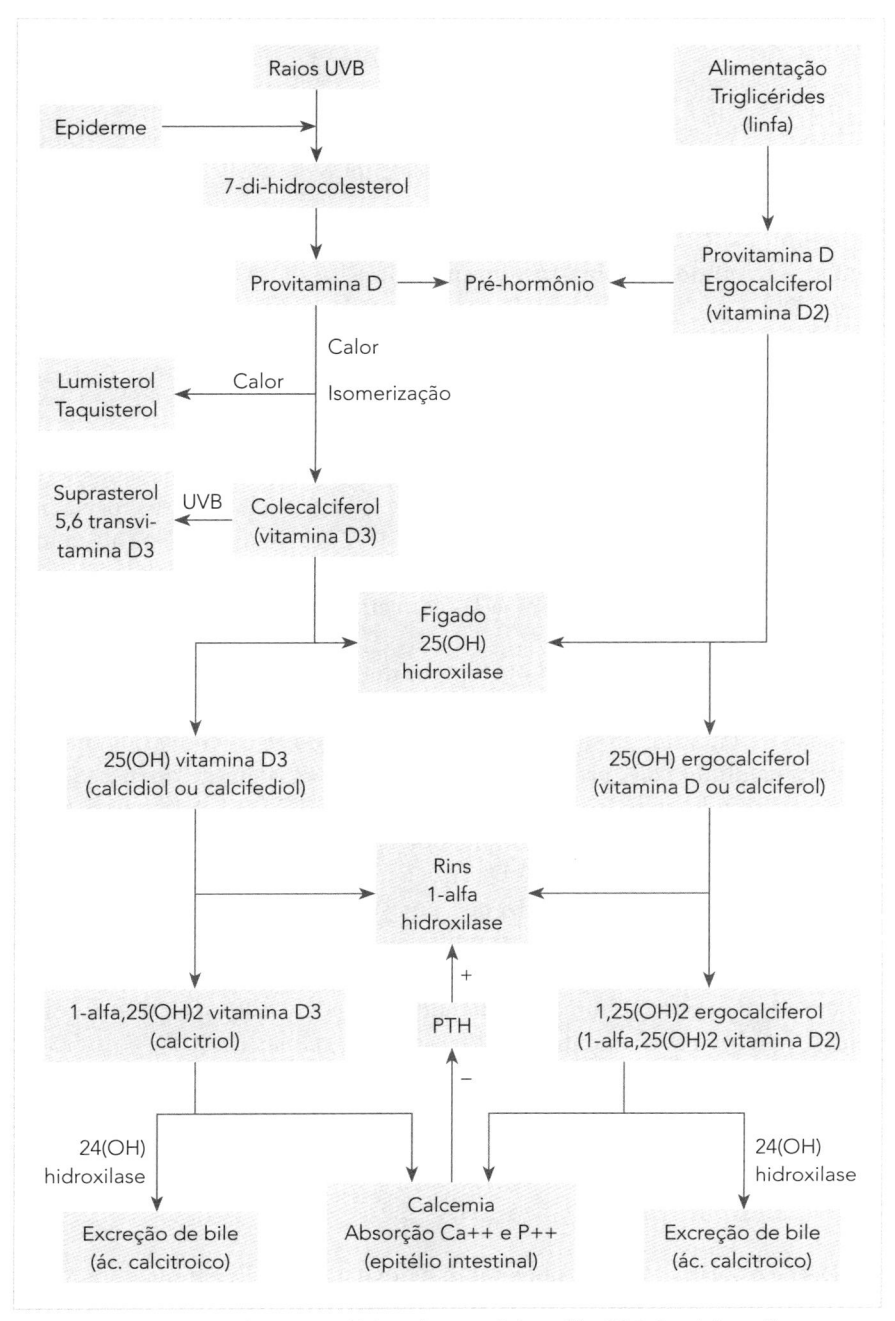

Figura 2   Adaptação de Guyton,[36] Goodman e Gilman[37] e ESC Guidelines.[34]

Receptores

A maioria dos tecidos e células do corpo tem RVD, diversos deles com capacidade de transformar a vitamina da forma inativa para a ativa e também algumas moléculas artificiais como paracalcitol e maxacalcitol, os chamados VDR ativadores seletivos.[41]

Assim, os RVD estão presentes em uma grande variedade de tipos de células, incluindo osteoblastos, imunológicas, nervosas, beta do pâncreas, endoteliais e possivelmente miócitos e músculo cardíaco,[38] assim como em próstata, mamas e pele, e em certas situações patológicas e gestação.[42] A vitamina D assim formada tem ações exclusivamente locais (autócrinas e parácrinas).[35]

Pelo fato de assim ser produzida e exercer ações em numerosos órgãos,[43] a vitamina D é na realidade um hormônio, porém tradicionalmente é e será referida como vitamina. Doravante, o termo vitamina D será usado para sua forma biologicamente ativa, indiferente de ser a 1-alfa,25(OH)2 vitamina D3 ou a 1-alfa,25(OH)2 vitamina D2. As dosagens plasmáticas são sempre da 25(OH) vitamina D, também referida como vitamina D plasmática. Serão estudados apenas seus efeitos não cálcicos.

Com tantos receptores, é de se esperar que a vitamina D tenha influência em vários órgãos e tecidos. Assim, inúmeros estudos têm demonstrado associação de vitamina D subótima com aumento do risco em vários tipos de câncer, incluindo colo, próstata, mamas e pâncreas, além de doenças autoimunes incluindo diabete melito tipos 1 e 2 (DM1, DM2), artrite reumatoide, doença de Crohn, esclerose múltipla; doenças infecciosas e doenças cardiovasculares (DCV)[34]. A vitamina D cruza a membrana celular e o citoplasma, atinge o núcleo, liga-se ao RVD, que por sua vez se liga aos receptores de ácido retinoico e, como fator de transcrição nuclear, induz à síntese proteica e altera sua função genética. A vitamina D regula numerosos genes (estima-se em 3% do genoma humano), incluindo os envolvidos nas produções de renina, insulina, crescimento e proliferação das células musculares lisas vasculares e células do músculo cardíaco, bem como funções dos linfócitos e macrófagos, muitos dos quais estão envolvidos na patogênese e progressão das DCV.[38]

Níveis plasmáticos: classificação

Desde os primeiros trabalhos sobre hipovitaminose D, em que foram usados os valores de referência do Nichols Institute, até o momento, não há consenso entre os níveis plasmáticos da vitamina D e sua classificação.[44]

Em geral, considera-se hipovitaminose D a presença de níveis plasmáticos abaixo de 30 ng/mL. Existem inúmeras classificações, nas quais felizmente todas as publicações citam seus próprios valores utilizados.

Em 1998, Malabanan, estudando indivíduos sadios, observou nos portadores de hiperparatiroidismo secundário à hipovitaminose D que a suplementação de vitamina D, além de aumentar seus próprios níveis, diminuía significativamente os níveis de PTH. Os com níveis de vitamina D de 11 a 16 e os com 16 a 20 ng/mL tiveram redução do PTH de 35 e 26%, respectivamente. Naqueles com níveis de 20 a 24 ng/mL, não houve mudança significativa no PTH. Nos indivíduos sem hiperparatiroidismo secundário, com níveis de vitamina D de 16 a 20 ng/mL e PTH normal, também houve uma significativa diminuição do PTH em 22% com a suplementação oral de vitamina D. Com a conclusão de que níveis de vitamina D abaixo de 20 ng/mL são suficientes para gerar aumento do PTH, propôs que estes níveis deveriam ser classificados como deficiência, considerado grave se abaixo de 10 ng/mL, e que o nível para prevenir hiperparatiroidismo secundário com consequentes riscos à saúde óssea seria acima de 20 ng/mL. Nesta ocasião, propôs seu esquema de suplementação oral intermitente de vitamina D, que será visto a seguir.[45] Embora haja um certo consenso nas classificações, é importante frisar que a maioria foi baseada na saúde óssea e que ainda não dispomos de uma classificação definitiva para as DCV. Assim, várias classificações baseadas nos níveis de 25(OH) vitamina D são propostas, como as de McKenna modificada para idosos (Tabela 1), e a que abrange todas as doenças (Tabela 2), a mais utilizada,[46] e a do IOM (Institute of Medicine), na Tabela 3.[42]

Outros autores consideram que não só os níveis de 25(OH) vitamina D definem o *status* da vitamina D, mas também a concomitância ou não de hiperparatiroidismo secundário. Assim, o binômio baixos níveis de vitamina D e hiperparatiroidismo secundário é considerado o selo bioquímico de vitamina D insuficiente.[47,32]

Não há consenso quanto à intoxicação, uma vez que nem sempre guarda relação com os níveis plasmáticos de vitamina D.[34,42]

Tabela 1   Níveis plasmáticos e classificações – McKenna (idosos)*

25(OH) vitamina D ng/mL: Classificação	
< 10	Deficiência
< 20	Insuficiência
< 40	Hipovitaminose
> 40	Desejável

* 1 ng/mL: 2,5 nmol/L; 1 nmol/L: 0,4 ng/mL.

Tabela 2 Níveis plasmáticos e classificações – geral*

25(OH) vitamina D ng/mL: Classificação	
< 10	Deficiência grave
10-20	Deficiência
20-30	Insuficiência
30-50	Suficiência
50-150	Risco de toxicidade
> 150	Toxicidade

* 1 ng/mL: 2,5 nmol/L; 1 nmol/L: 0,4 ng/mL.

Tabela 3 Níveis plasmáticos e classificações – IOM

25(OH) vitamina D ng/mL: Classificação	
< 12	Risco de deficiência
12-19	Risco de insuficiência
20-50	Suficiência
> 50	Possivelmente prejudicial

* 1 ng/mL: 2,5 nmol/L; 1 nmol/L: 0,4 ng/mL.

A deficiência de vitamina D, definida como níveis abaixo de 30 ng/mL, é altamente prevalente nos Estados Unidos (69,5%) e na Europa (86,4%). Níveis abaixo de 10 ng/mL são encontrados em 15% dos americanos e 4% dos europeus.[48] Em nosso meio, Camargo Silva verificou que, em 180 pacientes de ambulatório (na Santa Casa de Belo Horizonte), 42,3% tinham níveis de vitamina D abaixo de 32 ng/mL e relação inversa com o PTH.[49]

A dosagem da vitamina D sofre inúmeras influências, como se observa no Quadro 1.[42]

Quadro 1 Principais fatores para a deficiência de vitamina D

Envelhecimento
Inverno
Latitude (alta)
Altitude (baixa)
Pigmentação da pele (afrodescendentes, palestinos, paquistaneses e indianos)
Asilos
Prisões
Falta de exposição solar (ambientes e excesso de roupas)

(continua)

Quadro 1   Principais fatores para a deficiência de vitamina D *(continuação)*

Filtros protetores solares
Poluição
Tabagismo
Obesidade
Sedentarismo
Fatores genéticos
Má absorção
Hipoalbuminemia (< 3,5 g/dL)
Doenças renais
Doenças hepatobiliar
Doenças granulomatosas
Medicações: ▪ Corticosteroides ▪ Antirrejeição ▪ Anti-HIV ▪ Antiepiléticos

A vitamina D deve ser dosada em todos os indivíduos em risco de deficiência.[34]

Fontes de vitamina D

Alimentos naturais

De um modo geral, todos têm baixa concentração de vitamina D, inclusive o leite materno.[16] Os peixes são as fontes mais ricas em vitamina D, e os capturados selvagens têm maior concentração em relação aos de criatórios ou enlatados (Tabela 4).[34,42,50]

Tabela 4   Principais fontes de vitamina D

Alimento	UI
Óleo de fígado de bacalhau (1 colher de sopa)	1.360
Salmão selvagem (85 g)	600-1.000
Salmão de criatório (85 g)	100-250
Cavala cozida (85 g)	345
Atum em conserva (85 g)	200
Sardinha com espinhos, em conserva ou seca (28 g)	250
Leite integral ou desnatado fortificado (1 copo)	98

Irradiação UVB

A lanolina, obtida da cera da lã de carneiro (rica em 7-di-hidrocolesterol), e a vitamina D2 ergocalciferol, obtida de fungos (leveduras e cogumelos), irradiadas por raios UVB, produzem vitamina D em escala industrial, que por sua vez fortificarão/enriquecerão diversos alimentos.[34]

Luz solar

A fonte mais potente de vitamina D é o sol. Indivíduos de pele branca que expõem braços e pernas à luz solar por 5 a 10 minutos, entre 10 e 15 horas, podem fotossintetizar até 3.000 UI de vitamina D.[38] A vitamina D produzida na pele pode permanecer na circulação por até 170 horas, enquanto a ingerida permanece por até 50 horas.[51]

Holick observou que, em adultos jovens, banhos de raios UVB ao ponto de causar mínima eritrodermia (pele levemente rosada) 24 horas depois, equivaliam à ingesta de 10.000 a 25.000 UI de vitamina D.[52] Quando apenas os braços e as pernas foram expostos à irradiação, a elevação foi equivalente à ingesta de 3.000 UI.[53]

Riscos cardiovasculares da deficiência da vitamina D

O mecanismo fisiopatológico mais discutido e proposto para explicar a relação entre a vitamina D deficiente e DCV é que esta deficiência crônica causa um hiperparatiroismo secundário. Assim, o excesso de PTH desencadeia: aumento da resistência periférica à insulina e disfunção das células beta, predispondo à síndrome metabólica (SM) e DM; ativação do sistema renina-angiotensina-aldosterona (SRAA), aumentando a pressão arterial (PA), com consequentes hipertrofia ventricular esquerda (HVE), apoptose e fibrose; estimulação do sistema autoimune, com inflamação vascular facilitando a aterogênese[42,50] (Figura 3).

O primeiro grande estudo a mostrar uma significativa associação entre baixos níveis de vitamina D e DCV, utilizando amostra de 15.088 adultos maiores de 60 anos (banco de dados NHANES III, período 1988-1994), concluiu que a prevalência de níveis de vitamina D abaixo da média geral (30 ng/mL) era maior em mulheres, idosos, minorias raciais e portadores de fatores de risco (FR), incluindo obesidade, hipertensão arterial (HA), DM, hipertrigliceridemia e hipercolesterolemia. Comparando os quartis de vitamina D (< 21 ´ > 37 ng/mL), o primeiro tinha significativamente mais FR para DCV, exceto para taxa de filtração glomerular e colesterol não HDL. Os afro-americanos tiveram os menores níveis de vitamina D, porém não mostraram correlação entre os FR para DCV, provavelmente em razão dos "níveis muito baixos de vitamina D".[54]

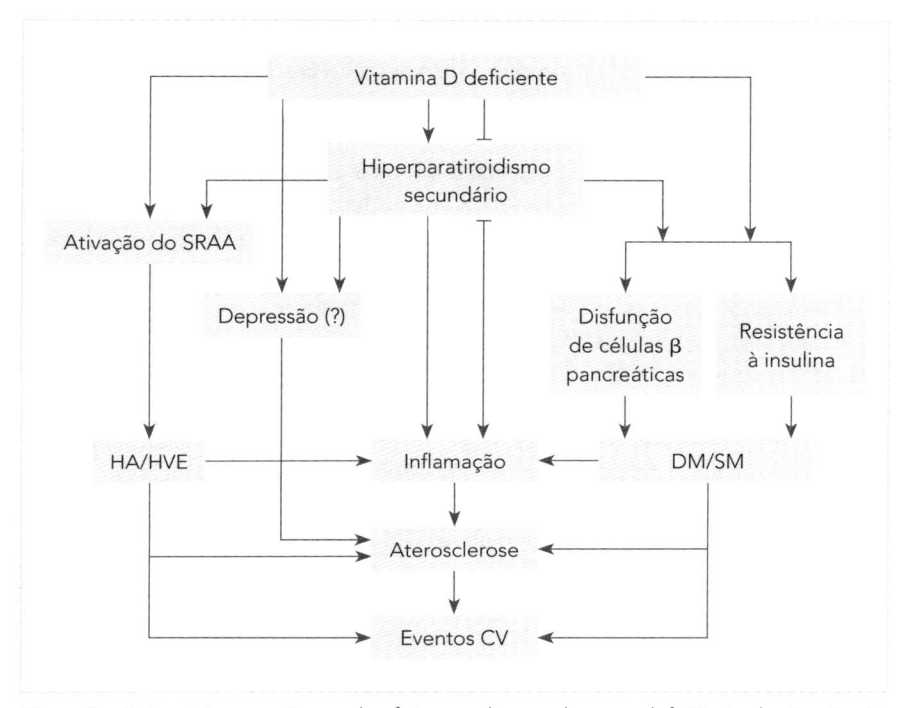

Figura 3   Potenciais mecanismos de efeitos cardiovasculares na deficiência de vitamina D.
DM/SM: diabete melito/síndrome metabólica; HA/HVE: hipertensão arterial/hipertrofia ventricular
esquerda.

O *Intermountain Heart Collaborative Study* identificou em seu banco de dados 41.497 pacientes com 55 ± 21 anos, com pelo menos uma dosagem de vitamina D no período entre 2000 e 2009, que foram acompanhados por 1,3 a 9 anos. A classificação de acordo com os níveis plasmáticos de vitamina D foi considerada normal > 30, insuficiente entre 16 e 30 e deficiente ≤ 15 ng/mL. A prevalência de HA, hiperlipidemia, DM e doença arterial periférica (DAP) foi progressivamente maior quanto menores os níveis de vitamina D, todos com significância estatística. Pacientes com mais de 50 anos, portadores de deficiência moderada a grave, tiveram forte associação com morte, doença arterial coronariana (DAC), infarto agudo do miocárdio (IAM), insuficiência cardíaca congestiva (ICC), acidente vascular encefálico (AVE) e DAP.[55]

Vitamina D e aterosclerose

Efeitos antiateroscleróticos também têm sido observados com a vitamina D, como a inibição da formação das células espumosas, sugerindo a supressão da internalização do colesterol pelos macrófagos em pacientes com DM2[56], e também que a vitamina D promova a formação de partículas de HDL grandes e pouco densas em mulheres pós-menopausa.[57] Estas duas observações sugerem outros mecanismos de risco na deficiência de vitamina D.

Martins refere outros efeitos relacionados à aterosclerose, como: inibição de diversas citocinas pró-inflamatórias que podem levar à instabilidade da placa; destruição dos RVD simulando deficiência de vitamina D, que pode levar à trombose em ratos; reabsorção óssea excessiva, com consequente calcificação arterial e aumento da resistência vascular periférica.[58]

Amer, com indivíduos sadios do NHANES (2001-2006), encontrou uma relação inversa da vitamina D quando abaixo de 21 ng/dL com a proteína C-reativa (PCR), ou seja, havia um decréscimo de 0,285 mg/dL desta para cada acréscimo de 10 ng/mL de vitamina D. Entretanto, quando inicialmente vitamina D acima de 21 mg/mL, esta relação deixou de existir. A conclusão foi que a suplementação de vitamina D só tem efeitos anti-inflamatórios, avaliados pela PCR, quando seus níveis estão abaixo de 21 ng/mL.[59]

Vitamina D e diabete

A Finlândia é um dos países com maior incidência de DM, com incidência 400 vezes maior que na Venezuela, por exemplo.[60] Na região norte, onde a luz solar incide por 2 horas em dezembro e 23 horas em junho, foi realizado um estudo com 10.821 recém-natos acompanhados até os 31 anos. Não há referência de dosagens plasmáticas da vitamina D. Os que faziam reposição regular de vitamina D (> 2.000 UI/dia) e os que a faziam irregularmente (< 2.000 UI/dia), desde o primeiro ano de vida, tiveram redução de risco de desenvolver DM1 nos próximos 31 anos de 88 e 84%, respectivamente, em relação aos que não faziam suplementação. Os autores acreditam que a vitamina D, de alguma forma, inibe a reação autoimune lesiva às células beta do pâncreas. Além disso, a vitamina D subótima na infância pode influenciar nas respostas imunológicas na idade adulta. A conclusão é que a suplementação de vitamina D está associada à redução do risco de DM1 tardiamente.[61]

Este estudo foi incluído em uma metanálise com outros quatro estudos caso-controle, todos considerados de risco de viés moderado, nos quais não há referências de dosagens plasmáticas de vitamina D.

A conclusão é que os que fizeram suplementação tiveram redução de 29% do risco de desenvolver DM1 nos próximos 15 a 30 anos, em relação aos que não fizeram. O risco foi menor quanto maior a dose e quanto mais tomadas (5 ou mais) de vitamina D por semana, e maior naqueles com suspeita de raquitismo. Até então, é o único estudo que compara, embora por acaso, números de tomadas por semana.[62]

No estudo de Stene, também incluído nesta metanálise, foi administrado óleo de fígado de bacalhau em crianças abaixo de 1 ano, cuja quantidade de vitamina D foi estimada em 400 UI/dia. Stene destaca também a relevância concomitante das ações biológicas preventivas dos ácidos ômega 3 de cadeia longa (DHA e EPA) contidos no óleo de fígado de bacalhau.[63]

No Nurses' Health Study foram acompanhadas 83.779 mulheres, com 46 anos, 98% brancas, sem história de DM, durante 20 anos. A ingesta de vitamina D e cálcio foi avaliada por meio de inquérito dietético, realizado a cada 2 anos. No final do período foram registrados 4.843 novos casos de DM2. Suplementações isoladas de vitamina D e cálcio mostraram tendências em diminuir o risco de DM2, porém, quando combinados vitamina D (> 800 UI) e cálcio (> 1.200 mg), a redução do risco relativo (RR) de DM2 foi de 33% (significativa), quando essas pacientes era comparadas às que suplementavam vitamina D abaixo de 400 UI e de 600 mg de cálcio.[64]

Vitamina D e HA

Embora o mecanismo exato da associação entre vitamina D e HA ainda não esteja totalmente esclarecido, é aceito que o hiperparatiroidismo secundário altera o SRAA e influencia na disfunção endotelial, na remodelação cardíaca e em lesão de órgão-alvo (LOA).

As associações, inversa entre vitamina D e PA, e positiva entre PTH e PA, já são bem conhecidas. He, analisando 7.561 indivíduos (banco de dados NHANES 2003-2006) com 21 anos ou mais, encontrou uma atenuação destas associações quando ajustadas para o índice de massa corpórea.[65]

Por outro lado, de 3.002 indivíduos do estudo MESA, entre 45 e 84 anos, isentos de DCV e HA, acompanhados durante 9 anos, 1.229 (41%) desenvolveram HA. Não foi encontrada associação significativa entre níveis deficientes de vitamina D (< 20 ng/mL) e risco de desenvolver HA, porém níveis elevados de PTH ($\geq$ 65 pg/mL) estiveram associados a aumento significativo de 28% no risco de desenvolver HA.[66]

Em Holstebro (Dinamarca – latitude 56º N), 112 hipertensos caucasianos, de 61 anos, com vitamina D 23 ng/mL, foram alocados para tratamento duplo cego (55 × 57), durante 20 semanas, no período de inverno. O grupo tratado[55] fez uso de colecalciferol 75 ug/dia (1 ug = 40 UI). Embora a vitamina D tenha aumentado para 44 (p < 0,001) e diminuído no grupo placebo para 20 ng/mL, não houve alteração na PA monitorizada nas 24 horas (MAPA), porém a pressão sistólica (PS) central diminuiu significativamente (p = 0,007). O PTH não se alterou. Análise *post-hoc* no subgrupo de 92 hipertensos (46 × 46) que tinha níveis de vitamina D abaixo de 32 ng/mL (ponto de corte usado para caracterizar deficiência) mostrou que houve, durante o período de suplementação, significativa redução da PS (p = 0,05) e da pressão diastólica (PD) (p = 0,001) nas 24 horas. O PTH diminuiu de 42,7 para 34,3 pg/mL (P < 0,0001) e o cálcio aumentou (p = 0,009) no grupo tratado. Velocidade da onda de pulso, índice de aumentação central, PCR, renina, aldosterona, angiotensina, BNP, fósforo, potássio e calciúria não se alteraram.[67]

Krause expôs 18 portadores de HA leve a raios UVB no corpo inteiro, em doses limitadas, a ponto de causar leve eritrodermia, durante 6 minutos ou mais se bem tolerada, 3 vezes por semana. Ao fim de 6 meses a vitamina D subiu de 57 para 151 ng/mL (162%) e a PA diminuiu 6/6 mmHg na MAPA, tanto nos períodos diurno quanto noturno. Estes dados não foram observados com exposição a raios UVA.[68]

Vitamina D e IAM

Uma das primeiras observações da associação de IAM com níveis plasmáticos de vitamina D e sazonalidade foi feita por Scragg. Os níveis de vitamina D, coletados nas primeiras 12 horas no grupo IAM, comparado com o grupo controle, eram menores durante todo o ano, 12,8 × 14,0 ng/mL (p < 0,017), no inverno/primavera eram 11,1 × 12,9 ng/mL (p < 0,029), e no verão não havia diferença significativa. Tomando como ponto de corte 12,8 ng/mL, constatou-se que o RR para IAM aumentava quanto menores os níveis de vitamina D, sendo maior no inverno/primavera, e diminuía quanto maiores os níveis de vitamina D em todas as estações do ano.[69]

Os 18.225 participantes do Health Professionals Follow-up Study, com 40 a 75 anos, livres de DCV, foram acompanhados por 10 anos. Neste período, 454 tiveram IAM fatal e não fatal. Comparados com indivíduos com níveis de vitamina D > 30 ng/mL, os com níveis ≤ 15 ng/mL tiveram 2,4 vezes mais risco de desenvolver a doença (p < 0,001). A conclusão foi que o nível de vitamina D deve ser, no mínimo, 30 ng/mL, para diminuir pela metade o risco de IAM.[70]

Kestenbaum acompanhou os níveis de vitamina D e PTH de 2.312 indivíduos, com 74 anos, livres de DCV, durante 14 anos. Concluiu que a cada diminuição de 10 ng/mL de vitamina D, o risco de IAM aumentava em 25%. Níveis de vitamina D < 15 ng/mL foram associados a risco 29% maior de mortalidade, e níveis de PTH > 65 pg/mL, a risco 30% maior de ICC. Não foram encontradas interações entre os níveis de vitamina D e PTH com eventos cardiovasculares.[71]

Vitamina D e ICC

Estudo aberto com desfecho cego avaliou 101 pacientes portadores de ICC crônica, estável, em uso da medicação habitual, inclusive IECA, BRA e beta-bloqueador. Durante 6 semanas foi administrado colecalciferol 2.000 UI *versus* placebo e dosados os níveis de vitamina D, atividade de renina plasmática (ARP) e renina, pré e pós (Tabela 5).

Tabela 5 Estudo de pacientes com ICC crônica

	Vitamina D (ng/mL) Pré/Pós	ARP (nmol/L/h) Pré/Pós	Renina (ng/L) Pré/Pós
Grupo tratado	19,2/32	6,5/5,2	65/55
Grupo controle	18,8/17,6	4,9/7,3	56/72
P	0,001	0,002	0,02

Os outros marcadores de ICC, troponina T, aldosterona e BNP, não apresentaram diferenças significativas entre os grupos.

A conclusão foi que o estudo teve duração suficiente para mostrar que a vitamina D diminuiu significativamente a atividade do SRAA em portadores de ICC, mesmo sem definir a dose ideal de vitamina D.[72]

Em nosso meio, Jorge encontrou, em uma população de idosos do Rio de Janeiro (latitude 22° 54'11" S), com suspeita de ICC e fração de ejeção normal (ICFEN), níveis de vitamina D significativamente menores, 34,9 ± 14,9 µg/L versus 45,0 ± 17 µg/L, (p = 0,008) (1 µg/L = 1 ng/mL) em relação aos controles (sem ICFEN). Note-se que, mesmo em níveis plasmáticos considerados suficientes de vitamina D, há diferença significativa entre os casos versus controles. A hipovitaminose D tem sido considerada fator de pior prognóstico na ICC.[73]

Vitamina D: lípides e estatinas

Maki, em um estudo observacional com 257 indivíduos, 86% fazendo reposição de vitamina D, 12% com dosagem abaixo de 30 ng/mL, constatou que, a cada aumento de 10 ng/mL de vitamina D, havia uma redução de 7% do RR de SM e um aumento de 4,2 mg/dL de HDL (p < 0,001). Houve também significativa redução dos triglicérides e da circunferência abdominal.[74]

Por outro lado, como a cada aumento de 1 mg/dL de HDL espera-se uma redução do risco de futura DAC e taxas de mortalidade de 2 e 3,7% nos homens e de 3 e 4,7% nas mulheres, respectivamente; e que em mulheres pós-menopausa, a vitamina D pode promover a formação de partículas HDL grandes, afetando o transporte reverso do colesterol, infere-se que outros fatores protetores da vitamina D podem ser considerados.[57,75]

Em contrapartida, metanálise de 12 estudos randomizados, placebo-controlados, com 1.346 indivíduos saudáveis, obesos, diabéticos e passado de AVE, com idades entre 18 e 80 anos, constatou que a suplementação com colecalciferol, α-calcidiol, calcitriol ou ergocalciferol, em doses de 300 a 3.332 UI diárias ou a cada 15 dias, com duração de 42 dias a 3 anos, levou a aumento significativo de LDL (3,23 mg/dL), sem alteração importante no colesterol total, triglicérides e HDL, apesar de o nível plasmático de vitamina D ter aumentado na maioria dos estudos.[76]

Yavus avaliou 91 hiperlipêmicos com idade média de 60 anos, em uso de rosuvastatina de 10 a 20 mg e constatou que em 8 semanas, além dos níveis de LDL terem diminuído de 174 para 100 mg/dL, os níveis de 25(OH) vitamina D aumentaram de 14 para 36,3 ng/mL (p < 0,001), e os níveis de 1,25(OH)2 vitamina D, de 22,9 para 26,6 ng/mL (p = 0,023), ou seja, passaram de deficientes para suficientes. Isto não foi observado com a fluvastatina. Yavus considerou, então, que haveria um novo efeito pleotrópico das estatinas, de mecanismo ainda desconhecido.[77] Estes dados não foram confirmados por Holick em sua casuística pessoal.[78]

Ware, partindo da premissa de que grande parte dos participantes do estudo JUPITER estavam classificados como de alto risco para níveis insuficiente/deficiente de vitamina D, conjectura que os efeitos da rosuvastatina poderiam ser, pelo menos em parte, decorrentes da elevação da vitamina D. Propõe também que futuros estudos deste tipo incluam a dosagem da vitamina D, à semelhança de LDL e PCR.[79]

Considerando que a mialgia, efeito adverso mais comum da terapia com estatinas, pode ser, pelos menos em parte, consequente à deficiência de vitamina D, Lee observou que sua reposição não só pode melhorar, mas também resolver a mialgia consequente às estatinas.[50]

Vitamina D e mortalidade

Em uma metanálise de 18 estudos com 57.311 participantes fazendo uso de vitamina D de 300 a 2.000 UI diárias (média 528 UI), Autier concluiu que, após 5,7 anos, a suplementação pareceu (RR 0,93 – IC 0,87-0,99) estar associada com a diminuição da mortalidade por todas as causas.[80]

Dobnig acompanhou 3.258 pacientes submetidos à cinecoronariografia, com 62 anos, por 7,7 anos, divididos em quartis de acordo com os níveis de vitamina D, em ng/mL: 1°: 7,6; 2°: 13,3; 3°: 18,9; 4°: 28,4. O risco de mortalidade por todas as causas aumentou em 2,08 e por DCV em 2,22 vezes, quando comparado o quarto com os dois primeiros quartis, independentemente da presença de DAC. A explicação foi que baixos níveis, tanto da 25(OH) quanto da 25(OH)2 vitamina D, estiveram correlacionados com variáveis inflamatórias (PCR, interleucina 6), estresse oxidativo e moléculas de adesão.[81]

Chowdhury cita, em sua recente metanálise, estatística de mortalidade nos Estados Unidos e na Europa, que o risco absoluto estimado para todas as causas de mortalidade associadas à deficiência de vitamina D (< 30 ng/mL) foi de 74,4 na Europa e de 96,6 eventos nos Estados Unidos por 100 mil habitantes por ano. Essa metanálise, que envolveu 880.128 participantes, mostra que em estudos observacionais comparando os tercis inferior com o superior dos níveis de vitamina D, o RR de mortalidade por DCV e por todas as causas foi 1,35 (IC 95% 1,13-1,61 e 1,22-1,49, respectivamente). Ratifica a associação inversa entre vitamina D e mortalidade, e que a suplementação reduz a mortalidade, principalmente nos idosos.[49]

Drechsler acompanhou 1.108 diabéticos dialíticos, com 66 anos, por 4 anos. Dividindo-os em quartis de níveis de vitamina D (1º: < 10; 2º: 10-20; 3º: > 20; 4º: > 30 ng/mL), observou, na sequência destes quartis, morte súbita de 7,4, 4,5, 3,7 e 2,5 e eventos cardiovasculares de 18,2, 13, 16,1 e 10,2 por 100 pacientes/ano, respectivamente. Conclui a associação de baixos níveis de vitamina D com estes desfechos e propõe estudo randomizado urgente, para avaliar se a reposição de vitamina D pode beneficiar diabéticos dialíticos.[82]

Vitamina D e clínica

Hipovitaminose D

Sintomas mais comuns em adultos: dores musculares, fraqueza muscular, dor e amolecimento ósseo, perda da função de extremidades, adinamia, tetania hipocalcêmica, quedas, fraturas etc.

Hipervitaminose D

Como vimos, é muito difícil ocorrer intoxicação por vitamina D, seja pela eficácia de seus sistemas controles de retroalimentação, seja por sua autodestruição.[38,39]

Quando ocorre, é por excesso de suplementação; mesmo assim, as consequências não são imediatas. A dosagem plasmática de vitamina D nem sempre guarda relação com toxicidade.

Em meados da década de 1950 houve, na cidade de Dundee (Escócia), um surto de hipercalcemia, hipercalciúria, nefrocalcinose, destruição óssea e, em estágios avançados, uremia, principalmente em crianças. Este fenômeno foi relacionado ao excesso de vitamina D. Suas dosagens plasmáticas não mostraram alterações. Até então, o raquitismo estava sob controle, em razão do enriquecimento de vários alimentos com cálcio e vitamina D (ergocalciferol), cuja ingesta diária estimada era de 1.000 UI. Por ocasião do surto, a ingesta teria subido para 4.000 UI/dia, em decorrência do excesso de adição de vitamina D aos alimentos, principalmente ao leite, pois pensava-se que assim seu prazo de validade aumentaria. Isto foi observado também na Suíça e na Finlândia, e em menor magnitude, em vários países da Europa, nos Estados Unidos e na Austrália. Alguns países chegaram a suspender o enriquecimento alimentar. Na Inglaterra, o controle foi feito estabelecendo como limite 100 UI de vitamina D para cada 28 g de leite em pó, único alimento que continuou sendo enriquecido na época.[83]

Jacobsen reportou o caso de uma senhora com 70 anos, portadora de várias doenças (renal, cerebral, osteoarticular, cardíaca etc.), para a qual foi prescrita vitamina D2 (ergocalciferol) 25 mcg/dia (1.000 UI). Por um lapso do farmacêutico, não familiarizado com mcg, foram dispensados 1.250 mcg/dia (50.000 UI), que vieram se juntar à sua polifarmácia, que já contava com suplementos de 400 UI de vitamina D, ômega 3 e 1.500 mg de cálcio. Após 78 tomadas, ela desenvolveu sintomas de confusão mental, dislalia, marcha cambaleante, fadiga excessiva, insuficiência renal aguda e hipercalcemia. Na admissão, o nível de 25(OH) vitamina D era 194 ng/mL. Os valores de PTH e 1,25 (OH)2 vitamina D eram normais. Tratada com pamidronato dissódico, teve alta no quarto dia. No quinto mês, todos os exames laboratoriais estavam normalizados. O autor também refere outros casos de hipervitaminose por erro na formulação galênica do medicamento (até 2.604.000 UI/dia) com consequências, e outro em que o paciente tomou 150.000 UI/dia por anos, sem ter nenhum efeito adverso.[84]

Suplementação de vitamina D

A primeira recomendação é a exposição solar, pois, além de ser a mais potente fonte, a vitamina D fotossintetizada é mais eficiente que a ingerida. Indivíduos de pele escura necessitam 6 vezes mais exposição solar que os de pele branca. Acredita-se que a exposição mínima (leve eritrodermia) pode proteger a pele contra o câncer. Uma dieta principalmente composta por peixes também deve ser estimulada.

Heaney avaliou 67 homens em Omaha, Estados Unidos (latitude 41° 2' N), durante duas temporadas de inverno. Utilizando um modelo matemático que permitia calcular ao longo do tempo a elevação plasmática da vitamina D para cada 100 UI de suplementação, encontrou aumento de 0,28 ng/mL para cada 100 UI de colecalciferol reposto. Aplicando este modelo em diversos outros estudos, encontrou aumentos que variaram de 0,57 a 0,88 ng/mL. Com esses números, calculou a mediana em 0,8 ng/mL.[84]

Interpretando esses dados, Lavie afirmou que cada 100 UI de vitamina D suplementada correspondem a um aumento de 1 ng/mL em seus níveis plasmáticos.[42]

Em uma revisão de 11 estudos com 449 idosos, de 59 a 96 anos, Byrne avaliou dois esquemas de reposição de vitamina D: baixas doses diárias e altas doses intermitentes. A manutenção média dos níveis plasmáticos foi de 22,8 a 42 ng/mL e de 22 a 35 ng/mL, respectivamente, e que se mantiveram estáveis por 2 a 17 meses; tais valores também foram observados em adultos jovens.

Estes dados sugerem que a reposição com doses de 400 a 800 UI diárias deve ser o esquema de escolha, ficando como alternativa segura e eficaz o esquema intermitente (100.000 UI semestral), para quando houver falta de aderência ao primeiro.[85] Até o momento, este é o único estudo que compara o esquema terapêutico diário *versus* intermitente.

Chel submeteu 45 mulheres, internadas em hospital psiquiátrico, não expostas ao sol e com vitamina plasmática abaixo de 12 ng/mL, a três tipos de tratamento: suplementação de vitamina D 400 UI/dia; banhos de raios UVB durante 2 a 7 minutos na metade inferior do dorso três vezes por semana; controle. Após 12 semanas, a vitamina D subiu para 24 ng/mL nos dois primeiros grupos e não se alterou no terceiro. O PTH baixou e o cálcio subiu. Todos com significância estatística.[86]

Heaney calculou que, neste grupo, a elevação plasmática foi 2,2 ng/mL para cada 100 UI de vitamina D reposta.[87]

Um comitê (EUA e Canadá), autorizado pelo Institute of Medicine (IOM), concluiu que a necessidade diária de vitamina D para manter a saúde óssea era de 600 UI/dia para indivíduos de 1 a 70 anos, e de 800 UI/dia acima de 70. Estes valores são suficientes para manter os níveis plasmáticos acima de 20 ng/mL em 97,5% da população. Altos valores de vitamina D não estiveram associados a melhores benefícios, podendo inclusive trazer riscos (curva U). Concluiu-se também que os resultados obtidos com a suplementação para os desfechos extraósseos, incluindo câncer, DCV, DM e distúrbios autoimunes, eram inconsistentes, inconclusivos e insuficientes para estabelecer as necessidades nutricionais.[88]

Outras tabelas detalhadas de dieta e esquemas de reposição também podem ser encontradas nas diretrizes da Sociedade de Endocrinologia dos Estados Unidos[34] e também no site www.iom.edu/vitamind.

Vários outros esquemas posológicos de reposição intermitente são propostos, sendo o de Holick o mais discutido[45,50] (Figura 4).

Uma maneira hipotética extremamente simples, segura e individualizada, é calcular o déficit plasmático para cada paciente. Assim, o exemplo de um indivíduo com nível plasmático de 20 em que se objetivam 30 ng/mL, o déficit é de 10 ng/mL. Como vimos, Lavie calculou que, para cada 100 UI de vitamina D via oral reposta, há um aumento de 1 ng/mL em seu nível plasmático[42], portanto, déficit de 10 requer a suplementação diária de 1.000 UI. Como a elevação da vitamina D costuma ser rápida, espera-se resposta após 1 a 3 meses.

Na realidade, considera-se eficácia inquestionável a dose de suplementação que normaliza o selo bioquímico (binômio vitamina D baixa e PTH elevado).[44] Não se pode esquecer que todos esses estudos de reposição foram realizados em regiões cujas exposições solares são totalmente diferentes da realidade brasileira.

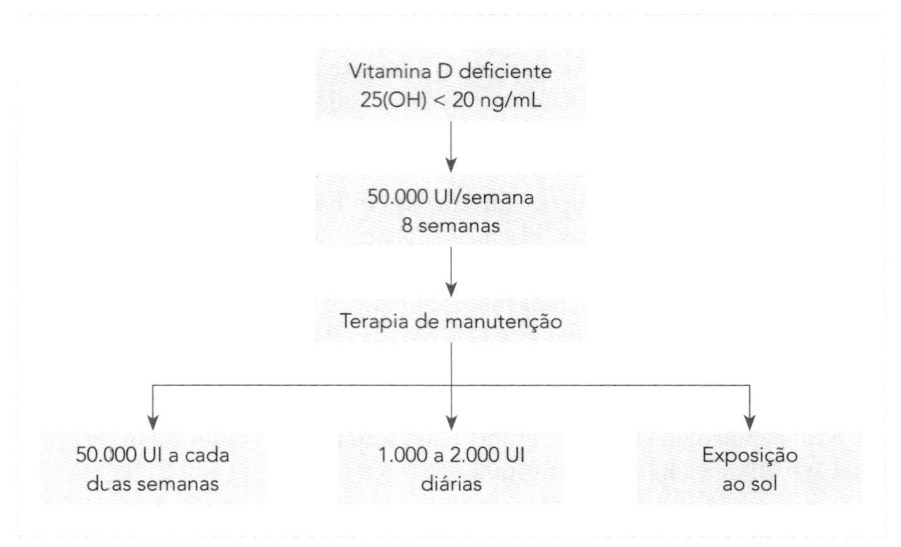

Figura 4   Esquema posológico de Holick (reavaliar eficácia em 3 a 6 meses).

Pittas, em uma grande revisão de 31 publicações de indivíduos sadios, encontrou, em quatro diferentes coortes, menor incidência de DM2 no grupo com níveis mais elevados de vitamina D comparado ao grupo com níveis mais baixos. Em 8 não encontrou efeito da suplementação na glicemia ou incidência de DM2. Metanálise de 10 estudos mostrou que a suplementação de vitamina D reduziu a PS em 2 mmHg (não significativo), sem alterar a PD. A conclusão foi que a associação de vitamina D com HA, DM2 e DCV é incerta, e que a suplementação não teve efeitos clínicos significativos.[89] *No Nurses' Health Study*, este mesmo autor encontrou significativa redução do risco (33%) de DM2 nos indivíduos que faziam uso de cálcio (> 1.200 mg) e vitamina D (> 800 UI)[64]. Outros grandes estudos têm mostrado resultados similares.[88,90]

Hsia não encontrou nenhuma diferença em relação ao risco de DAC ou AVE em mulheres saudáveis pós-menopausa, no período de 7 anos, que faziam suplementação associada de vitamina e cálcio *versus* placebo.[91]

Por outro lado, Bolland observou, em metanálise de 15 estudos, que a suplementação de cálcio sem vitamina D aumentou o risco de IAM, sem alterar o risco de AVE.[92]

A maioria dos estudos que abordam vitamina D e DCV, independentemente de sua magnitude, terminam com a clássica frase "novos estudos são necessários para...". É isto que nos espera no futuro.

O FUTURO

O desaparecimento virtual do raquitismo em todo o mundo[14] ou a afirmação de que estaria erradicado dos Estados Unidos, difundida na década de 1920,[2] não foram consolidados como se esperava, inclusive com expectativa de recrudescência. Isto se deve à carência progressiva de exposição ao sol, e principalmente ao aleitamento materno exclusivo, que acabam levando à hipovitaminose D crônica. Na opinião de Lee, "esta pandemia mundial permanece geralmente não reconhecida e não tratada".[50]

Embora as ações cálcicas da vitamina D já sejam bem conhecidas, inclusive com aplicabilidade clínica bem definida, não podemos extrapolá-las para suas ações não cálcicas. As claras evidências da associação de hipovitaminose D com DCV não provam, necessariamente, nexo de casualidade; inclusive muitos autores têm questionado o real papel da vitamina D nas DCV, e até encontrado resultados paradoxais. Inúmeras dúvidas estão por serem esclarecidas, desde sua variedade analítica, níveis plasmáticos de risco e de tratamento e principalmente de prognóstico. A associação entre vitamina D e DCV é fato definido, porém a máxima "novos estudos intervencionais são necessários para..." talvez possa começar a ser esclarecida com três grandes estudos, ora em andamento, para avaliar a efetividade da suplementação de vitamina D nos desfechos cardiovasculares:

- VIDAL (*VItamin D And Longevity Trial: Randomized Feasibility Study*): estudo inglês com 1.600 indivíduos (800 duplo-cegos e 800 abertos, já recrutados), de 65 a 84 anos, que receberão 100.000 UI/mensais (média 3.300 UI/dia), para atingir níveis plasmáticos acima de 30 ng/mL na primeira fase. O desfecho é morbidade e mortalidade totais. Se viável em 2 anos, o estudo se estenderá para 20 mil pacientes por 10 anos. Principal responsável: Julian Peto.[93]
- VITAL (*VITamin D and OmegA-3 TriaL*): estudo americano multicêntrico com 20 mil pacientes, maiores de 50 anos, sem DCV ou câncer, recebendo 2.000 UI de colecalciferol ou 1 g de óleo de peixe (ômega 3) diários, acompanhados por 5 anos. Desenho 2X2. Grupos: a. Vitamina D + ômega-3; b. Vitamina D + ômega-3 placebo; c. Vitamina D placebo + ômega-3; d. Vitamina D placebo + ômega-3 placebo. Os desfechos serão câncer, DCV e AVE. O prazo previsto de conclusão é 2016. Principais investigadores: JoAnn E. Manson e Julie E. Buring.[94]
- ViDA (*Vitamina D Assessment*): estudo neozelandês, placebo-controlado, com 5.100 pacientes, de 51 a 84 anos, recebendo 200.000 UI no início seguido de 100.000 UI mensais, com suplemento de 200.000 UI no inverno,

durante 4,5 anos. Os desfechos são DCV fatal e não fatal, doenças respiratórias e fraturas não vertebrais. Principais investigadores: Carlos A. Camargo e Robert Scragg.[95]

Apesar dos múltiplos benefícios da vitamina D à saúde em geral e sua associação inversa com várias doenças, de seu baixo custo, da segurança e facilidade de administração e do fato de sua suplementação ser aceita por muitos, questionada por poucos, ter contraindicações óbvias e mínimo potencial tóxico, seu futuro cardiológico ainda não passa de alvissareira expectativa, pelo menos até breve. Assim, esperamos responder à intrigante pergunta: "baixos níveis de vitamina D causam doenças ou a doença causa baixo nível de vitamina D?".

REFERÊNCIAS BIBLIOGRÁFICAS

1. Temkin, O. Soranus' Gynecology. Baltimore: Johns Hopkins University Press; 1991.
2. Rajakumar K, Greenspan SL, Thomas SB, Kolick MF. Solar ultraviolet radiation and vitamin D. A historical perspective. Am J Public Health. 2007;97:1746-54.
3. Jones AR. Francis Glisson. J Bone Joint Surgery. 1950;32-B:425-428.
4. Dunn PM. Francis Glisson (1597-1677) and the "discovery" of rickets. Arch Dis Child Fetal Neonatal Ed. 1998:78;F154-F155.
5. Disponível em: <http://archive.org/details/opticksortreatise1730newt>. Acessado em: 11 fev. 2014.
6. Herschel W. Investigation of the powers of the prismatic colours to heat and illuminate objects; with remarks, that prove the different refrangibility of radiant heat. To which is added, an inquiry into the method of viewing the sun advantageously, with telescopes of large apertures and high magnifying powers. Phil Trans R Soc Lond. 1800;90:255-83. Disponível em: <http://rstl.royalsocietypublishing.org/content/90/255.full.pdf+html>. Acessado em: 25 ago. 2014.
7. Silva JM. Breve história do raquitismo e da descoberta da vitamina D. Acta Reum. 2007;32:205-29.
8. Mozolowski W. Jedrzej Sniadecki (1768-1838) on the cure of rickets. Nature. 1939;143:121.
9. Rajakumar K. Vitamin D, cod-liver oil, sunlight and rickets: a historical perspective. Pediatrics. 2003;112-35.
10. Dunn PM. Professor Armand Trousseau (1801-1867) and the treatment of rickets. Arch Dis Child Fetal Neonatal Ed.1999; 80:F155-F157.
11. Chesney RW. Theobald Palm and his remarkable observation: How the sunshine vitamin came to be recognized. Nutrients. 2012;4:42-51.
12. Rosenfeld L. Vitamine-vitamin. The early years of discovery. Clin Chem. 1997;43:660-85
13. Drummond JC. LIX. The nomenclature of the so-called accessory food factors (vitamins). Biochem J. 1920;14:660.
14. Hess AF, Unger LJ. Prophylatic therapy for rickets in a negro community. JAMA. 1917;69:1583-6.
15. Hollis BW, Wagner CL. Vitamin D requirements during lactation: high-dose maternal supplementation as therapy to prevent hypovitaminosis D for both the mother and the nursing infant. Am J Clin Nutr. 2004;80:1752S–1758S.
16. McCollum EV. The paths to the discovery of vitamins A and D. J Nutrition. 1967;91(Suppl1):11-6.
17. McCollum EV, Simmonds J, Becker E, Shipley PG. Studies on experimental demonstration of the existence of a vitamin which promotes calcium deposition. J Biol Chem. 1922;53:293-312.

18. Wolf G. The discovery of vitamin D: The contribution of Adolf Windaus. J Nutrition. 2004;134:1209-302.
19. Johansson H. Pararathyroid history and the Uppsala anatomist Ivar Victor Sandström. Med Secoli. 2009;21:387-401.
20. Collip JB. The extraction of a parathyroid hormone which prevent or control parathyroid tetany and which regulates the level of blood calcium. J Biol Chem. 1925;63:395-438.
21. Potts Jr, JT. A short history of parathyroid hormone, its biological role, and pathophysiology of hormone excess. J Clin Densitom. 2013;16:4-7.
22. Waddell J. The provitamin of cholesterol: I. The antirachitic efficacy of irrediated cholesterol. J Biol Chem. 1934;105:711-39.
23. Holick MF. The cutaneos photosynthesis of previtamin D3: A unique fotoendocrine system. J Inv Dermatology. 1981;76:51-8.
24. Lund J, DeLuca HE. Biologically active metabolite of vitamin D3 for bone, liver, and blood serum. J Lipid Res 1966;7:739-44
25. Blunt JW, DeLuca HF, Schnoes HK. 25 hydroxicolecalciferol: a biologically metabolite of cholecalciferol. Chemical Commun. 1968;14:801.
26. Fraser DR, Kondicek E. Unique byossynthesis by kidney of a biological active vitamin D metabolite. Nature. 1970;228:764-6.
27. Norman AW. On becoming a molecular endocrinologist. Steroids. 2001;66:129-36.
28. Holick MF, Schnoes HK, DeLuca HF, Suda T, Cousins RJ. Isolation and identification of 1,25-dihydroxy-cholecalciferol. A metabolite of vitamin D active in intestine. Biochemistry. 1971;10:2799-804.
29. Lawson DE, Fraser DR, Kodicek E, Morris HR, Williams DH. Identification of 1,25-dihydroxycholecalciferol, a new kidney hormone controlling calcium metabolism. Nature. 1971;230:228-30.
30. Norman AW, Myrtle JH, Midgett RJ, Nowicki HG, Williams V, Popjak G. 1,25-dihydroxycholecalciferol: identification of the proposed active form of vitamin D3 in the intestine. Science. 1971;173:51-4.
31. Brumbaugh PF, Heusolar MR. 1α,25-dihydroxyvitamin D3 receptor: competitive binding of vitamin D analogs. Life Sci. 1973;13:1737-48.
32. Mosekilde L. Vitamin and the elderly. Clin Endocrinol. 2005;62:265-81.
33. Nishii Y, Okano T. History of the development of new vitamin D analogs: studies on 22-oxacalcitriol (OCT) and 2beta-(3-hydroxypropoxy)calcitriol (ED-71). Steroids. 2001;66:137-46.
34. The Endocrine Society´s Clinical Guidelines. Evaluation, treatment, and prevention of vitamin D deficiency. J Clin Endocrinol Metab. 2011;96:1911-30.
35. Dusso AS, Brown AJ, Slatopolsky E. Vitamin D. Am J Physiol Renal Physiol. 2005;289:F8-F28.
36. Guyton AC, Hall JE. Textbook medical physiology. 11. ed. Philadelphia: Elsevier Saunders; 2006. p.984.
37. Brunton LL, Chabner BA, Knollmann BC. As bases farmacológicas da terapêutica de Goodman e Gilman. 12. ed. Nova York: McGraw-Hill; 2012. p.1281.
38. Holick MF. Vitamin D deficiency. NEJM. 2007;357:266-81.
39. DeLuca HF. Vitamin D recent advances. Ann Review Biochem. 1983;52:411-39.
40. U.S Department of Health & Human Services. National Institutes of Health. Vitamin D – Fact sheet for health professionals. Disponível em: <http://dietary-supplements.info.nih.gov/factsheets/vitamind.asp>. Acesso em: 19 fev. 2014.
41. Brandenburg VM. Vervloet MG. Marx N. The role of vitamin D in cardiovascular disease: from present evidence to future perspectives. Atherosclerosis. 2012;225:253-63.

42. Lavie CJ, Lee JH, Milani RV. Vitamin D and cardiovascular disease. J Am Coll Cardiol. 2011;58:1547-56.

43. Zittermann A. Vitamin D and disease prevention with special reference to cardiovascular disease. Progr Byophys Mol Biol. 2006;92:39-48.

44. Bischoff-Ferrari HA, Giovannucci E, Willett WC, Dietrich T, Dawson-Hughes B. Estimation of optimal serum concentrations of 25-hydroxyvitamin D for multiple health outcomes. Am J Clin Nutr. 2006;84:18-28.

45. Malabanan A, Veronikis IE, MF Holick MF. Redefining vitamin D insufficiency. Lancet. 1998;351:805-6.

46. McKenna MJ, Freaney R. Secondary hyperparathyroidism in the elderly: means to defining hypovitaminosis D. Osteoporos Int. 1998;8:S3-S6.

47. Souberbielle J-C, Cormier C, Kindermans C, Gao P, Cantor T, Forette F, et al. Vitamin D status and redefining serum parathyroid hormone reference range in the elderly. J Clin Endocrinol Metab. 2001;86:3086-90.

48. Chowdhury R, Kunutsor S, Viterova A, Oliver-Williams C, Chowdhury S, Kieffe-de-Jong J. Vitamin D and risk of cause specific death: systematic review and meta-analysis of observational cohort and randomized intervention studies. BMJ. 2014;348:g1903

49. Silva BCC, Camargos BM, Fujii JB, Dias EP, Soares MMS. Prevalência de deficiência e insuficiência de vitamina D e sua correlação com PTH, marcadores de remodelação óssea e densidade mineral óssea, em pacientes ambulatoriais Arq Bras Endocrinol Metab. 2008;52:482-8.

50. Lee JH, MD, O'Keefe JH, Bell D, MD, Hensrud DD, Holick MF. Vitamin D deficiency an important, common, and easily treatable cardiovascular risk factor? J Am Coll Cardiol. 2008;52:1949-56.

51. Haddad JG, Matsuoka LY, Hollis BW, Hu YZ, Wortsman J. Human plasma transport of vitamin D after its endogenous synthesis. J Clin Invest. 1993;91:2552-5.

52. Holick MF, Chen TC. Vitamin D deficiency: a world- wide problem with health consequences. Am J Clin Nutr. 2008;87:1080S-1086S.

53. Holick MF. Vitamin D: a D-lightful health perspective. Am J Clin Nutr. 2008;87(suppl):1080S--1036S.

54. Martins D, Wolf M, Pan D, Zadshir A, Tareen N, Thadhani R, et al. Prevalence of cardiovascular risk factors and the serum levels of 25-hydroxyvitamin D in the United States. Data from the Third National Health and Nutrition Examination Survey. Arch Intern Med. 2007;167:1159-65.

55. Anderson JL, May HT, Horne BD, Bair TL, Hall NL, Carlquist JF et al. Relation of vitamin D deficiency to cardiovascular risk factors, disease status, and incident events in a general healthcare population. Am J Cardiol. 2010;106:963-8.

56. Oh J, Weng S, Felton SK, Bhandare S, Riek A, Butler B, et al. 1,25 (OH)^2 Vitamin D inhibits foam cells formation and suppresses macrophage cholesterol uptake in patients type 2 diabetes mellitus. Circulation. 2009;120:687-98.

57. Kazlauskaite R, Powell LH, Mandapakala C, Cursio JF, Avery EF, Calvin J. Vitamin D is associated with atheroprotective high-density lipoprotein profile in postmenopausal women. J Clin Lipidol. 2010;4:113-9.

58. Martins D, Wolf M, Pan D, Zadshir A, Tareen N, Thadhani R, et al. Prevalence of cardiovascular risk factors and the serum levels of 25-hydroxyvitamin D in the United States. Data From the Third National Health and Nutrition Examination Survey. Arch Intern Med. 2007;167:1159-65.

59. Amer A, Qayyum R. Relation between serum 25-hydroxyvitamin D and C-reactive protein in asymptomatic adults. Am J Cardiol. 2012;109:226-30.

60. Gillespie K. Type I diabetes: pathogenesis and prevention. CMAJ. 2006;175:165-70.
61. Hyppönen E, Läärä E, Reunanen A, Järvelin M-J, Virtanen SM. Intake of vitamin D and risk of type 1 diabetes: a birth-cohort study. The Lancet. 2001;358:1500-3.
62. Zipitis CS, Akobeng AK. Vitamin D supplementation in early childhood and risk of type 1 diabetes: a systematic review and meta-analysis. Arch Dis Child. 2008;93:512-7.
63. Stene LC, Joner G, and the Norwegian Childhood Diabetes Study Group. Use of cod liver oil during the first year of life is associated with lower risk of childhood-onset type 1 diabetes: a large, population based, case-control study. Am J Clin Nutr. 2003;78:1128-34.
64. Pittas AG, Dawson-Hugues B, Li T, Van Dam RM, Willet WC, Manson JE. Vitamin D and calcium intake in relation to type 2 diabetes in women. Diabetes Care. 2006;29:650-6.
65. He JL, Scragg RK. Vitamin D, parathyroid hormone, and blood pressure in the National Health and Nutrition Examination Surveys. Am J Hypertens. 2011;24:911-7.
66. Ballegooijen AJ, Kestenbaum B, Sachs MC, Boer IH, Siscovick DS, Hoofnagle AN, Ix JH, et al. Association of 25-hydroxyvitamin D and parathyroid hormone with incident hypertension MESA (Multi-Ethnic Study of Atherosclerosis). J Am Coll Cardiol. 2014;63:1214-22
67. Larsen T, Mose FH, Bech, Hansen AB, Pedersen EB. Effect of cholecalciferol supplementation during winter months in patients with hypertension: A randomized, placebo-controlled trial. Am J Hypertens. 2012;25:1215-22.
68. Krause R, Bühring M, Hopfenmüller W, Holick MF, Sharma AM. Ultraviolet B and blood pressure. Lancet. 1998;352:709-10.
69. Scragg R, Jackson R, Holdaway IM, Lim T, Beaglehole R. Myocardial infarction is inversely associated with plasma 25 hydroxy vitamin D3 levels: A community-based study. Int J Epidemiol. 1990;19:559-63.
70. Giovannucci E, Liu Y, Hollis BW, Rimm EB. A prospective study of 25-hydroxy-vitamin D and risk of myocardial infarction in men. Arch Intern Med. 2008;168:1174-80.
71. Kestenbaum B, Katz R, de Boer I, Hoofnagle A, Sarnak MJ, Shlipak MG, et al. Vitamin D, parathyroid hormone, and cardiovascular events among older adults. J Am Coll Cardiol. 2011;58:1433-41.
72. Phend C, Agus SZ. Vitamin D help in HF. (Abstract) Heart Failure Congress, Belgrado, 2012.
73. Jorge AJL, Rosa MLG, Freire MDC, Correia DMS, Fernandes LCM, Ribeiro ML, et al. Deficiência de vitamina D em pacientes com suspeita de insuficiência cardíaca e fração de ejeção normal. Rev Bras Cardiol. 2013;26:253-8.
74. Maki KC, Rubin MR, Wong LG, McManus JF, Jensen CD, Marshall JW.. Serum 25-hydroxyvitamin D is independently associated with high-density lipoprotein cholesterol and the metabolic syndrome in men and women. J Clin Lipidol. 2009;3:289-96.
75. Gordon DJ, Probstfield JL, Garrison RJ, Neaton JD, Castelli WP. Knoke JD, et al. High-density lipoprotein cholesterol and cardiovascular disease: four prospective American studies. Circulation. 1989;79:8-15.
76. Hao Wang H, Ning Xia N, Yang Y, Peng D-Q. Influence of vitamin supplementation on plasma lipid profiles: A meta-analyses of randomized controlled trials. Lipids Health Dis. 2012,11:42.
77. Yavuz B, Ertugrul DT, Cil H, Ata N, Akin KO, Yalcin AA, et al. Increased levels of 25 hydroxyvitamin D and 1,25-dihydroxyvitamin D after rosuvastatin treatment: a novel pleiotropic effect of statins? Cardiovasc Drugs Ther. 2009;23:295-9.
78. Holick MF. The statin D-lemma. Dermatoendocrinol. 2012;4:10-1.
79. Ware WR. The JUPITER lipid lowering trial and vitamin D Is there a connection? Dermatoendocrinol. 2010;2:50-4.

80. Autier P, Gandini S. Vitamin D supplementation and total mortality a meta-analysis of randomized controlled trials. Arch Intern Med. 2007;167:1730-7.

81. Dobnig E, Pilz S, Scharnagl H, Renner W, Seelhorst U, Wellnitz B et al. Independent association of lcw serum 25-hydroxyvitamin D and 1,25-dihydroxyvitamin D levels with all-cause and cardiovascular mortality. Arch Intern Med. 2008;168:1340-9.

82. Drechsler C, Pilz S, Obermayer-Pietsch B, Verduijn M, Tomaschitz A, Krane V, et al. Vitamin D deficiency is associated with sudden cardiac death, combined cardiovascular events, and mortality in haemodialysis patients. Eur H Journal. 2010;31:2253-61.

83. Stewart WK, Mitchell RG, Morgan HG, Lowe KG, Thomson J. The changing incidence of rickets and infantile hypercalcemia as seen in Dundee. Lancet. 1964;1(7335):679-82.

84. Jacobsen RB, Hronek BW, Schmidt GA, Schilling ML. Hypervitaminosis D associated with a vitamin D dispensing error. Ann Pharmacother. 2011;45:e52.

85. Byrne PM, Freaney R, McKenna MJ. Vitamin D supplementation in the elderly: review of safety and effectiveness of different regimes. Calcif Tissue Int. 1995;56:518-20.

86. Chel VGM, Ooms ME, Popp-Snijders C, Pavel S, Schothorst AA, Meulemans CCE, Lips P. Ultraviolet irradiation corrects vitamin D efficiency and suppresses secondary hyperparathyroidism in the elderly. J Bone Min Res. 1998;13:1238-40.

87. Heaney PR, Davies KM, Chen TC, Holick MF, Barger-Lux MJ. Human serum 25-hydroxycholecalciferol response to extended oral dosing with cholecalciferol. Am J Clin Nutr. 2003;77:204-10.

88. Ross AC, Manson JE, Abrams SA, Aloia JF, Brannon PM, Clinton SK, et al. The 2011 report on dietary reference intakes for calcium and vitamin D from the Institute of Medicine: What clinicians need to now. J Clin Endocrinol Metab. 2011;96:53-8.

89. Pittas AG, Chung M, Trikalinos T, Mitri J, Brendel M, Patel BA, et al. Systematic review: vitamir. D and cardiometabolic outcomes. Ann Intern Med. 2010;152:307-14.

90. Elamin MB, Abu Elnour NO, Elamin KD, Fatourechi MM, Alkatib AA, Almandoz JP, et al. Vitamin D and cardiovascular outcomes: A systematic review and meta-analysis. J Clin Endocrinol Metab. 2011;96:1931-42.

91. Hsia J, Heiss G, Ren H, Allison M, Dolan NC, Grenland P, et al. Calcium/vitamin D supplementation and cardiovascular events. Circulation 2007;115:846-54.

92. Bolland MJ, Avenell A, Baron JA, Grey A, MacLennan GS, Gamble GD, et al. Effect of calcium supplements on risk of myocardial infarction and cardiovascular events: meta-analysis. BMJ. 2010;34:c3691.

93. VIDAL study. Disponível em: <http://www.controlled-trials.com/isrctn/pf/46328341>. Acessado em: 31 mar. 2014 e 28 fev. 2016.

94. U.S. National Institutes of Health. Vitamin D and Omega-3 (VITAL) trial. Disponível em: <http://clinicaltrials.gov/ct2/show/NCT01169259>. Acessado em: 31 mar. 2014 e 28 fev. 2016.

95. Australian New Zealand Clinical Trials Registry (ANZCTR). Vitamin D Assessment (ViDA) Trial. Disponível em: <http://www.anzctr.org.au/trial_view.aspx?id=336777>. Acessado em: 31 mar. 2014 e 28 fev. 2016.

22

Avaliação periodontal: há força de evidência científica suficiente para incluí-la na investigação rotineira do cardiologista?

Anne Carolina Eleutério Leite
Maria do Carmo Machado Guimarães
Valéria Martins de Araújo Carneiro

INTRODUÇÃO

Desde o início da década de 1990, a doença periodontal (DP), doença crônica que representa a manifestação patológica da resposta imunoinflamatória do hospedeiro diante do desafio microbiano na interface dentogengival, tem sido estabelecida como fator de risco para condições sistêmicas, como doenças cardiovasculares (DCV), desfechos adversos da gravidez, diabetes e doença pulmonar.[1]

Recentemente, também foi elaborada uma revisão da evidência de associações entre DP e doenças e condições sistêmicas, especialmente doença respiratória, doença renal crônica, artrite reumatoide, comprometimento cognitivo, obesidade, síndrome metabólica e câncer. Houve forte evidência de que a melhora da higiene bucal tem efeitos positivos na prevenção de pneumonias nosocomiais. As evidências publicadas suportam associações modestas entre periodontite e doença renal crônica e obesidade e associações fracas entre periodontite e comprometimento cognitivo, artrite reumatoide e síndrome metabólica.[2]

As DP são causadas principalmente por bactérias Gram-negativas, que incluem *Porphyromonas gingivalis* (Pg), *Prevotella intermedia* (Pi), *Aggregatibacter actinomycetemcomitans* (Aa) e *Tanerella forsythia* (Tf).[3] As formas graves afetam até 15% da maioria das populações.[4] No Brasil, a mais recente Pesquisa Nacional de Saúde Bucal (Projeto SBBrasil 2010) relatou a distribuição das formas mais graves da DP de modo mais significativo nos adultos com idades entre 35 e 44 anos, com prevalência de 19,4%.[5]

O termo periodontite reúne, genericamente, formas crônicas de DP, que resultam de uma infecção polimicrobiana e se caracterizam pela perda de fibras colágenas e de inserção à superfície cementária (tecido mineralizado que recobre a superfície da raiz dentária), migração apical do epitélio juncional (epitélio contínuo com o epitélio oral que promove a inserção da gengiva no dente), formação de bolsa periodontal (superfície cementária desprovida de fibras periodontais) e reabsorção do osso alveolar (Figuras 1A e 1B). Tais danos com-

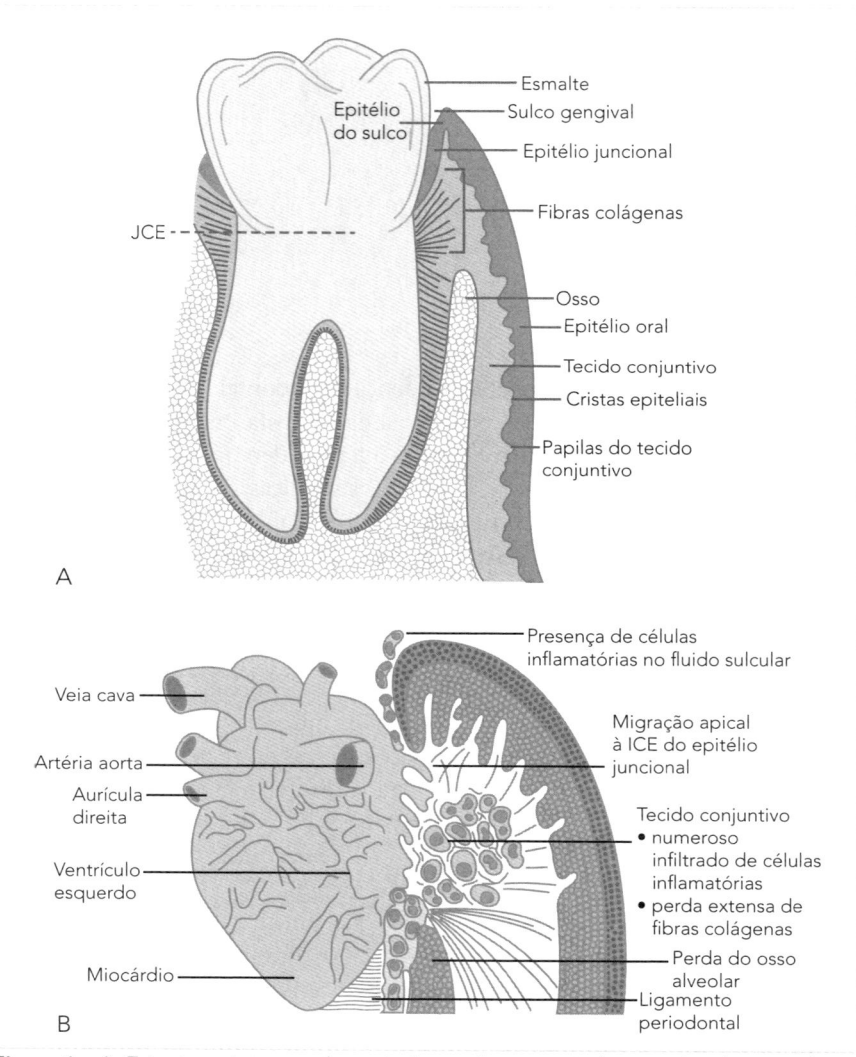

Figura 1   A: Estruturas internas do periodonto de proteção (gengiva) e do periodonto de sustentação (cemento, ligamento periodontal e osso alveolar) na saúde gengival. B: Lesão avançada; clinicamente, tem-se a periodontite. JCE: junção cemento-esmalte.

prometem, parcial ou totalmente, a função dos tecidos periodontais e podem resultar na perda do dente quando a doença segue curso natural.[3]

Mais de 700 espécies bacterianas podem ocupar as bolsas periodontais,[6] e a combinação de uma microbiota aeróbia e anaeróbia é tipicamente vista na infecção. Substancial destruição tecidual em pacientes com periodontite grave caracteriza-se, em muitos casos, pela presença de bolsas periodontais profundas ao redor de muitos ou de todos os dentes. As lesões epiteliais agregadas equivalem, em tamanho, a uma ferida ulcerada com área de 8 cm[2] a 20 cm[2], de acordo com estimativas clínicas.[7] No entanto, a doença pode permanecer assintomática por décadas, tempo durante o qual sua detecção é feita apenas por exame clínico com sonda periodontal milimetrada e/ou com radiografias intrabucais[8] (Figuras 2, 3 e 4).

Dessa forma, a natureza crônica e cíclica da condição periodontal oferece oportunidade para repetida disseminação hematogênica de patógenos periodontais e exposição direta de vasos sanguíneos e fígado a patógenos e endoto-

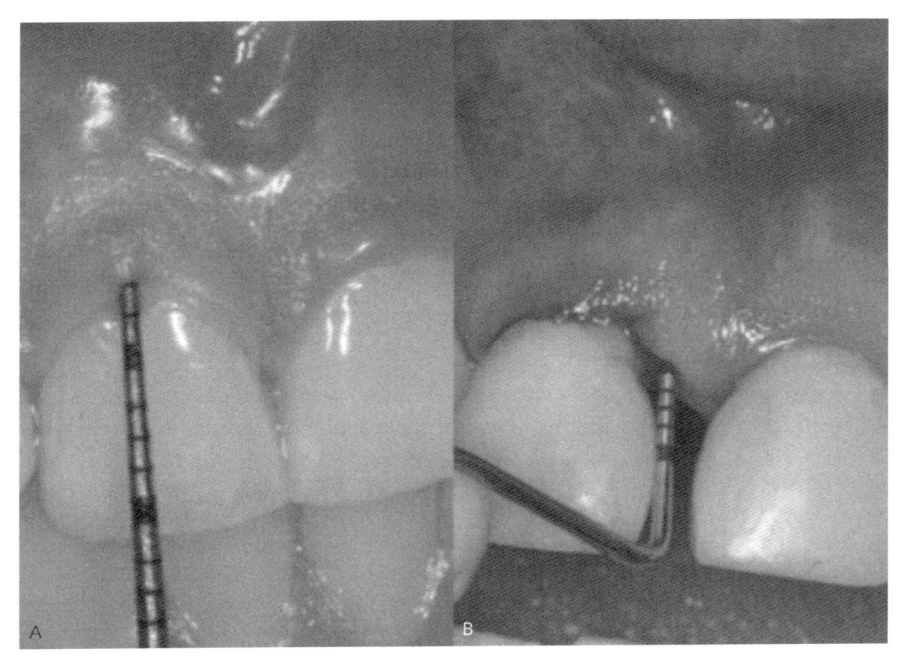

Figura 2   Exame clínico periodontal. Verificação da profundidade de sondagem (PS) e índice de sangramento à sondagem (SAS) com sonda periodontal universal Carolina do Norte 15 mm – Hu-Friedy®. A: PS igual a 2 mm e ausência de SAS, indicando saúde gengival. B: PS igual a 9 mm e presença de SAS, indicando a presença de bolsa periodontal profunda.

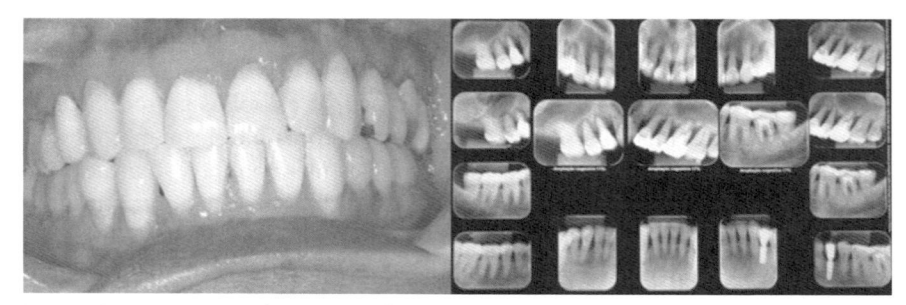

Figura 3 A: paciente de 53 anos de idade, gênero feminino, com quadro clínico de periodontite agressiva generalizada. Nota-se pouca quantidade de placa (biofilme dentário) e cálculo clinicamente visíveis. B: imagens radiográficas que mostram perdas ósseas graves na região posterior superior direita e esquerda.

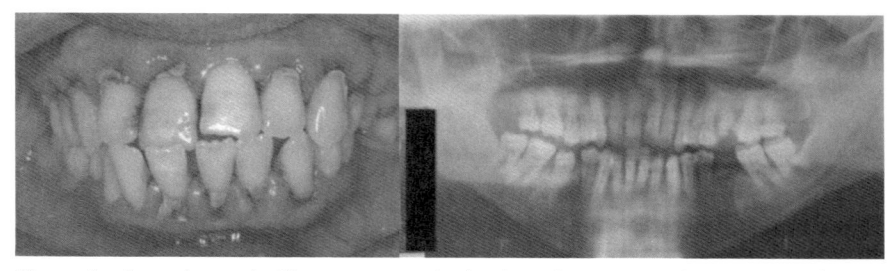

Figura 4 A: paciente de 40 anos com periodontite crônica grave. B: imagem radiográfica que demonstra perda óssea generalizada.

xinas bucais, particularmente lipopolissacarídeos (LPS) presentes na membrana de bactérias Gram-negativas.[9]

Além disso, evidências científicas demonstram que pacientes com DP, quando comparados a pacientes com gengiva saudável, têm maior quantidade de bactérias bucais na corrente sanguínea durante a bacteremia transitória causada por fatores locais (p. ex., escovação, mastigação, entre outros).[10] Portanto, a invasão e multiplicação de micro-organismos patogênicos em uma parte do corpo ou tecido, como ocorre na periodontite, pode produzir aos tecidos subsequentes prejuízo e progressão de outras doenças, por meio de uma variedade de mecanismos celulares.[11]

A resposta sistêmica à periodontite apresenta variação individual e pode ser modulada por aspectos genéticos (polimorfismos e fenótipo hiperinflamatório) e fatores ambientais (p. ex., tabagismo, obesidade, entre outros).[12] Os indivíduos afetados pela doença compartilham polimorfismos comuns em genes específicos, considerados importantes na regulação da resposta inflamatória.[13]

A partir de 1989, a literatura tem avaliado a robustez científica e a plausibilidade biológica da inter-relação entre DP e DCV. As infecções têm sido reconhecidas como fatores de risco para o processo aterosclerótico. Além disso, pacientes com DP partilham muitos fatores de risco com pacientes com DCV e a associação entre estas torna-se evidente após revisarem-se os vários mecanismos inflamatórios que podem ser responsáveis pelo aumento da resposta inflamatória em lesões ateromatosas em decorrência da infecção periodontal.[14] Estudos experimentais têm demonstrado a capacidade de periodontopatógenos (bactérias envolvidas na progressão da DP) induzirem a agregação plaquetária, formação de células espumosas e o desenvolvimento de ateroma. As evidências suportam pelo menos dois mecanismos biologicamente plausíveis: o aumento nos níveis de inflamação sistêmica entre pacientes com periodontite e a observação de que 10^8 a 10^{12} das bactérias Gram-negativas encontradas nas bolsas periodontais frequentemente migram para a corrente sanguínea (bacteremia e endotoxemia)[15] (Figura 5).

A proteína C-reativa (PCR), uma das proteínas de fase aguda, constitui-se em um marcador de inflamação sistêmica, em reação à estimulação infecciosa, inflamatória e/ou traumática.[17] Embora produzida principalmente no fígado, em resposta às citocinas pró-inflamatórias (interleucinas [IL]-1-alfa, IL-1-beta, IL-6, fator de necrose tumoral alfa [TNF-alfa]), recentemente sua síntese extra-hepática foi relatada em biópsias gengivais.[18] Além disso, foi encontrada na saliva e no fluido crevicular gengival.[19]

O papel potencial da PCR na patogênese cardiovascular não está totalmente compreendido, porém sugere-se que possa danificar diretamente vasos sanguíneos via ativação da cascata do complemento, acentuar a formação de lesão ateromatosa e estar associada à disfunção endotelial.[20]

Em indivíduos saudáveis, os níveis de PCR são encontrados em quantidades vestigiais, com valores < 0,3 mg/L.[21] Sabe-se também que níveis inferiores a 1,0 mg/L caracterizam baixo risco para doença cardiovascular (DCV). Níveis entre 1,0 e 3,0 mg/L oferecem risco médio e níveis superiores a 3,0 mg/L representam alto risco.[22]

Infecções bacterianas crônicas, como a periodontite, constituem-se em um dos fatores de risco estabelecidos para níveis de PCR moderadamente elevados[19]. Indivíduos com saúde sistêmica e que apresentam periodontite, em especial, formas graves, mostram níveis sistêmicos elevados de IL-6, entre outras,[23] dislipidemia[24] e leucocitose moderada.[23]

A extensão do aumento nos níveis de PCR em pacientes com periodontite depende da gravidade da doença após o ajuste para idade, tabagismo, índice de massa corporal (IMC), uso de estatinas, terapias de reposição hormonal, consumo de álcool e tratamento com antibióticos, que são determinantes re-

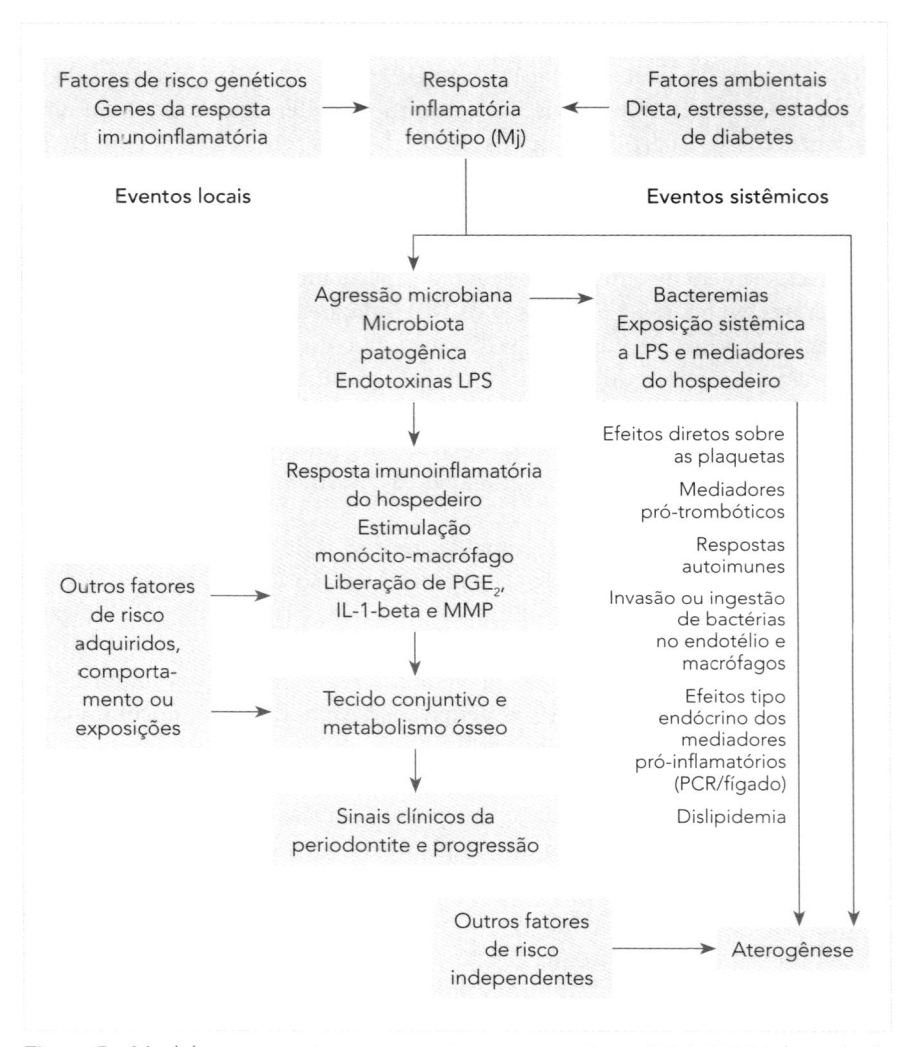

Figura 5   Modelos e mecanismos propostos que associam a DP à DCV. Adaptada de Lindhe et al.[16] e Tonetti et al.[14] LPS: lipopolissacarídeos; PGE$_2$: prostaglandina E$_2$; IL: interleucina; MMP: metaloproteinases da matriz; PCR: proteína C-reativa.

conhecidos dos níveis "fisiológicos" de PCR[23]. Outros efeitos potenciais sobre a elevação de PCR, como artrite, diabetes e obesidade, não parecem anular os efeitos da periodontite no aumento de seus níveis.[15]

Dessa forma, a medição de proteínas de fase aguda no soro pode ajudar a identificar um subgrupo de pacientes que estão em maior risco para doença periodontal destrutiva, ou revelar aqueles que estão sofrendo um processo de destruição periodontal.

O tratamento da DP tem mostrado reduzir a inflamação sistêmica, tanto em pacientes com saúde sistêmica como em pacientes com história de eventos cardiovasculares,[25-29] com uma variação entre indivíduos.[30] Estes achados sugerem que citocinas inflamatórias induzidas pela periodontite podem mediar a ligação com a DCV. Portanto, atualmente existe um conjunto de evidências que indicam que a inflamação sistêmica está presente em pacientes com DP.[31,32]

Estudos de intervenção e epidemiológicos suportam evidências de que a incidência de DCV ateroscleróticas, como a doença cardíaca coronariana (DCC), a doença cerebrovascular e a doença arterial periférica (DAP), é maior em indivíduos com DP e/ou pior condição periodontal, em comparação com indivíduos sem DP ou melhor condição periodontal, independentemente de muitos fatores de risco cardiovascular estabelecidos. No entanto, maiores evidências epidemiológicas são necessárias para estabelecer se a DP está associada com a incidência de eventos cardiovasculares secundários em pacientes com DCV aterosclerótica estabelecida,[33] ou seja, investigar se há uma relação causal entre a DP e DCV.

Adicionalmente, a bacteremia de baixo grau transitória, atribuída aos procedimentos da terapia periodontal cirúrgica ou não cirúrgica, representa um risco maior à endocardite infecciosa (EI).[33] Há evidências de maior incidência dos *Streptococcus* sp na etiologia da EI, comumente encontrados em grande quantidade na cavidade bucal; entretanto, trabalhos recentes indicam que o tratamento odontológico é responsável por apenas uma pequena porcentagem de casos de EI.[35] Após o advento de técnicas de biologia molecular, periodontopatógenos Gram-negativos não cultiváveis como *Aa* também foram relacionados à EI.[36] O tema EI e sua respectiva profilaxia antibiótica tem passado por grandes mudanças recentemente. De fato, o mais importante para o conhecimento do clínico é o cuidado com a saúde bucal e o controle do biofilme dentário, que devem ser os primeiros passos na prevenção da EI de origem odontogênica.[37] A Tabela 1 mostra as recomendações atualizadas para profilaxia de EI em procedimentos odontológicos (British Society for Antimicrobial Chemotherapy – BSAC,[38] de 2006, e American Heart Association – AHA,[39] de 2007, ambas com protocolos muito semelhantes). A profilaxia antibiótica passou a ser indicada somente para pacientes de alto risco cardíaco em uma gama de procedimentos odontológicos.[37]

Por outro lado, o National Institute for Health and Clinical Excellence (NICE),[40] em 2008, apresentou uma recomendação que sugeriu abandonar a profilaxia antibiótica da EI para tratamento odontológico, mesmo nos pacientes de alto risco. No entanto, os pacientes devem ser conscientemente informados sobre

Tabela 1   Recomendações para profilaxia da EI em procedimentos odontológicos

BSAC, 2006	AHA, 2007
Condições cardíacas de alto risco que necessitam de profilaxia antibiótica	
Paciente com história prévia de EI	Paciente com história prévia de EI
Cirurgia de substituição da válvula cardíaca (mecânica ou biológica protética)	Cardiopatia congênita cianótica não corrigida
	Portador de prótese cardíaca valvar
	Cardiopatia congênita cianótica corrigida que evoluiu para lesão residual
Desvio construído cirurgicamente (sistêmico pulmonar ou conduto)	Cardiopatia congênita corrigida com material protético
	Valvopatia adquirida em pacientes transplantados cardíacos
Procedimento odontológico que requer profilaxia com antibióticos para as condições acima	
Todos os procedimentos odontológicos que requeiram manipulações dentogengivais	Todos os procedimentos que envolvam manipulação do tecido gengival ou da região periapical de dentes ou perfuração da mucosa bucal

as mudanças na prática. Em resumo, de acordo com as evidências vigentes, profilaxia antibiótica somente no grupo de pacientes em alto risco de desenvolver EI, controle do biofilme dentário e manutenção da saúde bucal tornam-se medidas extremamente importantes, uma vez que a deficiência na higiene e as doenças bucais compõem importantes fatores para a ocorrência da EI (Tabela 2).[37]

Tabela 2   Protocolo para a administração de antibióticos para procedimentos odontológicos[41]

Via de administração	Medicação	Dose única 30 a 60 minutos antes do procedimento	
		Crianças	Adultos
Oral	Amoxicilina	50 mg/kg	2 g
Oral, em caso de alergia à penicilina	Clindamicina	20 mg/kg	600 mg
	Azitromicina, claritromicina	15 mg/kg	500 mg
Parenteral (IV ou IM)	Ampicilina	50 mg/kg	2 g
	Cefazolina, ceftriaxona	50 mg/kg	1 g
Parenteral (IV ou IM), em caso de alergia à penicilina	Clindamicina	20 mg/kg	600 mg

Mediante o exposto, o objetivo deste capítulo é investigar a contribuição da DP e os efeitos da terapia periodontal na resposta inflamatória sistêmica, no intuito de elucidar as recentes evidências quanto à associação entre DP e DCV, e, assim, também orientar o médico cardiologista em relação à relevância do tema para pacientes portadores de DCV, com ou sem DP.

DOENÇA PERIODONTAL E DOENÇA CARDIOVASCULAR ATEROSCLERÓTICA

A partir do estudo de Mattila et al., em 1989,[42] uma série de autores tem avaliado a força da evidência e da plausibilidade biológica da inter-relação entre infecções dentárias e DCV. Os dados disponíveis até o momento indicam que as doenças periodontais conferem risco moderado para aterosclerose[43] e que indivíduos com periodontite generalizada grave apresentaram razões de chances aumentadas para eventos cardiovasculares.[44]

Várias características em comum podem ser assinaladas entre aterosclerose e DP. Ambas são mais propensas a ocorrer em pessoas de maior idade, do sexo masculino, com menores recursos financeiros e baixos níveis de escolaridade, que fumam e são socialmente isoladas. Além disso, DP e DCC compartilham os importantes fatores de risco, como tabagismo, obesidade e diabetes, que provavelmente coexistem em muitos pacientes.[45]

Tais semelhanças indicam que DP e doenças cardíacas compartilham um percurso causativo similar,[15] já que as infecções têm sido reconhecidas como fatores de risco para eventos tromboembólicos e aterogênese.

Bactérias Gram-negativas ou o associado LPS (endotoxina), quando apresentados como um desafio sistêmico em modelos animais, podem induzir à infiltração de células inflamatórias nos principais vasos sanguíneos, proliferação do músculo liso vascular, degeneração gordurosa vascular e coagulação intravascular. As semelhanças notáveis da lesão vascular induzida e a história natural da aterogênese levaram investigadores a sugerir que, além de influência genética, estilo de vida e hábitos alimentares, infecções de origem desconhecida podem contribuir para a DCV observada.[9]

A carga inflamatória crônica da infecção periodontal e a resposta do hospedeiro fornecem a base para as associações observadas entre DP e aterosclerose, DCC, acidente vascular cerebral (AVC) e infarto do miocárdio (IM). Adicionalmente, os efeitos da DP, que resultam em aumentos na liberação hepática de PCR, também podem fundamentar ou contribuir para o risco de ataque cardíaco ou AVC relacionado com o aumento nos níveis séricos de PCR.[46]

A aparente disseminação de patógenos da cavidade bucal na lesão de ateroma de grandes vasos (por exemplo, *P. gingivalis*) também pode ser observada.[9,23]

Assim, como a doença coronariana é um processo multifatorial, a periodontite pode contribuir para uma certa fração de casos. No entanto, muitos outros fatores também podem desempenhar um papel causal independente da aterogênese.[15] Sabe-se ainda que, em indivíduos livres de aterosclerose, a presença de uma infecção crônica previu cerca de 40% de novas lesões ateroscleróticas.[47]

Desse modo, na periodontite e em outras condições inflamatórias, as citocinas pró-inflamatórias podem estar estreitamente associadas com os aspectos mais crônicos da DCV, como formação e progressão de placas arteriais. Por outro lado, as exposições microbianas e de LPS podem estar relacionadas com os aspectos mais agudos da DCC e AVC, como a formação de trombos.[15]

Por conseguinte, embora ainda não esteja clara a base fisiopatológica para a associação entre DP e aterosclerose, mecanismos propostos para a associação incluem:

- O fato de os LPS estimularem os monócitos humanos e as células endoteliais a produzir e secretar substâncias inflamatórias, como interleucinas, TNF-alfa, e assim por diante. Estas substâncias afetam diretamente a função endotelial.
- Invasão direta de microrganismos periodontais que entraram dentro da circulação e aderiram às paredes das artérias.[9]

Proteína C-reativa e doença periodontal

Os primeiros relatos sobre os níveis de PCR na doença periodontal foram publicados na década de 1960. Inicialmente, em 1962, Adam e Christides[48] realizaram um estudo no qual foram detectadas 20 reações positivas para PCR, relacionadas a casos de periodontite marginal e abscessos periodontais, em um total de 40 casos examinados. Anos depois, em 1968, no estudo de Shklair et al.,[49] indivíduos com gengivite ulcerativa necrosante (GUN) apresentaram a maior porcentagem de PCR (66,7%), comparados aos indivíduos com periodontite grave (50%), enquanto aqueles com gengivite grave apresentaram a menor porcentagem (28,6%). Reações positivas para PCR ocorreram em 45,5% dos indivíduos com DP grave e em 14,3% dos com doença moderada.

Em estudos mais recentes, a gengivite não tem demonstrado influência sobre os níveis de PCR. Fraca associação com a proteína foi observada entre jovens finlandeses que apresentavam gengivite.[50] Adicionalmente, a expressão de microRNA (mRNA) de PCR foi maior em tecidos de pacientes com periodontite comparados aos afetados por gengivite.[51]

Até mesmo o possível efeito do acúmulo inicial do biofilme dentário sobre os níveis sorológicos de proteínas de fase aguda, incluindo PCR, transferrina e alfa-1-antitripsina, durante a gengivite experimental em humanos, foi investigado.[52] Porém, nenhuma mudança significativa foi detectada nesses reagentes. Mediante a pequena correlação detectada, até o momento, ainda não está claro se há alguma influência da gengivite sobre marcadores de risco para DVC.[53]

Em contrapartida, há forte evidência de que a periodontite constitui um fator infeccioso e inflamatório capaz de aumentar a síntese hepática de PCR.[9] Dados de modelos animais sugerem que a infecção periodontal pode ser suficiente para aumentar os níveis séricos de PCR.[54]

A elevação dos níveis da proteína também pode estar relacionada à atividade da doença, conforme reportaram Ebersole et al. (1997),[55] em um estudo que incluiu 40 indivíduos com idade entre 35 e 55 anos. PCR e haptoglobina, além de se mostrarem significativamente aumentadas no soro, comparadas aos controles, permaneceram elevadas em pacientes com mais sítios ativos da doença ao longo de um período de seis meses. Estes achados sugerem que a atividade da DP reflete nos níveis desses reagentes.

Loos et al. (2000)[56] demonstraram que pacientes com periodontite generalizada (n = 54) e localizada (n = 53) exibiram maiores níveis de PCR (1,45 e 1,30 *vs.* 0,90 mg/L, respectivamente), comparativamente aos controles. Nos casos de periodontite generalizada, o número de leucócitos foi maior que nos indivíduos com doença localizada, provavelmente pela correlação existente entre IL-6 e PCR e de ambas com neutrófilos.

Edentulismo total significa ausência de foco infeccioso periodontal, embora ainda possam permanecer periodontopatógenos em outros sítios bucais, como tonsila e língua. Espera-se, desta forma, que indivíduos totalmente edêntulos tenham níveis de PCR significativamente mais baixos que indivíduos com periodontite e níveis comparáveis a indivíduos saudáveis. No entanto, Slade et al. (2000),[8] ao avaliarem uma amostra aleatória da população dos Estados Unidos, incluindo 12.949 indivíduos dentados e 1.817 indivíduos desdentados com ≥ 18 anos de idade, encontraram, entre edêntulos e indivíduos com DP, níveis de PCR igualmente aumentados, quando comparados a indivíduos sem DP. Os autores destacaram a probabilidade de que, entre os edêntulos, muitos indivíduos tivessem história pregressa de DP grave. Porém, é improvável que uma infecção periodontal prévia ao edentulismo ainda fosse, no momento do exame, responsável por níveis elevados da proteína. Assim, é possível que outros fatores de risco ou doenças inflamatórias sistêmicas ou locais, não examinados nesse estudo, fossem responsáveis pelos níveis de PCR observados nos indivíduos desdentados.

Por outro lado, a exodontia múltipla de todos os dentes[57] resultou, após quatro meses, na diminuição de todos os marcadores inflamatórios e trombóticos relacionados ao risco cardiovascular (PCR, plasminogênio, fibrinogênio, contagem de leucócitos e plaquetas). Em um estudo-piloto, Rahman et al.

(2005)[58] mostraram que a extração de dentes condenados periodontalmente e a substituição por implantes acarretaram na redução dos níveis de PCR de 3,45 para 1,55 mg/dL após 12 meses. Seis, nove e 12 meses após a colocação dos implantes, os valores médios de PCR foram significativamente menores que os valores médios de PCR no pré-operatório.

A correlação de periodontopatógenos com os níveis de PCR constitui outro importante aspecto de avaliação da PCR na periodontite, bem como a associação dos microrganismos com a gravidade da doença e perda óssea ou de inserção. Entre os estudos que realizaram esta correlação, destaca-se o de Noack et al. (2001),[59] no qual se observou elevação da PCR em indivíduos infectados por periodontopatógenos, além de níveis elevados de PCR ($\geq$ 3 mg/L), com porcentagem significativamente maior no grupo de indivíduos com perda de inserção elevada, quando comparado ao grupo controle. Outros estudos[22,60] confirmaram uma relação dose-dependente entre perda óssea alveolar, gravidade da DP, presença de Pg e elevação de PCR.

A presença da PCR no fluido crevicular gengival (FCG) ou no fluido do sulco gengival foi avaliada por alguns autores. No entanto, a correlação encontrada entre PCR ultrassensível (PCR-us) no soro e periodontite nem sempre foi correspondida pela análise da PCR-us no FCG.[61]

Fitzsimmons et al. (2010)[62] sustentam a hipótese de que indivíduos com evidência de biomarcadores inflamatórios sistêmicos ou locais no FCG são mais propensos a sofrer de DP. Sabe-se que *kits* que podem ser colocados ao lado da cadeira odontológica para mensurar a PCR utilizando os fluidos bucais, incluindo a saliva, estão atualmente em desenvolvimento[63] e poderiam fornecer um novo meio de triagem dos pacientes para inflamação sistêmica.

A gengiva humana é capaz de produzir PCR *in situ* e pode ser associada com a atividade da IL-6, além de contribuir parcialmente para os níveis de PCR no FCG, saliva e soro.[18] Também quanto à detecção de PCR em células endoteliais arteriais, deve-se considerar a capacidade de Aa e Pg invadirem tecidos periodontais, espalharem-se entre as células vizinhas e alcançarem a placa aterosclerótica humana. Consequentemente, interagem diretamente com as células endoteliais arteriais, resultando na produção local de PCR em adição à indução de PCR pelas células hepáticas.[51]

Evidências de que o tratamento periodontal beneficia os biomarcadores e a resposta cardiovascular

Evidência convincente sobre os efeitos cardioprotetores da terapia periodontal foi reportada por Tonetti et al. (2007),[64] ao observarem que a melhora significativa na função endotelial foi linearmente associada com redução das lesões periodontais e redução de sangramento à sondagem do periodonto. Conclui-se que a terapia periodontal pode resultar em uma diminuição do risco de DCC em pacientes tratados, com ou sem a doença.[45]

Ainda como efeito da terapia periodontal, a espessura da íntima média carotídea, um parâmetro anatômico diretamente responsável pela aterosclerose, apresentou significativa diminuição de espessura, mediante redução da carga bacteriana bucal.[65,66]

A evidência de que a periodontite constitui um fator infeccioso e inflamatório capaz de aumentar a síntese hepática de PCR também provém da relevante contribuição que os estudos envolvendo terapia periodontal têm proporcionado.

Cabe ressaltar que a eficácia claramente estabelecida do tratamento periodontal sobre a resolução de inflamação e cura dos tecidos periodontais envolve a modificação da microbiota, com recolonização de bactérias comensais e restabelecimento da homeostasia. Isto significa, entre outros benefícios, baixa na produção de mediadores inflamatórios e, consequentemente, pouco ou nenhum alcance sistêmico.

Com base neste conhecimento, modalidades terapêuticas variadas têm sido testadas quanto aos efeitos sobre os níveis sistêmicos de PCR e outros marcadores inflamatórios (Figura 6).[67,68] Tais modalidades incluem terapia periodontal básica (TPB) ou não cirúrgica, o que consiste na raspagem e no alisamento radicular, associada ou não a anti-inflamatórios, antimicrobianos tópicos ou sistêmicos e terapia periodontal cirúrgica.

A bacteremia ou endotoxemia ocasionadas pela instrumentação durante o procedimento de raspagem subgengival provoca uma resposta inflamatória e alterações sistêmicas, que duram cerca de uma semana.[69] Ademais, 24 horas depois de ambas, TPB e terapia cirúrgica, os níveis de PCR, TNF-alfa e IL-6 mostram-se elevados.[64]

Entre os trabalhos que se basearam na terapia periodontal, foi observada, após o tratamento, a redução das concentrações de PCR-us circulantes no soro.[23,55,68,70]

Além disso, D'Aiuto et al.[69] relataram que indivíduos com melhor resposta à terapia periodontal tiveram sua categoria de risco inflamatório diminuída após correção para idade, gênero, etnia e tabagismo.

Alguns autores[71,72] reportaram que, embora os declínios nos níveis médios de PCR após o tratamento periodontal tenham sido estatisticamente significantes, foram bastante modestos e não resultaram em mudanças na estratificação do risco para a DCV.

Somados a estes achados, há estudos que não observaram mudanças significativas nos níveis de PCR após terapia periodontal. Entre estes estudos, há os de Ide et al. (2004),[73] quanto aos níveis de PCR e IL-6 seis semanas pós-tratamento periodontal; Yamazaki et al. (2005),[74] em relação aos níveis de IL-6,

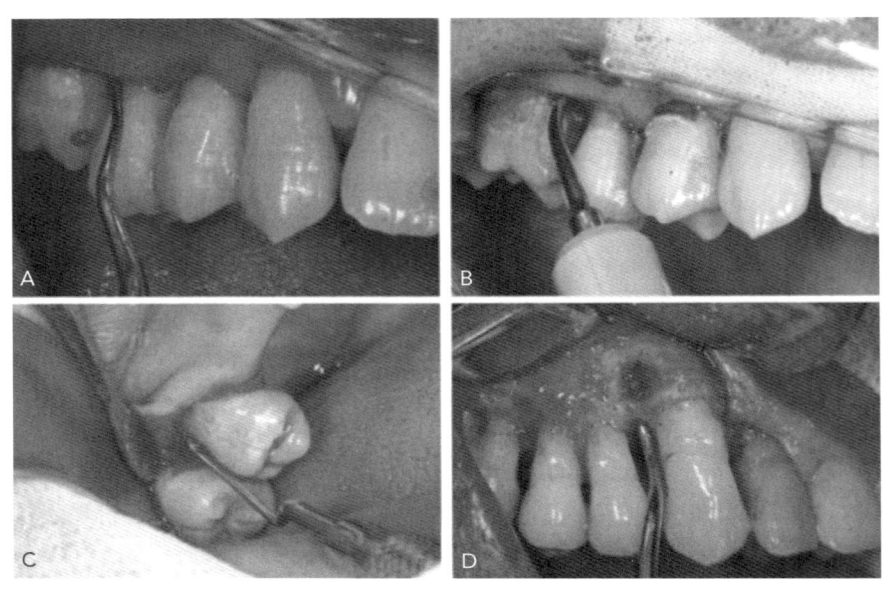

Figura 6   Modalidades terapêuticas da doença periodontal. A e B: terapia periodontal básica ou não cirúrgica. A: raspagem e alisamento radicular subgengival com instrumentc manual (cureta Gracey). B: raspagem e alisamento radicular subgengival com instrumento ultrasônico (Cavitron® – Dentsply). C e D: acesso cirúrgico para raspagem radicular. Em D, nota-se a presença de deiscência óssea na tábua vestibular em decorrência de infecção periodontal.

TNF-alfa e PCR três meses pós-conclusão da terapia periodontal; e Ushida et al. (2008),[75] quanto aos níveis de PCR pós-tratamento.

Por fim, embora existam autores que não tenham encontrado efeito da terapia periodontal sobre os níveis de mediadores inflamatórios, de acordo com a maioria dos estudos, a terapia provoca redução dos níveis de PCR, IL-6 e fibrinogênio, entre 1, 3 e 6 meses após efetuada. A redução dos níveis médios de PCR após a terapia periodontal entre os estudos foi de 0,2 a 0,5 mg/L, o que significa 1/3 da redução obtida com rosuvastatina, medicação sistêmica para controle do colesterol e prevenção de DCV.[43,76] No entanto, os efeitos do tratamento periodontal a longo prazo sobre tais níveis são pouco conhecidos.[76]

CONSIDERAÇÕES FINAIS

O conceito de resolução da doença periodontal parte da premissa de que a terapia periodontal é considerada concluída somente após se confirmar a remissão dos sinais clínicos de inflamação. Remoção mecânica do biofilme dentário por meio de raspagem, associada ou não a outra modalidade coadjuvante, não significa que, em alguma magnitude, a inflamação/infecção não persistam. Por vezes, a remoção dos fatores locais é alcançada somente após repetidas atuações pontuais nos sítios em que ainda existam sinais clínicos de inflamação, os chamados parâmetros clínicos periodontais. Estes incluem, principalmente, sangramento à sondagem e profundidade de bolsa à sondagem. Sítios com bolsas residuais, que continuem sangrando à sondagem, requerem, indubitavelmente, nova instrumentação e reforço de instrução de higiene bucal.

A necessidade de reinstrumentação e resposta clínica são peculiares a cada paciente e, por esta razão, não há como estabelecer, genericamente, um mesmo tempo de conclusão da terapia periodontal para todos os pacientes. Portanto, somente ao constatar remissão individual da inflamação, ou seja, ausência de sinais clínicos de inflamação, é que se pode considerar a terapia concluída. Deve-se iniciar, a partir daí, o período de manutenção periodontal.

Alterações nos níveis de PCR não devem ser interpretadas somente sob a ótica do impacto que isoladamente causam sobre o risco de DCV ou pelo peso de seu valor relativo. A etiologia multifatorial das doenças cardíacas compreende um conjunto de fatores de risco que acarretam aumento nos níveis dos marcadores inflamatórios, incluindo aumento da PCR. Ainda que provoquem aumentos sutis e tenham valor relativo baixo, cada um desses fatores deve ser considerado. O somatório dos níveis provenientes de vários fatores pode ter um impacto significativo sobre o risco cardíaco. E, assim, alterações sistêmicas dos níveis da PCR provenientes da doença periodontal, ainda que pequenas, podem ser relevantes. A mudança de categoria de risco cardíaco pós-terapia periodontal em pacientes com periodontite é uma demonstração disto. Ressalta-se que a maioria dos estudos intervencionais sugeriu a diminuição dos níveis de PCR no soro após a terapia periodontal.

O tabagismo tem sido reportado como fator de risco independente para periodontite e elevados níveis séricos de PCR, por ser um importante determinante da capacidade do hospedeiro iniciar uma efetiva resposta humoral à infecção.[77] Também se sabe que fatores de risco para DCV, como idade, gênero, estilo de vida, história de DCV, diabetes, hipertensão arterial, hiperlipidemia, obesidade e hábito de fumar, causam mais confusão na associação entre DP, inflamação sistêmica e aterosclerose. Todos esses fatores e, em particular o tabagismo, estão associados com níveis elevados de PCR e DCV.[78]

Uma característica única do biofilme da cavidade bucal, particularmente do biofilme subgengival, é sua estreita proximidade a tecidos altamente vascularizados. Qualquer rompimento da integridade natural do epitélio subgengival, cuja espessura é de no máximo dez camadas, pode levar à bacteremia.[79] Na periodontite, por sua vez, o epitélio da bolsa periodontal é caracteristicamente fino e ulcerado e, por isso, frequentemente se abre, permitindo o acesso das bactérias ao tecido conjuntivo e aos vasos sanguíneos. Em pacientes com periodontite moderada a grave, a área total do epitélio da bolsa em contato direto com o biofilme subgengival é surpreendentemente grande, podendo chegar ao tamanho aproximado da palma da mão humana ou muito maior, em casos de doença avançada.[80] Portanto, ambos, o acesso de microrganismos à corrente sanguínea e a instalação de uma inflamação crônica com área e intensidade suficientes para suscitar significativa resposta do hospedeiro, fornecem a base para o estudo da inter-relação entre DP e aterosclerose.

A análise de estudos epidemiológicos e intervencionais sugere que a terapia periodontal reduz os níveis de inflamação sistêmica e propicia efeitos benéficos em marcadores subclínicos da aterosclerose,[81] apesar de substancial heterogeneidade entre as respostas. No entanto, nenhum dos dados disponíveis até o momento sugere que a prevenção ou melhora da infecção periodontal resulta em menor incidência de eventos cardiovasculares ou cerebrovasculares.[82,83] Investigações futuras poderão identificar vias que levam à aterogênese mediada pela periodontite ou resultados na redução do risco da aterosclerose induzida por tratamento periodontal. Os achados de tais pesquisas deverão conduzir o desenho de ensaios clínicos que permitam determinar se as intervenções periodontais têm papel primário ou secundário na prevenção da DCV.

Até o presente momento, considera-se de extrema relevância, para a prática clínica habitual do médico cardiologista, o conhecimento do impacto da doença periodontal na doença cardiovascular para o auxílio nas tomadas de decisão em pacientes portadores de doenças cardiovasculares (Figura 7).

REFERÊNCIAS BIBLIOGRÁFICAS

1. Williams RC, Offenbacher S. Periodontal medicine: the emergence of a new branch of periodontology. Periodontol 2000. 2000;23:9-12.
2. Linden GJ, Lyons A, Scannapieco FA. Periodontal systemic associations: review of the evidence. J Clin Periodontol. 2013;40(Suppl. 14):S8-S19.
3. Sanz M, Winkelhoff AJV. Periodontal infections: understanding the complexity – Consensus of the Seventh European Workshop on Periodontology. J Clin Periodontol. 2011;38(Suppl. 11):3-6.
4. Papapanou PN. Epidemiology of periodontal diseases: an update. J Int Acad Periodontol. 1999;1:110-6.
5. Brasil. Ministério da Saúde. Secretaria de Atenção à Saúde/Secretaria de Vigilância em Saúde. Departamento de Atenção Básica. Coordenação Geral de Saúde Bucal. Projeto SBBrasil 2010: Pesquisa Nacional de Saúde Bucal – Resultados Principais. Brasília (DF): Ministério da Saúde; 2011. 92p.

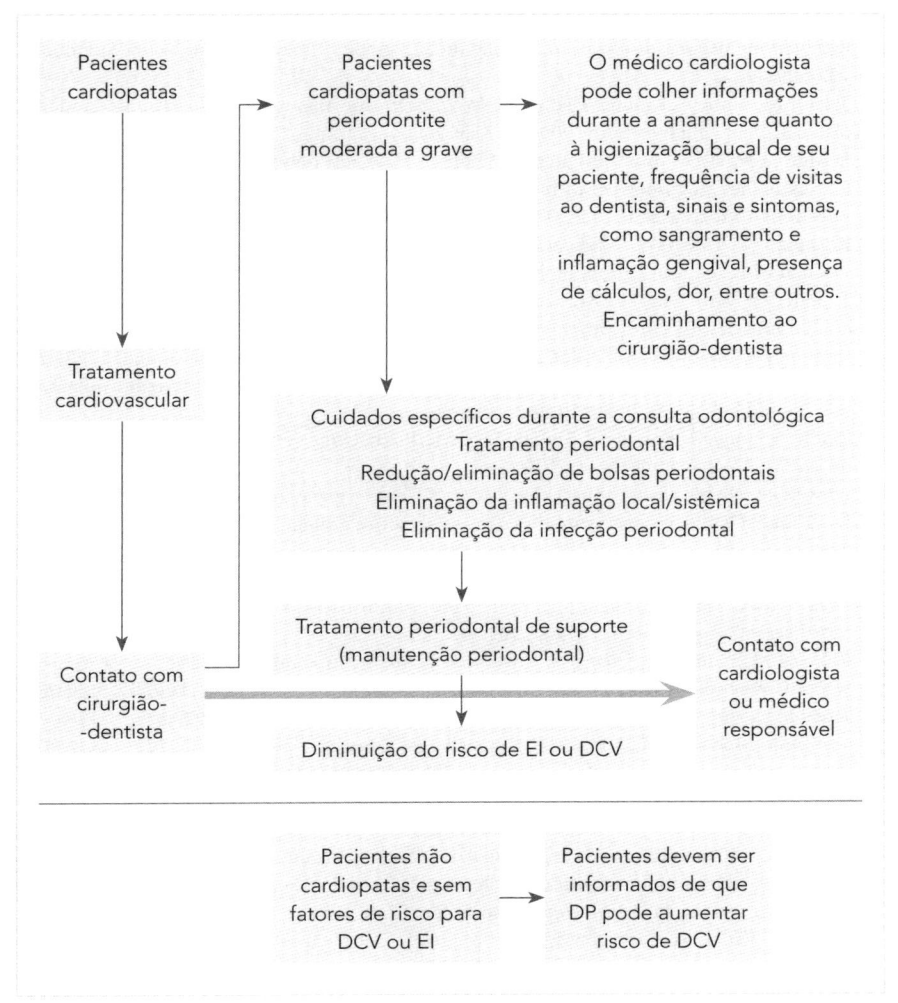

Figura 7 Prática clínica do cardiologista e do cirurgião-dentista. Fonte: adaptada de Tunes et al., 2011.[84]

6. Aas JA, Paster BJ, Stokes LN, Olsen I, Dewhirst FE. Defining the normal bacterial flora of the oral cavity. J Clin Periodontol. 2005;43:5721-32.

7. Hujoel PP, White BA, García RI, Listgarten MA. The dentogingival epithelial surface area revisited. J Periodontol Res. 2001;36(1):48-55.

8. Slade GD, Offenbacher S, Beck JD, Heiss G, Pankow JS. Acute-phase inflammatory response to periodontal disease in the US population. J Dent Res. 2000;79:49-57.

9. Offenbacher S, Elter JR, Lin D, Beck JD. Evidence for periodontitis as a tertiary vascular infection. J Int Acad Periodontol. 2005;7(2):39-48.

10. Silver JG, Martin AW, McBride BC. Experimental transient bacteraemias in human subjects with varying degrees of plaque accumulation and gingival inflammation. J Clin Periodontol. 1997;4:92-9.

11. Taba Jr M, Kinney J, Kim AS, Giannobile WV. Diagnostic biomarkers for oral and periodontal diseases. Dent Clin North Am. 2005;49(3):551-71, vi.

12. D'Aiuto F, Parkar M, Brett PM, Ready D, Tonetti MS. Gene polymorphisms in pro-inflammatory cytokines are associated with systemic inflammation in patients with severe periodontal infections. Cytokine. 2004;28:29-34.

13. Kornman KS, Duff GW. Candidate genes as potential links between periodontal and cardiovascular diseases. Ann Periodontol. 2001;6:48-57.

14. Tonetti MS, Van Dyke TE, Working group 1 of the joint EFP/AAP workshop. Periodontitis and atherosclerotic cardiovascular disease: consensus report of the Joint EFP/AAP Workshop on Periodontitis and Systemic Diseases. J Clin Periodontol. 2013;40(Suppl. 14):51-69.

15. Beck JD, Slade G, Offenbacher S. Oral disease, cardiovascular disease and systemic inflammation. Periodontol 2000. 2000;23:110-20.

16. Lindhe J, Lang NP, Karring T. Tratado de periodontia clínica e implantologia oral. 5. ed. Rio de Janeiro: Guanabara Koogan; 2010.

17. Loos BG. Systemic effects of periodontitis. Int J Dent Hygiene. 2006;4(Suppl. 1):34-8.

18. Lu Q, Jin L. Human gingiva is another site of C-reactive protein formation. J Clin Periodontol. 2010;37:789-96.

19. Tüter G, Kurtis B, Serdar M. Evaluation of gingival crevicular fluid and serum levels of high--sensitivity C-reactive protein in chronic periodontitis patients with or without coronary artery disease. J Periodontol. 2007;78:2319-24.

20. Ridker PM, Stampfer MJ, Rifai N. Novel risk factors for systemic atherosclerosis: a comparison of C-reactive protein, fibrinogen, homocysteine, lipoprotein(A), and standard cholesterol screening as predictors of peripheral arterial disease. JAMA. 2001;285:2481-5.

21. Yudkin JS, Stehouwer CD, Emeis JJ, Coppack SW. C-reactive protein in healthy subjects: associations with obesity, insulin resistance, and endothelial dysfunction: a potencial role for cytokines originating from adipose tissue? Arterioscler Thromb Vasc Biol. 1999;19:972-8.

22. Pearson TA, Mensah GA, Alexander RW, Anderson JL, Cannon RO 3rd, Criqui M, et al. Markers of inflammation and cardiovascular disease: application to clinical and public health practice: A statement for healthcare professionals from the Centers for Disease Control and Prevention and the American Heart Association. Circulation. 2003;107(3):499-511.

23. D'Aiuto F, Parkar M, Andreaou G, Brett PM, Ready D, Tonetti MS. Periodontitis and atherogenesis: causal association or simple coincidence? A pilot intervention study. J Clin Periodontol. 2004;31:402-11.

24. Liu J, Wu Y, Ding Y, Meng S, Ge S, Deng H. Evaluation of serum levels of C-reactive protein and lipid profiles in patients with chronic periodontitis and/or coronary heart disease in an ethnic Han population. Quintessence Int. 2010;41:239-47.

25. Fadl KAE, Ragy N, Batran ME, Kassem N, Nasry SA, Khalifa R, et al. Periodontitis and cardiovascular disease: floss and reduce a potential risk factor for CVD. Angiology. 2011;62(1):62-7.

26. Mattila KJ, Vesanen M, Valtonen V, Nieminen M, Palosuo T, Rasi V, et al. Effect of treating periodontitis on C-reactive protein levels: a pilot study. BMC Infect Dis. 2002;2:30-3.

27. Genco RJ, Van Dyke TE. Reducing the risk of CVD in patients with periodontitis. Nat Rev Cardiol. 2010;7:479-80.

28. Iwamoto Y, Nishimura F, Soga Y, Takeuchi K, Kurihara M, Takashiba S, et al. Antimicrobial periodontal treatment decreases serum C-reactive protein, tumor necrosis factor-alfa, but not adiponectin levels in patients with chronic periodontitis. J Periodontol. 2003;74:1231-6.

29. Blum A, Front E, Peleg A. Periodontal care may improve systemic inflammation. Clin Invest Med. 2007;30:E114-E117.

30. D'Aiuto F, Ready D, Tonetti MS. Periodontal disease and C-reactive protein-associated cardiovascular risk. J Periodontol Res. 2004;39:236-41.

31. Linden GJ, Lyons A, Scannapieco FA. Periodontal systemic associations: review of the evidence. J Clin Periodontol. 2013;40 (Suppl 14):8-19.

32. Van Dyke TE, van Winkelhoff AJ. Infection and inflammatory mechanisms. J Clin Periodontol. 2013;40(Suppl 14):1-7.

33. Dietrich T, Sharma P, Walter C, Weston P, Beck J. The epidemiological evidence behind the association between periodontitis and incident atherosclerotic cardiovascular disease. J Clin Periodontol. 2013;40(Suppl 14):70-84.

34. Guntheroth WG. How important are dental procedures as a cause of infective endocarditis? Am J Cardiol. 1984;54:797-801.

35. Vlessis AA, Hovaguimian H, Jaggers J, Ahmad A, Starr A. Infective endocarditis: ten-year review of medical and surgical therapy. Ann Thorac Surg. 1996;61:1217-22.

36. Carmona IT, Diz Dios P, Scully C. An update on the controversies in bacterial endocarditis of oral origin. Oral Surg Oral Med Oral Pathol Oral Radiol Endod. 2002;93:660-70.

37. Junior OC. Endocardite infecciosa e profilaxia antibiótica: um assunto que permanece controverso para a Odontologia. Rev Sul-Bras Odontol. 2010;7(3):372-6.

38. Gould FK, Elliott TS, Foweraker J, Fulford M, Perry JD, Roberts GJ, et al. Guidelines for the prevention of endocarditis: report of the working party of the British Society for Antimicrobial Chemotherapy. J Antimicrob Chemother. 2006;57(6):1035-42.

39. Lockhart PB, Bolger AF, Papapanou PN, Osinbowale O, Trevisan M, Levison ME, et al. Periodontal disease and atherosclerotic vascular disease: does the evidence support an independent association?: a scientific statement from the American Heart Association. Circulation. 2012;125(20):2520-44.

40. National Institute for Health and Clinical Excellence (Nice). Prophylaxis against infective endocarditis: antimicrobial prophylaxis against infective endocarditis in adults and children undergoing interventional procedures. Nice Clinical Guideline 64. 2008 Mar. Disponível em: <www.nice.org.uk/CG064>. Acesso em: 20 set. 2009.

41. Sampaio RO, Acorsi TAD, Tarasoutchi F. Profilaxia de endocardite infecciosa. Einstein: Educ Contin Saúde. 2008;6(4):191-3.

42. Mattila KJ, Nieminen MS, Valtonen VV, Rasi VP, Kesäniemi YA, Syrjälä SL, et al. Association between dental health and acute myocardial infarction. BMJ. 1989;298(6676):779-81.

43. Teles R, Wang C-Y. Mechanisms involved in the association between periodontal diseases and cardiovascular disease. Oral Diseases. 2011;17:450-61.

44. Romagna C, Dufour L, Troisgros O, Lorgis L, Richard C, Buffet P, et al. Periodontal disease: a nem factor associated with the presence of multiple complex coronary lesions. J Clin Periodontol. 2012;39(1):38-44.

45. Bokhari SAH, Khan AA, Tatakis DN, Azhar M, Hanif M, Izhar M. Non-surgical periodontal therapy lowers serum inflammatory markers: a pilot study. J Periodontol. 2009;80:1574-80.

46. Czerniuk MR, Górska R, Filipiak KJ, Opolski G. C-reactive protein in patients with coexistent periodontal disease and acute coronary syndromes. J Clin Periodontol. 2006;33:415-20.

47. Kiechl S, Egger G, Mayr M, Wiedermann CJ, Bonora E, Oberhollenzer F, et al. Chronic infections and the risk of carotid atherosclerosis: prospective results from a large population study. Circulation. 2001;103:1064-70.

48. Adam TC, Christides TD. Protein reacting to antigen C of pneumococcus (carbohydrate reacting protein) in the saliva. Arch Oral Biol. 1962 7:107.

49. Shklair IL, Loving RH, Leberman OF, Rau CF. C-reactive protein and periodontal disease. J Periodontol. 1968;39(2):93-5.
50. Ylöstalo PV, Järvelin M-R, Laitinen J, Knuuttila MLE. Self-reported gingivitis and tooth loss poorly predict C-reactive protein levels: a study among Finnish young adults. J Clin Periodontol. 2008;35:114-9.
51. Maekawa T, Tabeta K, Kajita-Okui K, Nakajima T, Yamazaki K. Increased expression of C-reactive protein gene in inflamed gingival tissues could be derived from endothelial cells stimulated with interleukin-6. Arch Oral Biol. 2011;56:312-8.
52. Norman ME, Baehni PC, Tsai CC, Stoller N, McArthur WP, Taichman NS. Studies of host reponses during experimental gingivitis in humans. J Periodontol Res. 1979;14:361-9.
53. Wohlfeil M, Wehner J, Schacher B, Oremek GM, Sauer-Eppel H, Eickholz P. Degree of gingivitis correlates to systemic inflammation parameters. Clinica Chimica Acta. 2009;401:105-9.
54. Ebersole JL, Capelli D, Mathys EC, Steffen MJ, Singer RE, Montgomery M. Periodontitis in humans and non-human primates: oral-systemic linkage inducing acute phase proteins. Ann Periodontol. 2002;7:102-11.
55. Ebersole J, Machen R, Steffen M, Willmann D. Systemic acute-phase reactants, C-reactive protein and haptoglobin in adult periodontitis. Clin Exp Immunol. 1997;107:347-52.
56. Loos BG, Craandijk J, Hoek FJ, Wertheim-van Dillen PME, van der Velden U. Elevation of systemic markers related to cardiovascular diseases in the peripheral blood of periodontitis patients. J Periodontol. 2000;71:1528-34.
57. Taylor BA, Tofler GH, Carey HM, Morel-Kopp MC, Philcox S, Carter TR, et al. Full-mouth tooth extraction lowers systemic inflammatory and thrombotic markers of cardiovascular risk. J Dent Res. 2006;85:74-8.
58. Rahman A, Rashid S, Noon R, Samuel ZS, Lu B, Borgnakke WS, et al. Prospective evaluation of the systemic inflammatory marker C-reactive protein in patients with end-stage periodontitis getting teeth replaced with dental implants: a pilot investigation. Clin Oral Impl Res. 2005;6:28-31.
59. Noack B, Genco RJ, Trevisan M, Grossi S, Zambon JJ, De Nardin E. Periodontal infections contribute to elevated systemic C-reactive protein level. J Periodontol. 2001;72:1221-7.
60. Dye BA, Choudhary K, Shea S, Papapanou PN. Serum antibodies to periodontal pathogens and markers of systemic inflammation. J Clin Periodontol. 2005;32:1189-99.
61. Megson E, Fitzsimmons T, Dharmapatni K, Bartold PM. C-reactive protein in gingival crevicular fluid may be indicative of systemic inflammation. J Clin Periodontol. 2010;37:797-804.
62. Fitzsimmons TR, Sanders AE, Bartold PM, Slade GD. Local and systemic biomarkers in gingival crevicular fluid increase odds of periodontitis. J Clin Periodontol. 2010;37:30-6.
63. Floriano PN, Christodoulides N, Miller CS, Ebersole JL, Spertus J, Rose BG, et al. Use of saliva-based nano-biochip tests for acute myocardial infarction at the point of care: a feasibility study. Clin Chem. 2009;55:1530-8.
64. Tonetti MS, D'Aiuto F, Nibali L, Donald A, Storry C, Parkar M, et al. Treatment of periodontitis and endothelial function. N Engl J Med. 2007;356:911-20.
65. Piconi S, Trabattoni D, Luraghi C, Perilli E, Borelli M, Pacei M, et al. Treatment of periodontal disease results in improvements in endothelial dysfunction and reduction of the carotid intima-media thickness. FASEB J. 2009;23:1196-204.
66. Cairo F, Nieri M, Gori AM, Rotundo R, Castellani S, Abbate R, et al. Periodontal variables may predict sub-clinical atherosclerosis and systemic inflammation in young adults. A cross-sectional study. Eur J Oral Implantol. 2009;2(2):125-33.
67. Graziani F, Cei S, Tonetti M, Paolantonio M, Serio R, Sammartino G, et al. Systemic inflammation following non-surgical and surgical periodontal therapy. J Clin Periodontol. 2010;37:848-54.

68. Marcacinni AM, Meschiari CA, Sorgi CA, Saraiva MCP, Souza AM, Faccioli LH, et al. Circulating interleukin-6 and high-sensitivity C-reactive protein decrease after periodontal therapy in otherwise healthy subjects. J Periodontol. 2009;80:594-602.

69. D'Aiuto F, Nibali L, Mohamed-Ali V, Vallance P, Tonetti MS. Periodontal therapy: a novel non-drug-induced experimental model to study human inflammation. J Periodontal Res. 2004;39:294-9.

70. D'Aiuto F, Parkar M, Nibali L, Suvan J, Lessem J, Tonetti MS. Periodontal infections cause changes in traditional and novel cardiovascular risk factors: results from a randomized controlled clinical trial. Am Heart J. 2006;151:977-84.

71. Ioannidou E, Malekzadeh T, Dongari-Bagtzoglou A. Effect of periodontal treatment on serum C-reactive protein levels: a systematic review and meta-analysis. J Periodontol. 2006;77:1635-42.

72. Paraskevas S, Huizinga JD, Loos BG. A systematic review and meta-analyses on C-reactive protein in relation to periodontitis. J Clin Periodontol. 2008;35:277-90.

73. Ide M, Jagdev D, Coward PY, Crook M, Barclay GR, Wilson RF. The short-term effects of treatment of chronic periodontitis on circulating levels of endotoxin, C-reactive protein, tumor necrosis factor-α, and interleukin-6. J Periodontol. 2004;75:420-8.

74. Yamazaki K, Honda T, Oda T, Ueki-Maruyama K, Nakajima T, Yoshie H, et al. Effect of periodontal treatment on the C-reactive protein and proinflammatory cytokine levels in japanese periodontitis patients. J Periodont Res. 2005;40:53-8.

75. Ushida Y, Koshy G, Kawashima Y, Kiji M, Umeda M, Nitta H, et al. Changes in serum interleukin-6, reactive protein and thrombomodulin levels under periodontal ultrasonic debridement. J Clin Periodontol. 2008;35:969-75.

76. Freitas CO, Gomes-Filho IS, Naves RC, Nogueira Filho GR. C-reactive protein level: a systematic review and meta-analysis. J Appl Oral Sci. 2012;20(1):1-8.

77. Danesh J, Wheeler JG, Hirschfield GM, Eda S, Eiriksdottir G, Rumley A, et al. C-reactive protein and other circulating markers of inflammation in the prediction of coronary heart disease. N Engl J Med. 2004;350:1387-97.

78. Ide M, McPartlin D, Coward PY, Crook M, Lumb P, Wilson RF. Effect of treatment of chronic periodontitis on levels of serum markers of acute-phase inflammatory and vascular responses. J Clin Periodontol. 2003;30:334-40.

79. Parahitiyawa NB, Jin LJ, Leung WK, Yam WC, Samaranayake LP. Microbiology of odontogenic bacteremia: beyond endocarditis. Clin Microbiol Rev. 2009;22(1):46.

80. Page RC. The pathobiology of periodontal diseases may affect systemic diseases: inversion of a paradigm. Ann Periodontol. 1998;3:108-20.

81. Leite ACE, Carneiro VMA, Guimarães MCM. Effects of periodontal therapy on C-reactive protein and HDL in serum of subjects with periodontitis. Rev Bras Cir Cardiovasc. 2014;29(1):69-77.

82. D'Aiuto F, Orlandi M, Gunsolley JC. Evidence that periodontal treatment improves biomarkers and CVD outcomes. J Clin Periodontol. 2013;40(Suppl 14):85-105.

83. Kebschull M, Demmer RT, Papapanou PN. "Gum bug, leave my heart alone!"-epidemiologic and mechanistic evidence linking periodontal infections and atherosclerosis. J Dent Res. 2010; 89(9):879-902.

84. Tunes UR, Dourado M, Bittencourt S. Avanços em periodontia e implantodontia: paradigmas e desafios. Nova Odessa: Napoleão, 2011.

23

Vacinação de adultos e redução de doenças cardiovasculares

Leopoldo Luiz dos Santos Neto

INTRODUÇÃO

As vacinas representam uma das maiores descobertas da medicina. Os programas de vacinação produziram a erradicação mundial da varíola e a redução na morbidade e mortalidade de rubéola, tétano, sarampo, *Haemophilus influenzae* tipo B e difteria. As vacinas também foram responsáveis pelo aumento na expectativa de vida, chegando, em alguns países, a mais de 80 anos.[1]

Entre os fatores de risco cardiovascular considerados não tradicionais existe um grande interesse no estudo da associação potencial entre as infecções respiratórias, como gripe e infecções semelhantes à *influenza*, e o desenvolvimento de eventos cardiovasculares. A taxa de infarto agudo do miocárdio (IAM) e morte cardiovascular está aumentada no período do inverno, sugerindo uma associação entre os eventos cardiovasculares e a infecção pela *influenza*.[2]

Os esquemas de vacinações para adulto e idosos com interesse nas doenças cardiovasculares são: pneumococos, *influenza* e herpes-zóster.

VACINA PARA *INFLUENZA*

Smeeth et al.[3] sugeriram que as infecções agudas do trato respiratório inferior estão associadas com aumento transitório, no risco de um evento cardiovascular. Esse efeito foi observado no primeiro episódio de IAM, recorrência do IAM ou no acidente vascular encefálico (AVE), mais acentuado nos primeiros dias após o episódio de infecção. Por outro lado, o uso de vacinas para gripe, tétano e pneumococos não produziu aumento detectável no risco de eventos vasculares.[3]

MacIntyre et al.[4] mostraram que a vacina para *influenza* pode reduzir a incidência de IAM (*odds ratio* – OR – de 0,55, com um intervalo de confiança

– IC – de 95) de 0,35 a 0,85. Eficiência vacinal, que é uma forma de avaliar a redução do risco, foi de 45% após a vacinação para *influenza* (IC de 95%; de 15% a 65%).[4]

Estudos randomizados demonstraram redução significativa na ocorrência de eventos cardiovasculares, como re-hospitalização por síndrome coronariana isquêmica, mas o efeito na redução da mortalidade cardiovascular foi menos consistente.[5-7] Uma metanálise recente englobou 6.735 pacientes em 6 estudos randomizados controlados, mostrando que a vacinação para *influenza* esteve associada a menor risco de eventos cardiovasculares. Esse efeito foi mais intenso em pacientes de alto risco com doença arterial coronariana (DAC) ativa (OR = 0,64; IC 95% = 0,48 a 0,86; P= 0,003).[8] Estudo recente da Cochrane[9] englobando 12.029 indivíduos mostrou que a mortalidade cardiovascular reduziu o risco relativo em 0,45 (IC 95% = 0,26 a 0,76; P = 0,003) em quatro estudos sobre prevenção secundária. Nos três estudos avaliados para prevenção primária o numero de participantes foi considerado pequeno para permitir conclusões.

Pacientes com insuficiência cardíaca congestiva (ICC) apresentam redução da mortalidade após a vacinação para *influenza*. No estudo de coorte PARADIGM-HF Trial,[10] indivíduos com redução da fração de ejeção que foram vacinados tiveram uma redução significativa da mortalidade geral (OR = 0,81; IC 95% = 0,67 a 0,97; P = 0,015).

Cirurgia de revascularização do miocárdio

Pacientes submetidos à cirurgia de revascularização do miocárdio (CRVM) podem oferecer uma na janela de oportunidade para vacinar pacientes que não foram previamente imunizados.[11] Contudo, não existem estudos que comprovem a segurança ou eficácia da vacinação para influenza na redução da morbi--mortalidade perioperatória da CRVM. Por outro lado, as alterações imunológicas perioperatórias podem influenciar a resposta anticorpogênica vacinal.[12] Desse modo, o momento ideal para vacinação no período perioperatório dos pacientes submetidos à CRVM ainda precisa ser definido em futuros estudos.

Mecanismo de ação da vacina para *influenza* na proteção cardiovascular

A fisiopatogenia dos eventos cardiovasculares induzidos pelo influenzavírus ainda não foi esclarecida. Contudo, estudos experimentais indicam que o vírus induz aumento do processo vascular na região da placa de aterosclerose na parede arterial.[13,14] Animais infectados com o influenzavírus apresentam aumento na produção de citocinas pró-inflamatórias e redução na expressão do óxido nítrico-sintase na parede arterial. No local da placa existe maior densidade de macrófagos, o que pode ocasionar instabilidade da lesão vascular.

Os mecanismos envolvidos na proteção cardiovascular da vacina da gripe ainda não foram elucidados. É possível que ocorram: alteração temporária da função endotelial, mudanças na composição da placa e ativação dos leucócitos. Modelos experimentais murinos sugerem que a vacina para *influenza* possua efeito anti-inflamatório, promovendo estabilização da placa aterosclerótica.[15] Velkovic et al.[16] propuseram que o efeito protetor da vacina para *influenza* esteja associado à modulação da via ativadora do BKB2R (receptor da bradicinina do tipo B2), estimulando o sistema calicreína-cinina. Essa via permite a produção de óxido nítrico.

Segurança no uso da vacina para Influenza

A segurança das vacinas inativas é maior do que as que utilizam vírus atenuado com adjuvantes. Em estudo prospectivo em voluntários jovens, avaliando o desenvolvimento de manifestações cardíacas, foi comparado a vacina trivalente com a vacina para varíola. Foram identificados sintomas de dor torácica, dispneia e/ou palpitação em até 2,6% dos voluntários que utilizaram a vacina contra *influenza*. As manifestações foram significativamente maiores nos vacinados contra varíola (10,6% dos indivíduos até 30 dias após a vacinação).[17] No grupo vacinado contra *influenza* (n = 189) não houve nenhum caso, clínico ou subclínico, de miopericardite pós-vacinal – taxa de incidência de 0 por 100 mil (IC 95% = 0 a 1.952).[17] Apenas cinco indivíduos (5/189) apresentaram sintomas cardíacos transitórios: dor torácica (3) e palpitação (2).

VACINA PARA O HERPES-ZÓSTER

O herpes-zóster é causado pela reativação ou reinfecção pelo vírus varicela-zóster (VH-Z). Lal et al.[18] mostraram a eficácia da vacina para herpes-zóster em voluntários com mais de 50 anos. Após 3,5 anos de acompanhamento, o número total de efeitos adversos foi similar entre os vacinados contra herpes-zóster e o grupo placebo, sendo IAM e ICC (respectivamente 135, ou 1,8%, nos que utilizaram vacina para VH-Z e 125, ou 1,6%, nos que utilizaram placebo) as manifestações mais frequentes.

Langan et al.[19] identificaram que a infecção aguda pelo VH-Z aumentou o risco de AVE até 6 meses após a infecção. O risco foi maior nos pacientes com a forma oftálmica (aumento acima do triplo na taxa de AVE, 5 a 12 semanas após a infecção pelo VH-Z). O risco de AVE pode ser decorrente de infecção direta pelo vírus na parede vascular e consequente lesão vascular.[20]

Recentemente, Gilden et al.[21] identificaram o VH-Z nas biópsias de pacientes com mais de 50 anos e vasculite da artéria temporal (ou arterite de células gigantes – AT/ACG). Foi diagnosticado o VH-Z em 61/82 (74%) dos pacientes com AT/ACG, comparado com apenas 1/13 (8%) do grupo controle (OR = 9,67; IC 95% = 1,46 a 63,69; P < 0,0001). Por outro lado, a taxa de efeitos adversos da vacina para VHZ e o potencial de induzir doenças autoimunes foram idênticas entre os dois grupos (placebo e vacina para VH-Z).[18] Como existem doenças autoimunes mais comuns nos indivíduos idosos, será necessário um período mais longo de acompanhamento para confirmar a segurança de vacina produzida com adjuvante. No momento, não existem estudos avaliando se a vacinação para VH-Z pode reduzir o risco de desenvolvimento de AVE e outras manifestações cardiovasculares.

INFECÇÕES RESPIRATÓRIAS BACTERIANAS

A pneumonia adquirida na comunidade (PAC) está associada com a maior risco de eventos cardiovasculares. Os três microrganismos mais frequentes identificados na PAC (mais de 80% dos casos) são: *Streptococcus pneumonia*, *Moraxella catarrhalis* e *Haemophilus influenzae*. Corrales-Medina et al.[22] identificaram aumento de aproximadamente 8 vezes de eventos cardiovasculares nos primeiros 15 dias da internação por PAC. A ocorrência de complicações cardíacas aumentou 60% nos primeiros 30 dias de PAC. Os fatores de risco para complicações cardíacas incluíram faixa etária mais elevada, doença cardiovascular prévia e gravidade da pneumonia. As complicações cardíacas (89% dos pacientes internados e 75% dos pacientes ambulatoriais) foram diagnosticadas na primeira semana de PAC. Recentemente, Corales-Medina et al.[23] encontraram maior incidência de eventos cardiovasculares (1,5 vez), identificados após 1 ano do episódio dessa infecção. A PAC grave deve ser considerada na prevenção primária para DCV e a taxa de vacinação para pneumococo deve ser incentivada nos pacientes cardíacos de alto risco. Contudo, serão necessário estudos clínicos controlados para comprovar a eficácia da vacina para pneumococo na redução de eventos cardiovasculares.

CONSIDERAÇÕES FINAIS

Estudos indicam que o uso de vacina para *influenza* pode ser promissor na prevenção secundária de eventos cardiovasculares.[24] Seu uso na prevenção primária de eventos cardiovasculares ainda precisa de mais estudos conclusivos. Em ambos os casos, serão necessários estudos de custo-benefício para determinar qual a melhor idade para iniciar a vacinação e elucidar os mecanismos de proteção da vacina. Os dados relativos às vacinas para herpes-zóster e pneumococo ainda são muito incipientes para indicação na prevenção primária e secundária de eventos cardiovasculares.

REFERÊNCIAS BIBLIOGRÁFICAS

1. Rappuoli R, Mandl CW, Black S, De Gregorio E. Vaccines for the twenty-first century society. Nat Rev Immunol. 2011;11(12):865-72.
2. Hebsur S, Vakil E, Oetgen WJ, Kumar PN, Lazarous DF. Influenza and coronary artery disease: exploring a clinical association with myocardial infarction and analyzing the utility of vaccination in prevention of myocardial infarction. Rev Cardiovasc Med. 2014;15(2):168-75.
3. Smeeth L, Thomas SL, Hall AJ, Hubbard R, Farrington P, Vallance P. Risk of Myocardial Infarction and Stroke after Acute Infection or Vaccination. N Engl J Med. 2004;351(25):2611-8.
4. MacIntyre CR, Heywood AE, Kovoor P, Ridda I, Seale H, Tan T, et al. Ischaemic heart disease, influenza and influenza vaccination: a prospective case control study. Heart. 2013;99(24):1843-8.
5. Gurfinkel EP, de la Fuente RL, Mendiz O, Mautner B. Influenza vaccine pilot study in acute coronary syndromes and planned percutaneous coronary interventions: the FLU Vaccination Acute Coronary Syndromes (FLUVACS) Study. Circulation. 2002;105(18):2143-7.
6. Ciszewski A, Bilinska ZT, Brydak LB, Kepka C, Kruk M, Romanowska M, et al. Influenza vaccination in secondary prevention from coronary ischaemic events in coronary artery disease: FLUCAD study. Eur Heart J. 2008;29(11):1350-8.
7. Phrommintikul A, Kuanprasert S, Wongcharoen W, Kanjanavanit R, Chaiwarith R, Sukonthasarn A. Influenza vaccination reduces cardiovascular events in patients with acute coronary syndrome. Eur Heart J. 2011;32(14):1730-5.
8. Udell JA, Zawi R, Bhatt DL, Keshtkar-Jahromi M, Gaughran F, Phrommintikul A, Ciszewski A, et al. Association Between Influenza Vaccination and Cardiovascular Outcomes in High-Risk Patients. A Meta-analysis. JAMA. 2013;310(16):1711-20.
9. Clar C, Oseni Z, Flowers N, Keshtkar-Jahromi M, Rees K. Influenza vaccines for preventing cardiovascular disease. Cochrane Database Syst Rev. 2015;5:CD005050.
10. Vanderny O, Claggett B, Udel JA, Packer M, Zile M, Rouleau J, et al. Influenza vaccination in patients with chronic heart failure: The PARADIGM-HF Trial. JACC Heart Fail. 2016;4(2):152-8.
11. Kulik A, Ruel M, Jneid H, Ferguson TB, Hiratzaka LF, Ikonomidis JS, et al. On behalf of the American Heart Association Council on Cardiovascular Surgery and Anesthesia. Secondary Prevention After Coronary Artery Bypass Graft Surgery. Circulation. 2015;131(10):927-64.
12. Markewitz A, Faist E, Lang S, Hültner L, Weinhold C, Reichart B. An imbalance in T-helper cell subsets alters immune response after cardiac surgery. Eur J Cardiothorac Surg. 1996;10(1):61-7.
13. Haidari M, Wyde PR, Litovsky S, Vela D, Ali M, et al. Influenza virus directly infects, inflames, and resides in the arteries of atherosclerotic and normal mice. Atherosclerosis. 2010;208(1):90-6.
14. Naghavi M, Wyde P, Litovsky S, Madjid M, Akhtar A, Naguib S, et al. Influenza infection exerts prominent inflammatory and thrombotic effects on the atherosclerotic plaques of apolipoprotein E-deficient mice. Circulation. 2003;107(5):762-8.
15. Bermudez-Fajardo A, Oviedo-Orta E. Influenza vaccination promotes stable atherosclerotic plaques in apoE knockout mice. Atherosclerosis. 2011;217(1):97-105.

16. Veljkovic V, Glisic S, Veljkovic N, Bojic T, Dietrich U, Perovic VR, et al. Influenza vaccine as prevention for cardiovascular diseases: Possible molecular mechanism. Vaccine. 2014;32(48):6569-75.

17. Engler RJM, Nelson MR, Collins LC, Spooner C, Hemann BA, Gibbs BT, et al. A Prospective Study of the Incidence of Myocarditis/Pericarditis and New Onset Cardiac Symptoms following Smallpox and Influenza Vaccination. Plos One. 2015;10(3):e0118283.

18. Lal H, Cunningham AL, Godeaux O, Chlibek R, Diez-Domingo J, Hwang SJ, et al. Efficacy of an Adjuvanted Herpes Zoster Subunit Vaccine in Older Adults. N Engl J Med. 2015(22);372: 2087-96.

19. Langan SM, Minassiana C, Smeeth L, Thomas SL. Risk of stroke following herpes zoster: a self-controlled case-series study. Clin Infect Dis. 2014;58(11):1497-503.

20. Nagel M, Gilden D. Varicella zoster virus infection: generally benign in kids, bad in grown-ups. Clin Infect Dis. 2014;58(11):1504-6.

21. Gilden D, White T, Khmeleva N, Heintzman A, Choe A, Boyer PJ, et al. Prevalence and distribution of VZV in temporal arteries of patients with giant cell arteritis. Neurology. 2015;84(19): 1948-55.

22. Corrales-Medina VF, Musher DM, Wells GA, Chirinos JA, Chen L, Fine MJ. Cardiac complications in patients with community-acquired pneumonia: incidence, timing, risk factors, and association with short term mortality. Circulation. 2012;125(6):773-81

23. Corrales-Medina VF, Alvarez KN, Weissfeld LA, Angus DC, Chirinos JA, Chang CC, et al. Association Between Hospitalization for Pneumonia and Subsequent Risk of Cardiovascular Disease. JAMA. 2015;313(3):264-74.

24. Davis MM, Taubert K, Benin AL, Brown DW, Mensah GA, Baddour LM, et al. Influenza vaccination as secondary prevention for cardiovascular disease: a science advisory from the American Heart Association/American College of Cardiology. J Am Coll Cardiol. 2006; 48(7):1498-502.

25. Franke A, Lante W, Kurig E, Zöller LG, Weinhold C, Markewitz A. Hyporesponsiveness of T cell subsets after cardiac surgery: a product of altered cell function or merely a result of absolute cell count changes in peripheral blood? Eur J Cardiothorac Surg. 2006;(1);30:64-71.

26. Newall AT, Kelly H, Harsley S, Scuffham PA. Cost effectiveness of influenza vaccination in older adults: a critical review of economic evaluations for the 50- to 64-year age group. Pharmacoeconomics. 2009;27(6):439-50.

27. Sung LC, Chen CI, Fang YA, Lai CH, Hsu YP, Cheng TH, et al. Influenza vaccination reduces hospitalization for acute coronary syndrome in elderly patients with chronic obstructive pulmonary disease: a population-based cohort study. Vaccine. 2014;32(30):3843-9.

24

Atitude do cardiologista em pacientes com esteatose hepática e/ou elevação dos níveis de ferritina

Liliane Mendes

O PACIENTE COM ESTEATOSE HEPÁTICA

Introdução

No sistema médico brasileiro, o cardiologista muitas vezes faz o papel do clínico geral, sendo responsável por fazer diagnósticos, tratamentos e encaminhamentos de diversas patologias não relacionadas diretamente ao sistema cardiovascular. Essa conduta será responsável por desfechos importantes no prognóstico do paciente e, por isso, não traz margens para erros. Comumente o paciente traz ao consultório a esteatose hepática documentada, na maioria da vezes por métodos de imagem ou, menos frequentemente, por histologia hepática.

Conceitos

A esteatose hepática secundária pode ser simplesmente a presença de gordura hepática sem inflamação associada ou a presença de esteatose e inflamação hepática concomitantemente, quando é denominada esteato-hepatite secundária. Tanto a esteatose hepática pura como a esteato-hepatite secundárias podem ser causadas por diversas drogas e entidades clínicas representadas no Quadro 1.

O fígado gorduroso não alcoólico, na verdade, não apenas não está relacionado ao álcool, mas também não apresenta correlação com nenhuma doença hepática ou sistêmica capaz de causar esteatose hepática secundária. A doença hepática gordurosa não alcoólica (DHGNA) se traduz na representação hepática da síndrome metabólica. Para tal conceituação, é necessário excluir causas

Quadro 1 Causas de esteatose hepática

Esteatose macrovesicular
Consumo excessivo de álcool
Hepatite C (genótipo 3)
Doença de Wilson
Lipodistrofia
Desnutrição
Nutrição parenteral
Abetalipoproteinemia
Medicações (amiodarona, metotrexato, tamoxifeno, corticosteroides)
Esteatose microvesicular
Síndrome de Reye
Medicações (valproato, antirretrovirais)
Esteatose hepática aguda da gravidez
Síndrome HELLP
Erros inatos do metabolismo (deficiência de LCAT, doença de armazenamento dos ésteres do colesterol, doença de Wolman)

secundárias de esteatose hepática e atingir mínima ingestão alcoólica associada, ou seja: menos de 30 g de álcool/dia em homens e menos de 20 g diários em mulheres. Nestes pacientes, a histologia hepática poderá cursar com inflamação associada, caracterizando a esteato-hepatite não alcoólica (EHNA) ou sem inflamação associada, caracterizando a esteatose hepática não alcoólica. Conforme será explicado posteriormente, deve-se suspeitar de inflamação por métodos laboratoriais e, mais raramente, a biópsia hepática se fará necessária.

Prevalência da doença hepática gordurosa não alcoólica

A prevalência estimada de DHGNA é de 20% da população mundial, sendo que a EHNA encontra-se presente em apenas 3-5% da população global. Há discrepâncias em diferentes áreas geográficas. No Japão, há 31 a 86 casos de DHGNA para cada mil pessoas ao ano, na Ingaterra, por outro lado, existe a incidência de 29 casos por cada 100 mil pessoas ao ano.[1]

Quando nos remetemos a populações específicas, 80% de indivíduos com diabete tipo 2 e 90% dos obesos mórbidos têm DGHNA por imagem.[2] Os hispânicos e brancos são mais acometidos do que os afro-americanos; 50% dos dislipidêmicos têm DGHNA. Curiosamentte, foi observado que índios asiáticos apresentam maior risco de esteatose hepática.[3]

DIAGNÓSTICO POR IMAGEM DA ESTEATOSE HEPÁTICA

Ultrassonografia hepática

Na avaliação por ultrassonografia da esteatose hepática, uma importante contribuição do significado da classificação ecográfica foi trazida por Saadeh et al. em 2002. Foi estabelecida uma correlação entre percentual de gordura hepática nos diferentes graus de esteatose. Na esteatose grau 1 ou leve há aumento difuso da ecogenicidade hepática com visualização normal dos vasos intra-hepáticos e do diafragma. Nestes casos, existe infiltração gordurosa de 5 a 33% do fígado. No grau 2 (esteatose moderada) há borramento da visualização dos vasos intra-hepáticos e do diafragma, correlacionado com infiltração hepática gordurosa de 33 a 66%. No grau 3 de esteatose ecográfica, também chamada de acentuada, não se visualizam vasos intra-hepáticos, diafragma e região posterior do fígado e há mais de 66% do fígado infiltrado por gordura. A Figura 1 apresenta a classificação ecográfica da esteatose.

Quando a classificação ecográfica não é descrita ou quando são encontradas alterações laboratoriais em pacientes com síndrome metabólica e ultrassonografias ditas "normais", poderemos recorrer ao contraste hepatorrenal. Esse contraste é facilmente visualizado na fotografia da ecografia como uma diferença de cor entre o fígado e rim direito, que devem ter a mesma ecogenicidade em pacientes sem esteatose hepática. Na presença de esteatose hepática, o fígado se torna mais ecogênico ou branco na foto de ultrassom, conforme visualizado na Figura 2.

Tomografia computadorizada de abdome superior

Para a avaliação da esteatose hepática, este método leva em consideração a redução de atenuação do fígado em comparação com vasos hepáticos, baço e rins. O valor normal da atenuação é de 50-57 UHs, sendo que atenuação < 50 UHs significa esteatose hepática. É um método não operador dependente, capaz de estimar com menos interferências a esteatose, embora menos sensível para níveis de esteatose leve.[4]

Ressonância magnética de abdome superior

De forma similar à tomografia, não é exame operador-dependente, no entanto, para o clínico, é menos intuitiva a visualização nas imagens dos achados de esteatose descritos, como aumento de sinal em T1 e perda do sinal fora de fase. Adicionalmente, é capaz de quantificar a gordura e é o método de escolha quando o diagnóstico for duvidoso.

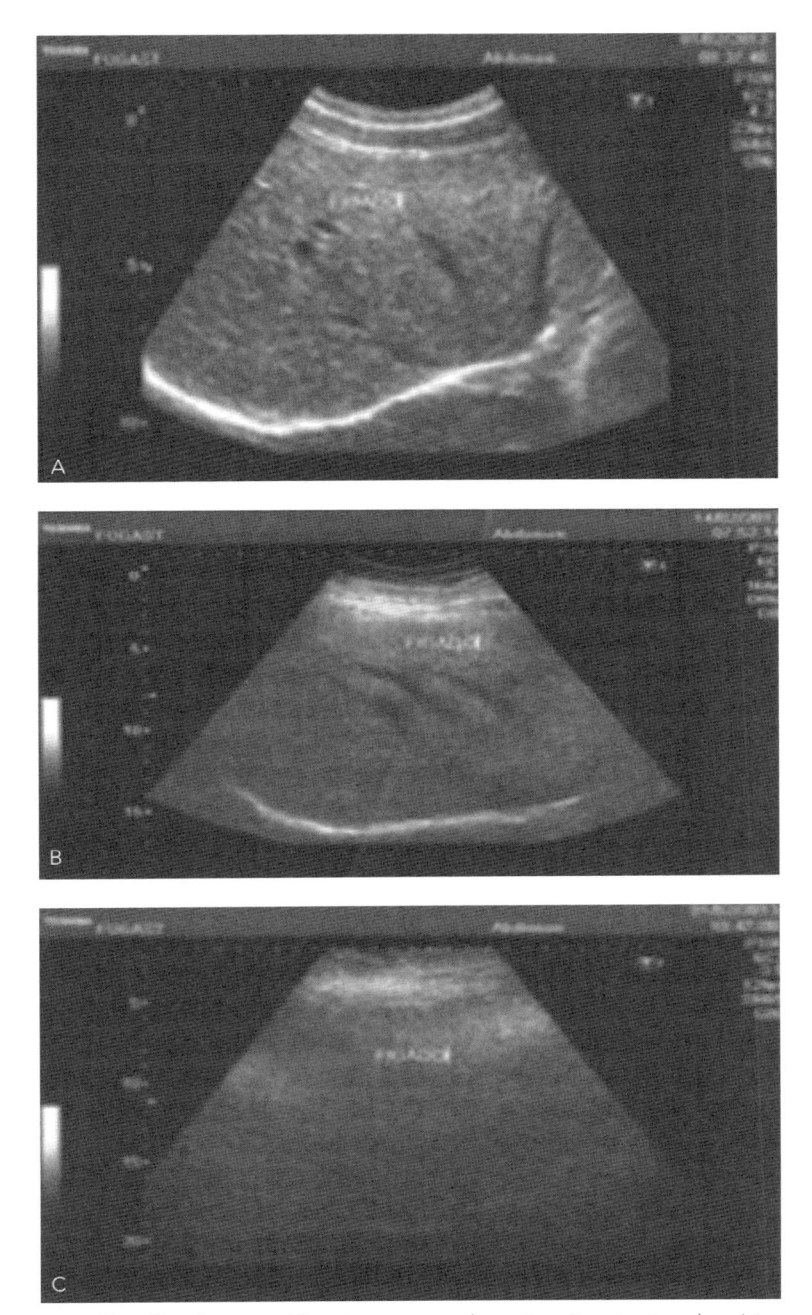

Figura 1   Classificação ecográfica da esteatose hepática. A: esteatose hepática grau 1;
B: esteatose hepática grau 2; C: esteatose hepática grau 3.

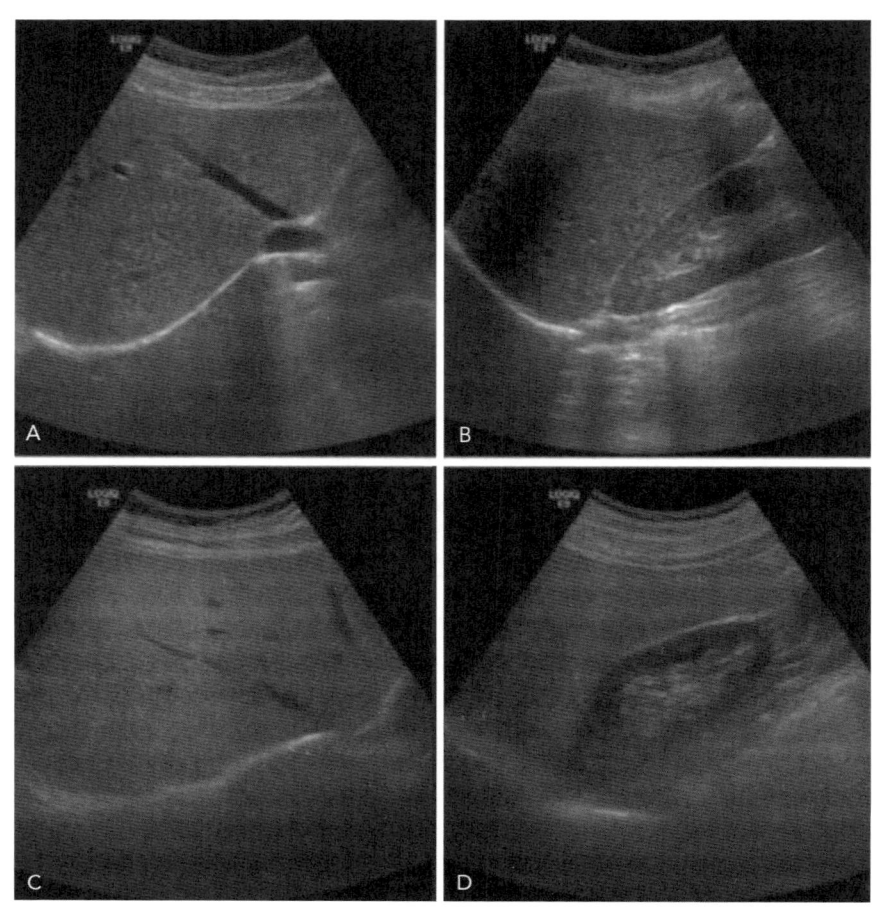

Figura 2   Contraste hepatorrenal na esteatose hepática, sendo normal em (A e B) e esteatótico (C e D).

FibroScan®

O FibroScan® é um método preconizado para medir a fibrose hepática, mas existe neste aparelho um programa para detecção e quantificação da esteatose hepática, *controlled attenuation parameter* (CAP).

EVOLUÇÃO DA ESTEATOSE HEPÁTICA

Dos portadores de esteatose hepática, de 10 a 20% desenvolverão inflamação hepática. Em 20 anos, 3 a 5% apresentarão cirrose.[5] Alguns desses pacientes poderão desenvolver hepatocarcinoma, embora sua real prevalência seja variável. Nos casos de hepatocarcinoma associado à doença hepática sem causa esclarecida, parece haver uma relação com a esteato-hepatite. A Figura 3 representa a sequência de possibilidades de evolução do fígado na obesidade.

TRATAMENTO DE DHGNA E EHNA

Perda ponderal

O paciente com síndrome metabólica e DHGNA também apresenta risco aumentado de doença cardiovascular. A inflamação hepática leva ao risco de fibrose hepática e de hepatocarcinoma e talvez se correlacione com pró-inflamatórios capazes de aumentar morbidade e mortalidade por doença cardiovascular. Desse modo, a mudança de hábitos inclui dieta e incremento da atividade física. Tal programa de atividade física objetiva a execução de 30 a 40 minutos de exercícios pelo menos três vezes por semana. Naqueles com inflamação hepática – ou seja, EHNA –, o objetivo para início de redução de inflamação hepática é a perda de 10% do peso corporal. A perda de peso deverá ser lenta, em seis meses, para evitar que a rápida perda ponderal induza mais formação de esteatose hepática.

Sensibilizadores de insulina

Quando existe a DHGNA e síndrome metabólica concomitantes, a metformina está bem indicada para tratar diabete melito ou a resistência insulínica, mas não deve ser indicada para tratamento específico da DHGNA ou da EHNA.

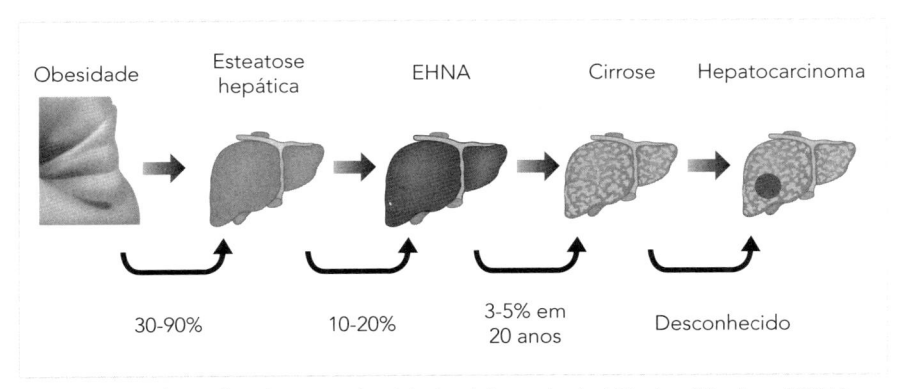

Figura 3 Evolução hepática na obesidade. Adaptada de Méndez-Sánchez, 2007.[5]

Essa medicação provoca menor produção de glicose pelo fígado e maior aproveitamento periférico da glicose.[6] Foram avaliadas diferentes doses por um período de até 12 meses, sem melhora significativa da histologia hepática.[10]

A pioglitazona está associada com diminuição de enzimas hepáticas, esteatose e fibrose hepática,[7,8] no entanto, há aumento ponderal, o que não é salutar para esse subgrupo de pacientes, por conta do risco de piora cardiovascular. Existe indicação para tratar EHNA, mas os riscos ligados ao ganho ponderal possivelmente superam os benefícios da medicação.

Hipolipemiantes

As estatinas são bem toleradas, de baixo custo e seguras nos pacientes com EHNA, geralmente melhoram o perfil lipídico e níveis de aminotransferases, além de diminuírem a incidência de eventos cardiovasculares. As estatinas mais estudadas foram a sinvastatina e a atorvastatina. Há discordância nos estudos no que se refere à melhoria da histopatologia hepática, apesar de possivelmente se relacionarem à diminuição do grau de esteatose, da inflamação e da fibrose hepática. Devem ser indicadas para tratamento de dislipidemia, mas não como específicas para tratamento de EHNA. Podem ser administradas a pacientes com alterações de enzimas hepáticas, que devem ser monitorados de perto, e espera-se que sejam normalizadas as enzimas à medida em que o controle da síndrome metabólica for alcançado.

Antioxidantes

Antioxidantes têm sido estudados no tratamento da EHNA com base na fisiopatologia da doença. Nos estudos conduzidos por Sanyal et al., em 2010,[7] tanto a vitamina E como a pioglitazona diminuíram as aminotransferases, a esteatose hepática e a inflamação lobular, porém não houve melhora na pontuação da fibrose ou na inflamação portal. Apesar de a vitamina E estar relacionada à melhora histológica hepática na EHNA, ela deve ser usada com cautela em homens, por conta do risco de câncer prostático, e em diabéticos, pelo risco de aumento de mortalidade que vem sendo evidenciado em alguns estudos.

Ácido ursodesoxicólico

Apesar de ser seguro e bem tolerado tanto em pacientes com DHGNA quanto naqueles com EHNA, não existem evidências científicas que corroborem algum benefício para o fígado ou para a doença cardiovascular.

Algumas considerações

Diante de um paciente que chega ao cardiologista com esteatose hepática em algum exame de imagem, a primeira atitude deve ser voltada para a abordagem da doença cardiovascular em si, e o combate de morbidade e mortalidade. Nesta etapa, é importante discernir se há síndrome metabólica associada e proceder com o tratamento adequado. Como a pedra angular está em alcançar a perda ponderal, pode ser que isso seja suficiente para reverter a esteatose hepática. São seguras as estatinas e sensibilizadores de insulina. Deve-se ter em mente que a esteatose hepática faz parte do contexto de síndrome metabólica. Quando há alteração de enzimas hepáticas, seria conveniente encaminhar para hepatologista com o intuito de realizar maior pesquisa acerca de risco de desenvolver cirrose e hepatocarcinoma.

O PACIENTE COM HIPERFERRITINEMIA

A ferritina faz parte do grupo de proteínas reagentes de fase aguda e, como tal, encontra-se elevada em uma gama enorme de patologias que tem a inflamação no seu contexto. Portanto, qualquer infecção ou inflamação seria capaz de elevar a ferritina sem que isso signifique alteração de estoques de ferro. Para que a elevação da ferritina seja interpretada como aumento dos estoques de ferro, ela precisa estar acompanhada da elevação da saturação da transferrina acima de 45%. Os níveis de ferritina entre 300-1.000 mcg/L ocorrem na presença de síndrome metabólica, consumo de álcool e inflamação sistêmica. Níveis de ferritina acima de 1.000 mcg/L são mais sugestivos de real sobrecarga de ferro, ou seja, presença de ferro tecidual em níveis elevados que acontecem na hemocromatose hereditária, hemotransfusão, mutações da ferroportina e aceruloplasminemia. Em caso de ferritina e saturação de transferrina elevadas, deve-se realizar pesquisa de sobrecarga de ferro tecidual, que pode ser feita por meio da ressonância magnética hepática e cardíaca e da biópsia hepática, cada vez menos indicada. Dos pacientes com concomitância de elevação de saturação de transferrina e ferritina, apenas a minoria seria homozigoto para a mutação C282Y do gene *HFE*, o que seria a expressão genética mais prevalente da hemocromatose hereditária. São três mutações mais estudadas no gene *HFE*: C282Y, H63D e S65C.

As recomendações para testes genéticos na população em geral não se justificam, porque a penetrância da doença é baixa e em apenas alguns homozigotos C282Y há sobrecarga de ferro. Os testes HFE devem ser considerados em pacientes com inexplicável doença hepática crônica, pré-selecionados para o aumento da saturação da transferrina. A falta da possibilidade de pesquisa genética não exclui a necessidade de sangria naqueles com sobrecarga de ferro.

CONSIDERAÇÕES FINAIS

Diante de um paciente com hiperferritinemia, deve-se proceder à dosagem da saturação de transferrina, que, estando elevada, justifica a necessidade de encaminhamento ao hepatologista para uma investigação mais precisa. A Figura 4 mostra um algoritmo de acompanhamento para a hiperferritinemia.

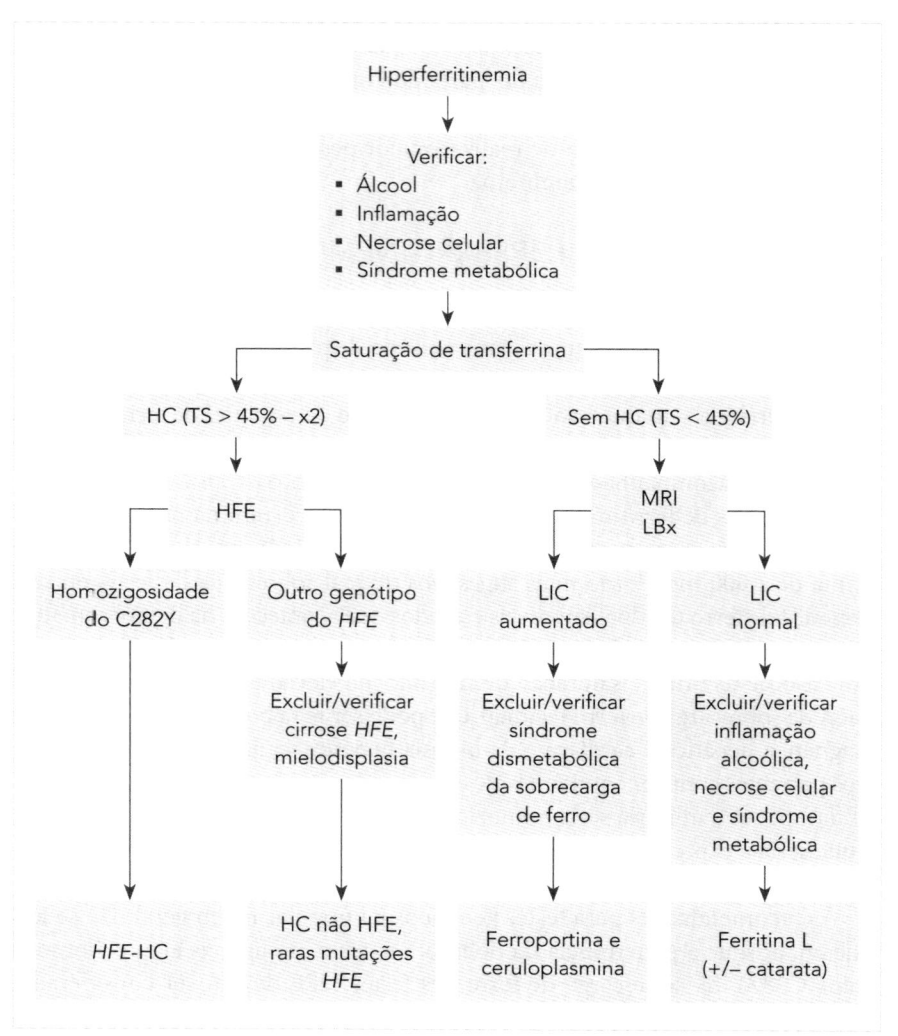

Figura 4   Algoritmo proposto para investigação de hemocromatose da European Association for Study of Liver.[10,11]

REFERÊNCIAS BIBLIOGRÁFICAS

1. Suzuki A, Angulo P, Lymp J, St Sauver J, Muto A, Okada T, et al. Chronological development of elevated aminotransferases in a nonalcoholic population. Hepatology. 2005;41(1):64-71.
2. Matherly SC, Puri P. Mechanisms of simple hepatic steatosis: not so simple after all. Clin Liver Dis. 2012;16(3):505-24.
3. Hepatology, vol. 55, no. 6, 2012
4. Santos AA. Tese de Mestrado em Engenharia Biomédica, 2012. Faculdade de Ciências e Tecnologia da Universidade de Coimbra.
5. Méndez-Sánchez N, Arrese M, Zamora-Valdés D, Uribe M..Current concepts in the pathogenesis of nonalcoholic fatty liver disease. Liver International 2007;27(4):423-33.
6. Uygun A, Kadayifci A, Isik AT, Ozgurtas T, Deveci S, Tuzun A, et al. Metformin in the treatment of patients with non-alcoholic steatohepatitis. Aliment Pharmacol Ther. 2004;19(5): 537-44.
7. Sanyal AJ, Chalasani N, Kowdley KV, McCullough A, Diehl AM, Bass NM, et al. Pio-glitazone, vitamin E, or placebo for nonalcoholic steatohepatitis. N Engl J Med. 2010;362(18):1675-85.
8. Sanyal AJ, Mofrad PS, Contos MJ, Sargeant C, Luketic VA, Sterling RK, et al. A pilot study of vitamin E versus vitamin E and pioglitazone for the treatment of nonalcoholic steatohepatitis. Clin Gastroenterol Hepatol. 2004;2(12):1107-15.
9. Matthews DR, Hosker JP, Rudenski AS, Naylor BA, Treacher DF, Turner RC. Homeostasis model assessment: insulin resistance and beta-cell function from fasting plasma glucose and insulin concentrations in man. Diabetologia. 1985;28(7):412-9.
10. Bialek SR, Redd JT, Lynch A, Vogt T, Levis S, Wilson C, et al. Chronic liver disease among two American Indian patient populations in the southwestern United States, 2000-2003. J Clin Gastroenterol. 2008;42:949-54.
11. Santos AA. Classificação da esteatose hepática usando imagens ecográficas. Tese de Mestrado em Engenharia Biomédica. Faculdade de Ciências e Tecnologia da Universidade de Coimbra, 2012.
12. Haukeland JW, Konopski Z, Eggesbø HB, von Volkmann HL, Raschpichler G, Bjøro K, et al. Metformin in patients with non-alcoholic fatty liver disease: a randomized, controlled trial. Scand J Gastroenterol. 2009;44(7):853-60.
13. Nadeau KJ, Ehlers LB, Zeitler PS, Love-Osborne K. Treatment of non-alcoholic fatty liver disease with metformin versus lifestyle intervention in insulin-resistant adolescents. Pediatr Diabetes. 2009;10(1):5-13.
14. Kleiner DE, Brunt EM, Van Natta M, Behling C, Contos MJ, Cummings OW, et al. Design and validation of a histological scoring system for nonalcoholic fatty liver disease. Hepatology. 2005;41:1313-21.
15. Hamaguchi M, Kojima T, Takeda N, Nakagawa T, Taniguchi H, Fujii K, et al. The metabolic syndrome as a predictor of nonalcoholic fatty liver disease. Ann Intern Med. 2005;143(10):722-8.
16. Williams CD, Stengel J, Asike MI, Torres DM, Shaw J, Contreras M, et al. Harrison Prevalence of Nonalcoholic Fatty Liver Disease and Nonalcoholic Steatohepatitis Among a Largely Middle-Aged Population Utilizing Ultrasound and Liver Biopsy: A Prospective Study. Gastroenterology. 2011;140:124-31.
17. Monotemático de doença hepática gordurosa não alcoólica da Sociedade Brasileira de Hepatologia .

18. Whalley S, Puvanachandra P, Desai A, Kennedy H. Hepatology outpatient service provision in secondary care: a study of liver disease incidence and resource costs. Clin Med. 2007;7(2): 119-24.

19. European Association for the Study of the Liver. EASL Clinical Practice Guidelines for HFE Hemochromatosis. J Hepatol. 2010;53(1):3-22.

20. Chalasani N, Younossi Z, Lavine JE, Diehl AM, Brunt EM, Cusi K, et al. AASLD Practice Guideline. The diagnosis and management of non-alcoholic fatty liver disease: practice guideline by the American Association for the Study of Liver Diseases, American College of Gastroenterology, and the American Gastroenterological Association. Hepatology. 2012;142(7):1592-609.

21. Bacon BR, Adams PC, Kowdley KV, Powell LW, Tavill AS; American Association for the Study of Liver Diseases. AASLD Practice Guideline. Diagnosis and Management of Hemochromatosis: 2011 Practice Guideline by the American Association for the Study of Liver Diseases. Hepatology. 2011;54(1).

25

Abordagem do cardiologista diante de quadros depressivos leves e síndrome do pânico

Moema Teixeira Padilha da Silva

> Silencioso e soturno, o fantasma da
> depressão assombra o planeta.
> *Kelly Lampert*

Estimativas da Organização Mundial da Saúde (OMS) calculam que milhões de pessoas no mundo, de todas as idades, nível social e nacionalidades, sofrem de doenças mentais. Os distúrbios de humor afetam cerca de 20% da população e são registrados dois milhões de novos casos a cada ano. Em 2020, a depressão será o principal transtorno mental a atingir moradores dos países em desenvolvimento, como o Brasil.[1-4]

A depressão é uma desordem psiquiátrica frequente, crônica (12% dos pacientes não conseguem remissão total)[2,4] que vem sendo considerada nas últimas décadas, como grave problema, porque impõe altos encargos à sociedade. É a quarta maior causa de ônus social, que leva à incapacidade laboral, morte prematura por suicídio e a possibilidade de aumentar o risco ou piorar o prognóstico de outras doenças crônicas orgânicas, como a doença coronariana e o diabete melito.[3,5] Considerando a faixa etária compreendida entre 18 e 49 anos de idade, a depressão ocupa a segunda posição em ônus e a primeira em anos perdidos com incapacidade funcional[1,6] e é uma grande preocupação para a saúde pública mundial.

A depressão reduz a capacidade funcional das pessoas frente aos eventos do cotidiano ao longo da vida como também, precipita a deterioração das inter-relações familiares e sociais, com consequente interrupção da fase produtiva e a perda de atividade profissional produtiva.[7] Nos casos mais extremos, 15% dos indivíduos atentam contra a sua própria vida.[3,6,8] Assim verifica-se que a cada ano, aproximadamente, um milhão de pessoas são induzidas ao suicídio, na maioria das vezes, em razão de depressão sem diagnóstico ou sem tratamento.

Diversos motivos e causas podem determinar o aparecimento da depressão: genéticas, biológicas, psicológicas e sociais. Entre esses fatores o estresse, as perdas por morte de entes queridos, conflitos, abusos, desemprego, doenças clínicas e medicamentos, podem contribuir para o seu aparecimento. As mulheres na fase reprodutiva (prevalência de 5-9%) são duas vezes mais propensas a serem acometidas do que os homens (prevalência 2-3%). No entanto, na maioria das culturas, não se credita ao sexo feminino o principal fator de risco e sim o ambiente e o suporte social.[6,7,9]

Há, comprovadamente, uma maior prevalência de transtornos mentais relacionados a fatores socioeconômicos, como baixa escolaridade e renda. Já aqueles indivíduos divorciados, separados e viúvos recentes apresentam maior prevalência de quadro depressivo. Entretanto, a existência de suporte social formado pelos familiares e amigos e suporte instrumental, associados à ausência de conflitos graves estressores, podem funcionar como agentes protetores.[7]

Evidentemente, as comorbidades que se associam ao quadro depressivo, principalmente as doenças crônico-degenerativas, têm efeito adverso, afetando diretamente a qualidade de vida, além de dificultar o controle das diferentes doenças.[3] Basicamente todas as doenças cardiovasculares (hipertensão arterial, insuficiência cardíaca, arritmias, infarto agudo do miocárdio [IAM] etc.) têm intrínseco potencial para proporcionar seu desencadeamento.[2,6,10-13] Também, do ponto de vista cardiovascular, existe uma extensa lista de medicamentos que podem, em algum momento do seu emprego, determinar ou desencadear quadros depressivos. Anti-hipertensivos, como a reserpina, metildopa, clonidina, nifedipina, hidralazina, prazosina, betabloqueadores (especialmente propranolol) e alguns diuréticos, são exemplos clássicos.[2,12,14]

DEPRESSÃO E CARDIOLOGIA

Nos últimos anos, houve em todo o mundo um crescimento alarmante de incidência de doenças cardiovasculares, tornando-se um problema de saúde pública mundial de primeira grandeza.

As doenças cardiovasculares têm papel indiscutível na morbidade e mortalidade do mundo ocidental, tanto nos países desenvolvidos como naqueles em desenvolvimento. As cardiopatias isquêmicas e o acidente vascular cerebral são e serão, de acordo com as projeções para o ano de 2020, as principais causas de morte, de anos de vida perdidos e anos de vida com incapacitação ou sequelas.[15] Há décadas, pesquisadores vêm observando a estreita ligação entre as doenças cardiológicas e os quadros depressivos.[3,13,16] Essa relação é altamente complexa, comum, persistente, pouco reconhecida e, muitas vezes, mortal.[17] A depressão está implicada no desenvolvimento da doença cardíaca, assim como é resultado do acometimento dessa última.

O desenvolvimento de uma depressão decorrente de evento cardiovascular pode ser desencadeado pelo estresse psicológico desse evento, que por sua vez pode acarretar, direta ou indiretamente, um impacto cardiovascular negativo, agravando o estado físico do paciente. Alguns estudos sugerem a possibilidade de haver uma predisposição genética que elevaria significativamente o risco de ocorrência de ambas as patologias.[9,18]

Em portadores de doença arterial coronariana estável ou após um IAM há uma prevalência que varia de 17 a 27% de quadros de depressão maior, podendo ser ainda mais elevada (40%) se forem considerados aqueles quadros com sintomas depressivos mais leves e que podem ser responsáveis, pelo aumento do risco de morte pós-IAM, em um acompanhamento de 18 meses. Essas taxas são muitas vezes, respostas a um baixo suporte social e familiar, a um histórico prévio de depressão e às reações do paciente por estarem confinados em unidades de terapia intensiva (UTI) e unidades coronarianas, elevando sobremaneira a gravidade do prejuízo funcional pós-IAM.[13,19]

Em pacientes hospitalizados com doença coronariana, não só o diagnóstico de depressão é mais frequente em mulheres do que em homens, como também o risco relativo para a morbimortalidade, tanto no primeiro episódio como nos recorrentes. Mesmo naqueles pacientes com depressão sem doença cardiovascular, há um risco elevado (1,6) de apresentar ao longo da vida problemas cardiovasculares, em razão dos efeitos ocasionados em cada episódio dos quadros depressivos recorrentes.[17,18,20]

No estudo de caso controle Interheart Study, foi observado que a depressão e o estresse mental crônico (observados tanto em casa como no trabalho) são tão importantes quanto conhecidos fatores de risco para doença coronariana, como o hábito de fumar, a dislipidemia a hipertensão arterial e o diabetes.[21] Quadros depressivos associados com sintomas de ansiedade estão mais frequentemente relacionados a pior gravidade, como uma maior frequência e precocidade de eventos cardíacos, uma maior reincidência de IAM, uma internação prolongada e consequente maior prejuízo funcional pós-infarto.[18,21,22]

POTENCIAIS MECANISMOS ENTRE DEPRESSÃO E DOENÇAS CARDÍACAS

A depressão é reconhecida hoje como um importante fator de risco que interfere na morbimortalidade da doença cardiovascular, pois ambas estão habitualmente associadas a hábitos alimentares inadequados, tabagismo, uso de bebidas alcoólicas, sedentarismo e obesidade, levando, entre outros, aos clássicos fatores de risco cardiovasculares, como hipertensão arterial não controlada e baixa adesão ao tratamento.[9,17]

A relação na verdade é tão estreita que entre os pacientes portadores das várias formas da doença arterial coronariana, 40 a 60% têm depressão clínica. Entre aqueles portadores de insuficiência cardíaca, fibrilação atrial, pacientes com necessidade de implante de marca-passo e que já foram submetidos à cardioversão elétrica, assim como para aqueles que necessitam ser submetidos a estudo hemodinâmico, há um risco potencial de apresentarem sintomas depressivos ou quadro de transtorno depressivo que intrinsecamente poderá trazer impacto negativo no curso da doença cardiovascular.[17] Em pacientes portadores de doenças cardiovasculares, a depressão é frequentemente crônica, recorrente e se associa a um pior prognóstico e mortalidade.

Nos pacientes hospitalizados, a depressão pode se manifestar com a postergação do tempo de permanência de internação hospitalar, o surgimento de complicações perioperatórias, as dificuldades encontradas no controle e remissão da patologia clínica de base e nas situações que determinam re-hospitalizações frequentes, ocasionando uma piora da qualidade de vida e maior mortalidade.[14] Cerca de 50 a 70% dos pacientes depressivos com episódios cardíacos agudos já tinham sintomas depressivos anteriores (15%) ao evento. Desses, muitos irão permanecer por meses e anos com depressão severa.[17]

DIAGNÓSTICO E TRATAMENTO

Apesar da existência de tratamentos efetivos, a depressão continua sendo pouco diagnosticada e pouco tratada em pacientes cardiopatas. No contexto clínico, alguns fatores, por vezes, dificultam o diagnóstico levando a um subdiagnóstico com consequente subtratamento.

Desta forma, importa considerar que a depressão deve ser reconhecida como algo a mais,[14] além dos sintomas somáticos que fazem parte do quadro clínico do paciente. Deve-se levar em conta que muitos dos sintomas físicos, como fadiga, diminuição do apetite, perda de peso, alteração de sono e perda da libido, são comuns nos quadros depressivos.[13] O estresse e seus fatores, como a gravidade da doença cardiológica, a incapacidade, a dor, o desconforto e o impacto do diagnóstico, podem causar desalento e baixa autoestima no desencadeamento e piora do quadro mental.[13] Deve-se também ter conhecimento da correlação da depressão com quadros cardiológicos e da potencial ação depressora de alguns medicamentos usados pelo paciente.[12,13,23]

A depressão apresenta um quadro clínico com alterações que afetam humor e afetividade, cognição e percepção, comportamento e psicomotricidade,

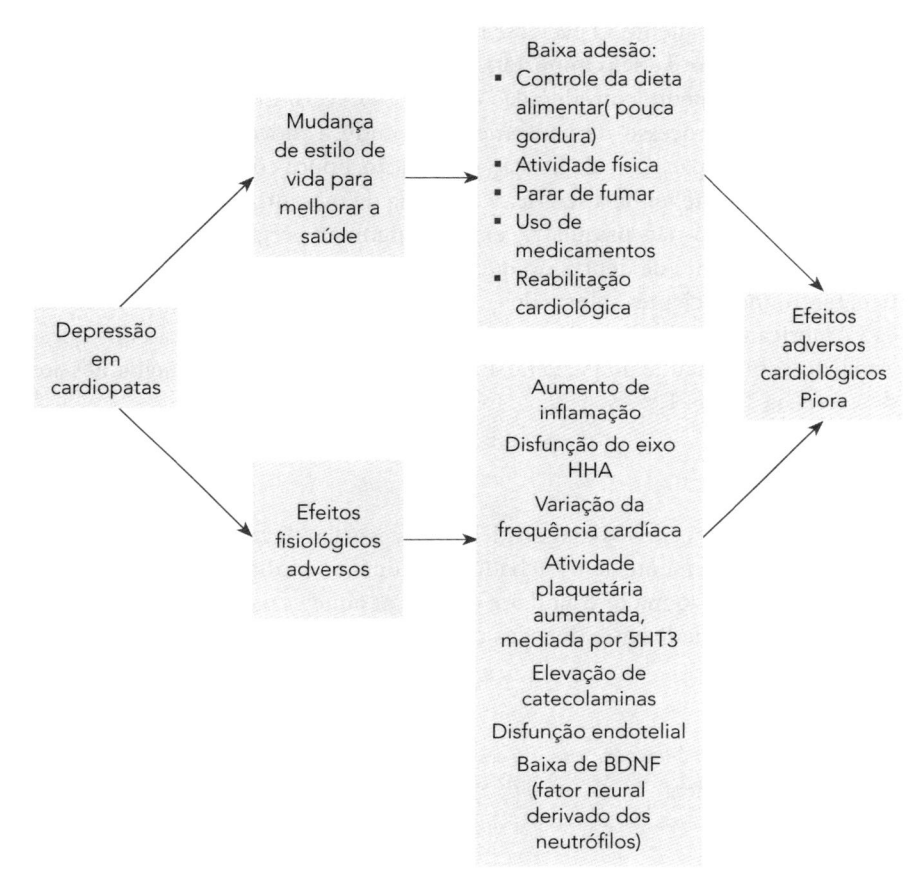

Figura 1 Mecanismos potenciais entre depressão e doenças cardíacas.[3,17,18]

além de vários sintomas físicos.[2,6,8,24] Os pacientes deprimidos podem apresentar queixas variadas que, na maioria das vezes, estão ligadas ao seu estado emocional. Podem variar de cefaleia a dores difusas, sintomas gástricos (dispepsias, falta de apetite, aumento de apetite para carboidratos), sintomas cardiorrespiratórios, sensação de aperto no peito, taquicardia, tonturas, zumbidos, alteração de interesse sexual, desregulação circadiana da temperatura corporal, do ciclo sono-vigília e da secreção do cortisol.

Humor depressivo triste ou irritável, desproporcional aos fatos reais vivenciados na maior parte dos seus dias, se caracterizando por sentimento de angústia, impaciência, ansiedade, medo, desânimo, insegurança, desinteresse ou indiferença e perda de sentido da sua vida. Anedonia, que pode ser parcial ou generalizada, é frequente. O paciente não demonstra prazer, alegria ou felicidade e tudo parece fútil e sem importância, vazio e sem graça, mesmo aquelas atividades anteriormente consideradas como agradáveis. Costuma ocorrer uma lentificação no processo de pensamento levando a indecisão e insegurança, diminuição na capacidade de fixação da atenção, pouca concentração, fazendo com que o paciente tenha a sensação de perda de memória.

Para o médico não psiquiatra, existem algumas perguntas a serem feitas para o rastreamento de depressão que poderão auxiliá-lo no possível diagnóstico, tanto nos pacientes internados como naqueles ambulatoriais. A Associação Americana de Cardiologia recomenda como rotina a utilização dos questionários sobre a saúde do paciente, PHQ -2 e PHD-9 que são semelhantes aos descritos na Tabela 1.[4,17,20]

TRATAMENTO

Pacientes com critérios diagnósticos de depressão devem ser tratados sempre, independentemente se os achados de doenças cardíacas são recentes ou remotos. O objetivo maior é ajudar e beneficiar aqueles pacientes que têm alto risco de comorbidade entre doenças mentais e doenças cardiovasculares.[17]

Tabela 1   Questionários sobre saúde do paciente

Teste de duas questões [4]
1. Durante o último mês, você se sentiu incomodado por estar triste, deprimido ou sem esperança?
2. Durante o último mês, você se sentiu incomodado por ter pouco interesse ou prazer para fazer as coisas?
SIM para as duas questões – Sensibilidade: 96%. Especificidade: 57%
Escala de Goldberg para detecção de depressão[4]
1. Você vem tendo pouca energia?
2. Você vem tendo perda de interesse?
3. Você vem tendo perda de confiança em você mesmo?
4. Você tem se sentido sem esperança?
Se sim, para qualquer uma, continue.
5. Você vem tendo dificuldade para se concentrar?
6. Você vem tendo perda de peso por pouco apetite?
7. Você tem acordado cedo?
8. Você vem se sentindo mais devagar?
9. Você tende a se sentir pior pela manhã?
Sim para três ou mais – Sensibilidade: 85%. Especificidade: 90%

Um estilo de vida saudável que inclua exercícios regulares, boa qualidade de sono, dieta balanceada, assim como o aprendizado e a utilização de técnicas de relaxamento e administração de estresse, sabidamente podem ajudar no manejo da depressão.

Tratando a depressão na ocasião do seu aparecimento, há uma maior possibilidade de se prevenir o desenvolvimento de doenças cardiovasculares que podem aparecer mais tardiamente, ao longo da vida.

O estudo Understanding the Prognostic Benefits of Exercises and Antidepressant Therapy Trial (UPBEAT),[20] que avaliou pacientes com doença coronariana e com quadro de depressão leve, demonstrou que aqueles pacientes que praticavam exercícios físicos regulares melhoraram tanto quanto os que fizeram tratamento com antidepressivos.

Por muitos anos a depressão associada a patologias cardíacas foi tratada quase que exclusivamente com os antidepressivos tricíclicos (ADT) como amitriptilina, imipramina, nortriptilina, desipramina e doxepina. Observou-se, depois de algum tempo, que os ADT apresentavam importantes efeitos cardíacos adversos, ocasionando inclusive uma baixa aderência ao tratamento. Atualmente, muitos estudos têm sido feitos utilizando os inibidores seletivos da recaptação de serotonina (ISRS) e inibidor da recaptação da serotonina e noradrenalina (INRIS).[13,17,18,25-27]

No estudo Sertraline Antidepressant Heart Attack Randomized Trial (SADHART) foram avaliadas a eficácia e a segurança da sertralina comparada com placebo, em pacientes com risco cardiovascular aumentado e IAM recente ou angina instável. A sertralina mostrou-se eficaz naqueles cujos sintomas depressivos se iniciaram antes do evento coronariano e naqueles com história prévia de depressão.

Em um outro estudo utilizando-se um ISRS (Enhacing Recovery in Coronary Heart Disease – ENRICHD), avaliou-se a associação entre o tratamento antidepressivo e o prognóstico de pacientes com insuficiência cardíaca. Os resultados demonstraram que o risco de morte e de IAM recorrente foi significativamente mais baixo nos pacientes que responderam positivamente ao antidepressivo.

Alguns efeitos colaterais são descritos sobre os vários antidepressivos. O citalopram pode ocasionar bradicardia leve (< 8 bpm). Já o uso da paroxetina foi associado a um aumento na variabilidade de frequência cardíaca, o que teoricamente poderia ser considerado benéfico.[18]

Um estudo controlado e duplo-cego com a fluoxetina *versus* placebo avaliou a eficácia e a segurança nos quadros depressivos pós-IAM. A fluoxetina, embora tenha sido bem tolerada do ponto de vista cardiovascular, demonstrou uma eficácia modestamente superior à do placebo.

Nessa mesma linha de pesquisa, o estudo Myocardial Infarction Depression Intervention Trial (MIND-IT) avaliou a mirtazapina na eficácia e segurança cardiovascular em pacientes com quadros depressivos pós-IAM.[20,25] Não houve qualquer benefício, tanto na eficácia como no prognóstico cardíaco. É importante salientar que a mirtazapina pode apresentar efeitos colaterais importantes do ponto de vista cardiovascular, como um ganho de peso e uma elevação dos níveis sanguíneos de colesterol.

Há uma relativa concordância de que os ISRS são eficazes, seguros e bem tolerados, já que não apresentam efeitos cardiovasculares importantes em parâmetros como pressão arterial, predisposição a arritmias cardíacas, além de poucos efeitos nos distúrbios de condução cardíaca. Por enquanto, são os medicamentos de primeira escolha para tratar a depressão em pacientes cardiopatas.

O médico cardiologista, que tenha treinamento para fazer o diagnóstico da patologia psiquiátrica e que se sinta seguro na utilização de medicamentos adequados, poderá dar início ao tratamento. Posteriormente, poderá pedir o parecer do médico psiquiatra ou mesmo encaminhar o paciente ao especialista, para que se possa dar continuidade ao tratamento com a devida assistência especializada. O objetivo maior sempre será evitar cronicidade da doença e buscar remissão da patologia em questão.

TRANSTORNO DE PÂNICO E CARDIOLOGIA

Estudos ao longo de décadas têm procurado correlacionar transtorno de pânico (TP) e doenças cardiovasculares. Um grande número de pessoas procura os serviços de emergência cardiológica e clínicas cardiológicas, com queixas de desconforto e dor precordial. Cerca de 43% dos pacientes com diagnóstico de TP são atendidos pela primeira vez em pronto-socorros, e 15% deles chegam às salas de emergência, em ambulâncias.[28] A dor torácica é um sintoma comum na prática médica, sendo a queixa principal de muitos pacientes em atendimento médico primário. É também, um dos principais sintomas de isquemia miocárdica, quase sempre presente na doença arterial coronariana (DAC), devendo ser ressaltada que a possibilidade de estar associada ao TP é significativa.[29]

O transtorno de pânico pode se manifestar com dor torácica atípica, não anginosa, que pode ser desencadeada por esforços físicos, em uma porcentagem grande de pacientes. Em cerca de 10 a 20% dos pacientes com transtorno de pânico e prolapso de válvula mitral, a dor torácica pode se manifestar com características típicas anginosas.

Muitos pacientes sofrem também de outras doenças mentais como transtorno de ansiedade generalizada, transtorno de pânico, transtorno obsessivo-compulsivo, fobias sociais e específicas, que associadas a um TP determinam um pior prognóstico, uma menor resposta ao tratamento, baixa funcionalidade do paciente e até mesmo aumento da possibilidade de casos de suicídio.[30] Essas patologias associadas, como demonstram alguns estudos, parecem aumentar também a probabilidade de aparecimento e agravamento de doenças cardiovasculares.[6]

Habitualmente, indivíduos que são acometidos por ataques de pânico têm medo de serem verdadeiramente portadores de doenças cardíacas e respiratórias, em função da frequente sintomatologia somática que apresentam (taquicardia, dor torácica, alteração dos níveis pressóricos, palpitações, dispneia, parestesias, sensação de sufocamento, etc.).[21] Os ataques de pânico podem eventualmente acarretar arritmias cardíacas (fibrilação auricular ou ventricular) e causar espasmos da artéria coronariana propiciando até mesmo um IAM. Esses pacientes apresentam um predomínio do controle simpático, acarretando respostas cardíacas específicas. Pode ocorrer uma redução da variabilidade da frequência cardíaca, predispondo a ocorrência de arritmias fatais muitas vezes relacionadas a um comprometimento das funções psicológicas de autorregulação, alteração cognitiva e emocional.[21,30]

Em pacientes com dor torácica, algumas características devem ser consideradas, para o diagnóstico diferencial de transtorno do pânico.[31] No setor de emergência, os pacientes habitualmente apresentam uma dor torácica atípica, níveis elevados de depressão, ansiedade e fobia. Estudos realizados nesse contexto demonstraram que entre aqueles pacientes que apresentavam critérios bem definidos de TP, em somente 2% o diagnóstico foi corretamente estabelecido.[31]

Em um estudo norueguês, que avaliou 64.871 pacientes, buscou-se correlacionar a presença de TP, de transtorno generalizado de ansiedade e alterações na pressão arterial sistólica. Observaram-se níveis pressóricos mais reduzidos naqueles acometidos de transtorno de ansiedade generalizada.[32] Já os pacientes com TP habitualmente exibem níveis de frequência cardíaca reduzidos, mostrando que pode isso estar associado um descontrole autonômico cardíaco, que é uma das explicações, até o momento, para os casos relatados de arritmias ventriculares e morte súbita.[30]

É necessário, para uma correta intervenção medicamentosa, segurança no manejo e na prescrição das medicações, observando com muita atenção a possibilidade, sempre presente, das comorbidades e consequente polimedicação. As interações medicamentosas, sempre possíveis de ocorrer, devem ser rigorosamente monitoradas, evitando-se com isso, riscos de iatrogenias e efeitos colaterais indesejáveis.[32] O transtorno do pânico é uma doença crônica e, após o controle das crises agudas, deve ser estimulado o tratamento de manutenção, evitando as frequentes recaídas.

Benzodiazepínicos de alta potência[33,34] como o clonazepam podem seu utilizados em uma posologia variável de 0,25 mg a 2 mg/dia, até duas vezes por dia, para alívio mais rápido dos sintomas. Já o alprazolam, embora utilizado em algumas situações, em doses fracionadas de 0,25 mg a 6 mg/dia, deve ser evitado por requerer doses mais frequentes, risco de ansiedade, risco de rebote, além de intensa sedação. Podem, porém, ser utilizados posteriormente, associados com o início do tratamento com antidepressivos. O controle da ansiedade em pacientes com quadro de IAM, pode reduzir a atividade simpática, com diminuição da produção de catecolaminas circulantes, e consequente redução de taquiarritmias. Seus efeitos colaterais mais frequentes são a sedação, sonolência, prejuízo de memória e concentração e desempenho motor reduzido. Maior rigor e controle devem ser observados no uso desses medicamentos em pacientes idosos, muitas vezes submetidos à polimedicação.

Os antidepressivos podem provocar, em até 30% dos casos, uma sensação de piora inicial que surge logo nas primeiras tomadas do medicamento. Caracteriza-se por uma piora na frequência ou intensidade das crises ou pelo surgimento de sintomas, como agitação, irritabilidade, tontura e sensação de tremores. É uma das razões pelas quais se torna imperiosa a titulação gradativa a partir das menores dosagens.[34,35]

Os antidepressivos mais utilizados são os inibidores seletivos da recaptação de serotonina (SSRIS),[33,34,36,37] como a sertralina (25 a 200 mg/dia), a fluvoxamina (50 a 300 mg/dia), a paroxetina (10 a 40 mg/dia), o citalopram (20 a 40 mg/dia), a fluoxetina (5 a 80 mg/dia). A venlafaxina de liberação prolongada – inibidor da recaptação de serotonina e noradrenalina (IRSN) – também é utilizada em uma dosagem sugerida de 37,5 a 75 mg /dia. Estudos têm relatado elevações consistentes da pressão arterial nas doses de venlafaxina acima de 150 mg/dia.

Os antidepressivos tricíclicos (clomipramina, imipramina, amitriptilina), embora utilizados para controle do TP, apresentam muitos efeitos colaterais, como tremores, sudorese, constipação, hipotensão postural, além de transtornos do ritmo cardíaco de menor e maior gravidade, fazendo com que seu emprego tenha se restringido. Alguns estudos recomendam o emprego do pindolol como coadjuvante aos SSRIS quando há resistência ao tratamento instituído.[33]

Medidas não farmacológicas, como exercícios de relaxamento, aeróbico e respiratório, ioga, meditação, dieta alimentar (retirar da dieta substâncias potencialmente ansiogênicas, como café, chá preto, pimenta, e outros)[3,22] podem trazer algum benefício e, em geral, após quatro semanas, em média, a maioria dos pacientes refere diminuição da ansiedade e diminuição na frequência e intensidade das crises.

O médico clínico e/ou cardiologista deve sempre estar atento, tentando afastar a possibilidade de doenças crônicas orgânicas associadas, utilizando os recursos de exames clínicos necessários e após análise criteriosa, encaminhando o paciente para o tratamento psiquiátrico, para acompanhamento e tratamento duradouro, cujo objetivo é melhorar a qualidade de vida mental, funcional e socioambiental do paciente.

REFERÊNCIAS BIBLIOGRÁFICAS

1. Molina MRAL, Wiener CD, Banco JC, Jansen K, Souza LDM, Tomai E, et al. Prevalência de depressão em usuários de unidade de atenção primária. Rev Psiq Clín. 2012:39(6)194-207.
2. Del Porto JA. Depressão; 50 Frequently Asked Question. São Paulo: Editora de Projetos Médicos Ltda.; 2003.
3. Gonçalves M. Psiquiatria na prática médica, hipertensão arterial e transtornos psiquiátricos. Psych on line Brasil. 2013. Disponível em: http://www.polbr.med.br/ano10/prat0610.php/. Acessado em: 17 nov 2013.
4. Fleck MP, Berlim MT, Lafer B, Sougey EB, Del Porto JA, Brasil MA, et al. Revisão das diretrizes da Associação Médica Brasileira para o tratamento da depressão. Rev Bras Psiquiatr. 2009:31(suplI)S7-17.
5. Lage JT. Neurobiologia da depressão. Porto. Mestrado integrado de Medicina, [Dissertação] – Faculdade de Medicina Universidade do Porto. Repositório – aberto. 2011.
6. Moreno DH, Soares MBM. Diagnóstico e tratamento – elemento de apoio: depressão. São Paulo: Lemos editorial; 2003.
7. Lima MS. Depressão Epidemiologia e impacto social. Rev Bras Psiquiatr. 1999;21(supl 1):s1-5.
8. Moreno RA, Moreno DH. Transtorno de humor. In: Louzã Neto MR, Motta T,Yuan-Pang W, Elkis H (eds.). Psiquiatria Básica. Porto Alegre: Artes Médicas; 1995. p. 136- 66.
9. Alves TCTF. Módulo I - Depressão - bases biológicas e neuroanatomia. Desvende – Programa de Educação Médica Continuada; 2011. p. 4-14.
10. Sayers SL. Depression and heart disease. Psychiatr Ann J Cont Psy Ed. 2004;34(4)282-88.
11. Sonawalla SB, Fava M. Current Approaches in the management of severe depression. Depression: Mind and Body. 2005;4:125-33.
12. Ballone GJ. Manual de depressão para clínicos e psiquiatras. Campinas, São Paulo: Ativus farmacêutica Ltda: Departamento Médico Cientifico; 1996.
13. Chei TT, Humes EC, Demetrio FN. Depressão e comorbidades clínicas. Rev Psiq Clín. 2005:32(3)149-59.
14. Botega N J, Furtanetto L, Frágas Jr R. Prática psiquiátrica no hospital geral: interconsulta e emergência. 2 ed. Porto Alegre, Brasil: Artmed; 2006. p. 225-46.
15. Del Porto JA. Depressão Conceito e diagnóstico. Rev Bras Psiquiatr. 1999;21(supl.1):6-11.
16. Beyer CE, Stahl SM. Next generation antidepressants: moving beyond monoamines to discover novel treatment strategies for mood disorders. Cambridge, New York, Melbourne, Madri, São Paulo: United Kingdom at the University Press; 2010.
17. Amaral GF, Jardim PCBV, Brasil MAA, Souza ALL, Freitas HF, Taniguchi LM, et al. Prevalência de transtorno depressivo maior em centro de referência no tratamento de hipertensão arterial. Rev Psiquiatr RS. 2007:29(2)161-8.
18. Huffman JC, Celano CM, Beach SR, Motiwala SR, Januzzi JL. Depression and Cardiac Disease: Epidemiology, Mechanisms, and Diagnosis. Cardiovasc Psychi Neurol. Boston; 2013.
19. Alves TCTF, Fráguas R, Wajngarten M. Depressão e infarto agudo do miocárdio. Rev Psiq Clín. 2009;36(3):88-92.
20. Demétrio FN. Depressão e doenças clínicas. SNC em Foco. 2005:1(1)12-19.

21. Colquhoun DM, Bunker SJ, Clarke DM, Glozier N, Hare DL, Hickie IB, et al. Screening, referral and treatment for depression in patients with coronary heart disease. Med J Aust. 2013;198(9):483-94.

22. Nogueira A. P. Stress e doença coronária. Porto. Mestrado Integrado de Medicina [Dissertação] – Faculdade de Medicina da Universidade do Porto; 2011.

23. Carney RM. Depressão, taxa de variabilidade de frequência cardíaca e infarto agudo do miocárdio. Rev Psiq Clín. 2002: 29(3)158-9.

24. Brasil MAA. Treinamento de médicos de atenção primária no diagnóstico e tratamento da depressão. In: APA 154th; 2001 may 5-10; New Orleans: Congresses Update, Aquaprint Gráfica e Editora Ltda. p. 8-9.

25. Rozenthal M, Laks J, Engelhardt E. Aspectos neuropsicológicos da depressão. Rev Psiquiatr RS, Porto Alegre. 2004:26(2)204-12.

26. Cunha JGV, Maia LMGG, Marques Jr HVCF. Uso de Antidepressivos na Depressão Associada a Doenças Cardiovasculares. In: Rocha FL, Hara C, Ramos MG (eds.). Refratariedade e situações clínicas de difícil abordagem em psiquiatria. Belo Horizonte: Folium Editorial; 2011. p. 27-40.

27. Dubovsky S. ISRSs podem ajudar seu coração [resumo]. J Watch Medicine that Matters 2010;16(2/3):17.

28. Chei TT. Importância da remissão rápida e completa dos transtornos depressivos. CBP Congresso Brasileiro de Psiquiatria Brasil: Congresses Update São Paulo, SP. Brasília; DF. 2009;(49)18-20;

29. Del Porto JA. Transtorno de ansiedade. São Paulo: EPM; 2006.

30. Soares Filho GLF, Valença AM, Nardi AE. Dor torácica no transtorno de pânico: sintoma somático ou manifestação de doença arterial coronariana?. Rev Psiq Clin. 2007:34(2)97-107.

31. Cabrera CC, Sponholz JR. A. Ansiedade e insônia. In: Botega NJ (ed.). Prática psiquiátrica no hospital geral: interconsulta e emergência. 2. ed. Porto Alegre: Artes Médicas; 2006. p. 283-303.

32. Katerndahl DA. Chest pain and its importance in patients with panic disorder: An updated Literature Review. Prim Care Companion J Clin Psychiatry. 2008:10(5)376-82.

33. Infante R. Panic disorder and non-cardiac chest pain: brief review. JEFFJ Psychiatry. 1992-2011;10(2):32-36.

34. Dunlop BW, Schneider R, Gerardi M. Transtorno do pânico: quebre o circuito do medo. Curr Psychiatry. 2013:4(1)5-15.

35. Ramos TR. Transtorno de ansiedade. Rev Bras de Med. 2009:66(11)365-74.

36. Yacubian J, Minutentag N. Tratamento do Transtorno de pânico com inibidores seletivos da recaptura de serotonina. Rev Psiq Clin. 2001:28(1)9-22

37. Mochcovitch MD, Nardi AE. Os inibidores seletivos de recaptação de serotonina no tratamento do transtorno do pânico: uma revisão sistemática de estudo placebo-controlados. Debate em Psiquiatria. 2012:2(2)32-40.

38. Del Porto JA. Aspectos práticos referentes ao uso dos inibidores de recaptação da serotonina. SNC em foco. 2009;5(2):5-14.

39. Gerbelli R. Transtorno do pânico: resposta ao perigo real. 9. ed. PS- Jornal Nova News. 2000;ano III:1-5.

40. Gentil Filho V, Lotufo Neto F, Maciel LMA. V. Transtornos Ansiosos. In: Louzã Neto MR, Motta T, Yuan-Pang W, Elkis H (eds.). Psiquiatria Básica. Porto Alegre: Artes Médicas; 1995. p. 233-46.

41. Zillig C. Síndrome do distress, as consequências do estado de alerta crônico. PS - Jornal Nova News. 2001;ano IV:1-6.

42. Paganini P. Neurogênese: melhora cognitiva e adesão: atualizações no tratamento do Transtorno de Humor Bipolar. In: XXIV Jornada Rio Grandense de Psiquiatria Dinâmica; 2008 agost 21; Rio Grande do Sul, Brasil. São Paulo: AstraZeneca Neurociência; 2009. p. 12-4.

43. Levitan MN, Chagas MH, Linares LM, Crippa JA, Terra MB, Giglio AT, et al. Brazilian Medical Association guidelines for the diagnosis and differential diagnosis of panic disorder. RBM Psychiatry. 2013:35(4):406-15.

26

Síndrome da apneia obstrutiva do sono e suas implicações cardiovasculares

Carlos Alberto de Assis Viegas

INTRODUÇÃO

A síndrome da apneia obstrutiva do sono (SAOS) é um problema bem conhecido de saúde pública, em razão de sua alta prevalência e complicações, como distúrbios cardiovasculares[1] e metabólicos.[2] Por isto mesmo, há um excesso de mortalidade cardiovascular que tem sido relatado em coortes longitudinais populacionais,[3] com consequente acúmulo de evidências que mostram a forte associação entre SAOS e doença cardiovascular. Essa associação persiste mesmo quando se exclui fatores que poderiam confundir como idade, gênero e obesidade.[4] Salientamos que esta associação é muito mais importante para pacientes com idade inferior a 70 anos.[5] Além disto, uma vez que a SAOS, quando não tratada, pode causar lesão miocárdica[1] e arterial[4] e, assim, contribuir para a progressão de doença cardíaca prévia, resultando em falência e aumento da mortalidade também em pacientes com insuficiência cardíaca.[6]

MECANISMOS BÁSICOS QUE LIGAM A SAOS COM DOENÇAS CARDIOVASCULARES

A apneia do sono é uma doença complexa e heterogênea, com grande variabilidade na detecção de sua intensidade e da gravidade da hipoxemia, bem como grandes variações no período de duração da doença até seu diagnóstico.[7] Além das consequências fisiopatológicas mais destacadas, como fragmentação do sono, variações na pressão intratorácica e hipercapnia recorrente, a SAOS apresenta uma forma peculiar de hipóxia, com ciclos pequenos e repetidos de dessaturação, seguidos de rápida reoxigenação (hipóxia intermitente), que tem papel central no desenvolvimento de doença cardiovascular. Provavelmente, a patogênese das complicações cardiovasculares é multifatorial e entendemos que, nas principais vias do seu desenvolvimento, há participação de hiperatividade do sistema nervoso simpático, inflamação sistêmica e estresse oxidativo, que podem levar a disfunção endotelial e possivelmente, disfunção metabólica.[8]

Hiperatividade do sistema nervoso simpático

A excitação simpática na patogênese da hipertensão arterial sistêmica em pacientes com SAOS tem sido sugerida a partir de observações do aumento nos níveis de catecolaminas urinárias e plasmáticas em pacientes com SAOS,[10] e sua significativa queda após terapia com ventilação positiva contínua na via aérea (CPAP).[11]

Recentemente foi desenvolvido um modelo humano de hipóxia intermitente demonstrando que a exposição em curto prazo à hipóxia intermitente resultou em elevação da pressão sanguínea diurna, com associação de aumento da atividade simpática muscular.[12] Provavelmente outros mecanismos neurais e humorais contribuem para a manutenção dessa elevação da atividade simpática. Isso inclui potencialização dos quimiorreceptores periféricos à hipóxia na SAOS[13] e depressão da sensibilidade dos barorreceptores, que é estabelecido, em pacientes com SAOS, como índice do desequilíbrio simpático-vagal cardíaco, e que melhoram com uso do CPAP.[14]

Inflamação sistêmica

Existem evidências de relação causal entre SAOS e desenvolvimento de aterosclerose e doenças associadas, pela demonstração de disfunção endotelial e espessamento da íntima-média carotídea e sua melhora com uso efetivo da terapia com CPAP.[15,16] A gravidade da queda da saturação noturna tem demonstrado ser preditiva de aterosclerose subclínica, demonstrando assim o papel chave da hipóxia intermitente neste processo.[15] Tem sido demonstrado aumento das moléculas de adesão promovendo a interação de células inflamatórias e endotélio vascular[17] e que linfócitos de pacientes com SAOS são ativados com aumento da citotoxicidade contra células endoteliais, associados a aumento de conteúdo intracelular dos mediadores pró-inflamatórios (TNF alfa e IL-8), além da diminuição de citocina anti-inflamatória (IL-10).[18]

Estresse oxidativo

Episódios repetidos de hipóxia e reoxigenação relacionados à SAOS geralmente têm sido associados com aumento na produção de espécies oxigênio reativo, promovendo assim estresse oxidativo.[8]

Disfunção metabólica

Existem evidências de associação da SAOS com alteração no metabolismo da glicose e dos lipídeos, sem estar claro se isto ocorre independentemente da obesidade. Provavelmente existem interações complexas entre hipóxia intermitente, tecido adiposo e funções metabólicas.[2] O Sleep Heart Health Study mostrou que a gravidade da SAOS está associada com resistência a insulina após ajustamento para obesidade[19] e em outro estudo, sobre mulheres com SAOS, estava independentemente associado com a sensibilidade da insulina.[20] Também vale lembrar a complexa interação entre hipóxia intermitente, tecido adiposo e metabolismo, o que justificaria a forte associação entre SAOS com obesidade central e como fator de risco independente para anormalidades metabólicas, incluindo diabete melito tipo 2, síndrome metabólica e esteatose hepática.[21]

ARRITMIAS CARDÍACAS

Arritmias cardíacas associadas com a SAOS incluem bradicardia, taquicardia, bloqueio atrioventricular, aumento da ectopia ventricular e atrial e taquiarritmia ventricular/supraventricular. O evento respiratório obstrutivo resulta em repetido esforço inspiratório contra a glote fechada, produzindo pressões negativas intratorácicas, que aumentam a pós-carga ventricular, o que pode resultar em estiramento direto e indireto do miocárdio. Esse estiramento é estímulo potente para atividade automática, que pode levar a desenvolvimento do aumento na ectopia e taquicardias automáticas mantidas. Esse efeito pode ser amplificado pelas grandes flutuações na estimulação autonômica e pressão sanguínea, que têm sido observadas com os eventos obstrutivos agudos. Por outro lado, as bradiarritmias associadas à SAOS são atribuídas ao efeito vagotônico da hipóxia sobre os corpos carotídeos, além de remodelamento atrial e do ciclo dessaturação-ressaturação, que podem ativar os canais iônicos sensíveis a catecolaminas atriais, causando descargas elétricas anormais, contribuindo para o desenvolvimento de arritmias atriais.[22,23] O prognóstico desses distúrbios de ritmo é muito dependente de doença cardíaca subjacente à arritmia. Complexos atriais prematuros ou mesmo ventriculares podem ser detectados em corações saudáveis e ser desencadeados por vários estímulos, incluindo distúrbios respiratórios do sono. Assim, em estudos do sono a documentação desses complexos não deve ser interpretada sem o contexto médico do paciente. Lembramos que o sono é acompanhado de redução nos complexos ventriculares, desta forma, grande número de complexos ventriculares prematuros durante a noite pode ser um marcador de desordens do sono.[7] Por outro lado, distúrbios respiratórios do sono são altamente prevalentes em pacientes com doença cardíaca estrutural, como insuficiência cardíaca secundária a redução da fração de ejeção[24] e independentemente associado com a ocorrência de arritmia ventricular maligna.[25] Da mesma forma que os distúrbios respiratórios do sono, a incidência e prevalência de fibrilação atrial (FA) aumenta com a idade[26] e a análise da variação circadiana na incidência de FA, mostra claro pico no período noturno[27] além da SAOS. A FA está também associada a um aumento do risco de acidente vascular encefálico, embolia sistêmica e morte.[28-30]

A prevalência de distúrbios respiratórios do sono em pacientes com FA admitidos para cardioversão elétrica é em torno de 75%.[31] Salientamos que a chance de atingir um ritmo sinusal estável após cardioversão elétrica pode ser duplicada se a SAOS é tratada com CPAP, quando comparado com pacientes deixados sem este tratamento;[32] e a terapia medicamentosa com antiarrítmicos para FA parece ser menos efetiva em pacientes com SAOS grave não tratada.[33] Também lembramos que as terapias ablativas para fibrilação atrial são menos eficazes em pacientes com SAOS moderada-grave que naqueles sem SAOS ou com SAOS leve.[34] Assim, arritmias cardíacas são comuns em pacientes com distúrbios respiratórios do sono e a sua importância depende da presença de doença cardíaca subjacente e do tipo de arritmia. Por outro lado, apneia do sono é preditiva de arritmias malignas em pacientes com insuficiência cardíaca, especialmente as apneias centrais, e sabidamente fator de risco independente e modificável para FA. Em presença de arritmias, o diagnóstico e tratamento da SAOS são, portanto, altamente recomendados.[35]

DOENÇA CORONARIANA

Pacientes com SAOS tem maior risco para hipertensão, diabetes, dislipidemia e obesidade/sobrepeso, situações que podem afetar a estrutura e função cardíaca. Assim, se pode explicar o aumento da prevalência de doença coronariana (DC) em pacientes com SAOS.[4] Dados clínicos de estudos transversais e prospectivos sugerem associação entre SAOS e DC, com aumento do risco de mortalidade cardiovascular e possível inibição de recuperação da função ventricular esquerda após infarto agudo do miocárdio (IAM).[36]

No braço prospectivo do Sleep Heart Health Study foi observado que entre homens de 40 a 70 anos de idade aqueles com IAH maior ou igual a 30/h tinham 68% mais chance de desenvolver DC que aqueles com IAH maior que 5/h.[37] Vale lembrar que outro estudo prospectivo mostrou que a SAOS tratada diminuiu de forma estatisticamente significativa o número de mortes cardíacas no acompanhamento de cinco anos, quando comparados com pacientes não tratados, bem como tendência de diminuir a mortalidade por todas as causas.[38]

INSUFICIÊNCIA CARDÍACA (IC)

Por causa do progressivo aumento da sobrevida das pessoas e da melhora no controle dos eventos cardíacos agudos, a prevalência de IC deve aumentar em 25% nos próximos 20 anos. Isso representa importante problema para o sistema de saúde, especialmente em idosos, em razão de sua associação com baixa qualidade de vida, alto custo médico e prognóstico ruim.[39]

Cada evento de obstrução respiratória está associado com aumento de 60 a 70 cmH_2O na pressão negativa intratorácica,[40] que junto com a vasoconstrição pulmonar hipóxica, pioram a hemodinâmica cardíaca na presença de SAOS. Especificamente, o aumento do retorno venoso (pré-carga do ventrículo direito [VD]) está associado com aumento da resistência ao fluxo (pós-carga) do VD. A diminuição do fluxo para o ventrículo esquerdo (VE) pelas veias pulmonares, juntamente com alterações no septo interventricular piora o enchimento do VE, resultando em diminuição de sua pré-carga, além de a pressão sistólica transmural e a pós-carga do VE estarem aumentadas. Essas alterações hemodinâmicas são repetidas várias vezes durante a noite por vários anos em pacientes com SAOS. Seu efeito de comprometimento do miocárdio é acompanhado de mais efeitos adversos, decorrentes de episódios de hipóxia e hipercapnia, no contexto de aumento da atividade simpática. Todas essas consequências hemodinâmicas estão associadas com aumento do consumo de oxigênio pelo miocárdio e isquemia miocárdica, que em consequência, deteriora a função cardíaca.

Lembramos que variações repetitivas na pressão intratorácica podem comprometer a hemodinâmica renal (aumento na variabilidade da pressão intraglomerular) com possível aumento da atividade do sistema renina-angiotensina, além do aumento da atividade simpática sobre os rins.[41]

Assim, poderíamos concluir que a SAOS promove lesão orgânica subclínica e que a IC poderia desenvolver tardiamente, de acordo com os mecanismos fisiopatológicos descritos anteriormente e também a partir do consequente envolvimento de doença coronariana.[42]

Por outro lado, a redução do volume de ejeção está associada com retenção líquida em pacientes com IC e, a presença de função renal comprometida pode contribuir para esse fenômeno. Quando na posição deitada durante o sono, os fluidos corporais são redistribuídos, com acúmulo destes nas partes rostrais do corpo do paciente.[41] Consequentemente, edema em torno da faringe poderia ocorrer agravando a dinâmica do fluxo aéreo nas vias aéreas superiores, facilitando o colapso faríngeo (apneia obstrutiva). Também tem-se demonstrado que quanto maior o edema de membros inferiores durante o dia, maior a propensão de colapso da via aérea superior, sendo a vida sedentária importante modulador desta associação em pacientes com IC[43]

No que se refere a pacientes com apneia central do sono/respiração de Cheyne-Stokes (ACS/RCS), a presença de repetidos microdespertares promovem ativação simpática com consequente deterioração da hemodinâmica sistêmica e renal, traduzido em vasoconstrição generalizada e aumento da reabsorção tubular de sódio. Adicionalmente, o aumento do trabalho cardíaco decorrente do aumento da pressão sanguínea e da FC, pode contribuir para isquemia miocárdica.[44]

Referente aos aspectos epidemiológicos, dados prospectivos mostraram que pacientes que não relatavam IC e com presença de IAH maior que 30/h, comparados com aqueles sem SAOS, apresentaram o índice de incidência de IC 58% maior durante o acompanhamento. Adicionalmente, para cada 10 unidades a mais no IAH, a incidência de IC aumentava 13%, mostrando que quanto maior a gravidade da SAOS ao diagnóstico, maior a incidência de IC, sendo esta associação presente em homens, mas não muito clara em mulheres.[45]

Também foi demonstrado que em pacientes com IC a prevalência de SAOS foi de 36% e de ACS/RCS de 39%, sendo que pacientes com ACS/RCS são mais sintomáticos, apresentando menor fração de ejeção, quando comparados com pacientes com SAOS.[24]

Todos esses dados sugerem que o diagnóstico e tratamento da SAOS e ACS/RCS são mandatórios. Esta observação é reforçada em guias internacionais que mencionam maior morbidade em pacientes com IC que se apresentam com apneia do sono e recomendam, portanto, tratamento específico para tal.[46]

HIPERTENSÃO ARTERIAL SISTÊMICA (HAS)

A SAOS e HAS estão comumente associadas sendo que múltiplos mecanismos contribuem para esta associação. A estimulação da atividade simpática pela SAOS provavelmente representa o fator mais importante. Este efeito não é limitado ao período de apneia/hipopneia, mas se manifesta também como aumento sustentado da atividade simpática, mesmo no período diurno, quando os pacientes apneicos estão despertos.[47] Outros efeitos fisiopatológicos da SAOS que também contribuem para o risco aumentado de desenvolver hipertensão incluem o efeito pró-inflamatório, aumento do estresse oxidativo e aumento da resistência vascular. Aproximadamente 50 a 56% dos indivíduos com SAOS são hipertensos e se estima que 30-40% dos hipertensos têm SAOS.[48,49]

Chamamos a atenção para o fato de que hipertensão mascarada é frequentemente subestimada na população com SAOS, sugerindo que pacientes normotensos representam apenas um terço da população com SAOS.[50]

Quando se monitora a pressão arterial durante 24 horas (MAPA) em pacientes com SAOS sem história de hipertensão, a prevalência de hipertensão aumenta em 42% e, em pacientes com hipertensão clínica, aumenta em 80%.[51,52] Assim, existe relação positiva entre SAOS e risco prevalente de hipertensão que diminui com a idade, ou seja, indivíduos mais jovens são mais susceptíveis de desenvolver hipertensão como consequência de SAOS não tratada.[50]

Entre os pacientes com HAS resistente a prevalência de SAOS é extremamente alta, podendo chegar a 83%,[53] sendo a SAOS sua causa secundária mais frequente.[54] As razões para a alta prevalência de SAOS entre pacientes com HAS resistente são provavelmente múltiplas, como ter fatores de risco em comum associados que incluem hiperaldosteronismo, aumento do comando simpático, disfunção endotelial, vasoconstrição mediada pela hipóxia intermitente e obesidade.[54,55]

DOENÇA CEREBROVASCULAR

A incidência de SAOS em pacientes que tiveram acidente vascular encefálico (AVE) ou isquemia transitória é maior que na população geral, tendo aqueles pacientes três a quatro vezes mais chance de terem SAOS, quando comparados com controles.[56] Independente do gênero, entre 60 a 80% dos pacientes com AVE ou isquemia transitória têm IAH maior que 10/h. Ainda mais, nestes pacientes, a incidência de apneias obstrutivas é sete vezes maior que a incidência de apneia de origem central.[57]

Em estudos conduzidos após a ocorrência de AVE pode ser determinado somente que SAOS é mais prevalente após o evento, mas não se a SAOS precedeu o AVE ou foi responsável pelo mesmo. A melhor evidência de que a SAOS é causa subjacente de AVE vem de estudos longitudinais e coortes transversais na população geral, que quando considerados como um todo, concluem que a evidência é favorável para que a SAOS seja um fator independente para a ocorrência de AVE.[9]

ATEROSCLEROSE

Vários estudos têm demonstrado consistentemente a associação entre SAOS e aterosclerose. Dados clínicos e evidência experimental têm sugerindo que a SAOS tem efeitos pró-aterogênicos diretos que induzem a inflamação sistêmica, estresse oxidativo, ativação vascular, aumento da expressão das moléculas de adesão e disfunção endotelial.[58] Pacientes com SAOS apresentam espessamento da íntima carotídea que se correlaciona com níveis aumentados de marcadores inflamatórios como proteína C reativa, interleucina-6, fator de necrose tumoral e de pentraxina-3.[59]

Na população geral com mais de 50 anos de idade, a SAOS está associada com aterosclerose subclínica em homens com menos de 65 anos e em mulheres com qualquer idade, independentemente dos fatores de risco tradicionais para doença cardiovascular.[60]

Em recente estudo de base populacional, demonstrou-se que pacientes com SAOS, sem história ou fatores de risco para doença cardiovascular, controlados para índice de massa corporal, idade e gênero, apresentam aumento do espessamento da íntima-média carotídea.[61]

Finalmente, numa revisão sistemática da literatura, os autores encontraram que a prevalência de aterosclerose, avaliada por calcificação de artéria coronária, espessamento da íntima-média carotídea, dilatação mediada por fluxo da artéria braquial e velocidade da onda do pulso, está aumentada em pacientes com SAOS e se correlacionam com a duração e gravidade da mesma.

Assim, esse estudo mostra que a SAOS é fator preditor independente de doença cardiovascular subclínica, sendo mais provável de ocorrer em pacientes com SAOS de gravidade e duração maiores.[62]

REFERÊNCIAS BIBLIOGRÁFICAS

1. MacNicholas WT, Bonsignore MR. Sleep apnoea as an independent risk factor for cardiovascular disease: current evidence, basic mechanisms and research priorities. Eur Respir J. 2007;29:156-78.
2. Levy P, Bonsignore MR, Eckel J. Sleep, sleep disordered breathing and metabolic consequences. Eur Respir J. 2009;34:243-60.
3. Punjabi NM, Caffo BS, Goodwin JL, Gottlieb DJ, Newman AB, O'Connor GT, et al. Sleep-disorders breathing and mortality: a prospective cohort study. PLoS Med. 2009;6:e1000132.
4. Baguet JP, Barone-Rochette G, Tamisier R, Levy P, Pépin JL. Mechanisms of cardiac dysfunction in obstructive sleep apnea. Nat Rev Cardiol. 2012;9:679-688.

5. Lavie P, Lavie L. Unexpected survival advantage in elderly people with moderate sleep apnoea. J Sleep Res. 2009;18:397-403.

6. Chami HÁ, Resnick HE, Quan SF, Gottlieb DJ. Association of incident cardiovascular disease with progression of sleep-disordered breathing. Circulation. 2011;123:1280-6.

7. Lévy P, Ryan S, Oldenburg O, Parati G. Sleep apnoea and the heart. Eur Respir Rev. 2013;22:333-52.

8. Ryan S, Taylor CT, McNicholas WT. Systemic inflammation: a key fator in the pathogenesis of cardiovascular complications in obstructive sleep apnoea syndrome? Thorax 2009;64:631-6.

9. Durgan DJ, BryanvRMJr. Cerebrovascular consequences of obstructive sleep apnea. J Am Heart Assoc 2012;1:1-14.

10. Dimsdale JE, Coy T, Ziegler MG, Ancoli-Israel S, Clausen J. The effect of sleep apnea on plasma and urinary catecholamines. Sleep. 1995;18:377-81.

11. Ziegler MG, Mills PJ, Loredo JS, Ancoli-Israel S, Dimsdale JE. Effect of continuous positive airway pressure and placebo treatment on sympathetic nervous activity in patients with obstructive sleep apnea. Chest. 2001;120:887-93.

12. Tamisier R, Pepin JL, Remy J, Baguet JP, Taylor JA, Weiss JW, Lévy P. 14 nights of intermittent hypoxia elevate daytime blood pressure and sympathetic activity in healthy humans. Eur Respir J. 2011;37:119-28.

13. Narkiewicz K, van de Borne PJ, Pesek CA, Dyken ME, Montano N, Somers VK. Selective potentiation of peripheral chemoreflex sensitivity in obstructive sleep apnea. Circulation 1999;99:1183-9.

14. Ryan S, Ward S, Heneghan C, McNicholas WT. Predictors of decrease spontaneous baroreflex sensitivity in obstructive sleep apnea syndrome. Chest. 2007;131:1100-7.

15. Baguet JP, Hammer L, Levy P, Pierre H, Launois S, Mallion JM, et al. The severity of oxygen desaturation is predictive of carotid wpall thickening and plaque occurence. Chest. 2005;128:3407-12.

16. Kohler M, Stoewhas AC, Ayers L, Senn O, Bloch KE, Russi EW, et al. Effects of continuous positive airway pressure therapy withdraw in patients with obstructive sleep apnea: a randomized controlled trial. Am J Respir Crit Care. 2011;184:1192-9.

17. Dyugovskaya L, Lavie P, Lavie L. Increased adhesion molecules expression and production of reactive oxygen species in leukocytes of sleep apnea patients. Am J Respsir Crit Care Med. 2002;165:934-9.

18. Dyugovskaya L, Lavie P, Lavie L. Phenotypic and functional characterization of blood gamma-delta T cells in sleep apnea. Am J Respir Crit Care Med. 2003;168:242-9.

19. Punjabi NM, Shahar E, Redline S Gottlieb DJ, Givelber R, Resnick HE; Sleep Heart Health Study Investigators. Sleep-disordered breathing, glucose intolerance, and insulin resistance: the Sleep Heart Health Study. Am J Epidemiol. 2004;160:521-30.

20. Theorell-Haglow J, Berne C, Janson C, Lindberg E. Obstructive sleep apnea is associated with decreased insulin sensitivity in females. Eur Respir J. 2008;31:1054-60.

21. Bonsignore MR, Borel AL, Machan E, Grunstein R. Sleep apnoea and metabolic dysfunction. Eur Respir Rev. 2013;22:353-64.

22. Dimitri H, Ng M, Brooks AG, Kuklik P, Stiles MK, Lau DH, et al. Atrial remodeling in obstructive sleep apnea: implications for atrial fibrillation. Heart Rhythm. 2012;9:321-7.

23. Aiyappan V, Sanders P, McEvoy D, Antic NA. Sleep Rhytms. Ann Am Thorac Soc. 2013.10(5):531-3.

24. Oldenburg O, Lamp B, Faber L, Teschler H, Horstkotte D, Töpfer V. Sleep-disordered breathing in patients with symptomatic heart failure: a contemporary study of prevalence in andcharacteristics of 700 patients. Eur J Heart Fail. 2007;9:251-7.

25. Bitter T, Westrheider N, Prinz C, Hossain MS, Vogt J, Langer C, Horstkotte D, Oldenburg O. Cheyne-Stokes respiration and obstructive sleep apnea are independent risk factors for malignant ventricular arrhythmias requiring appropriate cardioverter-defibrillator therapies in patients with congestive heart failure. Eur Heart J. 2011;32:61-74.

26. Wilke T, Groyh A, Mueller S, Pfannkuche M, Verheyen F, Linder R, Maywald U, Bauersachs R, Breithardt G. Incidence and prevalence of a trial fibrillation: an analysis based on 8.3 million patients. Europace. 2013;15:486-93.

27. Mitchell AR, Spurrell PA, Sulke N. Circadian variation of arrhythmia onset patterns in patients with persistent atrial fibrillation. Am Heart J 2003;146:902-7.

28. Mehra R, Benjamin EJ, Shahar E, Gottlieb DJ, Nawabit R, Kirchner HL, et al. Association of nocturnal arrhythmias with sleep-disordered breathing: the Sleep Heart Health Study Am J Respir Crit Care Med. 2006;173:910-6.

29. Healey JS, Connolly SJ, Gold MR, Israel CW, Van Gelder IC, Capucci A. Subclinical atrial fibrillation and the risk of stroke. N Engl J Med 2012;366:120-9.

30. Benjamin EJ, Wolf PA, DÁgostino RB, Silbershatz H, Kannel WB, Levy D. Impact of atrial fibrillation on the risk of death: the Framingham Heart Study. Circulation. 1998;98:946-52.

31. Bitter T, Langer C, Vogt J, Lange M, Horstkotte D, Oldenburg O. Sleep-disorders breathing in patients with atrial fibrillation and normal systolic left ventricular function. Dtsch Arztebl Int. 2009;106:164-70.

32. Kanagala R, Murali NS, Friedman PA, Ammash NM, Gersh BJ, Ballman KV, Shamsuzzaman AS, Somers VK. Obstructive sleep apnea and the recurrence of atrial fibrillation. Circulation. 2003;107:2589-94.

33. Monahan K, Brewster J, Wang L, Parvez B, Goyal S, Roden DM. Relation of the severity of obstructive sleep apnea in response to anti-arrhythmic drugs in patients with atrial fibrillation or atrial flutter. Am J Cardiol. 2012;110:369-72.

34. Matiello M, Nadal M, Tamborero D, Berruezo A, Montserrat J, Embid C, et al. Low efficacy of atrial fibrillation ablation in severe obstructive sleep apnoea patients. Europace 2010;12:1084-9.

35. Peker Y, Hedner J, Kraiezi H, Löth S. Respiratory disturbance index: an independent predictor of mortality in coronary artery disease. Am J Respir Crit Care Med. 2000;162:81-6.

36. Nakashima H, Katayama T, Takagi C, Amenomori K, Ishizaki M, Honda Y, et al. Obstructive sleep apnea inhibits the recovery of left ventricular function in patients with acute myocardial infection. Eur Heart J. 2006;27:2317-22.

37. Shahar E, Whitney CW, Redline S, Lee ET, Newman AB, Nieto FJ. Sleep-disordered breathing and cardiovascular disease: cross-sectional results of the sleep heart health study. Am J Respir Crit Care Med. 1001;163:19-25.

38. Cassar A, Morgenthaler TI, Lennon RJ, Rihal CS, Lerman A. Treatment of obstructive sleep apnea is associated with decreased cardiac death after percutaneous coronary intervention. J Am Coll Cardiol 2007;50:1310-1314.

39. Go AS, Mozaffarian D, Roger VL, Benjamin EJ, Berry JD, Borden WB, et al. American Heart Association Statistics Committee and Stroke Statistics Subcommittee. Heart disease and stroke statistics – 2013 update: a report from the American Heart Association. Circulation. 2013;127:e6-e245.

40. Bradley TD, Floras JS. Obstructive sleep apnoea and its cardiovascular consequences. Lancet. 2009;373:82-93.
41. Kasai T, Floras JS, Bradley TD. Sleep apnea and cardiovascular disease: a bidirectional relationship. Circulation. 2012;126:1495-510.
42. Gottlieb DJ, Yenokyan G, Newman AB, O'Connor GT, Punjabi NM, Quan SF, et al. Prospective study of obstructive sleep apnea and incident coronary heart disease and heart failure: the Sleep Heart Health Study. Circulation 2010;122:352-60.
43. Yumino D, Redolfi S, Ruttanaumpawan P, Su MC, Smith S, Newton GE, Mak S, Bradley TD. Nocturnal rostral fluid shift: a unifying concept for the pathogenesis of obstructive and central sleep apnea in men with heart failure. Circulation. 2001;121:1598-605.
44. Yumino D, Kasai T, Kimmerly D, Amirthalingam V, Floras JS, Bradley TD.. Differing effects of obstructive and central sleep apneas on stroke volume in patients with heart failure. Am J Crit Care Med. 2013;187:433-8.
45. Gottlieb DJ, Yenokian G, Newman AB, O'Connor GT, Punjabi NM, Quan SF, et al. Prospective study of obstructive sleep apnea and incident coronary heart disease and heart failure: the Sleep Heart Health Study. Circulation. 2010;122:352-60.
46. Dickstein K, Cohen-Solal A, Filippatos G, McMurray JJ, Ponikowski P; ESC Committee for Practice Guidelines (CPG), et al. ESC guidelines for the diagnosis and treatment of acute and chronic heart failure 2008 of the European Society of Cardiology. Developed in collaboration with the heart failure association of the ESC (HFA) and endorsed by the European Society of Intensive Care Medicine (ESICM). Eur Heart J. 2008;29:2388-442.
47. Somers VK, Dyken ME, Clary MP, Abboud FM. Sympathetic neural mechanisms in obstructive sleep apnea. J Clin Invest 1995;96:1897-904.
48. Worsnop CJ, Naughton MT, Barter CE, Morgan TO, Anderson AI, Pierce RJ. The prevalence of obstructive sleep apnea in hypertensives. Am J Respir Crit Care Med. 1998;157:111-5.
49. Drager LF, Genta RP, Nerbass FB, Nerbass FB, Gonzaga CC, Krieger EM, Lorenzi-Filho G. Characteristics and predicotrs of obstructive sleep apnea in patients with systemic hypertension. Am J Cardio 2010;105:1135-9.
50. Dudenbostel T, Calhoun DA. Resistent hypertension, obstructive sleep apnoea and aldosterone. J Hum Hypertens 2012;26(5):281-7.
51. Drager LF, Diegues-Silva L, Diniz MP, Bortolotto LA, Pedrosa RP, Couto RB, et al. Obstructive sleep apnea, masked hypertension, and arterial stiffness in men. Am J Hypertens. 2010;23:249-54.
52. Baguet JP, Lévy P, Barone-Rochette G, Tamisier R, Pierre H, Peeters M, et al. Masked hypertension in obstructive sleep apnea syndrome. J Hypertens. 2008;26:885-92.
53. Logan AG, Perlikowski SM, Mente A, Tisler A, Tkacova R, Niroumand M, et al. High prevalence of unrecognized sleep apnea in drug-resistant hypertensio. J Hypertens 2001;19:2271-7.
54. Pedrosa RP, Drager LF, Gonzaga CC, Sousa MG, de Paula LK, Amaro AC, et al. Obstructive sleep apnea: the most common secondary cause of hypertension associated with resistant hypertension. Hypertension 2011;58:811-7.
55. Khan A, Patel K, O'Hearn DJ, Khan S. Resistant hypertension and obstructive sleep apnea. Internt J Hypertens. 2013;2013:193010.
56. Dyken ME, Im, KB. Obstructive sleep apnea and stroke. Chest. 2009;136:1668-77.
57. Johnson KG, Johnson DC. Frequence of sleep apnea in stroke and TIA patients: a meta-analysis. J Clin Sleep Med. 2010;6:131-7.
58. Drager LF, Polotsky VY, Lorenzi-Filho G. Obstructive sleep apnea: an emerging risk factor for atherosclerosis. Chest. 2011;140(2):534-42.

59. Ciccone MM, Scicchitano P, Zito A, Cortese F, Boninfante B, Falcone VA. Correlation between inflammatory markers of atherosclerosis and carotid intima-media thickness in obstructive sleep apnea. Molecules. 2014;19:1651-62.

60. Weinreich G, Wessendorf TE, Erdmann T, Moebus S, Dragano N, Lehmann N, et al. Association of obstructive sleep apnoea with subclinical coronaryatherosclerosis. Atherosclerosis. 2013;231(2):191-7.

61. Fox N, Ayas N, Park JE, Fleetham J, Frank Ryan C, Lear SA, et al. Carotid intima media thickness in patients with obstructive sleep apnea: comparison with a community-based cohort. Lung 2014;192(2):297-303.

62. Ali SS, Oni ET, Warraich HJ, Blaha MJ, Blumenthal RS, Karim A, et al. Systematic review on noninvasive assessment of subclinical cardiovascular disease in obstructive sleep apnea: new kid on the block! Sleep Med Rev. 2014;18(5):379-91.

27

Fundamentos em cirurgia bariátrica e sua relação com a cardiologia

Sérgio Lincoln de Matos Arruda
Mariana Silva Melendez Araújo
Camila Mundy da Costa Gangoni

INTRODUÇÃO

A obesidade, definida como o acúmulo de gordura de forma prejudicial à saúde,[1] vem apresentando nas últimas décadas um crescimento avassalador. Isso ocorre por conta de um desequilíbrio caracterizado por elevada ingestão calórica, decorrente de uma dieta com grande densidade energética, e reduzido gasto energético, corolário do sedentarismo, causado pela crescente urbanização e automação da sociedade. Não gastamos mais tanta energia nos deslocamentos nem em nossas atividades laborais. O resultado dessa combinação de fatores é o chamado ambiente obesogênico,[2] que favorece a epidemia da obesidade observada em todo o planeta.[3]

Dados da Organização Mundial da Saúde (OMS) revelam que, em 2008, 1,4 bilhão de adultos apresentavam sobrepeso e 0,5 bilhão, obesidade. Ao menos 2,8 milhões de adultos morrem a cada ano em decorrência da obesidade e do sobrepeso, índice superior àquele associado a doenças relacionadas com a fome. Diferentemente de antigamente, quando era exclusiva dos países de alta renda, hoje a obesidade já acomete países de média e baixa renda, sobretudo nos grandes centros urbanos. Em algumas comunidades a obesidade e desnutrição convivem lado a lado.

A doença, que avança a passos largos, não traz apenas o ganho ponderal, mas também doenças ou comorbidades, por exemplo, o diabete melito (DM), doenças cardiovasculares (DCV), câncer e alterações musculoesqueléticas. São atribuídos à obesidade e ao sobrepeso, por exemplo, 44% dos casos de DM, 23% das doenças isquêmicas cardíacas e 7 a 41% de certos tipos de câncer.

O tratamento clínico da obesidade não avançou. Pelo contrário, medicamentos foram retirados do mercado, deixando os pacientes praticamente sem opções farmacológicas eficientes para controle do peso. Não obstante, sobretudo a partir do desenvolvimento da videolaparoscopia para a obesidade, técnica conhecida como minimamente invasiva, a cirurgia bariátrica consolidou-se como única forma de tratamento reconhecida de pacientes gravemente obesos. Com esse desenvolvimento, a obesidade, doença grave e em crescimento em todo o mundo, passou a contar com um tratamento cada vez menos agressivo e mais seguro. Assim se formou o cenário para o grande crescimento da cirurgia bariátrica nas últimas duas décadas.

O tratamento cirúrgico proporciona basicamente dois benefícios para os pacientes: melhora da qualidade de vida e cura das comorbidades.[4-6] Metanálise realizada por Buchwald demonstrou estes resultados: os pacientes operados apresentam 61% de perda média do excesso de peso; 86% apresentam resolução do DM; 61%, resolução da hipertensão arterial sistêmica (HAS); 70%, melhora da dislipidemia; e 85%, resolução da síndrome da apneia obstrutiva do sono (SAOS).[7]

HISTÓRICO

A primeira operação com finalidade de perda de peso foi uma ressecção intestinal feita em 1952 por um cirurgião sueco, dr. Victor Henriksson.[8, 9] Em seguida, em Minnesota nos EUA, a equipe do dr. Wangsteen – na época, o cirurgião de maior prestígio nos EUA – realizou a primeira operação naquele país, juntamente com os doutores Kremen, Varco e Linner. Essas primeiras cirurgias abordavam apenas o intestino e eventualmente foram abandonadas, por acarretar complicações nutricionais.

No final dos anos 1960, o Dr. Edward Mason, de Iowa nos EUA,[10] percebeu que deveria acrescentar um componente restritivo à ingestão de alimentos, introduzindo a era das gastroplastias redutoras por meio da redução do órgão. Esse cirurgião se baseou nos conhecimentos de cirurgia de estômago, que já acontecia desde o início do século XX. Nos anos 1970, o dr. Nicola Scopinaro, de Gênova, na Itália, desenvolveu a técnica que recebeu seu nome, dando início à classe de cirurgias conhecidas como derivações biliopancreáticas, em que uma ressecção gástrica ou hemigastrectomia associada a um desvio do intestino cria uma síndrome do intestino curto. Até hoje essa cirurgia é realizada, embora em pequena escala.

Nos anos 1980, o dr. Mason criou uma cirurgia limitada à restrição gástrica, que recebeu seu nome e também é intitulada gastroplastia vertical com anel de contenção. Esse procedimento perdurou por uma década e foi aposentado por não ter um componente intestinal e apresentar reganho de peso acentuado.

Também nos anos 1980, o balão gástrico foi introduzido. Trata-se de ferramenta de baixa eficácia e é hoje considerada terapia-ponte para permitir tratamento definitivo *a posteriori*. Não se trata de cirurgia: uma vez inserido pelo endoscopista, o balão permanece no estômago do paciente por um período de seis meses, no máximo.

Nesse mesmo período, os doutores Mathias Fobi e Rafael Capella desenvolveram o *bypass* gástrico em Y de Roux (BGYR), associado a um anel de contenção ao redor do estômago reduzido ou *pouch*, criando assim uma maior restrição gástrica. A técnica foi desenvolvida a partir do estudo dos casos de insucesso do dr. Mason. Com base naquelas experiências, os criadores do BGYR acrescentaram um componente disabsortivo no intestino e efetuaram uma redução do estômago por meio da construção de uma pequena câmara gástrica totalmente separada do estômago remanescente. Acrescentaram, ainda, um anel de contenção de silicone ao redor do pequeno estômago reduzido.[11,12] Essa é, até hoje, a cirurgia mais realizada em todo mundo. Não apresenta efeitos colaterais significativos e a perda de peso é satisfatória.

Surgiu também, nos anos 1990, a banda gástrica ajustável, sendo o dr. Belachew um de seus precursores. Ainda é utilizada hoje, embora com resultados insatisfatórios e em franca redução de sua utilização em todo o mundo. Na mesma década, foi introduzido o marca passo gástrico, iniciado pelo dr. Cigaina, na Itália, que vem sendo implantado apenas em poucos centros universitários da Europa e EUA mediante protocolos de pesquisa. Em 1994, o primeiro BGYR foi realizado por videolaparoscopia pelo dr. Alan Wittgrove de San Diego, Califórnia, nos EUA.[13]

O final da década de 1990 e a virada dos anos 2000 assistiram ao grande crescimento da cirurgia bariátrica no mundo todo, Nos EUA houve 16 mil cirurgias no ano de 1998 e em 2005 esse número já passava de 200 mil cirurgias/ano.[14] Na virada do milênio, a cirurgia robótica se iniciou com a plataforma Da Vinci, dando origem às primeiras cirurgias bariátricas por essa via de acesso. Em 2004, houve o desenvolvimento da última técnica aceita mundialmente: a gastrectomia vertical ou *sleeve gastrectomy* (SG).

Em 2007, a sigla da Sociedade Brasileira de Cirurgia Bariátrica (SBCB) ganhou mais uma letra, para a palavra metabólica: SBCBM. A mudança foi efetuada à luz dos conhecimentos dos efeitos metabólicos da cirurgia. Dois meses depois, a American Society of Bariatric Surgery fez o mesmo. No Brasil, o grande pioneiro e fundador de nossa SBCBM foi o dr. Artur Garrido, de São Paulo. Ele tem o mérito reconhecido de ter ensinado e divulgado para toda uma nação as bases da cirurgia bariátrica.

CIRURGIA BARIÁTRICA NO MUNDO

Segundo o último levantamento mundial, realizado em mais de 50 países e publicado em 2013 por Buchwald, em 2011 foram realizadas 340 mil cirurgias bariátricas. Existem hoje mais de 6.700 cirurgiões bariátricos em atuação no planeta. O BGYR foi a cirurgia mais realizada, perfazendo 46% do total; seguida pela SG, com 27%; a banda gástrica (com queda de 42% em 2008), com 17% em 2012; e a derivação biliopancreática/duodenal *switch*, com 2%.

O Brasil desponta como protagonista mundial, apresentando o segundo maior número de cirurgias por ano, atrás apenas dos EUA: em 2013, aproximadamente 80.000 procedimentos cirúrgicos foram empreendidos. Conforme o levantamento estão envolvidos com essa modalidade cirúrgica um total de 2750 cirurgiões bariátricos brasileiros.[14]

CRITÉRIOS DE INDICAÇÃO CIRÚRGICA

Os critérios para indicação de cirurgia bariátrica foram definidos em 1991 pelo NIH (National Institute of Health dos EUA).[15] Hoje, muitas críticas recaem sobre esses critérios, por nunca terem sido revistos. Foram concebidos sobre um arcabouço de conhecimento bastante mais restrito que aquele de que a medicina dispõe hoje, antes mesmo da laparoscopia. Esses critérios baseiam-se no índice de massa corpórea (IMC):

- IMC > 40 kg/m².
- IMC > 35 kg/m², associado a comorbidades, ou seja, doenças desencadeadas ou agravadas pela obesidade. O etilismo, vício em drogas ilícitas, doença orgânica grave são contraindicações. Os limites de idade são de 16 a 65 anos.

TÉCNICAS CIRÚRGICAS DISPONÍVEIS

As cirurgias, de acordo com as suas características, são classicamente divididas em restritivas (redução do estômago), disabsortivas (desvio do intestino) ou mistas, (quando se abordam o intestino e estômago na mesma cirurgia).[16,17] Akkary propõe uma nova classificação, incluindo-se o termo cirurgias hormonais em razão dos fortes efeitos metabólicos e hormonais que a cirurgia apresenta.[9]

Segundo as Sociedades Brasileira de Cirurgia Bariátrica e Metabólica, a Norte-americana, as de outros países com relevância em cirurgia bariátrica e também o Conselho Federal de Medicina, são reconhecidas as seguintes operações:

- Banda gástrica: técnica também restritiva apenas, consiste em dispositivo colocado ao redor do cárdia, porção inicial do estômago, que, à semelhança de uma câmara de pneu de bicicleta, quando insuflado com líquido através de um fino tubo que o conecta a um pequeno reservatório subcutâneo, cria, por comprimir o tubo digestivo, dificuldade na ingestão de alimentos.

- Gastrectomia vertical ou *sleeve gastrectomy* (SG): é realizada uma ressecção de toda a grande curvatura gástrica, transformando o órgão em um longo tubo. Trata-se de operação puramente restritiva.
- *Bypass* gástrico em Y de Roux (BGYR): técnica mista na qual se realiza redução do estômago através de sucessivos grampeamentos a partir da pequena curvatura gástrica delimitando neo estômago ou *pouch* de aproximadamente 50 ml de capacidade e uma alça intestinal alimentar de aproximadamente 100 cm. O anel de contenção defendido pelo dr. Fobi pode ou não ser utilizado ao redor do *pouch*.
- Derivação biliopancreática (*switch*-DS duodenal e cirurgia de Scopinaro): cirurgia mista em que é realizada hemigastrectomia longitudinal no DS ou distal na cirurgia de Scopinaro associada a uma troca do duodeno por segmento de delgado e uma enteroenterostomia a 100 cm da válvula ileocecal o que acarreta síndrome do intestino curto com forte componente disabsortivo.

O balão gástrico é um procedimento endoscópico que consiste no posicionamento do referido objeto no estômago do paciente, por um período máximo de seis meses, com perda de peso nem sempre significativa.

Quaisquer técnicas não elencadas acima não são reconhecidas pelo Conselho Federal de Medicina, tampouco pela SBCBM, o que as classificaria como experimentais (Figura 1).

PROCEDIMENTO DA CIRURGIA DO *BYPASS* GÁSTRICO EM Y DE ROUX

Inicialmente classificada como uma cirurgia mista, ao gerar restrição por meio da redução do estômago e disabsorção por conta de um desvio intestinal que reduz seu comprimento, essa técnica foi mais estudada e melhor compreendida ao longo dos anos. Hoje, sabemos que seus benefícios vão muito além de fatores mecânicos, como restrição e absorção.

Outros mecanismos contribuem para a perda de peso. Há, por exemplo, aumento do gasto energético basal. A resposta hedônica aos alimentos se altera, provocando mudança nas preferências alimentares, de modo que o paciente passa a evitar alimentos hipercalóricos e gordurosos. Mecanismos endócrinos, como a redução dos níveis de grelina produzida no fundo gástrico, acarretam redução da fome e apetite. O contato precoce dos alimentos não digeridos com

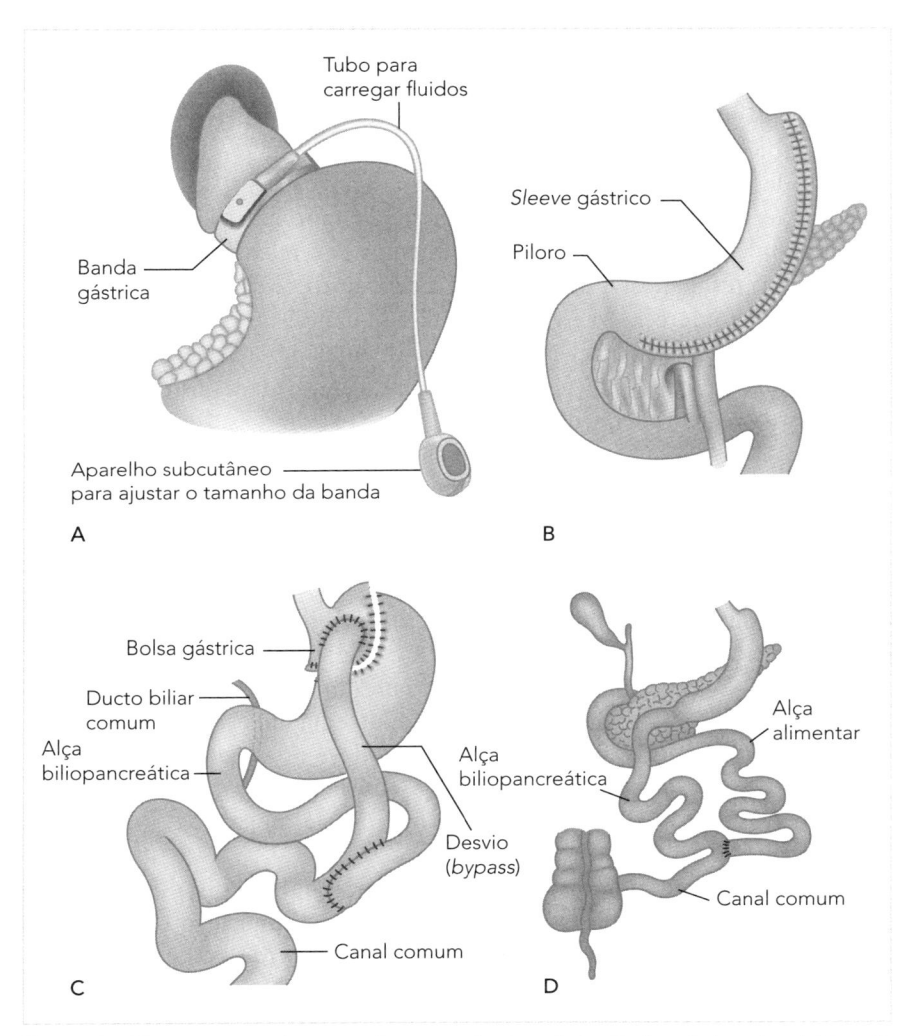

Figura 1 Tipos comuns de procedimentos de cirurgia bariátrica. A: banda gástrica; B: gastrectomia vertical ou *sleeve gastrectomy*; C: *bypass* gástrico em Y de Roux; D: derivação biliopancreática com *switch* duodenal. Adaptada de Jones et al, 2010.[18]

porções mais distais do intestino delgado promove a liberação de hormônios gastrintestinais chamados de incretinas, como o GLP-1, peptídeo YY e oxintomodulina. Esses hormônios desempenham uma série de funções, afetando a motilidade gastrintestinal, o metabolismo energético e a produção de secreções digestivas.[19] Há uma melhora no controle da homeostase da glicose. Um fértil campo de investigações recentes tem sido os fatores intraluminais com alterações na microbiota intestinal do paciente obeso que apresenta diferenças na sua constituição quando comparada a pacientes não obesos.[20]

A perda de peso esperada com essa técnica se situa em torno de 70% do excesso de peso ao final de um ano após a operação. Apesar de representar eficiente ferramenta para controle da obesidade mórbida, a cirurgia, necessita novas atitudes do paciente frente aos alimentos e exercícios físicos para obtenção de bons resultados. A informação e a educação pré-operatórias são necessárias para a compreensão e a aceitação das mudanças nos hábitos alimentares que a cirurgia impõe ao paciente. É de fundamental importância a participação ativa por parte do paciente, no sentido de praticar atividades físicas frequentes e manter uma dieta adequada.

AVALIAÇÃO NUTRICIONAL EM CIRURGIA BARIÁTRICA

Acompanhamento nutricional pré-operatório

O acompanhamento nutricional em cirurgia bariátrica deve se iniciar no momento em que o paciente decide operar. Considerando as alterações anatômicas, fisiológicas e metabólicas decorrentes da cirurgia, é importante que os maus hábitos alimentares sejam corrigidos e hábitos saudáveis, incorporados. Antes de operar, portanto, o paciente deve estar consciente de que o principal objetivo da alimentação pós-operatória é nutrir e não apenas satisfazer desejos pessoais ou ser utilizada como um mecanismo de compensação emocional.

Em uma equipe multidisciplinar bariátrica, o nutricionista é responsável por identificar, antes da cirurgia, os principais erros e transtornos alimentares; promover, junto ao paciente, expectativas reais de perda de peso pré e pós-operatórias; identificar as deficiências nutricionais que possam estar presentes mesmo antes da cirurgia; e incentivar práticas alimentares saudáveis e apropriadas à nova condição pós-operatória (necessidade de boa mastigação, de preferência por alimentos proteicos e com baixo teor de gorduras e de utilização de suplementos nutricionais por toda vida).

A perda de peso antes da cirurgia deve ser incentivada ainda que haja controvérsias de que é fator determinante para o sucesso pós-operatório. Alguns estudos apontam uma associação dessa perda ponderal com uma redução na quantidade de gordura visceral,[21,22,23] no volume hepático,[24-26] no risco cardiovascular, inflamatório e tromboembólico,[27,28] nos níveis glicêmicos e nos índices de apneia obstrutiva do sono.[29,30] Além disso, está associada a menor risco cirúrgico, menor tempo operatório e de internação, menores complicações perioperatórias[31-33] e uma maior perda de peso pós-operatória.[34-37] Uma revisão sistemática de 62 estudos, com mais de 24.000 pacientes, sobre fatores preditores pré-operatórios de perda de peso pós-operatória encontrou uma associação inversa entre o IMC, a superobesidade e os transtornos de personalidade e a perda ponderal após a cirurgia.[38]

Recomenda-se, antes da operação, uma perda entre 5 e 10% do peso inicial, para que sejam observadas melhoras nas doenças associadas com a obesidade e sugere-se uma redução entre 500 a 1.000 kcal do consumo calórico diário para redução entre 0,5 a 1 kg por semana em um período de 3 a 6 meses. Pode-se optar, ainda, por utilizar dietas de muito baixa caloria (entre 400 e 800 kcal/dia) que causam uma maior perda em curto prazo, dependendo da gravidade da obesidade e de suas comorbidades.[39-47]

Cada serviço deve estabelecer sua linha de atendimento e suas metas de perda de peso pré-operatórias já que ainda não há um consenso sobre uma melhor conduta nutricional antes da cirurgia. Em estudo realizado com nossos pacientes acompanhados nutricionalmente por um período entre 8 a 16 semanas, ao compararmos dois tipos de acompanhamento nutricional pré-operatório, um intensivo e um padrão, verificamos uma expressiva perda de peso, redução do consumo energético e melhora da qualidade da alimentação, sem diferença entre os dois grupos. Isso nos leva a concluir que uma assistência nutricional, mesmo que simplificada, já pode ser capaz de atender aos principais objetivos pré-operatórios: reduzir a mortalidade associada com as comorbidades e o risco cirúrgico, modificar hábitos e padrões alimentares inadequados, corrigir deficiências nutricionais pré-existentes e contribuir para aumentar os resultados positivos e satisfatórios após a cirurgia.[48-51]

Acompanhamento pós-operatório

Independentemente da técnica cirúrgica utilizada, os cuidados nutricionais após a cirurgia são essenciais para que se obtenha resultados satisfatórios quanto à perda de peso e melhora das comorbidades. Alterações no paladar são relatadas por alguns pacientes operados, especialmente no período inicial,[52,53] mas não parecem ser empecilho para que possam ingerir qualquer tipo de alimento em longo prazo. Essas alterações acabam por ajudar na perda de peso fazendo com que o paciente evite alimentos hipercalóricos e gordurosos.

Os principais objetivos do acompanhamento nutricional no período pós-operatório imediato são: contribuir para uma boa cicatrização, evitar a desidratação e também a ocorrência de sintomas indesejados e complicações, como vômitos (nos casos restritivos) e diarreias, e a síndrome de Dumping, em cirurgias com algum componente disabsortivo.[54,55]

Nos primeiros 30 dias, recomenda-se uma frequência semanal às consultas nutricionais pelos seguintes motivos:

- Para que haja monitoramento da rápida perda ponderal, comum nesse período.
- Para que a dieta líquida seja evoluída de forma gradual, priorizando os nutrientes necessários em cada fase.
- Para que dúvidas e dificuldades sejam esclarecidas e adequadas o quanto antes.
- Para introdução da suplementação necessária, considerando sempre a individualidade do paciente.

Em cirurgias mistas como o BGYR, o consumo de alimentos proteicos pode ser reduzido expressivamente em razão da diminuição no volume gástrico, pelas dificuldades na mastigação e na digestibilidade. Além disso, com a exclusão do duodeno do trânsito alimentar, a absorção de aminoácidos se torna limitada ao jejuno e íleo distal e aproximadamente 50% das proteínas ingeridas podem não ser absorvidas. Assim, deve-se estimular a preferência por alimentos ricos em proteína ao longo do dia e o uso de suplementos proteicos de forma a suprir as necessidades desse nutriente.[56-60] A recomendação de ingestão mínima diária de 60 g ou de 1,5 g/Kg de peso ideal por dia, mas alguns estudos sugerem um consumo de 80 a 90 g/dia com uma redução na perda de massa magra.[61,62]

Entre 24 e 48 horas após a cirurgia, o paciente já pode receber uma dieta líquida de prova com água, isotônicos e chás claros. Entre o sétimo e décimo dia, evolui-se para uma dieta líquida mínima em resíduos, em que são acrescentados os caldos de sopa. Nesse período, sugere-se, ainda, iniciar a suplementação por meio de uma a duas doses de um polivitamínico e polimineral que deverá ser utilizado por toda a vida. A dieta dos 15 dias seguintes incorpora leites e derivados líquidos, sopas liquidificadas e o paciente inicia a suplementação proteica.[48] Ao completar um mês de cirurgia, o paciente já ingere alimentos sólidos, abrandados em fibras e consome, em média, 600 kcal/dia, sendo necessário mastigar bem os alimentos e priorizar os alimentos ricos em proteína. Após dois meses, quando já há uma melhor familiarização com a nova condição e uma maior atenção à mastigação, são introduzidos os alimentos ricos em fibras a fim de favorecer o bom funcionamento intestinal e auxiliar na saciedade. A partir daí, sugere-se que o paciente compareça às consultas nutricionais trimestralmente durante o primeiro ano pós-operatório, para que haja um acompanhamento adequado da perda ponderal, das alterações na composição corporal e dos parâmetros bioquímicos. Após esse primeiro ano, pelo menos uma consulta anual deve ser realizada.

Os principais micronutrientes que devem ser monitorados em técnicas mistas como o BGYR, são cálcio, ferro, vitaminas do complexo B (em especial, tiamina, ácido fólico e cianocobalamina) e vitaminas lipossolúveis.[63] As últimas diretrizes para o cuidado nutricional do paciente submetido à cirurgia bariátrica, estabelecidas pela American Association of Clinical Endocrinologists, The Obesity Society e American Society for Metabolic & Bariatric Surgery propõem as doses de suplementação para cada um desses nutrientes e sugerem atenção especial a outros minerais que também podem gerar deficiências, como o cobre, zinco e selênio.

A perda de peso deve ser avaliada segundo a porcentagem de perda do excesso de peso, que pode ser calculada com base no cálculo do peso ideal, determinado pela tabela do Metropolitan Life Insurance Company.[64] Subtraindo-se o peso pré-operatório pelo peso ideal, pode-se obter o excesso de peso do paciente. Espera-se, com o BGYR, uma perda do excesso de peso entre 65 a 80% entre o 12º e 18º mês pós-operatório. Contudo, pode-se considerar que a cirurgia foi bem sucedida se já houver uma perda de, pelo menos, 50% do excesso de peso.[65,66]

Ao completar um ano de cirurgia, a ingestão calórica média ainda é bastante reduzida quando comparada ao período pré-operatório, com aproximadamente 1.400 kcal,[67] aspecto fundamental para a manutenção da perda de peso, em longo prazo. Ressalta-se que a manutenção do peso está relacionada com esse baixo valor calórico consumido e ao gasto de energia eficiente e suficiente para equilibrar o balanço energético. Se o paciente não incorpora hábitos saudáveis de alimentação e atividade física ou transgride a dieta com alimentos de alta densidade calórica e pouco nutritivos, se torna um forte candidato ao reganho de peso.

CUIDADOS PRÉ-OPERATÓRIOS

A avaliação pré-operatória deve ser feita por equipe multiprofissional, e não por um cirurgião isolado. O candidato à cirurgia bariátrica deve passar por avaliação com o cirurgião, com nutricionista bariátrico, psicólogo, pneumologista, endocrinologista e cardiologista. Esse último especialista deve realizar uma detalhada investigação cardiológica, levando em consideração doenças cardíacas preexistentes, fatores de risco cardiológico e idade. Especial atenção deve ser conferida ao controle pressórico, uma vez que a maioria dos pacientes é hipertensa, e um paciente descompensado corre sérios riscos de hemorragias, tanto no trans como no pós-operatório. A necessidade de avaliações por outros especialistas deve ser individualizada – por exemplo, a indicação de psiquiatra para pacientes com casos de depressão grave ou ortopedista para indivíduos com lesões articulares complexas. São realizados exames bioquímicos de sangue, endoscopia digestiva alta, raio-X de tórax, ecografia abdominal e polissonografia.

Durante esse período, a equipe multiprofissional deve informar exaustivamente e reeducar o paciente, para ajustá-lo aos novos hábitos de vida. A atividade física deve ser estimulada ainda no pré-operatório. Problemas detectados nos exames devem ser tratados ou corrigidos. Orienta-se o paciente a buscar perder 10% de seu peso antes mesmo da operação. Com isso, obtém-se melhora clínica significativa, melhor tolerância do ato cirúrgico-anestésico e redução nos riscos. Esse procedimento isolado é o que mais confere segurança ao processo, e não deve ser subestimado.[68]

CUIDADOS TRANSOPERATÓRIOS

Uma consulta pré-anestésica é recomendada para o adequado planejamento da anestesia e da intubação, por vezes difícil no paciente obeso mórbido. O paciente é internado no mesmo dia da operação sem nenhum preparo especial além do jejum habitual para sólidos. As medicações para hipertensão devem ser mantidas até o dia da cirurgia, para que não haja picos hipertensivos.

Um bloqueio neuromuscular adequado com perfeito relaxamento muscular é de fundamental importância para realização do pneumoperitônio (videolaparoscopia), exposição dos órgãos e realização da operação. Heparina de baixo peso molecular e antibióticos profiláticos são utilizados de rotina. A maioria das cirurgias hoje é realizada por videolaparoscopia.

A anestesia geral pode ser do tipo venosa ou balanceada. Recuperação imediata na UTI não é mandatória. Contudo, para pacientes idosos, com diabete de difícil controle, hipertensos graves, casos com presença de muitas comorbidades, sobretudo respiratórias, como asma grave ou SAOS grave que faça uso de CPAP domiciliar, o ambiente de cuidados intensivos pode ser mais seguro nas primeiras 24 horas.

Se possível, a fisioterapia deve começar precocemente na sala de recuperação anestésica, com eficaz assistência ventilatória e mobilização precoce, para prevenção de trombose venosa profunda.

CUIDADOS PÓS-OPERATÓRIOS

Habitualmente, o paciente permanece por duas noites no hospital, no pós-operatório, em dieta zero. A alimentação começa apenas em casa, já com líquidos claros e, progressivamente, converte-se em dieta normal, o que deve ocorrer ao final do primeiro mês. Caminhadas são estimuladas desde o primeiro momento e o retorno ao trabalho a partir de 15 dias.

Para suporte integral no primeiro mês, fase de tantas mudanças e adaptações, consultas são realizadas semanalmente com o cirurgião e o nutricionista. Geralmente, a melhora das comorbidades se dá precocemente e muitas das medicações usadas de forma crônica são retiradas já nessa fase.

O paciente deve realizar exames de sangue no quarto mês após a operação. Esse acompanhamento deve seguir por um ano após a cirurgia e, a partir de então, anualmente, por toda equipe multiprofissional envolvida. É de fundamental importância a avaliação nutricional periódica completa, com bioimpedância e calorimetria, para que se possa avaliar a perda de peso qualitativamente. Os pacientes com quadros depressivos graves ou outros transtornos do humor devem manter o acompanhamento com psicólogos e psiquiatras.

COMPLICAÇÕES

As possíveis complicações da cirurgia bariátrica são divididas didaticamente em maiores e menores, de acordo com a gravidade que apresentam, e precoces ou tardias, conforme o tempo de aparecimento.[17] A cirurgia da obesidade apresenta duas possibilidades de complicações maiores, cujas consequências podem levar ao óbito dos pacientes: a fístula digestiva e a embolia pulmonar.

A fístula digestiva tem frequência variada de 0,1 a 7% e ocorre com a ruptura parcial da anastomose gastrojejunal (mais comum), acarretando um quadro de sepses abdominal que, se não abordada precocemente, conduz à falência orgânica múltipla e óbito. Geralmente ocorrem nas primeiras 48 horas. O quadro clínico é inespecífico e os exames complementares pouco ajudam. O sinal mais importante e valorizado é a taquicardia: uma frequência cardíaca acima de 120 bpm é fortemente sugestiva de complicações. Evidentemente, outras causas de taquicardia devem ser previamente afastadas, como anemia aguda, desidratação, febre, atelectasia e outras. Confirmada a fístula, a reabordagem cirúrgica precoce deve ser instituída de imediato. Cuidados intensivos e nutrição parenteral precoce costumam resolver a maioria dos casos desde que controlado o quadro infeccioso e removido o foco séptico.[69]

O tromboembolismo pulmonar (TEP) é ainda mais raro, ocorre em uma frequência de até 1%. Estados de pós-operatório, imobilidade e obesidade são, sabidamente, fatores de risco para a referida doença. Uma anamnese bem feita deve tentar identificar os pacientes com passado familiar de trombose e embolia para orientar a pesquisa de trombofilias em casos selecionados.

Também raras, hemorragias podem ocorrer ainda nas primeiras horas de pós-operatório. Podem acontecer nas linhas de grampeamento da gastrojejunostomia, no estômago remanescente ou na enteroenterostomia, quando se exteriorizam sob a forma de hematêmese ou melena. Sua localização exata pode ser difícil, por vezes. É possível que ocorram sangramentos também para o interior da cavidade abdominal por lesões acidentais despercebidas não só em fígado e baço, mas também por orifícios dos trocartes. Se houver comprometimento hemodinâmico, a reabordagem cirúrgica pode ser necessária. Caso contrário, medidas clínicas conservadoras costumam bastar.[70]

Úlcera de boca anastomótica pode ocorrer em incidência de 0,6 a 6%. Geralmente, tem curso benigno, com boa resposta terapêutica aos inibidores de bomba de prótons.[71] Vômitos podem ser frequentes após a operação. A presença de anel de silicone de contenção, ao redor da nova bolsa gástrica reduzida ou *pouch,* pode ocasionar vômitos mais frequentes quando se compara com pacientes que não possuem o referido anel. Estenose de boca anastomótica, que também é causa de vômitos, pode ocorrer em 1 a 31% dos casos[72] e costuma ser resolvida com dilatações endoscópicas. Contudo, a causa mais frequente é a falta de adaptação aos novos hábitos alimentares como uma mastigação eficiente e tempo de refeição prolongado.

Hérnia incisional ocorre com elevada frequência nas cirurgias abertas ou laparotômicas, incidindo em até 50% dos casos. Em estudo realizado em nossa clínica com 150 pacientes acompanhados por dois anos, conseguimos baixar esse índice de 16% para 2%, testando técnicas e fios diferentes.[73] Flebites, trombose venosa, atelectasias, seromas, pneumonias, infecção de sítio cirúrgico, rabdomiólise e lesões acidentais do baço, ocorrem muito raramente.

A longo prazo, podem ocorrer quadros de abdome agudo obstrutivo, seja por aderências ou por hérnias internas que se formam nas brechas mesentéricas, que devem ser fechadas na primeira cirurgia. A hérnia de Petersen ocorre quando a primeira porção de jejuno, logo junto ao ângulo de Treitz, penetra pelo espaço de Petersen que se situa entre o mesentério e o mesocólon transverso, por baixo da alça de delgado que é elevada para ser anastomosada com o pequeno segmento de estômago já reduzido ou *pouch.* Por isso, esse espaço deve ser fechado.[74]

A colelitíase, três vezes mais frequente no obeso, pode aparecer em até 11% dos casos, frequentemente por volta do primeiro ano de operado, segundo estudo realizado em nossa clínica com 255 pacientes.[75,17] Não se indica a colecistectomia profilática em pacientes sem colelitíase, concomitante com a cirurgia do BGYR.

As deficiências nutricionais que podem ocorrer em longo prazo são a anemia ferropriva quase exclusiva nas mulheres com ciclos menstruais volumosos, além de insuficiência de vitamina D, vitamina B12 e cálcio.[76-78]

O índice de mortalidade médio nessa cirurgia varia de 0,1 a 0,5%. São considerados fatores de risco a inexperiência do cirurgião (com menos de 25 cirurgias por ano), idade avançada do paciente, sexo masculino e IMC maior que 50 kg/m².[16]

CIRURGIA METABÓLICA (DIABETE)

A observação a longo prazo dos pacientes operados revelou que, além da perda de peso que a cirurgia bariátrica proporciona, ocorre também melhora acentuada das doenças metabólicas.[79] Definiu-se, então, o conceito de cirurgia metabólica como os efeitos cirúrgicos em processos fisiológicos que influenciam no metabolismo. Trata-se das mesmas cirurgias descritas anteriormente, agora realizadas em obesos leves ou moderados portadores de inúmeras comorbidades metabólicas como DM, dislipidemia, hiperuricemia, HAS e outras. Inúmeros trabalhos publicados revelam a eficiência da cirurgia bariátrica na cura desses transtornos metabólicos, inclusive em pacientes com obesidade leve ou classe I, (IMC entre 30 e 35 kg/m² de superfície corporal).[80] Esse fato tem resultado em enorme pressão sobre as instituições que normatizam essa especialidade médica para ampliação dos critérios de indicação para obesos leves que apresentem comorbidades metabólicas. A cirurgia, com um único gesto, pode conseguir a remissão do DM, melhora do controle pressórico, da dislipidemia, da SAOS e demais doenças metabólicas, com significativa redução da mortalidade cardiovascular.[81-84]

Duas teorias tentam explicar os efeitos antidiabéticos, independentemente da perda de peso, que ocorrem precocemente após a cirurgia bariátrica e que promovem a remissão do diabete. A primeira do *foregut* ou intestino proximal, na qual o desvio do duodeno acarretaria na diminuição de algum fator duodenal que seria responsável pela resistência à insulina. A segunda, do *hindgut* ou intestino distal, a presença de alimentos parcialmente digeridos que são rapidamente lançados no íleo, estimulariam a secreção de incretinas como o GLP-1. Esses hormônios gastrintestinais estimulariam a produção de insulina e juntamente com várias outras ações aumentaria a tolerância à glicose.[85,86] Frequentemente os pacientes diabéticos operados deixam de usar suas medicações antidiabete ao receberem alta hospitalar após a cirurgia bariátrica.

Schauer comparou em ensaio clínico prospectivo o tratamento cirúrgico do DM com o melhor tratamento clínico possível, demonstrando a indiscutível superioridade da cirurgia na remissão da doença.[87] A resposta a esse tratamento, conforme também demonstrado por ele, varia de acordo com o tempo de doença. Pacientes com até cinco anos de DM têm mais de 90% de chance de remissão da doença com a cirurgia. Esse índice cai progressivamente com o passar do tempo, o que acarreta na indicação cirúrgica, precocemente, após a instalação do DM, para obtenção de melhores resultados.[88] Em estudo realizado em nossa clínica com 263 pacientes obesos submetidos ao BGYR, encontramos uma incidência de 11% de DM e 17% de resistência periférica de insulina. Entre os diabéticos, 93% eram hipertensos e 66% dislipidêmicos. Após 6 meses de pós-operatório, 86% obtiveram remissão do DM. Os 14% que apresentaram resultados parciais tinham mais de 15 anos de doença, mas passaram a controlar o DM apenas com medicações orais e não mais através do uso da insulina.[89]

REGANHO DE PESO E CIRURGIA REVISIONAL

Geralmente, os efeitos das cirurgias não duram a vida toda. A cirurgia de revascularização do miocárdio ou uma prótese de joelho, por exemplo, têm um prazo de validade esperado. De forma análoga, a cirurgia bariátrica não tem a pretensão de proteger o paciente por toda a sua vida. Discute-se hoje qual seria sua duração.

O reganho de peso se dá justamente naquele grupo que espera milagres da cirurgia e não muda sua atitude, cultivando o sedentarismo e o descuidado dietético. Isso ocorre em 20 a 25% dos casos.[90] Outra parcela reganha até 10% do peso perdido, mas sem comprometer a qualidade de vida nem permitir o retorno das comorbidades. Em 5 % os resultados podem fracassar totalmente.

A maioria, contudo, não reganha peso. Os melhores resultados acontecem com os pacientes que implementam, no decorrer de um período de alguns anos, as mudanças de hábitos de vida e alimentares que posteriormente serão essenciais para que eles mantenham-se magros e curados das comorbidades.

Dá-se o nome de cirurgia revisional à segunda cirurgia bariátrica realizada no mesmo paciente, em casos de falha na primeira.[91] Os casos em que essa situação pode ocorrer estão apresentados na Figura 2 e são raros e excepcionais. Em princípio, o reganho de peso não deve ser tratado com uma segunda cirurgia, e sim com a atuação de equipe multiprofissional, que deve identificar os fatores causadores do reganho de peso, abordá-los e tratá-los.

Esses pacientes costumam esperar algum fator externo que realize seu emagrecimento e não preparam-se para obtê-lo por seu próprio esforço. Por isso, a segunda cirurgia geralmente falha em sua intenção de emagrecimento, como também oferece uma elevada morbidade e mortalidade (de 20%), fístulas em

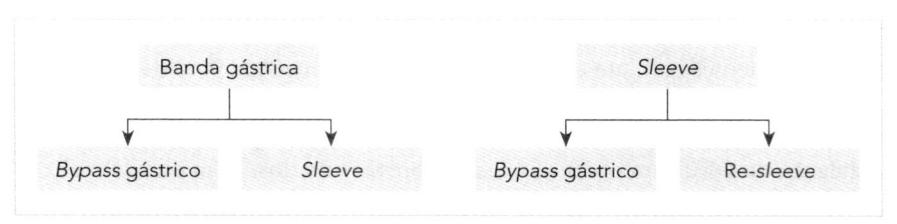

Figura 2 Possibilidades de cirurgia revisional em casos de falha na primeira cirurgia de banda gástrica e sleeve.

até 12% dos casos, índice superior ao apresentado na primeira cirurgia, pois se trata, então, de anatomia alterada com modificações na vascularização, além de grande presença de aderências que dificultam esta segunda cirurgia.[92]

BENEFÍCIOS CARDIOVASCULARES DA CIRURGIA BARIÁTRICA

Coração e obesidade

Pacientes obesos, quando comparados a indivíduos não obesos, apresentam aumento na ocorrência de HAS, DM e dislipidemia. Esse fato acarreta aumento da mortalidade global e cardiovascular nessa população. Independentemente do IMC, o risco cardiovascular aumenta na presença de obesidade visceral.[93,94,95]

Existe também risco aumentado de desenvolvimento de insuficiência cardíaca entre obesos. Isto se deve, principalmente, aos efeitos da doença sobre o coração, dos pontos de vista estrutural e funcional, além da alta prevalência de fatores de risco como HAS, DM, doença arterial coronariana e SAOS. Na obesidade grave, o aumento da demanda metabólica acarreta aumento do volume sanguíneo total e do débito cardíaco. Além disso, alterações hormonais, como a elevação de leptina, hiperinsulinemia e ativação do sistema renina-angiotensina-aldosterona, também contribuem para alterações cardíacas estruturais, de hipertrofia ventricular à disfunção sistólica e diastólica. O aumento da massa ventricular esquerda e do volume atrial esquerdo são preditores de risco para o desenvolvimento de insuficiência cardíaca, fibrilação atrial e morte.[96,97]

Pacientes que apresentam insuficiência cardíaca exclusiva ou predominantemente relacionada à obesidade são considerados portadores de cardiomiopatia da obesidade. Essa classificação foi descrita pela primeira vez em 1818.[98-102]

A obesidade é também marcada pela ocorrência de aterosclerose precoce. Além da presença de fatores de risco associados, acredita-se que a lipotoxicidade da gordura epicárdica desempenhe papel importante nesse processo aterosclerótico do paciente obeso. Diversas alterações deletérias no metabolismo lipídico estão associadas à obesidade, entre elas o aumento do colesterol total, LDL, VLDL e dos triglicérides, além de redução do HDL.[101,103-105]

A maioria dos pacientes hipertensos apresenta sobrepeso ou obesidade. A HAS é seis vezes mais frequente em pacientes obesos, quando comparados a pacientes não obesos. Diversos estudos buscam explicar essa relação pelo aumento da resistência vascular periférica, disfunção endotelial, ativação do sistema nervoso simpático e liberação de substâncias como IL-6 e TNF-alfa pelos adipócitos e SAOS. A elevação dos níveis pressóricos é mais acentuada em paciente com obesidade visceral. A obesidade também determina dificuldade no controle pressórico em razão da interferência na atuação das drogas anti-hipertensivas.[106-108]

Mais de 80% dos casos de DM tipo 2 podem ser atribuídos à presença de obesidade, que pode contribuir para mortalidade associada ao DM. A presença de síndrome metabólica é significativamente maior em indivíduos obesos, independentemente de história de doença cardiovascular. Pacientes com síndrome metabólica apresentam risco três vezes maior de desenvolverem doença arterial coronariana e acidentes vasculares encefálicos.[109,110] A SAOS, outra comorbidade frequente em pacientes obesos, está associada a aumento de mortalidade, HAS, disfunção ventricular esquerda e direita e arritmias.[111]

OS EFEITOS DA CIRURGIA BARIÁTRICA SOBRE FATORES DE RISCOS CARDIOVASCULARES

A cirurgia bariátrica/metabólica, através de um único gesto, proporciona significativas melhoras das DCV, de sua morbidade e mortalidade e do controle de seus fatores de risco. O trabalho mais expressivo, nesse sentido, é o SOS (Swedish Obesity Subjects) conduzido por Sjönstrom. Esse foi o primeiro ensaio clínico prospectivo controlado de longo prazo já em andamento há mais de 20 anos que compara mais de dois mil pacientes submetidos à cirurgia bariátrica com outro grupo de obesos não operados. O acompanhamento é de mais de 99% dos pacientes. Em suas várias publicações como as dos anos 2004, 2007, 2012 e 2013 a redução na mortalidade por DCV é evidente com 25 óbitos por infarto agudo do miocárdio (IAM) no grupo controle e 13 nos paciente operados. Também foi menor o número do primeiro evento cardiovascular (IAM ou AVE, fatal ou não) ou 199 contra 234 eventos no grupo não operado com risco relativo 0,67; 95% IC; 0,54-0,83; P < 0,001.[112-115]

Em estudo na Mayo Clinic, Mn-EUA,[116] Batsis comparou um grupo de 197 pacientes obesos operados com outro grupo de 163 pacientes obesos não operados, submetidos a tratamento clínico para controle do peso, por mais de três anos de acompanhamento. Houve uma redução do risco estimado em 10 anos de eventos cardiovasculares de 37% para 18% enquanto o grupo não operado o risco manteve-se em 30% no período de acompanhamento. Modelos de previsão de risco para 10 anos estimaram a prevenção de quatro óbitos e 16 eventos cardiovasculares para cada 100 pacientes operados quando comparados ao grupo não operado.

Outras publicações revelaram redução de 25 a 50% de risco de infarto do miocárdio, acidente vascular encefálico e morte em pacientes operados quando comparado a obesos não operados.[117] A redução dos riscos de DCV também foi demonstrada por Sampalis da McGill University-Canada[118] comparando um grupo de 1.035 pacientes operados com 5.746 tratados clinicamente sem cirurgia. Em revisão sistemática de 60 anos, Heneghan[119] também mostrou os benefícios da cirurgia bariátrica na redução de fatores de risco cardiovascular como DM, HAS e dislipidemia, proteína C-reativa, melhora da função endotelial e redução de 40% no risco relativo em 10 anos para doença coronariana segundo escore de Framingham.

Benraouane[120] observou melhora não só dos fatores de risco cardiovasculares com HAS, dislipidemia, resistência à insulina, SAOS, inflamação, hipertrofia ventricular esquerda, mas também melhora da estrutura e função miocárdica, redução do processo de aterosclerose e redução na mortalidade global e cardiovascular em 10 anos de 50%.

Os efeitos da cirurgia bariátrica sobre a síndrome metabólica foram avaliados por Batsis[121] que comparou um grupo de pacientes submetidos ao BGYR com outro que realizou apenas tratamento clínico. Houve redução da prevalência de 87% para 29% contra 85% para 75% no grupo clínico mostrando claramente a eficácia da cirurgia bariátrica no tratamento da referida síndrome.

Avaliando remodelação cardíaca, Cavarretta et al.[122] estudou pacientes com dois anos de acompanhamento após a gastrectomia vertical ou *sleeve*, observando acentuada melhora na perda de peso, perfil lipídico, remissão do diabete (83%), SAOS, HAS, redução da espessura do septo e espessura da parede posterior (11,3 ± 1,8 para 9,4 ± 2,1 mm e 10,4 ± 1,7 para 8,6 ± 1,9 mm, respectivamente; ambos p < 0,007) e redução da massa ventricular esquerda (valor absoluto e indexado por altura) 222,41 ± 78,2 para 172,75 ± 66,3 g (p = 0,003) e 55,9 ± 14,3 para 43,8 ± 17,2 g/m (2,7) (p = 0,0004).

Vest[123], por meio de revisão sistemática, demostra claramente os benefícios da cirurgia bariátrica na redução dos fatores de risco para DCV com redução da HAS em 63%, diabete em 73% e hiperlipidemia em 65%. Dados ecocardiográficos de 713 pacientes revelam melhora da massa ventricular, relação E/A e tempo de relaxamento isovolumétrico.

Um estudo com adolescentes obesos operados, realizado por IPPISCH,[124] mostrou acentuada melhora após emagrecimento cirúrgico através da redução significativa da hipertrofia ventricular concêntrica e melhora da função diastólica. Garza[125] confirmou esses dados em estudo ecocardiográfico com 3,6 anos de acompanhamento com pacientes operados demonstrando melhoras estruturais no VE, na área diastólica final do VD e podendo prevenir a progressão para disfunção do VD. A medida da gordura epicárdica por meio de ecocardiografia como indicadora de gordura visceral é fortemente reduzida no pós-operatório de cirurgia bariátrica.[126]

Hoje, a obesidade é considerada uma doença inflamatória e vários mecanismos estão envolvidos nesse processo. Assim, a ativação endotelial causada por mediadores pró-inflamatórios nos obesos tem uma clara relação com DCV. Marcadores dessa ativação como *soluble intercellular adhesion molecule-1* (sICAM-1) apresentam uma redução em seus níveis plasmáticos após a cirurgia bariátrica conforme demonstrou Nijhuis.[127] A secreção alterada de citoquinas de um tecido adiposo disfuncional ou adiposopatia consiste em outro mecanismo do processo inflamatório da obesidade que influencia diretamente nas DCV. Essas substâncias, também se alteram positivamente no pós-operatório da cirurgia bariátrica[128] reduzindo esse estado pró-inflamatório nos obesos.

Como a disfunção endotelial associada à obesidade reduz a produção vascular de óxido nitroso, Sledzinski[129] demonstrou elevação no oxido nitroso vascular, redução da inflamação sistêmica e melhora de outros parâmetros como resistência a insulina, dislipidemia, pressão arterial, PCR, HOMA-index e relação LDL/HDL colesterol no pós-operatório de cirurgia bariátrica, reduzindo assim os riscos de aterosclerose.

Hempem[130] em estudo comparativo com um grupo controle demonstrou que pacientes após o emagrecimento com o tratamento cirúrgico apresentavam redução da proteína YKL-40 (relacionada à ruptura de placa) contribuindo assim para redução da mortalidade cardiovascular.

O inibidor do ativador de plasminogênio 1 (PAI-1), presente em tecido gorduroso pode se relacionar com o desenvolvimento de doença cardiovascular. Tschoner[131] demonstrou em pacientes submetidos à cirurgia bariátrica que a diminuição de gordura visceral se associava a redução também do PAI-1 reduzindo assim a morbidade e mortalidade cardiovascular após cirurgia da obesidade.

AVANÇOS EM CIRURGIA BARIÁTRICA

A endoscopia digestiva tem se desenvolvido com o surgimento de técnicas destinadas a promover o emagrecimento em pacientes obesos. Inúmeros dispositivos vêm sendo testados para gerar restrição à ingestão de alimentos por meio de suturas endoscópicas e grampeamentos.[132] Outro dispositivo ainda em estudos é o *endobarrier*, que consiste numa longa manga com uma extremidade fixa no piloro e recobrindo todo o duodeno. Essa técnica vem apresentando resultados promissores, tanto na perda de peso como na melhora de comorbidades metabólicas como o diabete.[133]

O SILS (*single incision laparoscopic surgery*) permite a realização da cirurgia através de um único orifício periumbelical, no qual todos os instrumentos cirúrgicos são introduzidos, tornando a operação ainda menos invasiva e com melhor resultado estético.[134]

A cirurgia robótica, iniciada na virada do milênio com a plataforma Da Vinci, traz mais precisão aos movimentos do cirurgião, abole os tremores das mãos, proporciona visão do campo operatório de maior qualidade e melhor ergonomia com menos fadiga para o cirurgião.[135,136] Já com mais de 2.000 robôs em operação do tipo Da Vinci nos EUA, terminamos o ano de 2013 com 10 em funcionamento no Brasil.

REFERÊNCIAS BIBLIOGRÁFICAS

1. World Health Organization. 10 facts on obesity. Disponível em: http://www.who.int/features/factfiles/obesity/facts/en/index8.html. Acessado em: 02 jan 2014.
2. Hurt RT. Obesity epidemic: overview, pathophisiology and intensive care conundrun. JPEN. 2011;35(5 supl):45-135.
3. Catenacci VA. The obesity epidemics. Clin Chest Med. 2009;30(3):415-44.
4. Cummings DE. Mechanisms of weight loss and diabetes resolution. J Clin Endocrinol Metab. 2004;89(6):2608-15.
5. Neff KJ, le Roux CW. Bariatric surgery: a best practice article. J Clin Pathol. 2013;66(2):90-8.
6. Suter M, Donadini A, Romy S, Demartines N, Giusti V. Laparoscopic Roux-en-Y gastric bypass: significant long-term weight loss, improvement of obesity-related comorbidities and quality of life. Ann Surg. 2011;254:267-73.
7. Buchwald H, Avidor Y, Braunwald E, Jensen MD, Pories W, Fahrbach K, Schoelles K. Bariatric surgery: a systematic review and meta-analysis. JAMA. 2004;292(14):1724-37.
8. Baker MT. The history and evolution of bariatric surgical procedures. Surg Clin North Am. 2011;91(6):1181-201.
9. Akkary E. Bariatric surgery evolution from the malabsorptive to the hormonal era. Obes Surg. 2012;22(5):827-31.
10. Mason EE, Ito C. Gastric bypass. Ann Surg. 1969;170:329-39.
11. Fobi Ma, Lee H. Silastic ring vertical banded gastric bypass for the treatment of obesity. J Natl Med Assoc. 1994;86:125-8.
12. Capella JF, Capella RF. The weight reduction operation of choice: vertical banded gastroplasty or gastric bypass? Am J Surg. 1996;171:74-9.
13. Wittgrove AC, Clark GW, Tremblay LJ. Laparoscopic gastric bypass, Roux-en-Y: preliminary report of five cases. Obes Surg. 1994;4:353-7.
14. Buchwald H, Oien. Metabolic/bariatric surgery worldwide. Obes Surg. 2013;23(4):427-36.
15. Gastrointestinal surgery for severe obesity: National institutes of Health Consensus Development Conference Statement. Am J Clin Nutr. 1992;55:615S-19S.
16. Brolin R. Gastric bypass. Surg Clin North Am. 2001;81(5):1077-95.
17. DeMaria E. Surgery for morbid Obesity. N Engl J Med. 2007;356:2176-2183
18. Jones DB, Schneider BE, Olbers T. Atlas of metabolic and weight loss surgery. Cine-med; 2010.
19. Tam CS. Could the mechanisms of bariatric Surgery hold the key for novel therapies? Obes Rev. 2011;12(11):984-94.
20. Sweeney TE, Morton JM. The human gut microbiome: a review of the effect of obesity and surgically induced weight loss. JAMA Surg. 2013;148(6):563-9.
21. Colles SL, Dixon JB, Marks P, Strauss BJ, O'Brien PE. Preoperative weight loss with a very-low--energy diet: quantitation of changes in liver and abdominal fat by serial imaging. Am J Clin Nutr. 2006;84:304-11.

22. Korner J, Punyanitya M, Taveras C, McMahon DJ, Kim HJ, Inabnet Wet al. Sex differences in visceral adipose tissue post-bariatric surgery compared to matched non-surgical controls. Int J Body Compos Res. 2008;6(3):93-9.

23. Christiansen T, Paulsen SK, Bruun JM, Overgaard K, Ringgaard S, Pedersen SB, et al. Comparable reduction of the visceral adipose tissue depot after a diet-induced weight loss with or without aerobic exercise in obese subjects: a 12-week randomized intervention study. Eur J Endocrinol. 2009; 160(5):759-67.

24. Benjaminov O, Beglaibter N, Gindy L, Spivak H, Singer P, Wienberg M, et al. The effect of a low-carbohydrate diet on the nonalcoholic fatty liver in morbidly obese patients before bariatric surgery. Obes Surg. 2007;21:1423-7.

25. Edholm D, Kullberg J, Haenni A, Karlsson FA, Ahlström A, Hedberg J, et al. Preoperative 4-week low-calorie diet reduces liver volume and intrahepatic fat, and facilitates laparoscopic gastric bypass in morbidly obese. Obes Surg. 2011;21:345-50.

26. Collins J, McCloskey C, Titchner R, Goodpaster B, Hoffman M, Hauser D, et al. Preoperative weight loss in high risk super-obese bariatric patients: a computed tomography based analysis. Surg Obes Relat Dis. 2011;7:480-5.

27. Neiberg RH, Wing RR, Bray GA, Reboussin DM, Rickman AD; Look AHEAD Research Group, et al. Patterns of weight change associated with long-term weight change and cardiovascular disease risk factors in the Look AHEAD Study. Obesity (Silver Spring). 2012;20(10):2048-56.

28. Perri MG. Effects of behavioral treatment on long-term weight loss: Lessons learned from the look AHEAD Trial. Obesity (Silver Spring). 2014;22(1):3-4.

29. Johansson K, Neovius M, Lagerros YT, Harlid R, Rössner S, Granath F, Hemmingsson E. Effect of a very low energy diet on moderate and severe obstructive sleep apnea in obese men: a randomised controlled trial. BMJ. 2009;3;339:b4609.

30. Anandam A, Akinnusi M, Kufel T, Porhomayon J, El-Solh AA. Effects of dietary weight loss on obstructive sleep apnea: a meta-analysis. Sleep Breath. 2013;17(1):227-34.

31. Schwartz ML, Drew RL, Chazin-Caldie M. Laparoscopic Roux-en-Y: preoperative determinants of prolonged operative times,conversion to open gastric bypasses, and postoperative complications. Obes Surg. 2003;12:734-8.

32. Ballantyne GH, Svahn J, Capella RF, Capella JF, Schmidt HJ, Wasielewski A, et al.Predictors of prolonged hospital stay following open and laparoscopic gastric bypass for morbid obesity: body mass index, length of surgery, sleep apnea, asthma, and the metabolic syndrome. Obes Surg. 2004;14(8):1042-50.

33. Cassie S, Menezes C, Birch DW, Shi X, Karmali S. Effect of preoperative weight loss in bariatric surgical patients: a systematic review. Surg Obes Relat Dis. 2011;7:760-8.

34. Alvarado R, Alami RS, Hsu G, Safadi BY, Sanchez BR, Morton JM, et al. The impact of preoperative weight loss in patients undergoing laparoscopic Roux-en-Y gastric bypass. Obes Surg. 2005;15(9):1282-6.

35. Still CD, Benotti P, Wood GC, Gerhard GS, Petrick A, Reed M, et al. Outcomes of preoperative weight loss in high-risk patients undergoing gastric bypass surgery. Arch Surg. 2007;142(10):994-8.

36. Alger-Mayer S, Polimeni JM, Malone M. Preoperative weight loss as a predictor of long-term success following Roux-en-Y gastric bypass. Obes Surg. 2008;18:772-5.

37. Mrad BA, Stoklossa CJ, Birch DW. Does preoperative weight loss predict success following surgery for morbid obesity? Am J Surg. 2008;195:570-4.

38. Livhits M, Mercado C, Yermilov I, Parikh JA, Dutson E, Mehran A, et al. Preoperative predictors of weight loss following bariatric surgery: systematic review. Obes Surg. 2012;22(1):70-89.

39. Sociedade Brasileira de Cardiologia. I Diretriz Brasileira de Diagnóstico e Tratamento da Síndrome Metabólica. Arq Bras Cardiol. 2005;84(supl 1):1-28.
40. National Institute for Health and Clinical Excellence, Obesity guidance on the prevention, identification, assessment and management of overweight and obesity in adults and children. 2006. Disponível em: http://www.nice.org.uk/nicemedia/pdf/CG43NICEGuideline.pdf. Acessado em: 08 ago 2016.
41. Lau DC, Douketis JD, Morrison KM, Hramiak IM, Sharma AM, Ur E, et al. 2006 Canadian clinical practice guidelines on the management and prevention of obesity in adults and children [summary]. Can Med Assoc J. 2007:176(8):S1-13.
42. Associação Brasileira para o Estudo da Obesidade e da Síndrome Metabólica. Diretrizes Brasileiras de Obesidade. 3. ed. Abeso; 2009/2010.
43. Gargallo Fernández M, Marset JB, Lesmes IB, Izquierdo JQ, Sala XF, Salas-Salvadó J; Grupo de Consenso FESNAD-SEEDO. FESNAD-SEEDO consensus summary: evidence-based nutritional recommendations for the prevention and treatment of overweight and obesity in adults. Endocrinol Nutr. 2012;59(7):429-37.
44. Mechanick JI, Kushner RF, Sugerman HJ, Gonzalez-Campoy JM, Collazo-Clavell ML; American association of clinical endocrinologists, et al. The obesity society, and american society for metabolic & bariatric surgery medical guidelines for clinical practice for the perioperative nutritional, metabolic, and nonsurgical support of the bariatric surgery patient. Endocr Pract. 2008;14(Suppl 1):1-83.
45. Tsigos C, Hainer V, Basdevant A, Finer N, Fried M; Obesity Management Task Force of the European Association for the Study of Obesity. Management of Obesity in Adults: European Clinical Practice Guidelines. Obesity Facts. 2008;1:106-16.
46. Scottish Intercollegiate Guidelines Network. Management of obesity: a national clinical guideline. 2010. Disponível em: http://www.sign.ac.uk/pdf/sign115.pdf. Acessado em: 08 ago 2016.
47. U.S. Department of Agriculture and U.S. Department of Health and Human Services. Dietary Guidelines for Americans – 2010. 7. ed. Washington DC: U.S. Government Printing Office; 2010.
48. Mechanick JI, Youdim A, Jones DB, Garvey WT, Hurley DL, et al; American Association of Clinical Endocrinologists; Obesity Society; American Society for Metabolic & Bariatric Surgery. Clinical Practice Guidelines for the Perioperative Nutritional, Metabolic, and Nonsurgical Support of the Bariatric Surgery Patient – 2013 update: cosponsored by American Association of Clinical Endocrinologists, The Obesity Society, and American Society for Metabolic & Bariatric Surgery. Obesity (Silver Spring). 2013;21(Suppl 1):S1-27.
49. Habib S, Samamé J, Galvani CA. Treatment of morbid obesity. Surgery Curr Res 2013;3:135. Disponível em: http://dx.doi.org/10.4172/2161-1076.1000135. Acesso em: 08 ago 2016.
50. Obeid F, Falvo A, Dabideen H, Stocks J, Moore M, Wright RN. Open Roux-en-Y gastric bypass in 925 patients without mortality. Am J Surg. 2005;189:352-6.
51. Melendez-Araújo MS, Arruda SLM, de Oliveira Kelly E, de Carvalho KM. Preoperative nutritional interventions in morbid obesity: impact on body weight, energy intake, and eating quality. Obes Surg. 2012;22(12):1848-54.
52. Tichansky DS, Boughter JD Jr, Madan AK. Taste change after laparoscopic Roux-en-Y gastric bypass and laparoscopic adjustable gastric banding. Surg Obes Relat Dis. 2006;2(4):440-4.
53. Pepino MY, Bradley D, Eagon JC, Sullivan S, Abumrad NA, Klein S. Changes in taste perception and eating behavior after bariatric surgery-induced weight loss in women. Obesity (Silver Spring). 2014;22(5):E13-20.

54. Loss AB, Souza AAP, Pitombo CA, Milcent M, Madureira FAV. Avaliação da síndrome de dumping em pacientes obesos mórbidos submetidos à operação de bypass gástrico com reconstrução em Y de Roux. Rev Col Bras Cir. 2009;36(5):413-9.

55. Laurenius A, Olbers T, Näslund I, Karlsson J. Dumping syndrome following gastric bypass: validation of the dumping symptom rating scale. Obes Surg. 2013;23(6):740-55.

56. Bavaresco M, Paganini S, Lima TP, Salgado W Jr, Ceneviva R, Dos Santos JE, et al. Nutritional course of patients submitted to bariatric surgery. Obes Surg. 2010; 20:716-21.

57. Andreu A, Moize V, Rodriguez L, Flores L, Vidal J. Protein intake, body composition, and protein status following bariatric surgery. Obes Surg. 2010;20:1509-15.

58. Mango VL, Frishman WH. Physiologic, psychologic and metabolic consequences of bariatric surgery. Cardiol Rev, 2006.14(5):232-7.

59. Ziegler O, Sirveaux MA, Brunaud L, Reibel N, Quilliot D. Medical follow up after bariatric surgery: nutritional and drug issues. General recommendations for the prevention and treatment of nutritional deficiencies. Diabetes Metab. 2009;35(6 Pt 2):544-57.

60. Parkes E. Nutritional management of patients after bariatric surgery. Am J Med Sci. 2006;331(4):207-13

61. Raftopoulos I. Protein intake compliance with morbidly obese patients undergoing bariatric surgery and its effect on weight loss and biochemical parameters. Surg Obes Relat Dis. 2011;7:733-742.

62. Billy H, Okerson T. Changes in body composition following gastric bypass or gastric banding. In: AACE 21st Annual Scientific and Clinical Congress; 23-27 maio; 2012. Philadelphia. Abstract 1315.

63. Bordalo LA, Teixeira TFS, Bressan J, Mourão DM. Cirurgia bariátrica: como e por que suplementar. Rev Assoc Med Bras. 2011;57(1):113-20.

64. Metropolitan Life Insurance Company. Metropolitan Height And Weight Tables For Men And Women On Metric Basis. 1999.

65. MacLean LD, Rhode BM, Nohr CW. Late outcome of isolated gastric bypass. Ann Surg. 2000;231(4):524-8.

66. Capella JF, Capella RF. An assessment of vertical banded gastroplasty-Roux-en-Y gastric bypass for the treatment of morbid obesity. Am J Surg. 2002;183(2):117-23.

67. Bobbioni-Harsch E, Huber O, Morel P, Chassot G, Lehmann T, Volery M, et al. Factors influencing energy intake and body weight loss after gastric bypass. Eur J Clin Nutr. 2002;56(6):551-6.

68. Arruda SLM, Melendez M. Perda de peso pré gastroplastia redutora em Y de Roux. Arq Bras Cir Dig. 2010;23(1):23

69. Podnos YD, Jimenez JC, Wilson SE, Stevens CM, Nguyen NT. Complications after laparoscopic gastric bypass: a review of 3464 cases. Arch Surg. 2003;138:957-61

70. Nguyen NT, Rivers R, Wolfe BM. Early gastrointestinal hemorrhage after laparoscopic gastric bypass. Obes Surg. 2003;13:466-7.

71. Csendes A. Incidence of marginal ulcer 1 month and 1 and 2 years after gastric bypass: a prospective consecutive endoscopic evaluation of 442 patients with morbid obesity. Obes Surg. 2009;19(2):135-8.

72. Sczepaniak JP. Results of gastrojejunal anastomotic technique designed to reduce stricture. Surg Ob Relat Dis. 2009;5(1):77-80.

73. Souza F, Carneiro CP, Luitgards B, Oliveira ML, Arruda SLM. What can be done to reduce post Roux-En-Y gastric bypass ventral hernia? Brasília Med. 2011;48(3):263-7.

74. Martin MJ, Beekley AC, Sebesta JA. Bowel obstruction in bariatric and nonbariatric patients: major differences in management strategies and outcome. Surg Obes Relat Dis. 2011;7(3):263-9.

75. Arruda SLM. XXVII Congresso Brasileiro de Cirurgia de 2007. Colégio Brasileiro de Cirurgiões. Belo Horizonte – MG; 2007

76. Koch TR, Finelli F. Postoperative metabolic and nutritional complications of bariatric surgery. Gastroenterol Clin North Am. 2010;39(1):109-24.

77. Arruda SlM, Melendez M. Prevalência de anemia ferropriva no pós-operatório tardio (3 anos) em pacientes submetidos a gastroplastia redutora em Y de Roux. Arq Bras Cir Dig. 2011;24(1).

78. 7Arruda SlM, Melendez M. Hiperparatireoidismo em obesos candidatos a gastroplastia redutora e sua correlação com o índice de massa corpórea e circunferência abdominal. Prêmio de melhor tema livre – COESAS do XIII Congresso Brasileiro de Cirurgia Bariátrica e Metabólica; Arq Bras Cir Dig. 2011;24(1).

79. Pories WJ, Swanson MS, MacDonald KG, Long SB, Morris PG, Brown BM, et al. Who would have thought of it? An operation proves to be the most effective therapy for adult-onset diabetes mellitus. Ann Surg. 1995;222(3):339-50.

80. Serrot FJ, Dorman RB, Miller CJ, Slusarek B, Sampson B, Sick BT, et al. Comparative effectiveness of bariatric surgery and nonsurgical therapy in adults with type 2 diabetes mellitus and body mass index < 35 kg/m^2. Surgery. 2011;150(4):684-91.

81. Christou NV, Sampalis JS, Liberman M, Look D, Auger S, McLean AP, et al. Surgery decreases long-term mortality, morbidity, and health care use in morbidly obese patients. Ann Surg. 2004;240(3):416-23. Discussion 423-4.

82. Buchwald H, Estok R, Fahrbach K, Banel D, Jensen MD, Pories WJ, et al. Weight and type 2 diabetes after bariatric surgery: systematic review and meta-analysis. Am J Med. 2009;122(3):248-56.

83. Dixon JB, Zimmet P, Alberti KG, Mbanya JC, Rubino F; International Diabetes Federation Taskforce on Epidemiology and Prevention. Bariatric surgery for diabetes: the International Diabetes Federation takes a position. J Diabetes. 2011;3(4):261-4.

84. Dixon JB, Zimmet P, Alberti KG, Rubino F; International Diabetes Federation Taskforce on Epidemiology and Prevention. Bariatric Surgery: An IDF statement for obese type 2 diabetes. Diabet Med. 2011;28:628-42.

85. Rubino F, Marescaux J. Effect of duodenal-jejunal exclusion in a non-obese animal model of type 2 diabetes: a new perspective for an old disease. Ann Surg. 2004;239:1-11.

86. Spector D, Shikora S. Neuro-modulation and bariatric surgery for type 2 diabetes mellitus.Int J Clin Pract Suppl. 2010;166:53-8.

87. Schauer PR, Kashyap SR, Wolski K, Brethauer SA, Kirwan JP, Pothier CE. Bariatric surgery versus intensive medical therapy in obese patients with diabetes. N Engl J Med. 2012; 366:1567-76.

88. Brethauer SA, Aminian A, Romero-Talamás H, Batayyah E, Mackey J, Kennedy L, et al. Can diabetes be surgically cured? Long-term metabolic effects of bariatric surgery in obese patients with type 2 diabetes mellitus. Ann Surg. 2013;258(4):628-36

89. Arruda SLM, Figueiredo EC, Branisso HJP, Oliveira MLS, Araujo MM, Neves CF, et al. Evolução dos pacientes diabéticos no pós-operatório de cirurgia bariátrica. Arq Bras Endocrinol Metab. 2007;(1):51-7.

90. Magro DO, Geloneze B, Delfini R, Pareja BC, Callejas F, Pareja JC. Long-term weight regain after gastric bypass: a 5-year prospective study. Obes Surg. 2008;18:648-51.

91. Radtka FJ. Revisional bariatric surgery: who, what, where and when. Surg Obes and Rel Diseases. 2010;6(6);636-42.

92. Himpens J. Outcomes of revisional procedures for insufficient weight loss or weight regain after Roux-en-Y gastric bypass. Obes Surg. 2012:22(11):1746-54.

93. Berrington de Gonzalez A, Hartge P, Cerhan JR, Flint AJ, Hannan L, MacInnis RJ, et al. Body-
    -mass index and mortality among 1.46 million white adults. N Engl J Med. 2010;363(23):2211-9.
94. Adams KF, Schatzkin A, Harris TB, Kipnis V, Mouw T, Ballard-Barbash R, et al. Overweight,
    obesity, and mortality in a large prospective cohort of persons 50 to 71 years old. N Engl J
    Med. 2006;355(8):763.
95. Calle EE, Thun MJ, Petrelli JM, Rodriguez C, Heath CW Jr. Body-mass index and mortality
    in a prospective cohort of U.S. adults. N Engl J Med. 1999;341(15):1097-105.
96. Owan T, Avelar E, Morley K, Jiji R, Hall N, Krezowski J, et al. Favorable changes in cardiac
    geometry and function following gastric bypass surgery: 2-year follow-up in the Utah obe-
    sity study. J Am Coll Cardiol. 2011; 57(6):732-9.
97. Koch R, Sharma AM. Obesity and cardiovascular hemodynamic function. Curr Hypertens
    Rep. 1999;1(2):127-30.
98. Mousseaux E. Obesity and Cardiovascular disease: how can cardiac magnetic resonance
    help? J Am Coll Cardiol. 2009;54(8):727-9.
99. Rider OJ, Byrne JP, Neubauer S. Obesity and the Heart: Cardiovascular Magnetic Resonance
    Imaging Evidence of the Beneficial Effects of Bariatric Surgery. JSLS. 2012;16(3):466-8.
100. Rider OJ, Francis JM, Ali MK, Petersen SE, Robinson M, Robson MD, et al. Beneficial car-
    diovascular effects of bariatric surgical and dietary weight loss in obesity. J Am Coll Cardiol.
    2009;54(8):718-26.
101. Poirier P, Cornier MA, Mazzone T, Stiles S, Cummings S, Klein S, et al. Bariatric surgery and
    cardiovascular risk factors: a scientific statement from the American Heart Association .
    Circulation. 2011;123:1683-701.
102. Cheyne J. A case of apoplexy in which the fleshy part of the heart was converted into fat.
    Dublin Hosp Rep. 1818;2:216-23.
103. Hubert HB, Feinleib M, McNamara PM, Castelli WP. Obesity as an independent risk factor
    for cardiovascular disease: a 26-year follow-up of participants in the Framingham Heart
    Study. Circulation. 1983;67(5):968-77.
104. Sacks HS, Fain JN. Human epicardial adipose tissue: a review. Am Heart J. 2007;153(6):907-17.
105. Grundy SM, Barnett JP. Metabolic and health complications of obesity. Dis Mon.
    1990;36(12):641-731.
106. Poirier P, Lemieux I, Mauriège P, Dewailly E, Blanchet C, Bergeron J, et al. Impact of waist
    circumference on the relationship between blood pressure and insulin: the Quebec Health
    Survey. Hypertension. 2005;45(3):363-7.
107. Björntorp P. Obesity and adipose tissue distribution as risk factors for the development of
    disease. A review. Infusionstherapie. 1990;17(1):24-7.
108. Stamler R, Stamler J, Riedlinger WF, Algera G, Roberts RH. Weight and blood pressure.
    Findings in hypertension screening of 1 million Americans. JAMA. 1978;240(15):1607-10.
109. Field AE, Coakley EH, Must A, Spadano JL, Laird N, Dietz WH, et al. Impact of overweight
    on the risk of developing common chronic diseases during a 10-year period. Arch Intern
    Med. 2001;161(13):1581-6.
110. Isomaa B, Almgren P, Tuomi T, Forsén B, Lahti K, Nissén M, et al. Cardiovascular morbidity
    and mortality associated with the metabolic syndrome. Diabetes Care. 2001;24(4):683-9.
111. Narkiewicz K, Somers VK .Obstructive sleep apnea as a cause of neurogenic hypertension.
    Curr Hypertens Rep. 1999;1(3):268.
112. Sjöström L, Lindroos AK, Peltonen M, Torgerson J, Bouchard C, Carlsson B, et al. Lifestyle,
    diabetes and cardiovascular risk factors 10 years after bariatric surgery. N Engl J Med. 2004;
    351:2683-93.

113. Sjöström L, Nabro K, Sjöström CD, Karason L, Larsson B, Wedel H, et al. Effects of bariatric surgery on mortality in Swedish obese subjects. N Engl J Med. 2007;357(8):741-52.

114. Sjöström L, Peltonen M, Jacobson P, Sjöström CD, Karason K, Wedel H, et al. Bariatric surgery and long-term cardiovascular events. JAMA. 2012;307(1):56-65.

115. Sjöström L. Review of the key results from the Swedish Obese Subjects (SOS) trial - a prospective controlled intervention study of bariatric surgery. J Intern Med. 2013;273(3):219-34.

116. Batsis JA, Romero-Corral A, Collazo-Clavell ML, Sarr MG, Somers VK, Brekke L. Effect of weight loss on predicted cardiovascular risk: change in cardiac risk after bariatric surgery. Obesity (Silver Spring). 2007;15(3):772-84.

117. Scott JD, Johnson BL, Blackhurst DW, Bour ES. Does bariatric surgery reduce the risk of major cardiovascular events? A retrospective cohort study of morbidly obese surgical patients. Surg Obes Relat Dis. 2013;9(1):32-9.

118. Sampalis JS, Sampalis F, Christou N. Impact of bariatric surgery on cardiovascular and musculoskeletal morbidity. Surg Obes Relat Dis. 2006;2(6):587-91.

119. Heneghan HM, Meron-Eldar S, Brethauer SA, Schauer PR, Young JB. Effect of bariatric surgery on cardiovascular risk profile. Am J Cardiol. 2011;108(10):1499-507.

120. Benraouane F, Litwin SE. Reductions in cardiovascular risk after bariatric surgery. Curr Opin Cardiol. 2011;26(6):555-61.

121. Batsis JA, Romero-Corral A, Collazo-Clavell ML, Sarr MG, Somers VK, Lopez-Jimenez F. Effect of bariatric surgery on the metabolic syndrome: a population-based, long-term controlled study. Mayo Clin Proc. 2008;83(8):897-907.

122. Cavarretta E, Casella G, Cali B, Dammaro C, Biondi-Zoccai G, Iossa A, et al. Cardiac remodeling in obese patients after laparoscopic sleeve gastrectomy. World J Surg. 2013;37(3):565-72.

123. Vest AR, Heneghan HM, Agarwal S, Schauer PR, Young JB. Bariatric surgery and cardiovascular outcomes: a systematic review. Heart. 2012;98(24):1763-77.

124. Ippisch HM, Inge TH, Daniels SR, Wang B, Khoury PR, Witt SA, et al. Reversibility of cardiac abnormalities in morbidly obese adolescents. J Am Coll Cardiol. 2008;51(14):1342-8.

125. Garza CA, Pellikka PA, Somers VK, Sarr MG, Collazo-Clavell ML, Korenfeld Y, et al. Structural and functional changes in left and right ventricles after major weight loss following bariatric surgery for morbid obesity. Am J Cardiol. 2010;105(4):550-6.

126. Willens HJ, Byers P, Chirinos JA, Labrador E, Hare JM, de Marchena E. Effects of weight loss after bariatric surgery on epicardial fat measured using echocardiography. Am J Cardiol. 2007;99(9):1242-5.

127. Nijhuis J, van Dielen FM, Fouraschen SM, van den Broek MA, Rensen SS, Buurman WA, et al. Endothelial activation markers and their key regulators after restrictive bariatric surgery. Obesity (Silver Spring). 2007;15(6):1395-9.

128. Appachi S, Kelly KR, Schauer PR, Kirwan JP, Hazen S, Gupta M, et al. Reduced cardiovascular risk following bariatric surgeries is related to a partial recovery from "adiposopathy". Obes Surg. 2011;21(12):1928-36.

129. Sledzinski T, Sledzinski M, Smolenski RT, Swicznski J. Increased serum nitric oxide concentration after bariatric surgery--a potential mechanism for cardiovascular benefit. Obes Surg. 201020(2):204-10.

130. Hempen M, Kopp HP, Elhenicky M, Höbaus C, Brix JM, Koppensteiner R, et al. YKL-40 is elevated in morbidly obese patients and declines after weight loss. Obes Surg. 2009;19(11):1557-63.

131. Tschoner A, Sturm W, Engl J, Kaser S, Laimer M, Laimer E, et al. Plasminogen activator inhibitor 1 and visceral obesity during pronounced weight. Nutr Metab Cardiovasc Dis. 2012;22(4):340-6.

132. Barham K et al. Obesity and bariatrics for the endoscopist: New techniques. Gastroenterol. Effect of the EndoBarrier Gastrointestinal Liner on obesity and type 2 diabetes: protocol for systematic review and meta-analysis of clinical studies. 2011:4(6):433-442

133. Rohde U, Hedbäck N, Gluud LL, Vilsbøll T, Knop FK. Effect of the EndoBarrier gastrointestinal liner on obesity and type 2 diabetes: Protocol for systematic review and meta-analysis of clinical studies. BMJ Open. 2013;3(9):e003417.

134. Huang CK. Single incision laparoscopic Roux-en-Y gastric bypass: a first case report. Obes Surg. 2009;19(2):1711-5.

135. Park CW. Robotic assisted Roux-en-Y gastric bypass performed in a community hospital setting: the future of bariatric surgery? Surg Endosc. 2011;25(10)3312-21.

136. Moser F, Horgan S. Robotically assisted bariatric surgery. Am J Surg. 2004;188(4):38-44S.

28

Osteopenia e osteoporose: abordagem prática

Eliziane Brandão Leite

INTRODUÇÃO

Osteoporose é o distúrbio do metabolismo ósseo mais comum em todo o mundo e representa grave problema de saúde pública. A doença é definida por diminuição da massa óssea e deterioração da microarquitetura do osso, resultando em um aumento da fragilidade óssea e maior risco de fraturas.[1] De prevalência similar ao diabete melito, à dislipidemia e à hipertensão arterial, acomete cerca de 17% das mulheres na fase de pós-menopausa e, com a progressão da idade, afeta até 30% das mulheres acima de 65 anos.[1] No sexo masculino, observa-se um aumento de incidência em homens mais idosos, em que é conhecida a perda de 1% da massa óssea anual,[2] e estima-se que 20% dos homens acima de 65 anos podem ser afetados pela enfermidade.[3]

A incidência de fraturas osteoporóticas é muito variável entre os países, sendo que na América Latina os estudos têm demonstrado uma prevalência de 4 a 36.2 para cada 10.000 pessoas.[2] O Estudo BRAZOS (*The Brazilian Osteoporosis Study*), na população acima de 50 anos, mostrou uma prevalência de 15,1% nas mulheres e 12,8% nos homens,[3] cerca de quatro vezes menor do que caucasianos do hemisfério norte.[4] Com o aumento da expectativa de vida e o envelhecimento da população mundial é esperado um aumento na incidência e prevalência da osteoporose com expressivo impacto econômico.[4]

As fraturas ósseas são as principais causas de morbidade e mortalidade relacionadas à osteoporose. Fraturas da coluna vertebral estão associadas à dor, perda de altura e cifose, além de elevar significativamente comorbidades como depressão e ansiedade e implicar ainda em um maior risco de novas fraturas vertebrais e não vertebrais. As fraturas de fêmur, que têm elevada taxa de mortalidade (podendo alcançar 40% nas faixas etárias mais avançadas), são mais prevalentes entre os homens e também estão associadas à incapacidade permanente para deambular.[4]

A osteoporose e as fraturas osteoporóticas implicam custos elevados para a saúde pública. Medidas de prevenção e seu adequado tratamento com participação de equipes multiprofissionais (médicos, fisioterapeutas, educadores físicos, nutricionistas e psicólogos) reduzem a incidência de fraturas vertebrais em 50 a 60% e não vertebrais em 25 a 40%.[4,5] A perda óssea é um processo natural do envelhecimento. A osteoporose primária – mais comum dos casos – está relacionada com a menopausa e o envelhecimento e a forma secundária resulta do uso de fármacos ou doenças que predispõem à perda óssea.

O pico de massa óssea e a velocidade da perda óssea, que são os principais determinantes de risco, bem como a baixa densidade mineral óssea (DMO), que reflete a massa óssea corporal, representam 70% dos fatores de risco para as fraturas.[6] Os fatores genéticos associados com a ingestão de cálcio, a idade puberal e a prática de exercícios físicos são importantes determinantes da massa óssea que alcança seu pico até o final dos 20 anos de idade.

Doenças endócrinas podem comprometer a obtenção e a manutenção de massa óssea adequada.[7] A partir da terceira década de vida se inicia a perda óssea num processo natural de envelhecimento até a menopausa, quando esse processo é intensificado. As mulheres, principalmente as caucasianas e asiática, geralmente têm um pico menor de massa óssea de até 25 a 30% e uma perda óssea mais acentuada a partir da menopausa.[4] O baixo peso corporal e a presença de história materna de fraturas de coluna vertebral e quadril são observados em 60 a 70% das mulheres que desenvolvem osteoporose.[4]

Em idosos de ambos os sexos há geralmente uma redução de ingestão e produção renal de vitamina D, inatividade física e uma menor exposição ao sol. O tabagismo, o consumo excessivo de álcool e de cafeína, além de fatores nutricionais como dietas hiperproteicas, vegetarianas, ricas em sódio e potássio ou pobres em cálcio são considerados facilitadores de perda de massa óssea e estão relacionados às fraturas independentes da DMO.

A prática regular de exercícios físicos de intensidade moderada durante a adolescência e a vida adulta aumenta a DMO, enquanto o sedentarismo acelera o processo de perda óssea. A conversão de andrógenos adrenais em estrógenos, por ação da aromatase nos tecidos periféricos, é parte das explicações para o fato de que mulheres obesas fazem pico de massa óssea maior e tem perda óssea mais lenta.[8]

A perda óssea é um processo natural do envelhecimento. A osteoporose primária é a mais comum e está intimamente relacionada com a menopausa e o envelhecimento. As mulheres apresentam uma perda de massa óssea progressiva desde a pré-menopausa, podendo alcançar ao longo da vida aproximadamente 50% do osso trabecular e 30% do osso cortical. Os primeiros 5 a 7 anos após a menopausa podem comprometer até 20% da massa óssea associada à deficiência estrogênica.[4]

A deficiência estrogênica potencializa a sensibilidade do osso ao efeito reabsortivo do paratormônio (PTH), contribuindo para a redução da produção de 1,25 OH vitamina D ou dos receptores intestinais da vitamina D, com consequente menor absorção intestinal de cálcio, além de potencialmente reduzir a produção de fatores do crescimento pelo osso, que estimulam a formação óssea. Na fase pós-menopausa a taxa de remodelação óssea aumenta significativamente e pode permanecer por 40 anos após a interrupção da função ovariana, levando a uma contínua e progressiva perda de massa óssea.

A diminuição na formação óssea e a reduzida capacidade dos rins de produzirem 1,25 di-hidroxivitamina D, que limita a absorção intestinal de cálcio, com consequente incremento na secreção de PTH, resultam no aumento da reabsorção óssea tanto em homens como mulheres após os 70 anos e caracteriza a osteoporose senil de difícil distinção quanto à origem da pós-menopausa.

Já a osteoporose secundária, tanto em homens como em mulheres, pode ser desencadeada por outras condições, sendo a mais frequente o uso prolongado de glicocorticoides em doses suprafisiológicas. Também são causas possíveis distúrbios hormonais (síndrome de Cushing, hiperparatireoidismo, hipertireoidismo), doenças neoplásicas (mieloma múltiplo), insuficiência renal crônica e distúrbios disabsortivos. O uso de lítio, hormônios tireoidianos, alguns anticonvulsivantes, inibidores da bomba de prótons, inibidores da aromatase, análogos do GnRH (leuprorrelina, busserrelina, etc.) podem levar à perda óssea por outros diversos mecanismos.[4]

No sexo masculino, as principais causas da osteoporose são o hipogonadismo, o hipercortisolismo (endógeno ou medicamentoso) e o alcoolismo. Entretanto, em até a metade dos casos, não é possível identificar a causa primária.

As fraturas osteoporóticas mais frequentes são da coluna e do quadril. É nesse sítio que comumente os homens são acometidos em faixa etária mais avançada. apresentando uma maior morbidade e mortalidade do que nas mulheres.[9] Nos homens o pico de massa óssea é maior do que em mulheres em até 10% e como não há andropausa natural, o declínio dos esteroides sexuais masculinos é mais lento. Após os 70 anos, no hipogonadismo ou no uso de determinados medicamentos para câncer de próstata ou alcoolismo a perda óssea acelerada se assemelha à da deficiência estrogênica da menopausa.[4]

DIAGNÓSTICO

A osteoporose é uma doença silenciosa e pouco valorizada e, em geral as queixas surgem após a ocorrência de fraturas. A presença de dores, dificuldades de deambulação e a redução na prática de exercícios físicos interfere nas rotinas sociais e pioram a qualidade de vida. A perda de altura e a presença de cifose devem atrair atenção para o diagnóstico. O médico não especialista que conduz indivíduos nas faixas etárias de risco para osteoporose pode realizar a avaliação inicial e incentivar os pacientes para a pesquisa da DMO que poderá discernir se haverá a necessidade de uma avaliação endocrinológica (causas secundárias, reposição hormonal masculina e feminina), reumatológica ou ortopédica.

A tentativa de identificação da osteoporose deve ser estimulada em pessoas com fatores de risco, como as mulheres na pós-menopausa e os homens acima de 60 anos de idade e aqueles com história pregressa que de alguma forma possam ter interferido na formação do pico de massa óssea (doenças inflamatórias intestinais, doença celíaca e anorexia nervosa). O uso de medicamentos (corticosteroides), a baixa ingestão de cálcio, a inatividade física, o alcoolismo, o tabagismo e as disfunções endócrinas são outros fatores predisponentes.

A avaliação laboratorial inicial deve ser dirigida para as suspeitas clínicas das principais causas secundárias, considerando que muitas outras doenças podem apresentar o mesmo padrão de fraturas, especialmente as neoplasias como o mieloma múltiplo. A avaliação mínima consiste na dosagem de cálcio, fósforo, albumina, creatinina, hemograma, fosfatase alcalina, eletroforese de proteínas plasmáticas, 25 OH vitamina D, PTH, TSH, estrógenos, testosterona total, homocisteína, VHS e PCR.[4]

São indicações para avaliação de DMO por absorção de dupla energia de raios X (DXA): mulheres e homens acima de 60 anos, fraturas por pequenos traumas ou atraumáticas, menopausa precoce, uso de corticoides (prednisona ≥ a 5 mg por mais de 3 meses ou equivalentes), mulheres em terapia de reposição hormonal prolongada após suspensão, osteopenia detectada em radiografias simples, causas secundárias, uso de medicamentos que levam a perda óssea, história materna de fratura de fêmur proximal, perda estatural maior que 2,5 cm, hipercifose torácica, IMC menor que 19 e também para monitoramento de tratamento.[4,10] Cada desvio-padrão (DP) de redução de DMO em relação ao adulto jovem corresponde a um aumento de risco de fratura em 1,5 a 3 vezes. São avaliados dois sítios para definição de DMO de cada vez, em geral fêmur e coluna[4,12-14] (Tabela 1). Embora recomendada pela OMS, ainda é controversa a utilização da mesma interpretação da DMO para homens e mulheres.[4,12]

Tabela 1 Classificação da osteoporose, de acordo com a OMS

Classificação	Escore T
Normal	Até - 1
Osteopenia	De - 1 a - 2,49
Osteoporose	< - 2,5
Osteoporose grave	< - 2,5, associado a uma ou mais fraturas patológicas

TRATAMENTO

A DMO é um preditor de risco eficiente para o risco de fraturas de fragilidade, que é o fator determinante para se iniciar o tratamento. O risco relativo de fratura é de aproximadamente 1,5 a 2 vezes para cada desvio padrão na DMO. As mulheres que se apresentam com T-escore maior ou igual a - 2,5 ou fratura vertebral devem ser tratadas, porém, há controvérsias para os casos de osteopenia no período pós-menopausa (T-escore entre 1 e 2,5).[7,10]

A despeito do T-escore os pacientes que se apresentam com fratura de fragilidade são considerados como osteoporóticos por critério de diagnóstico clínico. O uso de fator de risco clínico pode ser útil em áreas de difícil acesso a DMO. A OMS estabelece como principais fatores de risco a idade e a história prévia de fraturas de fragilidade. Estudos observacionais e metanálises comprovaram que após evento agudo de fratura vertebral, aumenta em cinco vezes o risco de fratura subsequente no ano seguinte.[4]

O tratamento não medicamentoso é com base em intervenções no estilo de vida, considerando-se que uma vez estabelecida a mudança na microarquitetura, a perda óssea é irreversível. Apesar de o tratamento induzir ao aumento na DMO e reduzir o risco de fraturas, a recuperação completa da massa óssea é improvável. A prevenção da osteoporose deve se focar na formação do pico de massa óssea, na redução da perda óssea, na manutenção da força e na prevenção de fraturas. A prevenção de quedas deve estar no centro das atenções de quem trata indivíduos com osteoporose já que existem estimativas de que 30% das pessoas com mais de 60 anos caem pelo menos uma vez por ano e essa frequência aumenta exponencialmente com a idade.[14]

A escolha do tratamento medicamentoso pode obedecer às diretrizes clínicas nacionais ou internacionais, entretanto a decisão da escolha terapêutica deve ser individualizada e compartilhada entre médico especialista e o paciente. Entretanto é, para as mulheres, na fase de pós-menopausa e, para os homens, a partir dos 60 anos que os esforços na tentativa de mudanças no estilo de vida são cruciais para a manutenção da saúde esquelética e do bem-estar.[15]

A suplementação de cálcio elementar é de 1.000 mg/dia para homens e mulheres abaixo dos 50 anos e 1.200 a 1.500 mg/dia para maiores de 50 anos. O carbonato de cálcio – o mais utilizado – apresenta 40% do cálcio elementar, porém, para ser absorvido, necessita de acidificação, sendo recomendada a ingestão com alimentos. Outra opção é o citrato de cálcio que disponibiliza 21% de cálcio elementar, sendo preferencial para pessoas com nefrolitíase e acloridia.[14,15] Entretanto, apesar de ainda controversos, vários estudos demonstraram aumento de mortalidade cardiovascular associada à reposição de cálcio em doses excessivas, quando não se levou em consideração as doses de cálcio ingeridas habitualmente, de forma que, até o momento, as orientações são para que a reposição seja feita por meio de uma dieta rica em leite e derivados.

A vitamina D colabora para a absorção de cálcio, mineralização óssea e manutenção de força muscular e equilíbrio. A exposição solar diária por cerca de 10 a 15 minutos em indivíduos com ingestão adequada é essencial para permitir a transformação da vitamina D ativa. Considera-se deficiência em vitamina D, níveis séricos abaixo de 20 ng/mL ou insuficiência se os níveis estiverem inferiores a 30 ng/mL. As necessidades fisiológicas de vitamina D são de 400 a 1.200 U/dia e nos casos de deficiência comprovada a reposição inicial recomendada é de 7.000 U/dia ou 50.000 U/semana de colecalciferol (D3), que deve ser utilizada de seis a oito semanas seguida de nova dosagem sérica e dose de manutenção diária ou semanal.[14,16,17]

A atividade física interfere positivamente no metabolismo celular por meio de estímulos na resistência esquelética, que têm a capacidade de transformar carga mecânica em energia elétrica. Da mesma forma o desuso acelera a perda óssea. Recomenda-se a prática de 30 minutos de exercícios por dia ou no mínimo três vezes por semana, de intensidade moderada e de impacto, evitando-se a flexão anterior. Existem evidências que exercícios de carga, que oferecem resistência progressiva, estão associados a pequeno aumento na DMO em coluna lombossacra de mulheres na pós-menopausa.[7,10,15,18,19]

A intervenção farmacológica tem como objetivo promover redução no risco de fraturas e deve sempre ser precedidas e acompanhada pela reposição de cálcio e vitamina D. As opções terapêuticas são os inibidores da reabsorção óssea ou estimuladores da formação óssea, como os estrógenos/progesterona, os moduladores seletivos do receptor do estrógeno, a calcitonina, o denosumab e os de ação mista. Uma das opções mais utilizadas são os inibidores da reabsorção óssea como os bisfosfonatos (alendronato, risedronato e ibandronato), que tem baixa disponibilidade a partir da dose ingerida. O ácido zoledrônico e o pamidronato são as apresentações injetáveis para tratamento de osteoporose associada a neoplasias.[4,14,20,21]

Vários estudos confirmaram o efeito duradouro – dois anos ou mais – do tratamento com os bisfosfonatos na manutenção da massa óssea e aumento da massa óssea em todos os sítios após a interrupção do tratamento. Há controvérsia na supressão excessiva do *turnover* ósseo com o uso prolongado e a possibilidade de interferências na consolidação de fraturas. O tempo de tratamento ainda não está completamente estabelecido e alguns autores recomendam sua suspensão após 5 anos de tratamento, de acordo com o risco individual e avaliar a possibilidade de reintrodução por meio da análise da DMO e dos marcadores de remodelação óssea.[7,10]

A terapia de reposição hormonal (TRH) com estrógenos, utilizada na menopausa, mostrou eficácia com um aumento da DMO e redução de fraturas vertebrais e não vertebrais, mas devem ser observadas as possíveis contraindicações e o potencial risco cardiovascular e tromboembólico.[7,10,15]

A Sociedade Internacional de Densitometria Clínica[7,10] recomenda aos pacientes em início de tratamento, para monitorar a resposta a este, a realização de DMO de coluna e quadril, inicialmente com intervalo de dois anos e se estável, aumento desse intervalo, obviamente com análise individualizada.

O tratamento inclui especial atenção para a prevenção de quedas e é de responsabilidade de toda equipe de assistência médica. Recomenda-se fortemente para as populações que apresentam maior risco de fraturas a utilização de programas de prevenção de quedas e fraturas com o uso cuidadoso de anti-hipertensivos, ansiolíticos, antidepressivos (rebaixam a cognição), correção da deficiência visual e dos distúrbios da marcha com fortalecimento da musculatura de membros inferiores, aumento da força de preensão para manutenção de sua autonomia, desde levantar-se da cadeira até práticas ativas do cotidiano, além das orientações para o gerenciamento do ambiente evitando as armadilhas arquitetônicas do lar.

CONSIDERAÇÕES FINAIS

As mudanças sociais e nutricionais observadas nos cinquenta anos mais recentes de nossa história não favoreceram os ossos e, assim sendo, a prevenção da osteoporose deve se iniciar precocemente com a prática de hábitos saudáveis desde a juventude. Por ser uma doença assintomática e com forte impacto para o indivíduo, para a família e para a saúde pública, as orientações para o rastreamento, de acordo com diretrizes nacionais e internacionais, devem fazer parte do cotidiano dos cardiologistas. Os fármacos disponíveis até o momento são eficientes na prevenção das fraturas, embora ainda persistam muitos questionamentos sobre os casos avançados com múltiplas fraturas e grave perda de massa óssea, o que traduz a necessidade de uma intervenção precoce.

O cardiologista exerce papel crítico para os pacientes do grupo de risco tanto na osteopenia como na osteoporose, sendo responsável pela identificação precoce, pelo reconhecimento das causas secundárias e pelo incentivo a prevenção e também pelo reforço do tratamento quanto às práticas de atividades físicas e à suplementação de cálcio e vitamina D. Pelas particularidades das várias escolhas terapêuticas disponíveis e decisões quanto à duração do tratamento da osteoporose, além do monitoramento dos riscos associados, o tratamento deve ser conduzido por especialistas (endocrinologistas, reumatologistas e ortopedistas) e com o apoio de equipe multiprofissional.

REFERÊNCIAS BIBLIOGRÁFICAS

1. Rachner TD, Khosla S, Hofbauer LC. Osteoporosis: now and the future. Lancet 2011;377:1276-87.
2. Hannan MT, Felson DT, Dawson-Hughes B, Tucker KL, Cupples LA, Wilson PW, et al. Risk factors for longitudinal bone loss in elderly men and women: the Framingham Osteoporoses Study. J Bone Miner Res. 2000;15:710-20.
3. Rosen CJ. Postmenopausal osteoporosis. N Engl J Med. 2005;353:595-603.
4. Vilar L (ed.). Endocrinologia clínica. 5. ed. São Paulo: Guanabara Koogan; 2013.
5. Pinheiro MM, Eis SR. Epidemiology of osteoporotic fractures in Brazil what we have and what we need. Arq Bras Endocrinol Metab. 2010;54(2):164-70.
6. Geusens P. Osteoporosis: clinical features. Minerva Med. 2008;99:167-75.
7. Painter SE, Kleerekoper M, Camacho PM. Secondary osteoporosis: a review of the recent evidence. Endocr Pract. 2006;12:436-45.
8. Cosman F, de Beur SJ, LeBoff MS, Lewiecki EM, Tanner B, Randall S et al. Clinician's Guide to Prevention and Treatment of Osteoporosis. Osteoporos Int. 2014;25:2359.
9. Ebeling PR. Clinical practice. Osteoporosis in men. N England J Med. 2008;358:1474-82.
10. Brandão CM, Camargos BM, Zerbini CA, Plapler PG, Mendonça LM, Albergaria BH, et al. 2008 official positions of the Brazilian Society for Clinical Densitometry – SBDens. Arq Bras Endocrinol Metabol. 2009;53:107-12.
11. Dreyer P, Vieira JG. Bone turnover assessment: a good surrogate marker? Arq Bras Endocrinol Metabol. 2010;54:99-105.
12. Kanis JA, Melton LJ, Christiansen C. The diagnosis of osteoporosis. J Bone Miner Res. 1994;9:1137-41.
13. Eis SR, Lewiecki EM. Peripheral bone densitometry – clinical applications. Arq Bras Endocrinol Metab. 2006;50(4):596-602.
14. Borges JLC, Bilezikian JP. Update on Osteoporosis Therapy. Arq Bras Endocrinol Metab. 2006;50(4):755-63.
15. Lewiecki EM, Silverman SL. Redefining osteoporosis treatment: who to treat and how long to treat. Arq Bras Endocrinol Metab. 2006;50(4):694-704.
16. Kelley GA, Kelley KS, Tran ZV. Exercise and lumbar spine bone mineral density in postmenopausal women: a meta-analysis of individual patient data. J Gerontol A Biol Sci. 2002;57:M599-604.
17. Peters BSE, Martini LA. Nutritional aspects of the prevention and treatment of osteoporosis. Arq Bras Endocrinol Metab. 2010;54(2):179-85.

18. Ross AC, Manson JE, Abrams SA et al. The 2011 report on dietary reference intakes for calcium and vitamin D from the Institute of Medicine: what clinicians need to know. J Clin Endocrinol Metab. 2011;96:53-8.

19. Galvão APRL, Castro ML. Physical approach for prevention and treatment of osteoporosis. Arq Bras Endocrinol Metab. 2010;54(2):171-8.

20. Arantes HP, Silva AG, Castro ML. Biphosphonates in the treatment of metabolic bone diseases. Arq Bras Endocrinol Metab. 2010;54(2):206-12.

21. Crandall CJ, Newberry SJ, Diamant A, et al. Comparative effectiveness of pharmacologic treatments to prevent fractures: an updated systematic review. Ann Intern Med. 2014;161:711.

22. Blake GM, Lewiecki EM, Kendler DL, Fogelman I. A review of strontium ranelate and its effect on DXA scans. J Clin Densitom. 2007;10:113.

23. Modelska K, Cummings S. Tibolone for postmenopausal women: systematic review of randomized trials. J Clin Endocrinol Metab. 2002;87:16.

29

Risco cardiovascular e terapia de reposição hormonal masculina

Eliziane Brandão Leite

INTRODUÇÃO

O hipogonadismo de início tardio é caracterizado pelo declínio nos níveis de testosterona plasmática para valores inadequadamente baixos e obrigatoriamente associados a sinais e sintomas de deficiência androgênica. Também conhecido popularmente por andropausa, recebendo ainda outros nomes como distúrbio androgênico do envelhecimento masculino (DAEM) e deficiência androgênica do homem idoso, originário da língua inglesa (ADAM – *androgen deficiency of the aging male*), entretanto é um diagnóstico que envolve alguma polêmica e não há consenso estabelecido sobre a definição de baixos níveis de testosterona no idoso.[1] Habitualmente, na faixa etária acima de 60 anos, os sintomas de baixos níveis de testosterona são inespecíficos, mas podem ser agravados pela presença de outras doenças e de obesidade.[2] Os estudos ainda são inconsistentes quanto à segurança cardiovascular e para a próstata.[2]

Em geral, ocorre um declínio anual de cerca de 1% nos níveis séricos de testosterona total e na DAEM a queda costuma ser lenta e gradual a partir dos 40 anos de idade.[1] Cerca de 30% dos homens acima dos 60 anos de idade ou apresentam níveis de testosterona menores que a média considerada para a idade ou são considerados hipogonádicos.[2,3] Apesar de muitos homens idosos apresentarem níveis de testosterona dentro da faixa considerada de normalidade, essa queda ocorre especialmente em homens de 80 ou 90 anos de idade e, diferentemente da menopausa, evolui de forma gradual e progressiva.[4,5]

Em estudo observacional, constatou-se que fatores como a obesidade, modificações no estilo de vida, contato com desreguladores endócrinos e o uso de determinados medicamentos estão relacionados a uma redução nas concentrações de testosterona em homens jovens quando se comparam as décadas de 1980 e 2000,[5] o que caracteriza o hipogonadismo funcional associado com obesidade e síndrome metabólica, condição que envolve também a necessidade de terapia de reposição androgênica.

Neste capítulo iremos abordar a reposição hormonal masculina no envelhecimento, considerando as controvérsias metodológicas para definição de deficiência androgênica na mulher.

FISIOPATOLOGIA

A função testicular é dupla: produzir esteroides sexuais e espermatozoides, responsáveis pelo controle da sexualidade e da fertilidade. A secreção da testosterona é de responsabilidade das células de Leydig que é regulada pelo hormônio luteinizante (LH) em um mecanismo de retroalimentação negativo sobre a hipófise e o hipotálamo via hormônio liberador de gonadotrofinas (GnRH). Cerca de 95% da testosterona é de origem testicular e o restante é de origem adrenal. Outros androgênios também são secretados pelas células de Leydig como di-hidrotestosterona (DHT), deidroepiandrosterona (DHEA), androstenediona, estradiol e outros em menores quantidades. Tais hormônios são produzidos principalmente nos tecidos periféricos a partir dos precursores androgênicos testiculares e adrenais. A testosterona circula principalmente ligada a globulina ligadora dos hormônios sexuais (SHBG) em 44%, a albumina, que é mais fugaz, em 54%, e em 2% como testosterona livre. Algumas condições aumentam a concentração de SHBG de produção hepática como o envelhecimento e em outras condições há diminuição como na obesidade e na hiperinsulinemia.[6]

Os mecanismos de ação da testosterona podem ser diretos ou após sua conversão ao metabólito ativo DHT ou ao estradiol (via aromatases) e os seus efeitos são mediados via receptores androgênicos intracelulares e em alguns tecidos por ligação a receptores estrogênicos que servem como precursores para o estradiol. É, portanto, direta ou indiretamente responsável pela diferenciação embriônica da genitália masculina, caracteres sexuais secundários da puberdade, manutenção da libido e função erétil na vida adulta.[6]

O hipogonadismo tardio decorre da disfunção testicular por diminuição do número e da sensibilidade das células de Leydig ao LH/hormônio folículo-estimulante (FSH) e da disfunção hipofisária com redução no número e intensidade dos pulsos do LH.[6] Já no hipogonadismo funcional, além da disfunção hipofisária associada à obesidade, os estudos demonstraram uma relação inversa dos níveis de testosterona com a idade e o índice de massa corporal. Nos pacientes diabéticos, há uma relação direta dos níveis de insulina com a obesidade e, por sua vez, os níveis de SHBG se correlacionam inversamente com os níveis de insulina e com o tecido adiposo.[7]

A testosterona exerce ação sobre os músculos, a medula óssea, o osso, o cérebro e o tecido adiposo. Neste último, inibe a lipogênese via lipase lipoproteica, promovendo a lipólise. Assim, na progressão da deficiência androgênica há um aumento de gordura visceral, aumento da aromatase com uma maior conversão para estradiol, reduzindo ainda mais os níveis de testosterona, que vão determinar os efeitos clínicos, especialmente com a redução da massa muscular.[6]

DIAGNÓSTICO

Para a suspeita clínica do hipogonadismo tardio, os sintomas de redução da libido ou atividade sexual, das ereções matinais espontâneas, perda de pelos corporais, ginecomastia, atrofia testicular menor que 5 mL, infertilidade e redução de massa óssea devem ser valorizados. Sintomas como fadiga, humor depressivo, redução da concentração, sonolência, anemia e aumento de gordura corporal são inespecíficos e não devem ter prioridade no diagnóstico.

O diagnóstico é firmado com base na associação dos sinais e sintomas descritos acima com níveis de testosterona total e/ou livre abaixo do limite inferior de normalidade do método utilizado. Apesar da ausência universal de consenso, a metodologia mais recomendada até o momento para o cálculo da testosterona livre é a utilização da fórmula de Vermeulen calculada com base na SHBG e testosterona total (referência para testosterona livre: 131 a 640 pmol/L e total de 280 a 300 ng/dL). Uma publicação de 2010 evidenciou que os sintomas de redução da libido, da ereção noturna e a presença de disfunção erétil (DE) se correlacionavam com níveis de testosterona total menor que 300 ng/dL.[1]

Portanto, a recomendação para o diagnóstico da DAEM deve incluir a presença de pelo menos três sintomas relacionados à área sexual, associados a níveis séricos de testosterona total abaixo de 320 ng/dl e de testosterona livre abaixo de 220 ng/dL. Recomenda-se a confirmação dos resultados considerados abaixo da normalidade em pelo menos três amostras diferentes, obtidas em jejum. Em casos de testosterona total abaixo de 150 ng/dL, presença de hiperprolactinemia ou suspeita de massa selar é absolutamente necessária uma investigação adicional realizada por meio de uma ressonância nuclear magnética. Entretanto, em uma importante publicação de 2012, houve uma recomendação para o tratamento ser instituído a todos aqueles cujos níveis de testosterona total estivessem abaixo de 150 ng/dL e, nos pacientes em que os níveis se situassem entre 150 e 400 ng/dL, o tratamento somente seria indicado pelo cálculo da testosterona livre abaixo de 6,5 ng/dL.[8]

TRATAMENTO

A terapia de reposição por testosterona é indicada apenas para a sua deficiência e não para a espermatogênese reduzida. Pode inclusive resultar na supressão da espermatogênese em mais de 80% dos homens e diminuição do tamanho testicular por suprimir a secreção pituitária de gonadotropina.[9]

Os benefícios do tratamento são o aumento da libido, melhora da DE, melhora do humor e qualidade de vida, além de efeitos benéficos sobre a composição corporal, força e massa muscular. Doses fisiológicas de reposição mostraram alguma evidência na melhora da função cardiovascular, o que não ocorre na utilização de doses insuficientes, na qual tem sido relatada uma redução na sensibilidade à insulina, piora da dislipidemia e da adiposidade abdominal. Quando usadas doses chamadas de suprafisiológicas, além dos efeitos já descritos, há risco de acidente vascular encefálico e infarto do miocárdio já documentados.[10] É importante salientar a importância da identificação de história pessoal e familiar de tromboembolismo venoso antes de se iniciar o tratamento, porém uma triagem de rotina para trombofilias em homens, não é necessária. Outros riscos do tratamento são a policitemia, a exacerbação de doença prostática não diagnosticada, a neoplasia de mama e a exacerbação ou aparecimento de apneia do sono,[9] que habitualmente estão relacionados a doses suprafisiológicas. O risco de hepatotoxicidade está restrito às formulações orais metiladas.

Na análise de evidências de segurança cardiovascular, os resultados de metanálises e estudos randomizados ainda não são totalmente conclusivos. Fatores como reduzido número de participantes, grande heterogeneidade dos grupos por faixas etárias, presença de doenças cardiovasculares prévias e diferentes doses e vias de administração utilizadas para a reposição hormonal caracterizam a heterogeneidade dos pacientes avaliados, comprometendo, dessa forma, a linearidade dos resultados.

Em um estudo observacional ficou evidenciado aumento de risco cardiovascular com a terapia androgênica masculina.[11] Em uma metanálise de um grupo heterogêneo de pacientes utilizando testosterona *versus* placebo, observou-se um aumento do risco relativo de 0,91 para infarto do miocárdio, porém, dentro do mesmo estudo, uma revisão de subgrupo de homens com idade acima de 65 anos não observou nenhum aumento significativo de eventos cardiovasculares.[12] Em um outro estudo randomizado com homens maiores de 74 anos com doenças crônicas e limitação de mobilidade, a terapia hormonal foi precocemente interrompida em função de um aumento de eventos adversos cardiovasculares,[13] embora outro estudo com população semelhante não tenha confirmado esses achados.[14]

Em uma análise de estudo retrospectivo realizado com homens portadores de doença cardiovascular estabelecida e que foram submetidos à reposição de testosterona *versus* placebo após a realização de angiografia coronariana, ficou demonstrado um maior risco de desfecho primário composto de mortalidade por qualquer causa, infarto do miocárdio e acidente vascular cerebral, embora o risco absoluto após um ano de tratamento tenha sido de apenas 1,3, ou seja, 11,3% para o grupo tratamento e 10% pra o grupo placebo.[15,16]

A escolha do tratamento dependerá significativamente da adesão do paciente, sendo muito associada ao seu custo. O tratamento pode ser realizado com adesivos transdérmicos, géis e ésteres injetáveis – estes últimos de menor custo. Um aspecto relevante é a via de administração de testosterona, que pode estar associada a um maior risco. Análises retrospectivas de três bases de dados, que incluíram mais de 500.000 homens em fase inicial de terapia com testosterona, demonstraram que o uso de preparações de testosterona injetável (que geralmente resultam em concentrações de testosterona suprafisiológicas intermitentes) comparado com o uso em gel foi associado a um maior risco de infarto do miocárdio e acidente vascular cerebral, embora não tenha elevado o risco de tromboembolismo venoso.[17] O aumento dos riscos absolutos de infarto do miocárdio e acidente vascular cerebral foram baixos, de 1 evento para 1000 pacientes/ano para homens com 50 anos e de 5 eventos 1000 pacientes/ano para homens com mais de 65 anos.

A monitorização dos resultados pode ser feita através de análises laboratoriais e/ou por avaliação clínica. A avaliação laboratorial deve ser feita inicialmente a cada dois ou três meses e, após sua estabilização, semestralmente. Consiste em especial na monitorização dos níveis de testosterona sérica, nos níveis de hematócrito e no antígeno prostático específico (PSA). A medição dos níveis de testosterona sérica naqueles pacientes que estão em uso de enantato de testosterona ou cipionato deve ser realizada preferencialmente em um período entre as injeções e o valor desejado deve ser próximo dos níveis considerados normais (500 a 600 ng/dL).[10] Do ponto de vista clínico, a avaliação deve se basear nos sintomas da área sexual, urológica e na apneia do sono. São consideradas contraindicações a presença de carcinoma mamário ou prostático, PSA acima de 3 ng/mL, hematócrito acima de 50%, apneia do sono não tratada e insuficiência cardíaca grau III ou IV de New York Heart Association (NYHA).

CONSIDERAÇÕES FINAIS

Considerando a expectativa de vida crescente nos tempos atuais, todo homem merece um olhar criterioso para suas queixas para ter a oportunidade de optar pela terapia hormonal que lhe proporcionará melhor qualidade de vida.

O estímulo à prática de exercícios físicos, agregados a um apoio nutricional adequado, favorecerão a manutenção de massa óssea e a prevenção e o tratamento da obesidade e síndrome metabólica, em função da forte associação dessas patologias com a deficiência androgênica, que já tem no envelhecimento um fator de predisposição natural.

A terapia hormonal masculina é segura e sua indicação deve se basear em sinais clínicos e nos valores séricos hormonais baixos, que devem ser confirmados em três ocasiões. O objetivo do tratamento é a manutenção dos hormônios em níveis fisiológicos. Os efeitos benéficos da testosterona em homens são claros e não há nenhuma razão para suspeitar que o aumento da testosterona para níveis normais iria aumentar o risco de quaisquer das condições descritas anteriormente. A individualização do tratamento é prerrogativa da reposição hormonal em todas as condições clínicas de deficiência de secreção endócrina e a decisão deve ser compartilhada entre os especialistas que assistem o indivíduo.

REFERÊNCIAS BIBLIOGRÁFICAS

1. Bhasin S, Cunningham GR, Hayes FJ, Matsumoto AM, Snyder PJ, Swerdloff RS, et al.; Task Force, Endocrine Society. Testosterone therapy in men with androgen deficiency syndromes: an Endocrine Society clinical practice guideline. J Clin Endocrinol Metab. 2010;95:2536-59.
2. Grosmann M. Diagnosis and treatment of hypogonadism in older men: proceed with caution. Asian J Androl. 2010;12(6):783-6.
3. Mulligan T, Frick MF, Zuraw QC, Stemhagen A, Mcwhirter C. Prevalence of hypogonadism in males aged at least 45 years: the HIM study. Int J Clin Pract. 2006;60(7):762-769.
4. Harman SM, Metter EJ, Tobin JD, Pearson J, Blackman MR; Baltimore Longitudinal Study of Aging. Longitudinal effects of aging on serum total and free testosterone levels in healthy men. J Clin Endocrinol Metab. 2001;86:724-31.
5. Wu FC, Tajar A, Beynon JM, Pye SR, Silman AJ, Finn JD, et al.; EMAS Group.. Identification of late-onset hypogonadism in middle-aged and elderly men. N Engl J Med. 2010;363:123-35.
6. Vilar L (ed.). Endocrinologia clínica. 5. ed. São Paulo: Guanabara Koogan; 2013.
7. Lima N, Cavaliere H, Halpern A, Medeiros-Neto G. A função gonadal do homem obeso. Arq Bras Endocrinol Metab. 2000;44(1):31-7.
8. Anawalt BD, Hotaling JM, Walsh TJ, Matsumoto AM. Performance of total testosterone measurement to predict free testosterone for the biochemical evaluation of male hypogonadism. J Urol. 2012;187:1369.
9. Lindsey E et. al. Treatment of hypogonadotropic male hypogonadism: casebased scenarios. World J Nephrol. 2015;4(2):245-53.
10. Bhasin S, Basaria S. Diagnosis and treatment of hypogonadism in men. Best Pract Res Clin Endocrinol Metab. 2011;24:251-70.
11. Shores MM, Smith NL, Forsberg CW, Anawalt BD, Matsumoto AM.. Testosterone treatment and mortality in men with low testosterone levels. J Clin Endocrinol Metab. 2012;97:2050.
12. Fernández-Balsells MM, Murad MH, Lane M, Lampropulos JF, Albuquerque F, Mullan RJ, et al. Clinical review 1 – adverse effects of testosterone therapy in adult men: a systematic review and meta-analysis. J Clin Endocrinol Metab. 2010;95:2560.

13. Srinivas-Shankar U, Roberts SA, Connolly MJ, O'Connell MD, Adams JE, Oldham JA, Wu FC. Effects of testosterone on muscle strength, physical function, body composition, and quality of life in intermediate-frail and frail elderly men: a randomized, double-blind, placebo-controlled study. J Clin Endocrinol Metab. 2010;95:639.

14. Vigen R, O'Donnell CI, Barón AE, Grunwald GK, Maddox TM, Bradley SM, et al. Association of testosterone therapy with mortality, myocardial infarction, and stroke in men with low testosterone levels. JAMA. 2013;310:1829.

15. Basaria S1. Coviello AD, Travison TG, Storer TW, Farwell WR, Jette AM, et al. Adverse events associated with testosterone administration. N Engl J Med. 2010;363:109.

16. Finkle WD, Greenland S, Ridgeway GK, Adams JL, Frasco MA, Cook MB, et al. Increased risk of non-fatal myocardial infarction following testosterone therapy prescription in men. PLoS One. 2014;9(1):e85805.

17. Layton JB, Meier CR, Sharpless JL, Stürmer T, Jick SS, Brookhart MA. Comparative Safety of Testosterone Dosage Forms. JAMA Intern Med. 2015;175:1187.

Índice remissivo